中国医学临床百家·病例精解

首都医科大学附属北京康复医院

康复新技术应用

典型病例

公维军　郄淑燕 ◎ 主　编

科学技术文献出版社
SCIENTIFIC AND TECHNICAL DOCUMENTATION PRESS
·北京·

图书在版编目（CIP）数据

首都医科大学附属北京康复医院康复新技术应用典型病例 / 公维军, 郐淑燕主编. -- 北京 : 科学技术文献出版社, 2025. 5. -- ISBN 978-7-5235-2408-4

Ⅰ. R49

中国国家版本馆CIP数据核字第2025NS9142号

首都医科大学附属北京康复医院康复新技术应用典型病例

策划编辑：章梦婕　　责任编辑：章梦婕　　责任校对：彭　玉　　责任出版：张志平

出 版 者	科学技术文献出版社
地　　址	北京市复兴路15号　　邮编 100038
编 务 部	(010) 58882938, 58882087 (传真)
发 行 部	(010) 58882868, 58882870 (传真)
邮 购 部	(010) 58882873
官 方 网 址	www.stdp.com.cn
发 行 者	科学技术文献出版社发行　全国各地新华书店经销
印 刷 者	北京虎彩文化传播有限公司
版　　次	2025 年 5 月第 1 版　2025 年 5 月第 1 次印刷
开　　本	787×1092　1/16
字　　数	437千
印　　张	28.25　彩插4面
书　　号	ISBN 978-7-5235-2408-4
定　　价	248.00元

主编简介

公维军，主任医师，教授，博士研究生导师，康复医学与理疗学博士，美国北得克萨斯大学访问学者，首都医科大学附属北京康复医院、康复医学院副院长。享受国务院政府特殊津贴专家、北京市石景山区"景贤计划"领军人才；牵头荣获省部级教学成果一等奖、科技一等奖，华夏医学科技奖；任国家自然科学基金、科技部重大项目评审专家。主要研究方向：神经康复。承担包括国家自然科学基金在内的国家级、省部级以上科研课题10余项，目前主持在研项目：国家自然科学基金（81972148、82372557）；"主动健康和人口老龄化科技应对"重点专项课题（2023YFC3603803）；北京市自然科学基金（7222101）；首都卫生发展科研专项重点攻关项目（202211355）。发表论文100余篇，其中在SCI收录期刊上发表论文30余篇。担任《中国康复医学杂志》等期刊编审，主编或参编《运动治疗技术》等著作10部，主编"十四五"本科生规划教材《康复医学》《临床康复学》。

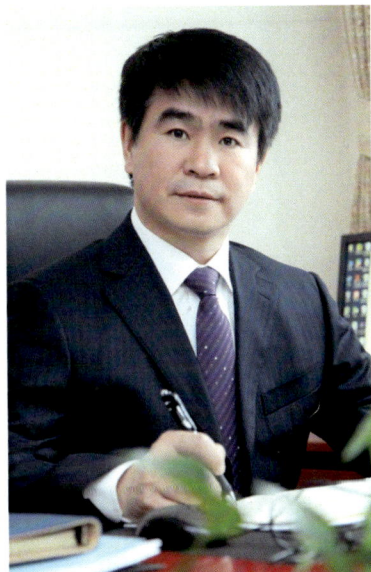

主要学术兼职：

1. 中国康复医学会副秘书长、常务理事兼科技管理与评估委员会主任委员。

2. 中华医学会物理医学与康复学分会常务委员兼康复评定学组组长。

3. 北京康复医学会副会长兼中西医结合康复专业委员会主任委员。

郗淑燕，医学博士，主任医师，教授，博士研究生导师，首都医科大学附属北京康复医院康复诊疗中心主任，首都医科大学北京康复医学院康复治疗教研室主任。先后被评为北京优秀医师、首都医科大学优秀教师、中国康复医学会优秀康复医师等。长期从事运动生物力学及神经康复、慢性疼痛康复临床及科研工作，获得多项手法治疗技术国际认证。主持科技部国家重点研发计划课题、北京市科学技术委员会"首都临床特色诊疗技术研究及转化应用"课题、北京市卫生健康委员会"首都卫生发展科研专项"等项目。在SCI收录期刊上发表论文20余篇。

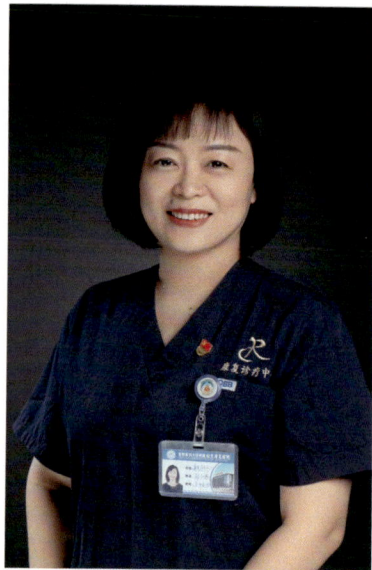

主要学术兼职：

1. 中华医学会物理医学与康复学分会青年委员、康复治疗学组副组长。

2. 中国康复医学会外科快速康复专业委员会副主任委员、康复治疗专业委员会常务委员、康复机构管理专业委员会常务委员。

3. 北京康复医学会老年康复专业委员会副主任委员、骨科康复专业委员会副主任委员等。

编委会

前 言

康复医学作为现代医学体系的重要支柱，正经历着从经验驱动向科技引领的深刻转型。随着人口老龄化进程加速、慢性疾病负担加重及公众对生活质量需求的提升，康复医学的临床价值与社会意义日益凸显。生物力学、神经科学、材料工程与人工智能等学科的交叉融合，推动着康复技术向精准化、智能化、个体化方向飞速发展。三维运动分析、无创神经调控、智能康复机器人等创新技术的涌现，不仅重构了功能障碍的评估体系，更拓展了治疗干预的维度。然而，新技术的快速迭代与临床规范化应用之间仍存在鸿沟——如何科学地整合技术优势、规避潜在风险、实现疗效最大化，成为全球康复从业者共同面临的挑战。本书的编撰，正是为了回应这一时代命题，致力于搭建前沿技术与临床实践深度融合的桥梁。

本书的编写立足于三大核心意图：其一，系统梳理新技术临床发展及应用。全书涵盖康复评定、智能设备、物理治疗、神经调控等十一大技术领域，全面呈现国际康复医学近年来的革新成果，从生物力学机制到神经可塑性原理，深入解析各技术的临床应用价值。其二，建立规范化应用框架。突破传统技术手册的碎片化呈现模式，构建"诊疗分析—技术选择—功能转归—知识延伸"的完整路径，为技术落地提供可复制的诊疗参考。其三，探索多技术协同机制。通过独立章节系统阐释技术联合应用的增效逻辑，为复杂功能障碍提供整合性解决方案。

在内容架构上，本书凸显四大特色：①学科交叉性，进行多学科融合，深度剖析技术作用的内在机制；②应用系统性，确立覆盖儿童、成人、老年群体的全生命周期技术适配原则，细化不同病理阶段的技术参数调整策略；③理念先进性，贯穿"全面康复"核心理念，在功能恢复维度外，纳入职业重建、环境适应及心理社会支持等多重干预层面；④临床实用性，通过严谨的诊疗推理流程图解，明确技术选择的适应证边界、禁忌证预警及疗效评估工具，助力临床工作者快速构建标准化干预路径。

　　本书各章节的主笔作者均来自首都医科大学附属北京康复医院临床一线，他们在繁忙的诊疗工作之余，以严谨的态度完成了案例的标准化整理，尤其在对新技术的疗效性和安全性验证方面付出了巨大心血。在此，我们还要向参与案例的患者致以崇高敬意，正是他们的信任与配合，才使得这些宝贵的一手资料得以科学呈现。

　　在康复医学蓬勃发展的今天，我们期待本书能成为推动康复技术革新的一座灯塔，以科技之力挖掘功效潜能，以人文之光温暖康复之路。

公维军　郄淑燕

目　录

第一章
康复评定新技术应用

病例 1　三维步态分析测试在脑卒中患者中的应用

　　三维步态分析系统由三维光电跟踪系统、肌电遥测系统、足底压力采集测量系统及计算机处理系统四部分组成。其中，三维光电跟踪系统可捕捉放置于受试者身体特定位置的反射标志物，肌电遥测系统可动态观察受试者肌电活动情况，足底压力采集测量系统可测量受试者行走时地面对其足底的支撑反应力，计算机处理系统可整合处理各项数据并描绘出数据表格或统计图。

　　三维步态分析测试是检查者通过三维步态分析系统所导出的关于受试者行走时的时空参数、运动功能学参数、动力学参数、肌电活动参数和能量消耗参数等，以客观评价其步行能力、总结步态规律、分析步态异常的病因，从而为功能诊断、治疗决策制订和疗效评定提供科学依据的一项技术。脑卒中患者多因下肢伸肌痉挛而出现骨盆后缩、髋关节伸展内旋、膝关节伸展、足内翻和跖屈，致使其行走时需提髋或下肢外旋、外展才能顺利迈步，表现为患侧下肢经外侧划半圆弧再回旋向前迈步，这种偏瘫步态又称"划圈步态"。三维步态分析技术是临床评价脑卒中后偏瘫患者步态的"金标准"，可以精确测定患者步态异常，有助于分析步态异常的原因，为康复治疗提供依据。

一、病史

姓名：王××；性别：女；年龄：65 岁；职业：退休。

（1）主诉　主因"左侧肢体活动不利近 1 个月"入院。

（2）病残史　患者于 2020 年 3 月 25 日上午 9 点左右，无明显诱因出现左侧肢体无力症状，感觉肢体发沉，下午就诊于 ×× 医院。急查头颅 CT，结果显示颅内多发腔隙性梗死灶。医院未予特殊处理，患者回家后仍感觉肢体无力，但较前无明显变化。27 日凌晨 3 点左右，患者起身上厕所时感觉左侧肢体无力症状明显加重，遂前往 ×× 医院急诊科就诊。查颅脑磁共振，结果显示右侧基底节区新发脑梗死。患者目前病情平稳，为求进一步康复收入我院。

（3）既往史　高血压病史 7 年左右，血压最高达 200/70 mmHg；否认糖尿病、高脂血症、冠心病、脑血管疾病和哮喘病病史。

（4）家族史　否认家族遗传病史。

二、检查评估

1. 入院查体

神志清楚，言语流利，定向力、计算力、记忆力基本正常，情感反应正常，无妄想、幻觉及虚构。嗅觉正常，视力视野粗测正常。双侧瞳孔等大等圆，对光反应灵敏，张口无偏斜，双侧咀嚼对称有力，示齿口角右偏，左侧鼻唇沟浅。饮水无呛咳，咽反射灵敏，双侧转头耸肩对称有力，伸舌略偏左，无舌肌震颤和萎缩，左针刺觉减退，左深感觉减退，左侧肱二、三头肌反射活跃，右侧适中，左侧桡骨膜反射活跃、膝反射活跃，未引出吸吮反射、强握反射及掌颌反射，左侧 Babinski 征（＋）。

2. 辅助检查

颅脑磁共振：右侧基底节区新发脑梗死。

3. 康复评估

左侧深浅感觉轻度减退。

（1）整体运动功能评估

1）Brunnstrom 分期：上肢Ⅲ期，手Ⅰ期（辅助手 C），下肢Ⅳ期。Fugl-Meyer 评分：上肢 19 分，手 6 分，下肢 26 分，总分 51 分。

2）肌张力 上肢肘屈肌张力 1^+ 级，手 0 级，下肢膝伸肌 1^+ 级，踝跖屈肌 1^+ 级。

3）ROM 四肢被动关节活动度均正常。

（2）平衡功能 坐位平衡 3 级；立位平衡 2 级，应用 TechnoBody 平衡功能评估系统进行静态平衡功能定量评估，结果显示：立位时重心偏向右后方，重心移动椭圆面积 987 mm^2，重心移动轨迹长度 724 mm，立位平衡能力明显下降。

（3）步行功能 可独立完成短距离行走，行走时重心偏向健侧，屈髋、屈膝不充分，足下垂内翻，紧张时上肢处于轻微痉挛状态。

三维步态分析：应用 vicon 三维步态分析系统评估（图 1-1-1），结果如下。

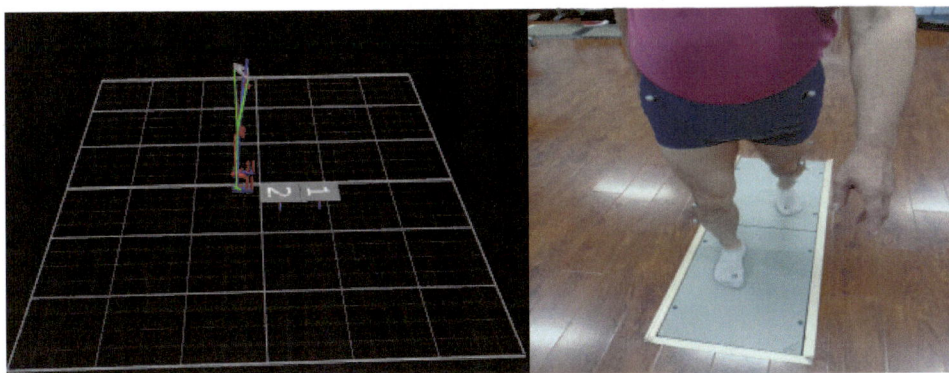

图 1-1-1 vicon 三维步态分析系统评估

1）时空参数 见表 1-1-1。

表 1-1-1 时空参数

参数	体侧	结果	单位
步频	左	61.8	steps/min
	右	66.1	steps/min

续表

参数	体侧	结果	单位
步速	左	0.34	m/s
	右	0.39	m/s
跨步时间	左	1.92	s
	右	1.73	s
支撑相	左	60.28	%
	右	75	%
步长	左	0.35	m
	右	0.43	m

步态周期中的下肢关节角度变化图及参数，分别见图 1-1-2、表 1-1-2。

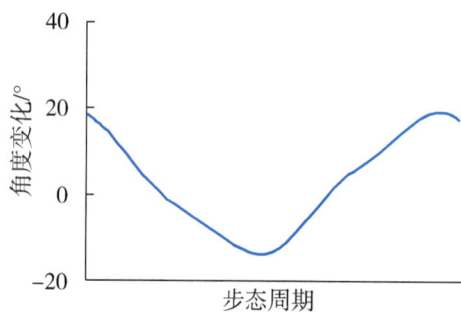

（a）髋关节屈伸角度变化图

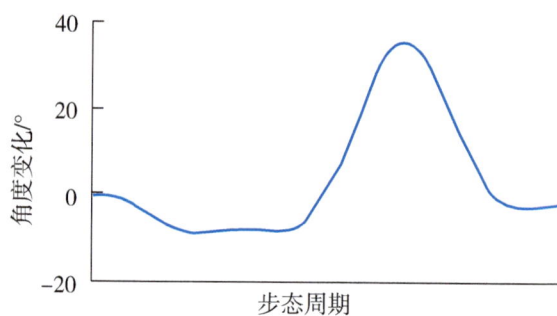

（b）膝关节屈伸角度变化图

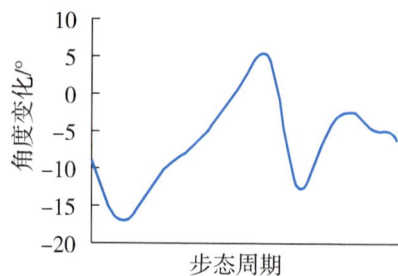

（c）踝关节屈伸角度变化图

图 1-1-2　步态周期中的下肢关节角度变化图

表 1-1-2　步态周期中的下肢关节角度变化参数

周期	关节			
	骨盆（ROM）	髋关节（ROM）	膝关节（ROM）	踝关节（ROM）
首次着地	1° 旋前	19° 屈曲	0°	8° 跖屈
承重反应	1° 旋前	19° 屈曲	0°～5° 屈曲	8°～17° 跖屈
站立中期	中立位	19°～0° 屈曲	5°～0° 屈曲	17° 跖屈～6° 背屈
站立末期	5° 旋后	0°～6° 过伸	-5°	6°～0° 背屈
迈步前期	5° 旋后	6°～0° 过伸	-5°～5° 屈曲	0°～13° 跖屈
迈步初期	5° 旋后	0°～14° 屈曲	5°～36° 屈曲	13°～2° 跖屈
迈步中期	中立位	14°～19° 屈曲	36°～19° 屈曲	2°～6° 跖屈
迈步末期	5° 旋前	19° 屈曲	19°～8° 屈曲	6° 跖屈

2）运动学参数　患者步态明显不对称，髋、膝、踝关节在整个步行过程中的角度变化明显小于健康人。初始着地为全足长着地；在支撑相中期，膝关节出现了膝过伸，踝背伸不充分；摆动相中期，踝关节跖屈。

（4）日常生活活动能力　穿衣、进食、转移、行走受限，FIM 评分 76 分（轻度依赖）。

三、临床与功能诊断

（1）临床诊断　脑梗死恢复期（右侧基底节区），高血压 3 级（极高危）。

（2）功能诊断　左侧肢体运动功能障碍、步行能力下降、日常生活轻度依赖、社会参与能力减退。

四、案例分析/物理诊疗思路分析

1. 评估结果分析

初评后康复治疗重点为提高下肢负重、平衡及步行能力。三维步态分析运动学参数显示：在首次着地期，患者全足底触地；承重反应期，髋关节、膝关节屈曲不够，但髋关节有过度外旋和内收，骨盆后倾并旋前不充分；支撑相中期，健侧足跟蹬离地面不充分，患侧全足底触地后小腿后倾，膝关节过伸，踝关节从跖屈向背伸方向的运动延迟并背屈不够；站立末期，髋关节在屈曲、外旋的状态下伸展，内收幅度减小；迈步初期髋关节外展、外旋，膝关节能屈曲，但极不充分；迈步末期膝关节过度屈曲。

分析可能的原因：①臀中肌肌力不足，核心控制力较差；②膝关节屈膝肌力不足；③胫前肌肌力不足，小腿三头肌肌张力过高；④重心向偏瘫侧移动较差，偏瘫侧独立支撑不足，当患者右腿开始摆动、偏瘫侧独立负重时，患者刻意将右足提前接触地面，以保持平衡（保护性代偿）。

2. 治疗建议

根据患者量化评估主要障碍点，制订切实、可行、有效的康复治疗计划，提高步行功能。治疗策略：①加强骨盆稳定性、活动性训练；②通过牵张、关节压缩，促进膝关节深感觉恢复；③加强股四头肌、腘绳肌、胫前肌肌肉力量，提高膝关节控制能力和踝关节背屈能力；④小腿三头肌的牵张训练，抑制肌张力，防止跟腱短缩足下垂，抑制张力；⑤增强踝关节支持、蹬地、背屈的能力，维持平衡；⑥加强重心转移的训练。

3. 转归

治疗 4 周后再次评估。

（1）整体运动功能　Brunnstrom 分期：上肢Ⅳ期，下肢Ⅴ期，手Ⅱ期。

（2）平衡功能　立位平衡 3 级，定量评估：重心移动轨迹面积 567 mm^2，重心移动轨迹长度 552 mm，平衡能力明显改善。

（3）步行功能　可独立室内步行，三维步态分析结果见表 1-1-3、图 1-1-3、表 1-1-4。

表 1-1-3　时空参数

参数	体侧	结果	单位
步频	左	64.5	steps/min
	右	71.8	steps/min
步速	左	0.36	m/s
	右	0.41	m/s

续表

参数	体侧	结果	单位
跨步时间	左	1.86	s
	右	1.67	s
支撑相	左	64.18	%
	右	71	%
步长	左	0.39	m
	右	0.44	m

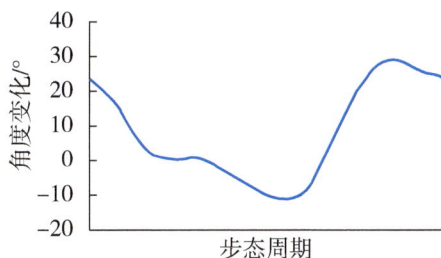

（a）髋关节角度变化图

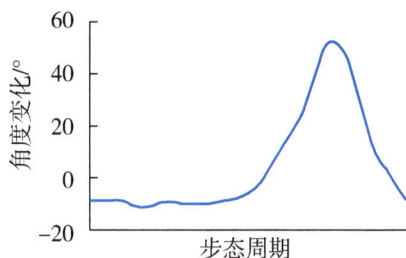

（b）膝关节角度变化图

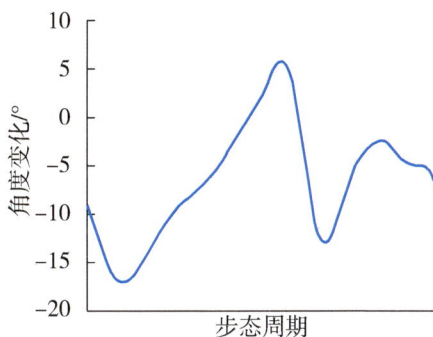

（c）踝关节角度变化图

图 1-1-3 步态周期中下肢关节角度变化图

表 1-1-4 步态周期中下肢关节角度变化

周期	关节			
	骨盆（ROM）	髋关节（ROM）	膝关节（ROM）	踝关节（ROM）
首次着地	3° 旋前	22° 屈曲	9° 过伸	9° 跖屈
承重反应	3° 旋前	22° 屈曲	9°～10° 过伸	8°～17° 跖屈
站立中期	中立位	22°～0° 屈曲	10°～5° 过伸	17° 跖屈～6° 背屈

续表

周期	关节			
	骨盆（ROM）	髋关节（ROM）	膝关节（ROM）	踝关节（ROM）
站立末期	5° 旋后	0°～10° 过伸	5° 过伸	6°～0° 背屈
迈步前期	5° 旋后	10°～0° 过伸	−5°～18° 屈曲	0°～12° 跖屈
迈步初期	5° 旋后	0°～28° 屈曲	18°～51° 屈曲	12°～3° 跖屈
迈步中期	中立位	28°～23° 屈曲	51°～26° 屈曲	3°～7° 跖屈
迈步末期	5° 旋前	23° 屈曲	26°～−6° 屈曲	7° 跖屈

（4）日常生活活动能力改善　FIM 评分：76 分（轻度依赖）→106 分（极轻度依赖）。可独立完成从床至轮椅的转移、室内短距离行走。

五、知识延伸（步行过程中的参数分析）

在步态分析中，常常通过一些特定参数来描述步态是否正常，通常包括运动学分析和动力学分析。运动学分析包括时空参数和关节运动角度，动力学分析包括地反力、力矩及表面肌电。

1. 运动学分析

运动学分析是指分析患者在行走过程中，同时间与距离相关的一些步态参数，其中包括时间参数、距离参数、时间－空间参数等，这些指标是定量分析与临床中常用的基本指标，具有客观性，并能检测到患者行走中一些功能的基本变化。

（1）时空参数　指距离和时间参数，是临床常用的客观指标，它能够监测患者行走能力的变化。

1）步态的距离参数测量　包括步长、跨步长、步宽、足夹角的测量。治疗师通过结果分析，可以大致判断患者的步态是否对称及步态的稳定性。步行时如出现左右步长不等，提示行走的对称性被破坏；步宽缩窄和足夹角减小都会使人体站立的支持面积减小，因而步行中身体的稳定性下降。下肢长、身高与跨步长和步长密切相关，因此在进行分析前需要将跨步长/下肢长、步长/身高进行归一化处理，使不同身高、不同下肢长的患者之间的结果具有可比性。

2）步态的时间参数测量　指对与步行相关的时间事件，如步频、步行速度、跨步及步行周期时间、同侧站立相和迈步相时间及其比例、左右侧站立相之比或迈步相之比、站立相各分期发生时间及所占时间百分比等参数的测量。步行速度是步态分析最基本、最敏感的指标，步速减慢是绝大多数病理步态的共同特征。步频反映的是步态的节奏与稳定性。站立相和迈步相时间之比是反映步态对称性的另一个敏感指标。偏瘫患者因患侧不能有效地负荷身体的重量并害怕摔倒，常急于将身体的重量转移到健侧，故步态分析显示患侧下肢站立相时间明显缩短、健侧站立相时间延长，站立相时间和迈步相时间的比例下降。

（2）关节运动角度　测量下肢诸关节在步行中的角度变化是临床步态分析的重要组成部分。通过分析患者躯干和下肢诸关节角度的变化及这种变化与步行周期的对应关系，能够客观地评定步行中关节功能障碍的部位、出现的时间和程度，进而指导康复治疗。

2. 动力学分析

动力学分析是指对步态进行有关力的分析，如地反力、关节力矩、身体重心、肌肉活动及人体代谢性能量与机械能转换与守恒等的分析。通过动力学分析可以揭示特异性步态障碍形成的原因。

（1）地反力　指人在站立行走及奔跑中足底触及地面产生作用于地的力量时，地面由此给予的一个大小相等、方向相反的力。人体借助地反力推动自身前进。地反力分为垂直分力、前后分力和内外分力。垂直分力反映行走过程中支撑下肢的负重和离地能力；前后分力反映支撑腿的驱动与制动能力；内外分力则反映侧方负重能力与稳定性。地反力通过力台测量获得。

（2）力矩　是力与力作用线的垂直距离的乘积，它使一个关节发生转动，是肌肉、韧带和摩擦力作用的最终结果。在正常步态中，关节角度并不达到其运动范围的终点，摩擦力也非常小。因此，力矩常被看作肌肉力矩。因此，当主动肌与拮抗肌的肌肉力量失衡时，维持正常关节运动的力矩将发生改变。力矩分为伸展力矩、屈曲力矩和支持力矩。支持力矩为髋、膝、踝关节力矩的代数和，是保证站立相支撑腿不塌陷的支撑力。

（3）表面肌电　记录可反映步行中肌肉活动的模式、肌肉活动的开始与终止，以及与肌肉在行走中的作用、肌收缩类型和体位相关的肌肉反应水平。步态的表面肌电图检查需要和脚踏开关等能够区分站立相与迈步相的设备同时使用才有意义。

病例 2　表面肌电测试在肩胛动力障碍评估中的应用

表面肌电图（sEMG），也称动态肌电图（DEMG），是一种通过在皮肤表面放置电极片或电极贴，从而记录邻近神经肌肉系统活动时的生物电信号的测定方法。表面肌电信号作为神经–肌肉运动所产生的电信号，在一定程度上能反映肌肉的运动状态信息、肌肉的功能特征等。因此，表面肌电技术作为记录肌肉运动时微小电变化的方法已被广泛应用于康复医学等领域，如研究疾病神经肌肉功能状态、指导康复评定与疗效的评价等。

肩胛动力障碍（SD）是指肩胛静态/动态位置或运动模式异常。67%～100% 的肩部疾病患者会出现肩胛动力障碍。肩胛动力障碍与多种肩关节常见损伤，如肩痛、肩峰撞击综合征、肩袖损伤、盂肱关节不稳、肩锁关节损伤和盂唇损伤等均有关。肩胛动力障碍病因包括神经性、骨性、关节性因素，以及最常见的软组织性因素，通常表现为肌力不平衡、肌肉僵硬、肌肉活化抑制或关节囊挛缩。肩胛周围肌肉活动性改变与肩胛动力障碍有关。肩胛动力障碍患者存在上斜方肌过度激活，中斜方肌、下斜方肌和前锯肌激活不足，致肩胛骨上旋和后倾减少、内旋增加。

一、病史

姓名：王 ××；性别：女；年龄：54 岁。

（1）主诉　摔倒致右肩部疼痛、活动受限 4 月余，术后 3 月余。

（2）病残史　患者于 2019 年 7 月 14 日右上肢托举重物时摔倒，当即感到右肩部疼痛，活动受限，随即在某医院就诊，诊断为右肩袖损伤。医院建议患者手术，患者坚持保守治疗。行理疗等治疗2周后疼痛未缓解，活动受限加重。8月1日行右肩关节镜探查清理、滑膜切除、关节囊松解、肩峰成形、肩袖损伤缝合术。此后于家中静养。现右肩关节疼痛、肿胀、活动受限，为求进一步治疗来我院就诊。

（3）既往史　无。

二、检查评估

1. 专科查体

（1）视诊　圆肩，肩胛骨前倾、外旋位，头偏向患侧，面容愁苦，双肩不等高，右肩关节前方可见术后瘢痕增生，Kibler 分型Ⅰ型：肩胛骨内侧缘下部突出。

（2）触诊　右肩关节喙突疼痛（+），肱二头肌长头肌腱疼痛（+），冈上肌肌腱疼痛（+），后侧关节囊疼痛（+），肱骨头前移、内旋，右侧上斜方肌过度紧张，肩关节前方筋膜紧张，右侧锁骨上抬，右肩（前侧、外侧）疼痛，VAS 评分4分。

（3）关节活动度检查　右肩前屈 A/P，0°～90°/0°～110°；右肩外展 A/P，0°～60°/0°～70°；右肩内旋（肩关节0°位）A/P，0°～40°/0°～40°；右肩外旋（肩关节0°位）A/P，0°～50°/0°～50°。

（4）表面肌电检查　针对该患者斜方肌上束（UT）、斜方肌中束（MT）、斜方肌下束（LT）、前锯肌（SA）四块肌肉进行表面肌电测试，分析其肩关节外展和前屈时的激活时间和平均振幅值，结果见表1-2-1、图1-2-1。

表 1-2-1 　肩关节周围肌群肌电测试结果

肌肉	正常人		患者	
	平均振幅 /μV	激活时间 /s	平均振幅 /μV	激活时间 /s
UT	10.51±9.02	0.189	58.26±16.06	0.021
MT	8.58±2.51	0.117	17.50±3.07	0.042
LT	32.21±17.61	0.025	6.16±3.84	0.421
SA	105.58±52.05	0.038	5.91±6.77	0.309

肌电信号

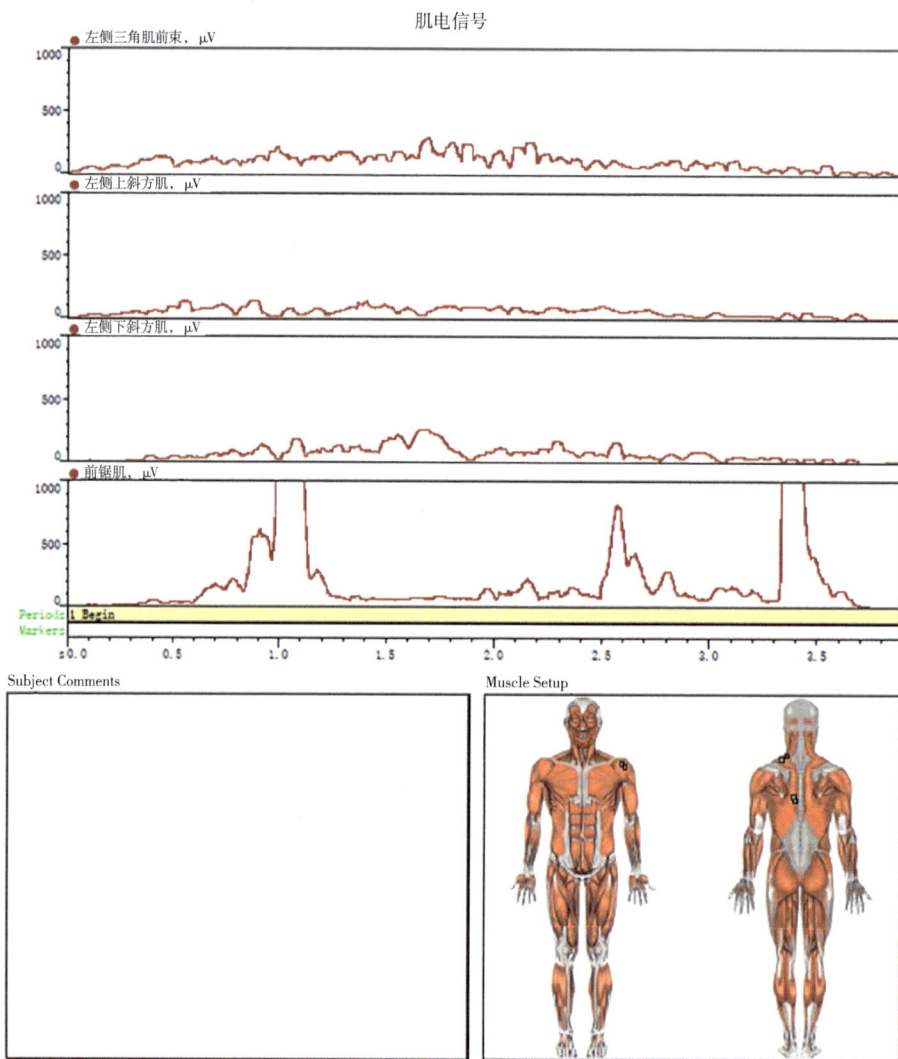

图 1-2-1　患者肩胛骨周围肌群反馈模式

（5）特殊检查　肩胛动力测试（SDT）、肩胛辅助测试（SAT/SRT）（+）。

（6）ADL 评估　日常生活部分自理；因疼痛梳头、洗澡等受限，工作受限。

（7）心理状态评估　汉密尔顿焦虑量表（HAMA）评分 15 分，提示焦虑状态，睡眠质量差。

2. 影像学检查

MRI 示：冈上肌腱撕裂、盂肱关节积液、肩峰下滑囊积液、喙突下滑囊积液、肱二头肌长头腱鞘积液。

三、临床与功能诊断

（1）临床诊断 肩袖损伤术后。

（2）功能诊断 ①功能能力：右肩疼痛伴活动受限，肩胛动力障碍，肩胛稳定性下降；②活动能力：日常生活受限；③参与能力：社会参与受限。

四、主要功能障碍归纳

（1）肩关节前屈、外展、内外旋活动度受限。

（2）肩关节疼痛，VAS 评分 4 分。

（3）肩胛动力障碍，肩胛稳定性下降。

（4）心理焦虑。

五、案例分析/物理诊疗思路分析

1. 评估结果分析

患者肩袖损伤术后 3 月余，肩关节前屈、外展、内外旋活动受限，肩关节疼痛。视诊：肩屈曲时肩胛及躯干过度代偿，外展下降时离心控制较差；特殊检查：肩胛动力测试（SDT）、肩胛辅助测试（SAT/SRT）（＋）；表面肌电检查：肩外展时，中下斜方肌和前锯肌未启动前馈模式，上斜方肌过度激活，中斜方肌、下斜方肌和前锯肌激活不足。提示存在肩胛动力障碍，符合肩胛动力障碍Ⅰ型特点。

2. 治疗建议

通过关节松动＋牵伸训练、软组织松解改善关节活动受限；肩胛稳定性训练，提高肩胛骨稳定性，改善肩胛动力障碍；物理因子治疗减少炎症疼痛。

3. 转归

（1）肩前屈、外展、内外旋 ROM 分别为 0°～150°、0°～140°、内旋 0°～40°、外旋 0°～80°。

（2）疼痛评分 VAS 评分 1 分。

（3）表面肌电图检查 肩外展时，肩胛及周围肌群表面肌电正常（表 1-2-2、图 1-2-2）。

表 1-2-2　患者转归测试结果

肌肉	第一次测试		第二次测试	
	平均振幅 /μV	激活时间 /s	平均振幅 /μV	激活时间 /s
UT	58.26 ± 16.06	0.021	8.30 ± 3.32	0.227
MT	17.50 ± 3.07	0.042	13.11 ± 1.15	0.298
LT	6.16 ± 3.84	0.421	40.24 ± 7.23	0.055
SA	5.91 ± 6.77	0.309	129.26 ± 10.16	0.012

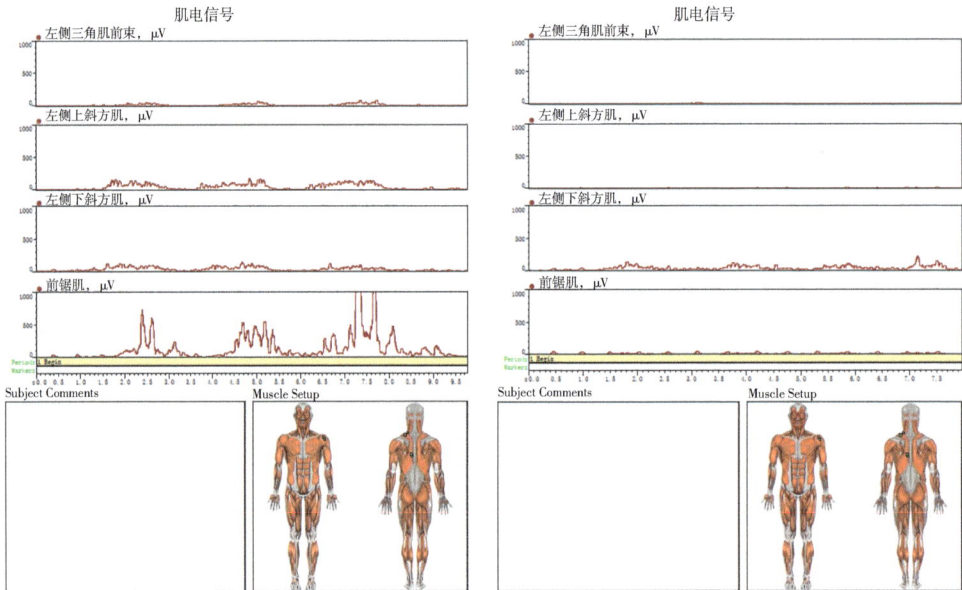

图 1-2-2　指导前后患者周围肌群反馈模式变化

（4）日常生活活动能力　日常生活基本独立，可完成洗脸、梳头等修饰活动，穿文胸较困难。

（5）心理状态评估　对于回家的期待及离开医院的轻度焦虑。

六、知识延伸

1.表面肌电图检查常用指标

（1）时域指标

1）肌电积分（IEMG）　指在一定时间内，某块肌肉在参与活动时释放的总电量大小，在一定程度上反映参与活动的这些运动单元数量的多少和每个单位的放电情况。临床上可以实时反映肌肉活动状态，体现肌肉在单位时间内的收缩特性，一般呈正相关。

2）均方根值（RMS）　指在一定时间内，某块肌肉在参与活动时肌肉瞬间产生的肌电图振幅均方根值（平方和后再开方并取平均）。其反映了肌肉活动时运动单元激活的数量、参与活动的运动单元类型及同步化程度。

（2）频域指标

1）平均功率频率（MPF）　是指在某个时间点，所有参与活动的肌肉肌电信号的快速傅里叶变换结果，即功率谱；功率的平均值所对应的频率值，其大小与外周运动单位动作电位传导速度有关，常用来判断肌肉疲劳度。

2）中位频率（MF）　是指在某个时间点，所有参与活动的肌肉肌电信号的快速傅里叶变换结果，即功率谱；功率谱图面积的一半所对应的频率值，常用来表示肌肉疲劳度。

2.肩胛动力障碍分级

在临床中，Kibler 根据肩胛骨静态位置和运动中的表现，将肩胛动力障碍分成 4 型。Ⅰ型：肩胛骨内侧缘下部向背侧突出；Ⅱ型：肩胛骨内侧缘全部向背侧突出；Ⅲ型：肩胛骨内侧缘上部过度上移；Ⅳ型：两侧肩胛骨位置及运动对称。

3.肩胛动力障碍特殊检查

（1）肩胛侧移试验（LSST）　检查受试者在不同姿势下两侧肩胛骨是否对称。试验包括三种姿势：①受试者双手置于两侧身体（放松位）；②受试者双手支撑于双侧髂外侧；③受试者上臂处于上抬或下降 90° 位时，上臂内旋。在每种位置上，测量双侧肩胛下角与最近棘突的距离。以 1.5 cm 为边界值，＞ 1.5 cm 为肩胛动力障碍。

（2）肩胛动力障碍试验（SDT）　是指受试者双侧上臂在负重（负荷量据体重而定）状态下尽可能高地上举（采用竖拇指位）及下降，完成 5 次重复的肩关节主动前屈及外展运动。观察受试者肩肱节律情况及肩胛骨位置变化情况。在运动过程中，肩胛骨过少或过多地上抬、前伸、不连续或耸肩运动被定义为节律紊乱；肩胛骨内缘或肩胛下角远离后胸壁被定义为肩胛骨翼状隆起。

这两种情况都被称为 SDT 试验阳性。

（3）肩胛协助试验（SAT）　是受试者将肩关节抬起，检查者将受试者的肩胛骨内上界固定，并从外上方向推其内下界，协助肩胛骨上旋。检查者观察受试者的试验反应：阳性反应为检查者支撑肩胛骨后，受试者感到撞击症状减轻。该试验适用于有撞击综合征或存在疼痛弧者，不适合无任何症状者。该试验可通过增加后倾及减少肩关节上抬来检查肩关节功能障碍。

（4）肩胛后撤试验（SRT）　又称肩胛复位试验。测试时检查者徒手固定受试者肩胛骨内缘并使其肩胛骨处于后倾位置（胸壁处于轻度回缩的位置），如果受试者疼痛减轻，该试验阳性；或固定受试者肩胛骨，其上臂上抬时，冈上肌肌力增加，则试验为阳性。SRT 适用于肩袖力量及上肢疾病的检查。

4. 肩肱节律（SHR）

肩胛胸壁关节与盂肱关节运动范围的比值称为肩肱节律。当上肢外展时，肩胛骨的旋转和盂肱关节运动之间应当保持 1 ： 2 的运动关系。这意味着当上肢外展 90° 时，盂肱关节发生 60° 运动。另外，30° 是肩胛骨旋转所致；当上肢完全上举至 180° 时，盂肱关节运动 120° ，肩胛骨旋转 60° 。

病例 3　本体感觉测试在 ACL 重建术后患者中的应用

本体感觉又称深感觉，是指肌、腱、关节等运动器官本身在不同状态（运动或静止）时产生的感觉，包括位置觉、运动觉和振动觉。本体感觉在维持膝关节稳定性中起到重要作用。前交叉韧带（ACL）是膝关节重要稳定结构，具有保持膝关节静息和运动时的稳定性的生理功能。ACL 附着点和表面存在大量 Golgi 样张力感受器，韧带内部还存在少量机械性感受器，分布于韧带近胫骨部分，参与膝关节本体感觉传入。ACL 受损后患者可出现本体感觉受损，导致膝关节稳定性下降。

本体感觉评估方法众多，包括传统体格检查法、音叉检测法、角度阈值测量法、关节位置重现法、本体感觉诱发电位检测法、定量感觉检查法及事件相关电位法等。关节位置重现法是目前主流的本体感觉评估方法。Biodex 多关节等速测试训练系统是目前临床常用的本体感觉定量评估测试仪器之一，可以准确有效地评估本体感觉，为临床康复治疗方案的制订提供指导。

一、病史

姓名：万××；性别：男；年龄：34 岁；职业：业余篮球运动员。

（1）主诉 右膝关节前交叉韧带断裂重建术后 4 月余。

（2）病残史 患者 2021 年 9 月 6 日于运动过程中扭伤右膝，致右膝关节肿胀疼痛伴活动受限，就诊于 ×× 医院，行右膝关节 MRI 检查，结果显示：右膝关节前交叉韧带断裂。2021 年 9 月 13 日行关节镜下探查＋自体腘绳肌前交叉韧带重建＋外侧半月板缝合＋软骨修正＋滑膜清理术。现患者右膝关节肿胀、疼痛伴活动受限，门诊以"右膝关节前交叉韧带断裂"收住院。近来患者精神、食欲、睡眠好，大小便正常，体重无明显变化。

（3）既往史 平素体健。

（4）家族史 无明显家族遗传病史。

二、检查评估

1. 入院检查

青年男性，生命体征平稳。膝关节无内外翻畸形，右膝关节略肿胀，皮温不高。右膝关节间隙压痛内侧（＋）、外侧（＋），右侧髌周压痛（＋），髌骨活动度尚好，浮髌试验（－），踝背屈、跖屈活动正常，下肢肢端血供好，足趾活动正常；过屈试验（－），过伸试验（－），侧方应力试验（－），抽屉试验及 Lachman 征（－），右下肢肌力下降，右膝关节活动受限。

2. 康复评估

（1）肌力检查 右膝伸直肌群 4 级，膝屈曲肌群 4 级，踝周肌群 4^+ 级。

（2）关节活动度 右膝屈伸活动范围：5°～120°。

（3）特殊检查 抽屉试验及 Lachman 征（－），侧方应力试验（－），过屈试验（－），过伸试验（－）。

（4）立位平衡　定量平衡功能评估，运动椭圆面积 305 mm²（正常值 <
220 mm²）；运动轨迹长度 283 mm（正常值 < 250 mm）。立位平衡功能下降，
单腿站立不能完成。

（5）步行能力　在平地上独立步行，在楼梯或斜坡上行走需帮助，呈跛行
步态。

（6）本体感觉　应用美国 Biodex System 4 多关节等速测试训练系统。开链
被动测试模式，膝关节屈曲 90° 为起始角度，膝关节屈曲 30° 和 60° 为目标
角度，被动位置重现角速度为 5°/s。测试报告见图 1-3-1。结果显示，右膝
关节被动位置觉下降，屈膝 30° 时更为明显。

关节位置觉：被动

姓名：	万 ××	日期：	2021/10/12	方案：	本体感觉双侧
编号：	××	患侧：	右侧	运动方式：	伸/屈
出生日期：	1987/08/24	临床医师：		模式：	本体感觉
身高：	180 cm	转诊：			
体重：	88.5 kg	关节：	膝关节		
性别：	男性	诊断：	前交叉韧带重建术后		

位置 1
起始位置 90
目标位置 60
动作速度 5 度

	右侧位置	右侧差值	左侧位置	左侧差值	总差值
重复 1	72.0	+12.0	67.4	+7.4	7.6
重复 2	69.5	+19.5	66.5	+6.5	13.0
重复 3	70.1	+10.1	67.1	+7.1	3.0
平均	70.5	13.9	67.0	7.0	6.9

位置 2
起始位置 90
目标位置 30
动作速度 5 度

	右侧位置	右侧差值	左侧位置	左侧差值	总差值
重复 1	52.0	+22.0	38.4	+8.4	13.6
重复 2	55.5	+22.5	28.5	+1.5	24.0
重复 3	51.1	+21.1	29.1	+1.1	20.0
平均	52.9	22.9	32.0	3.7	19.2

图 1-3-1　双膝关节被动位置觉

（7）触诊 右膝关节周围疼痛 VAS 评分 3 分，右膝关节略肿胀，皮温不高；双侧髂胫束、腘绳肌紧张。

（8）日常生活活动能力 Barthel 指数 85 分，主要是行走、上下楼梯障碍。

三、临床与功能诊断

（1）临床诊断 膝关节前交叉韧带部分断裂（右侧，术后），膝关节内侧副韧带损伤（右侧），膝关节外侧半月板撕裂（右侧）。

（2）功能诊断 右膝关节活动受限伴疼痛，右下肢肌力下降，平衡及步行功能下降，本体感觉下降，ADL 轻度受限，社会参与能力下降。

四、案例分析/物理诊疗思路分析

1. 评估结果分析

该患者 ACL 重建术后 4 月余。系统性评估显示膝关节肌力下降、被动位置觉异常及平衡功能下降，提示患者术后下肢本体感觉明显下降、膝关节稳定性下降。

2. 治疗建议

该阶段患者训练方案应重点关注本体感觉的重建和恢复，运动疗法应加强膝周肌肉力量及神经肌肉控制训练，改善膝关节本体感觉和膝关节稳定性，建立正确的功能性运动模式。

3. 转归

（1）肌力检查 右膝周肌群肌力 5 级，踝周肌群肌力 5 级。

（2）关节活动度 右膝屈伸活动范围 0°～130°，疼痛消失。

（3）立位平衡 定量评估结果，运动椭圆面积 198 mm²；运动轨迹长度：251 mm。平衡功能改善，拾物困难。

（4）步行功能 独立步行，可上下楼梯和斜坡。

（5）本体感觉 右膝关节被动位置觉正常（图 1-3-2）。

关节位置觉：被动

姓名：	万××	日期：	2021/11/09	方案：	本体感觉双侧
编号：	××	患侧：	右侧	运动方式：	伸/屈
出生日期：	1987/08/24	临床医师：		模式：	本体感觉
身高：	180 cm	转诊：			
体重：	88.5 kg	关节：	膝关节		
性别：	男性	诊断：	前交叉韧带重建术后		

位置 1

起始位置 90

目标位置 60

动作速度 5 度

	右侧位置	右侧差值	左侧位置	左侧差值	总差值
重复 1	66.1	+6.1	61.3	+1.3	4.8
重复 2	65.5	+5.5	65.1	+5.1	0.4
重复 3	63.3	+3.3	63.1	+3.1	0.2
平均	65.0	5.0	63.2	3.2	1.8

位置 2

起始位置 90

目标位置 30

动作速度 5 度

	右侧位置	右侧差值	左侧位置	左侧差值	总差值
重复 1	34.1	+4.1	31.3	+1.3	2.8
重复 2	37.5	+7.5	30.5	+0.5	7.0
重复 3	35.1	+5.1	32.1	+2.1	3.0
平均	35.6	5.6	31.3	1.3	4.3

图 1-3-2　双膝关节被动位置觉（转归）

五、知识延伸

1. 等速运动系统本体感觉测试模式

应用美国 Biodex System 4 多关节等速测试训练系统。该系统有开链主动、开链被动、闭链主动和闭链被动四种不同的测试模式。测试体位及参数设置：①开链（主动/被动）测试体位及方案：受试者取坐位，固定带固定其躯干，选取膝关节附件，令股骨外上髁对准轴心，并用胫骨带将小腿固定于附件上，取膝关节屈曲 90° 为起始角度，膝关节屈曲 30°、45° 和 60° 为目标角度，主动位置重现时，角速度为 300° /s；被动位置重现时，角速度为 5° /s。②闭链（主动/被动）测试体位及方案：受试者取坐位，固定带固定其躯干，选取闭合链附件，令股骨外上髁对准轴心，并用脚带将脚固定于脚踏板上，取膝关节屈曲0°（膝关节完全伸展位）为起始角度，膝关节屈曲−30°、−45°和−60°为目标角度（"−"仅代表运动方向），主动位置重现时，角速度为300°/s；被动位置重现时，角速度为5°/s。

测试前对多关节等速测试训练系统进行常规校正，令受试者戴上眼罩和耳塞，去除视觉和听觉对本体感觉测试可能造成的影响。然后，令受试者熟悉多关节等速测试训练系统的四种不同测试模式，每种测试模式进行3次预测试动作。正式测试时，受试者手持开关，当感觉其肢体（主动/被动）移动到目标角度时，按下开关按钮，系统自动记录角度位置，完成1次测试动作，测试要求完成3次测试动作并取其平均值作为最终测试结果。

2. 本体感觉训练

（1）肌力训练 维持膝关节功能性稳定的主要因素有两个：本体感觉和关节周围肌肉力量。肌肉肌腱存在一定的机械感受器，通过增强膝关节周围的肌肉力量，强化膝关节的本体感觉，使膝关节的稳定性得到相应增强。临床上增加肌肉力量采用的方法主要有离心练习、开链运动、闭链运动等。在恢复膝关节周围本体感觉感受器能力的同时，增强周围肌肉力量、柔韧性，可稳定膝关节，并加强膝关节对神经肌肉的控制。闭链运动的特点是需多关节、多肌肉协同运动，令主动肌、协同肌与拮抗肌共同兴奋激活更多肌肉参与，同时利用体重挤压膝关节，刺激膝关节损伤患者本体感觉恢复。

（2）本体感觉神经肌肉促进法（PNF） 是根据人类正常的日常生活动作模式，强调多肌群共同参与、多关节联合运动的本体感觉促进技术。其原理是在训练过程中产生运动觉、位置觉等刺激，采用螺旋及对角线型的运动模式，刺激本体感受器对感觉信息的感知，从而提高神经肌肉控制的能力。

（3）神经肌肉控制训练（NEMEX） 所描述的神经肌肉训练方法是基于生物力学和神经肌肉原理，旨在改善感觉运动控制和实现代偿功能的稳定性。与股四头肌训练方法不同的是，NEMEX主要采用负重训练方法训练患者，采用闭链运动配合不稳定的支撑，达到协调功能、平衡功能和本体感觉及同时增强肌力的训练目的。

（4）平衡训练 平衡功能是由中枢神经系统调控神经肌肉反应参与肌肉活动和维持身体运动的能力。膝关节本体感觉、视觉和前庭中枢、运动系统（如肌肉力量和肌肉收缩活动）、中枢神经系统反应等多种因素相互作用参与平衡稳定的维持。平衡训练有助于提高患者本体感受精确度，且动态平衡训练可以改善膝关节位置觉感知能力。

病例 4　ICF-CY 框架下的脑瘫案例分析

《国际功能、残疾和健康分类（儿童和青少年版）》（ICF-CY）源自《国际功能、残疾和健康分类》（ICF），并与 ICF 兼容，将更广泛的类目编码用于描述儿童和青少年的功能和健康状况。ICF 的优点在于提供了统一和标准的反映所有与人体健康有关的功能和失能的状态分类，是一种国际通用语言。ICF 分别使用 b、s、d、e 这 4 个字母代表 ICF 的 4 个领域——b 代表身体功能、s 代表身体结构、d 代表活动与参与、e 代表环境因素。ICF-CY 在 ICF 的基础上增加和扩展了分类内容，这些内容包括发展儿童认知和语言、游戏、性格和行为本质。在分析儿童功能障碍时，不仅要强调功能的水平，还要注意儿童的发育和发展水平。ICF-CY 为儿童康复奠定了理论基础，并为儿童的功能诊断、功能干预和功能评估提供了方法和工具。

一、病史

姓名：徐 ××；性别：男；年龄：6 岁 1 个月；利手：右利手。

（1）主诉　因"步行姿势异常、右手精细动作欠佳"来门诊就诊。

（2）生长发育史　患儿系第一胎第一产，母孕期患"妊娠高血压综合征"，孕足月剖宫产（脐带绕颈一周），出生体重 3440 g，无窒息，否认黄疸晚退。患儿发育较同龄儿落后。5 个月时，家长发现其右手喜握拳，未予重视。出生后 1 岁会爬，1 岁 6 个月会走，且独行姿势异常。2 岁时被诊断为脑性瘫痪并开始介入康复训练至今。

（3）现病史　现 6 岁 1 个月，不能从 15 cm 高的台阶上跳下来，不会右腿单腿跳，不能用右手写字，不会用右手剪纸，不会用双手穿、脱裤子，不会系鞋带。为顺利步入学校做准备，来我院做进一步康复治疗。

（4）既往史 否认惊厥、癫痫史。

（5）其他 患儿精神状态良好，智力正常，言语表达正常，沟通无碍。

（6）患儿家长康复意愿 趋近正常模式独行，融入学校、社会。

二、康复评估

1. ICF-CY 框架下的脑瘫评估

对该患儿运用相关的量表或康复评定工具进行功能与结构、活动、参与三个方面的评定，或运用脑瘫 ICF-CY 核心分类组合简明通用版进行综合评定。

（1）功能与结构评定

1）粗大运动功能评定 采用脑瘫粗大运动功能分级系统（GMFCS）分级、粗大运动功能评定量表 88 项（GMFM-88）进行评定。评定结果：GMFCS 在 6～12 岁为 I 级；GMFM-88，站立位 37/39＝95%，行走与跑跳 65/72＝90%，总分 97%。

2）精细运动功能评定 采用 FMFM 评定。评定结果为原始总分：176 分；精细运动能力分值：81.82 分。

3）平衡功能评定 采用 Berg 平衡量表评定，评定结果为 44 分。

4）姿势与运动发育评定 ①立位，左右不对称，体重一半以上压在左侧下肢上；②跑步时，右侧肩胛带后退，肩关节屈曲、外展、外旋位，肘关节屈曲，拇指内收、握拳；③上下楼梯时，手不扶栏杆不能保持身体平衡；④右侧上下肢肌张力增高，腱反射亢进，伴有踝阵挛。

5）肌力评定 采用徒手肌力评定（MMT）。MMT 结果：右侧上肢肌力 4 级，右侧下肢肌力 4 级，腰腹肌肌力 3 级。

6）肌张力评定 采用改良 Ashworth 量表（MAS）评定。MAS 评定结果：右上肢屈腕肌 1⁺级，右下肢踝跖屈肌 1⁺级。

7）反射发育及病理反射的检查 无原始反射残存，双侧踝阵挛（＋），双侧 Babinski 征（＋）。

8）感觉检查 包括轻触觉、针刺觉、位置觉、两点辨别觉等，检查结果左右对比一致。

9）言语、语言能力评定　患儿言语发育正常。

10）结构评定　头颅 MRI 正常，脑电图正常。

（2）活动评定　采用儿童功能独立性评定（WeeFIM）量表。评定结果，WeeFIM：105 分/126（满分）；日常生活活动能力：有条件的独立或轻度依赖。

（3）参与评定　患儿因下肢单腿站及单腿跳能力受限，跑、跳能力速度慢，右手写字速度较同龄儿童慢，限制了其与同龄儿童游戏、学习、交往的能力。

2. ICF-CY 框架下的有利因素与不利因素分析

（1）有利因素

1）活动、参与

①能够适应幼儿园的环境。

②能用左手画画、写字、吃饭。

③能和小朋友一起玩。

④能用左手穿、脱衣服和袜子。

2）身体结构、功能

①上下肢关节活动度正常。

②上下肢肌张力无明显增高。

③辅助下右侧下肢可单腿负重数秒。

④辅助下可完成右侧下肢由跪位到立位的姿势转换。

⑤辅助下可双腿从台阶上跳下。

⑥能步行、跑、双腿平地跳。

3）环境和个人因素

①从 2 岁开始康复，从未间断，奶奶陪伴，父母支持。

②有良好专业的治疗环境和医疗条件，能够满足患儿康复治疗的需求。

③患儿的理解力和表达能力正常，有利于和治疗师之间的沟通。

④儿童有正常的幼儿园教育，起到很好的融合教育作用。

（2）不利因素

1）活动、参与

①不能独自完成蹲便的如厕活动。

②独自上下楼梯活动受限。

③不能充分（灵活）地与同龄儿童进行室外游戏，如踢球、跳绳及其他跑跳活动等。

④不能用双手穿、脱裤子。

⑤手工、剪纸类游戏参与受限。

2）身体结构、功能

①左右姿势不对称、右侧腕关节尺侧偏，拇指内收；右髋关节内收、内旋，踝跖屈伴内翻；双侧扁平足。

②右腕屈肌肌张力 1^+ 级，右踝跖屈肌肌张力 1^+ 级，上下肢肌力大部分 4 级左右。

③右侧下肢单腿负重受限。

④右侧下肢由跪位到立位的姿势转换受限。

⑤双腿从台阶上跳下受限。

⑥跑跳速度比同龄儿童慢。

3）环境和个人因素　不愿意穿矫形鞋、垫矫形鞋垫。

3. 基于 ICF-CY 患儿的主要问题

（1）上肢及手分离运动不充分。

（2）上肢协调性差。

（3）下肢单腿站立及单腿跳能力受限。

（4）跑、跳能力差。

（5）右手写字速度较同龄儿童慢。

（6）日常生活能力部分受限（穿、脱衣裤和袜子）。

4. 康复目标（家长代诉）

（1）趋近正常模式的独立步行。

（2）回归学校、社会。

三、临床与功能诊断

（1）临床诊断　脑性瘫痪（痉挛性偏瘫、右侧偏瘫）。

（2）功能诊断

1）右侧肢体运动功能障碍。

2）日常生活能力轻度依赖。

3）入学、游戏参与能力下降。

四、康复治疗方案及转归

1. 康复目标

（1）短期目标

PT：该儿童能独自右侧单腿站立（手不扶）3～9 s、上下楼梯、蹲便如厕。

OT：该儿童能独自用双手穿、脱衣裤和袜子；能双手配合折纸、捏橡皮泥。

（2）长期目标　融入正常同龄儿童的学习、游戏、生活。

2. 康复治疗计划

（1）PT 治疗

1）以增加上肢力量与协调性、提高核心力量为目的的康复治疗技术　①上肢的力量与协调能力训练（抛接球、拍球）（图 1-4-1、图 1-4-2）；②加强患儿对躯干、骨盆的控制能力（四点支撑），提高核心力量（功能改善后四点支撑可升级为鸟狗式）（图 1-4-3）；③改善关节活动，降低右侧肢体的肌张力（四点支撑或鸟狗式）；④加强康复训练技能要点的宣教。

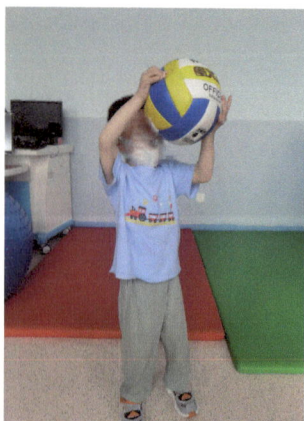
图 1-4-1　抛接球

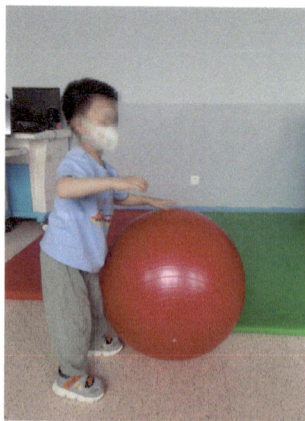
图 1-4-2　拍球

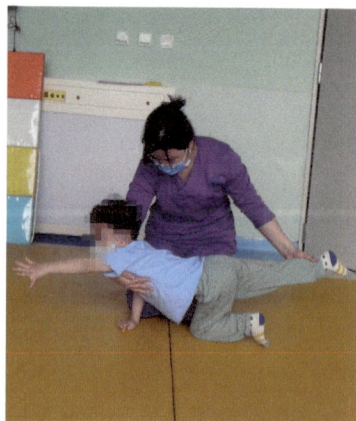
图 1-4-3　鸟狗式支撑

2）以改善平衡、步行能力为目的的康复治疗技术　①单腿负重训练，支撑面由稳定到不稳定（图1-4-4）；②重心转移训练（图1-4-5、图1-4-6），加强患肢本体感觉输入及肌力、耐力训练；③下肢肌力训练，牵伸降低肌张力训练（图1-4-7～图1-4-9）；④上下台阶训练及跑跳训练。

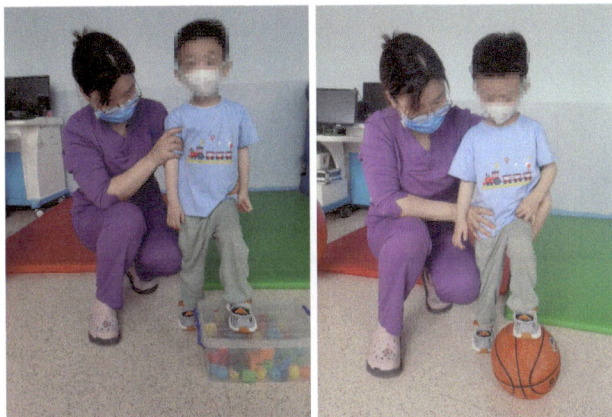

图 1-4-4　负重训练

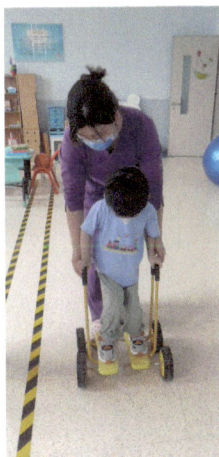

图 1-4-5　重心转移训练

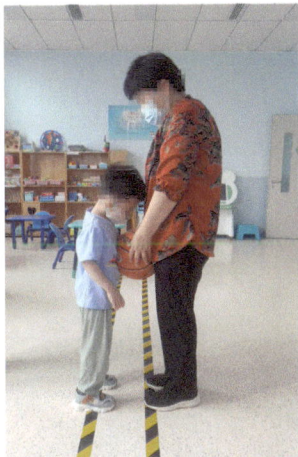

图 1-4-6　重心转移训练：小螃蟹运西瓜（双人夹球侧着走）

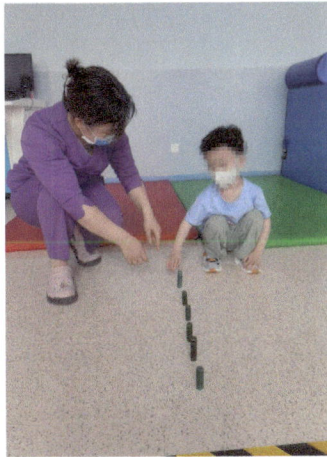

图 1-4-7　小青蛙捉虫子（双腿跳）①

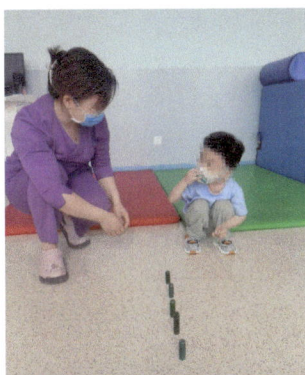

图 1-4-8　小青蛙捉虫子（双腿跳）②

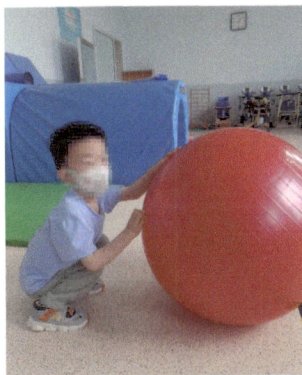

图 1-4-9　小矮人运西瓜（蹲着走推球）

（2）OT治疗　①精细功能训练：折纸、贴纸、捏橡皮泥（图1-4-10）；②书写能力训练：写字、画画（图1-4-11）；③节奏、协调性训练：音乐体操（图1-4-12）；④ADL训练：穿裤子训练（图1-4-13）。

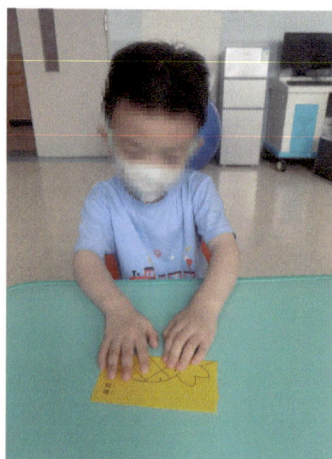

图1-4-10　折纸

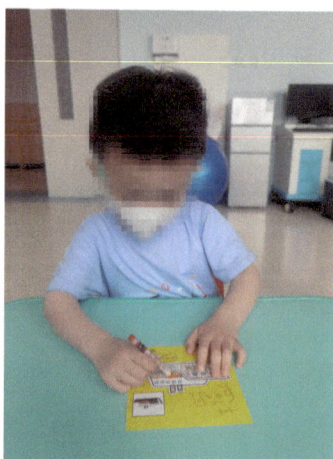

图1-4-11　画画

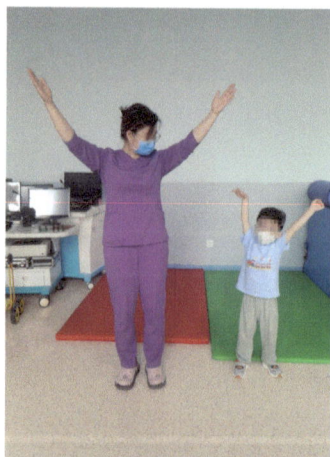

图1-4-12　音乐体操

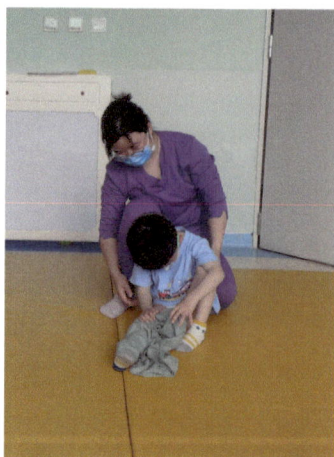

图1-4-13　穿裤子训练

（3）家属健康宣教　让患儿家属了解功能障碍康复重点，鼓励患儿积极、主动参与治疗，督促患儿完成延续性康复任务；转移、步行过程中注意预防跌倒，自我训练时注意避免劳累，鼓励患儿多参与日常生活活动，尤其鼓励使用右手进行日常生活活动作训练，提高自理能力。家庭训练计划：①PT，滑板车（患侧腿踩、健侧腿蹬）、踢足球（用健侧腿踢球）、穿矫形鞋或矫形鞋垫；
② OT，给玩具洗澡，洗小毛巾、袜子等，用右手写字。

3. 康复治疗计划调整情况

（1）中期评定结果（4周）

1）身体结构、功能 MAS，右腕屈肌肌张力1级，右踝跖屈肌肌张力1级；MMT，上下肢肌力大部分4级左右；GMFM-88，站立位38/39=97%；行走与跑跳67/72=93%；FMFM 178分；Berg平衡量表评定47分。

2）活动、参与 WeeFIM，109分/126分（满分）；日常生活活动能力，有条件的独立或轻度依赖。

总结：患儿经过4周治疗，整体运动功能、步行能力及手功能有不同程度的提高，患侧腿可单腿站5 s，能从15 cm高的台阶上跳下，能独自上下楼梯，能蹲着如厕，原地不动右手可以连续拍球10个，能双手穿、脱裤子，能做简单的剪纸游戏。

（2）目前仍存在的功能障碍

1）单腿跳受限。

2）跑跳速度比同龄儿童慢。

3）右手写字速度比同龄儿童慢。

4）ADL能力受限（系鞋带、系扣子）。

（3）下一步康复目标

1）用右手拍球走10 m。

2）连续单腿跳5下。

3）提高右手写字的速度。

4）能独自系鞋带、系扣。

（4）下一步康复计划

1）康复计划 调整为以提高手功能及ADL能力，提高跑、跳速度为主。具体包括跳房子游戏、感统平衡车训练、袋鼠跳游戏、核心肌力训练、剪纸、捏橡皮泥、写字、画画、ADL训练（穿衣系扣、系鞋带）。

2）家庭宣教 鼓励孩子减肥、控制体重，鼓励自己的事情自己做，鼓励垫矫形鞋垫。

4. 转归

治疗 8 周后再次评估结果。

（1）运动功能评定　GMFM-88，总分 99%；FMFM 180 分。

（2）平衡能力评定　Berg 平衡量表 55 分，平衡功能较好，可独立步行。

（3）日常生活能力评定　WeeFIM 126 分；日常生活活动能力，完全自理。

五、案例分析

该病例是一例典型的痉挛性偏瘫型脑性瘫痪，评估方法运用脑瘫 ICF-CY 核心分类组合简明通用版进行综合评定。运用儿童相关的量表或康复评估工具进行身体结构与功能、活动和参与、环境与个人因素三个方面的评定，身体结构评定主要是 X 线和 MRI 或 CT 检查，身体功能评定主要包括粗大运动功能、精细运动功能、平衡功能、步态、协调功能、肌力与肌张力的评定、感觉功能、言语语言能力及认知功能评定；活动与参与主要用儿童功能独立性评定量表评定 ADL 能力，参与方面主要评定与同龄儿童互动、游戏、学习与交往的能力；环境与个人因素主要是指个人日常生活中的环境、日常生活中的用品、通信用的产品、公共建筑的设计、直系亲属的照顾方面、社会的态度、社会服务体制和政策相关的内容。系统、全面的康复评定可以分析出患儿各项功能和环境的有利和不利因素，从而为康复治疗的近期、远期目标提供依据，并制订更加有效的康复治疗计划。

儿童康复治疗要考虑到不同年龄段儿童的康复需求和重点，且不同的发育阶段应使用不同的康复策略。该患儿处在学龄前期，还有半年多就要上小学。由于患儿的智力、语言沟通能力并未受损，为了使该儿童能够更好地融入小学环境、融入同龄正常儿童的学习、游戏、生活，需要其具备一定的行走、跑跳及生活自理等能力。

康复治疗过程中，应在保障正常发育的同时，充分调动患儿主动参与活动的积极性，以功能提高为主要训练原则；抑制异常运动模式，诱发和强化所希望的固定运动模式和协调运动。训练前注意对肌张力的缓解；还应注重对患儿核心肌力的训练，增加核心稳定性；同时注意早期合理地应用矫形器和辅助器具；循序渐进地改善平衡功能及行走、跑跳能力；加强患侧手的主动参与及精细运动训练，改善患儿的日常生活自理能力。治疗目标要不断更新且训练计划以游戏为主；最终实现其能融入校园生活的目标。在治疗的过程中，应同时注重家长的参与，使患儿及家长在治疗过程中能够充分配合，发挥最大主动性。

六、知识延伸

1. 脑瘫 ICF-CY 核心分类组合简明通用版目录

（1）身体结构　s110 脑的结构。

（2）身体功能

①b117 智力功能。

②b134 睡眠功能。

③b167 语言精神功能。

④b210 视功能。

⑤b280 痛觉。

⑥b710 关节活动功能。

⑦b735 肌张力功能。

⑧b760 随意运动控制功能。

（3）活动和参与

①d415 保持一种身体姿势。

②d440 精巧手的使用。

③d450 步行。

④d460 在不同地点到处移动。

⑤d530 入厕。

⑥d550 吃。

⑦d710 基本人际交往。

⑧d760 家庭人际关系。

（4）环境与个人因素

①e115 个人日常生活用的产品和技术。

②e120 个人室内外移动和运输用的物品和技术。

③e125 通信用的产品和技术。

④ e150 公共建筑用的设计、建筑产品和技术。

⑤ e310 直系亲属家庭。

⑥ e320 朋友。

⑦ e460 社会的态度。

⑧ e580 卫生的服务、体制和政策。

2. 小儿脑瘫的康复原则

（1）早期发现异常早期干预　是恢复脑瘫患儿神经系统功能的有效手段。

（2）综合性康复　儿童的康复治疗以患儿为中心，强调综合、全面和动态调整，治疗措施不仅包括传统的物理治疗、作业治疗、言语治疗、感觉统合训练、中医手法，还包括矫形器应用、行为治疗、药物应用、教育等，各专业制订全面系统的康复训练计划，进行相互配合的综合性康复，以促进患儿的身心康复。综合康复治疗不仅能改善脑瘫患儿的姿势异常和粗大运动功能，而且对精细运动、适应性、语言、个人－社交及总发育商均有提高作用。

（3）与日常生活相结合　脑瘫患儿的病程长，多伴有不同程度的 ADL 障碍，最终目的是融入社会，通过行为干预、日常生活能力的训练、心理护理、家长培训与参与等综合措施的实施，提高和巩固康复效果。

（4）符合儿童发育特点及需求　无论是普通儿童还是残疾儿童，都具有儿童的天性，需要趣味、游戏、轻松愉悦的氛围，需要引导、诱导、反复学习和实践，不断感知、感受、学习和实践，从而建立正常模式，得到身心发育。因此，小儿脑瘫的康复治疗，要符合儿童生长发育的特点和需求。在康复治疗中，既要考虑到环境、氛围、条件，又要采用符合儿童发育特点的康复治疗方法，最大限度地引导和诱导患儿的自主运动，充分尊重儿童的感受，选择采用安全有效的治疗技术，尽量减少不良刺激，避免造成痛苦和损伤。

（5）遵循循证医学的原则　小儿脑瘫康复治疗也提倡遵循循证医学的原则，防止盲目地强调某种方法的奇妙性、滥用药物、盲目地应用某些仪器设备或临床治疗方法。

（6）康复训练与游戏相结合　选择的游戏水平与患儿能力相适合，符合儿童发育特点及需求，以游戏的方式对脑瘫患儿进行康复训练，可激发脑瘫患儿参与训练的积极性，提高疗效。

（7）集中式康复与家庭康复相结合　儿童康复的国际康复理念是以家庭康复为中心，父母要承担起治疗孩子的重任，积极参与，认真学习有效的康复训练方法，长期坚持在康复治疗师指导下的家庭康复训练，调动环境中的相关人员，通过消除环境障碍，创造一种支持性的物理和社会环境，把专业治疗融于患儿的家庭环境和日常生活中。家长积极参与可以起到强化治疗、巩固疗效的作用，并且能增进亲子关系。

病例 5　fNIRS 在神经损伤患者中的应用

近红外脑功能成像，又称功能性近红外光谱（fNIRS），是一种无创脑功能神经影像技术。神经 – 血管耦联机制是其基本原理的重要理论依据之一，即大脑的血流供应会随着局部功能活动的变化发生局部响应。在大脑皮质激活下，局部的脑血流及氧代谢率会相应改变，从而使激活区域内血氧浓度出现变化，所以可以通过监测大脑皮质研究区域的血氧状态来间接评估大脑的功能活动。该技术是利用 $700 \sim 900$ nm 光谱范围的近红外光的一种光学测量方法。该范围内的近红外光对生物组织具有高散射、低吸收的特性，可以穿透头部皮肤和颅骨，并深入脑组织，由漫射光携带出血氧代谢变化信息，以此反映大脑皮质的激活状况；同时基于氧合血红蛋白和还原血红蛋白对不同波长的近红外光发生不同吸收的原理，测量氧合血红蛋白和还原血红蛋白的浓度变化。

fNIRS 技术具有操作简单、使用成本低、抗干扰性强、兼容性好、时空分辨率高和允许长时程监测等优势，可实现临床多种自然场景下患者脑功能的快速检查，已在脑卒中神经康复，抑郁症、精神分裂症、双相情感障碍等精神疾病，新生儿脑损伤、孤独症、注意力缺陷多动障碍等儿童发育障碍，以及阿尔茨海默病、轻度认知障碍、帕金森等神经退行性疾病领域广泛应用。

一、病史

姓名：王××；性别：男；年龄：49 岁；利手：右利手。

（1）主诉　主因"右侧肢体活动不利伴言语不清 1 个月"入院。

（2）病残史　患者为中年男性，起病急，于 2021 年 12 月 8 日凌晨 2 点出现右侧肢体无力，伴言语不能，偶有饮水呛咳，无意识丧失及肢体抽搐，未予重视。上述症状持续未缓解，患者于 2021 年 12 月 9 日就诊于 ×× 医院，完善头颅 CT 检查，结果可见左侧大脑半球大面积低密度影，诊断为"急性脑梗死"。给予抗血小板聚集、降血脂稳定斑块、改善循环治疗，肢体功能明显好转。现患者右侧肢体运动功能障碍伴言语功能障碍，为求进一步康复治疗于 2022 年 1 月 9 日来我院就诊。

（3）既往史　高血压病史 5 年，血压最高 160/90 mmHg，未规律服药。

（4）家族史　否认家族遗传病史，否认家族传染性疾病史。

二、检查评估

1. 入院查体

神志清楚，运动性失语，高级脑功能查体不配合。嗅觉、视力视野粗查不配合，眼底未查。双侧瞳孔等大等圆，直径 3 mm，对光反应灵敏，霍纳征阴性。双眼姿正常，眼球运动自如，未见眼球震颤。双侧角膜反射灵敏，张口无偏斜，双侧咀嚼对称有力。双侧皱额闭眼对称正常，示齿口角左偏，右侧鼻唇沟浅。饮水无呛咳，悬雍垂居中，双侧转头耸肩对称有力。伸舌居中，无舌肌震颤和萎缩。双侧深浅感觉查体不配合。右侧肱二、三头肌反射增强，左侧适中。右侧桡骨膜反射增强，左侧适中。双侧膝反射对称减弱。双侧跟腱反射减弱。未引出吸吮反射、强握反射及掌颌反射。双侧 Hoffmann 征（－）；Babinski 征右侧（＋）、左侧（－）；Chaddock 征右侧（＋）、左侧（－）。右侧指鼻试验、快速轮替试验不能配合，右侧跟膝胫试验欠稳准，双踝阵挛阴性。

2. 辅助检查

头颅 CT 检查结果显示：左侧大脑半球大面积低密度影。

3. 康复评估

（1）运动功能评定　Brunnstrom 偏瘫运动功能评分，上肢Ⅲ期，手Ⅱ期，下肢Ⅳ期。Fugl-Meyer 运动评分，总分 43 分（上肢 20 分、下肢 23 分），为Ⅰ级严重运动障碍。上肢动作研究量表（ARAT）总分 4 分。

（2）平衡功能评定 Berg 平衡量表 52 分，平衡功能较好，患者可独立步行。

（3）步行能力评定 Holden 步行功能分级 3 级，示需 1 人在旁监护或用言语指导，但不接触身体。

（4）日常生活能力评定 改良 Barthel 指数评定 85 分，生活基本自理。

（5）fNIRS 评定

1）测试形式 任务态。

2）测试区域 选用 3×5 的探头排列顺序，为了确定各个通道所对应的区域位置，以国际通用的脑电图描记法 10/20 系统 Cz 点作为测试用光极帽第三排第 7 光源定位点，其余光源探头及接收测试探头依次安放，覆盖双侧皮层运动前区（PMC）、辅助运动区（SMA）和感觉运动区（SMC），并将其作为感兴趣区（ROI）。测试用通道在各 ROI 区内覆盖情况：双侧 PMC（通道 1、5、6、10 在左，通道 4、8、9、13 在右），双侧 SMA（通道 2、11 在左，通道 3、12 在右），双侧 SMC（通道 14、15、19、20 在左，通道 17、18、21、22 在右），利用这些测试通道收集双上肢活动任务时相应皮质区域氧合血红蛋白值的变化（图 1-5-1）。

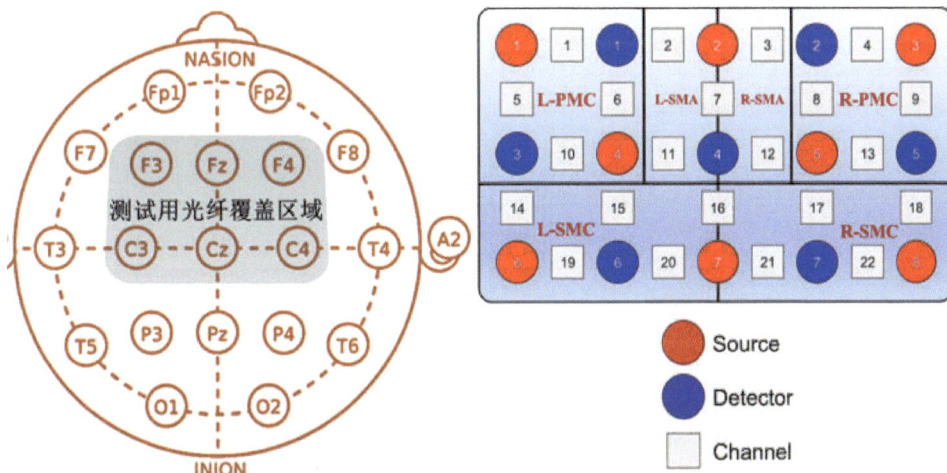

PMC，皮质运动前区；SMA，辅助运动区；SMC，感觉运动区。

图 1-5-1 fNIRS 测试区域

3）测试内容　患者以稳定的速度双手分别重复进行摸对侧肩的动作。

4）信号采集流程　采用 Block 设计。开始前预扫描 10 s 以获取矫正图像；然后休息 30 s，不用于统计分析；之后左手重复运动 30 s，休息 30 s，连续 3 个周期；再休息 1 min，换右手完成相同任务过程。

报告显示（图 1-5-2、表 1-5-1）：左上肢运动时显著激活通道 17 个，主要激活区为 PMC、L-SMA、SMC；右上肢运动时显著激活通道 22 个，主要激活区为 PMC、SMA、SMC；右上肢运动时 PMC、SMA、SMC 区较左上肢运动时激活程度增高。

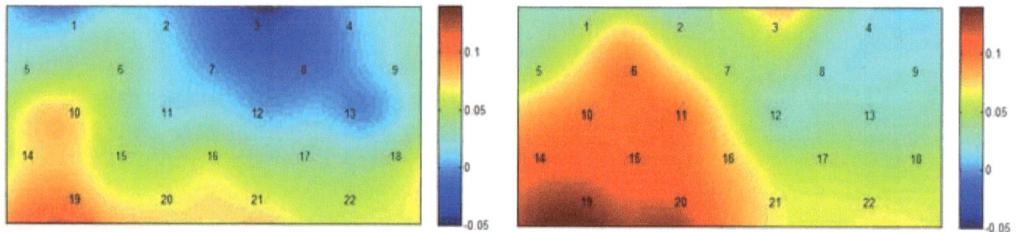

（a）左上肢运动时脑区激活图　　　　　（b）右上肢运动时脑区激活图

图 1-5-2　治疗前上肢运动时测试脑区激活情况

表 1-5-1　治疗前上肢运动时测试脑区激活程度（β 值）

通道	CH1	CH2	CH3	CH4	CH5	CH6	CH7	CH8	CH9	CH10	CH11
左上肢	−0.0057	0.0045	−0.0481	0.0120	0.0229	0.0408	−0.0025	−0.0114	0.0330	0.0796	0.0193
右上肢	0.0284	0.0278	0.0801	0.0126	0.0382	0.0953	0.0463	0.0194	0.0205	0.0971	0.1018

通道	CH12	CH13	CH14	CH15	CH16	CH17	CH18	CH19	CH20	CH21	CH22
左上肢	0.0048	−0.0011	0.0633	0.0578	0.0635	0.0427	0.0667	0.1202	0.0752	0.0760	0.0636
右上肢	0.0269	0.0267	0.1080	0.1081	0.0826	0.0572	0.0556	0.1441	0.1279	0.0670	0.0693

三、临床诊断

脑梗死恢复期（右侧颈内系统）右侧偏瘫、运动性失语。

四、案例分析/物理诊疗思路分析

1. 评估结果分析

右上肢运动时PMC、SMA、SMC区的过度激活，左侧PMC、SMA、SMC区较右侧激活程度增高，提示大脑皮质补偿性激活、患侧脑区激活。

2. 治疗建议

进一步诱发右上肢分离运动，促进右上肢功能恢复。

3. 转归

治疗8周后再次评估结果。

（1）运动功能评定　Brunnstrom偏瘫运动功能评分上肢Ⅵ期，手Ⅴ期，下肢Ⅵ期。Fugl-Meyer运动评分，总分65分（上肢39分、下肢26分），Ⅱ级明显运动障碍。上肢动作研究量表总分40分。

（2）平衡能力评定　Berg平衡量表55分，平衡功能较好，患者可独立步行。

（3）步行能力评定　Holden步行功能分级5级，示任何地方都能独立步行。

（4）日常生活能力评定　改良Barthel指数评定100分，完全自理。

（5）fNIRS评定　结果显示（图1-5-3、表1-5-2）：左上肢运动时显著激活通道11个，主要激活区为SMC；右上肢运动时显著激活通道10个，主要激活区为SMC；右上肢运动时SMC区较左侧上肢运动时激活程度无明显差异。

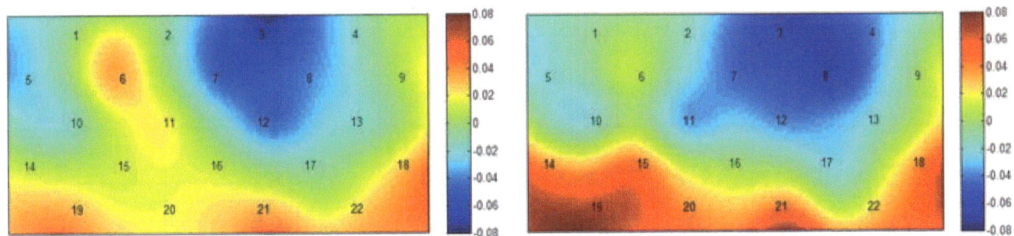

（a）左上肢运动时脑区激活图　　　　（b）右上肢运动时脑区激活图

图1-5-3　治疗后上肢运动时测试脑区激活情况

表 1-5-2　治疗后上肢运动时测试脑区激活程度（β 值）

通道	CH1	CH2	CH3	CH4	CH5	CH6	CH7	CH8	CH9	CH10	CH11
左上肢	-0.0139	-0.0094	-0.0774	-0.0054	-0.0355	0.0349	-0.0501	-0.0352	0.0214	-0.0200	0.0199
右上肢	-0.0116	-0.0131	-0.0697	-0.0295	-0.0234	0.0095	-0.0462	-0.0629	0.0163	-0.0223	-0.0333
通道	CH12	CH13	CH14	CH15	CH16	CH17	CH18	CH19	CH20	CH21	CH22
左上肢	-0.0443	-0.0134	0.0186	0.0132	0.0148	-0.0031	0.0492	0.0451	0.0198	0.0475	0.0378
右上肢	-0.0389	-0.0094	0.0590	0.0551	0.0077	-0.0188	0.0651	0.0791	0.0469	0.0703	0.0444

4. 再次评估结果分析

患者双上肢运动时只有 SMC 区激活且无明显差异，提示患者双上肢运动功能无明显差异；右上肢运动时双侧大脑半球激活无明显差异，提示患者随着上肢运动功能恢复、左右半球运动区的对称性得以改善。

五、知识延伸

1. fNIRS 与其他神经影像学方法的对比情况

见表 1-5-3。

表 1-5-3　fNIRS 与其他神经影像学方法的对比

方法	检测参数	空间分辨率	时间分辨率	抗运动干扰	抗电磁干扰	应用环境	可移动性
fMRI	血流动力学响应：BOLD 信号	3 mm	$0 \sim 2$ Hz	弱	弱	大型、专业仪器室	/
PET	葡萄糖代谢	4 mm	< 0.1 Hz	弱	弱	大型、专业仪器室	/
EEG	神经电活动	$6 \sim 9$ mm	> 1000 Hz	弱	弱	不适合电磁干扰环境	强
fNIRS	血流动力学响应：HbO_2 / HbR	$2 \sim 3$ cm	$0 \sim 10$ Hz	强	强	无限制	强

2. fNIRS 的生理意义

大脑皮质在被激活时会引起局部氧代谢率和局部脑血流的动力学改变。具体来说，为满足神经元活动所必需的能量需求，神经元活动的增加伴随脑氧代谢的增加。在神经元的氧代谢过程中，血氧被消耗以产生能量，导致 HbO_2 浓度降低、HbR 浓度增加。神经元活动的增加伴随着脑血流动力学的局部改变，表现为局部脑血流增加，即功能性充血。其生理意义是大脑代谢需求增加、氧耗增加的代偿响应，以满足神经元对营养物质（葡萄糖和氧）需求的增加。大脑激活区域局部脑血流增加率远超过局部氧耗率，最终表现为激活区域 HbO_2 浓度增加和 HbR 浓度降低。

3. 大脑皮质运动区域感兴趣区（ROI）的确定

由于测试用光纤帽的形状和测试探头数量有限，必须合理选择与肢体运动功能紧密相关的脑皮质运动相关区域作为感兴趣区，目前一般以 Brodmann 分区为依据进行脑皮质运动区的定位和感兴趣区的确定。初级运动皮质区（M1），也称主运动区，负责对侧肢体的运动执行，与肢体运动功能有着直接的联系，主要功能为产生运动指令脉冲，通过皮质脊髓通路的传导控制运动的执行，位置在 Brodmann 4 区。参与肢体运动的脑区还有初级感觉皮质区（S1）和小脑，因为一项复杂的运动会有感觉刺激同时刺激 M1 和 S1，所以这两个区合称为 SMC，人的肢体运动必定会有 SMC 的参与。运动前区（PMC），位于 Brodmann 6 区的一部分，在 M1 区前，参与运动的准备及感官引导，现有部分研究认为该区与运动控制有关，或认为直接参与了躯干的运动控制。辅助运动区（SMA），同样位于 Brodmann 6 区大脑半球内侧面，负责从内部产生运动计划，如即将产生的一组运动计划和协调两侧肢体的运动。上述的 PMC、SMA 及后顶叶皮质（PPC）、扣带回运动区（CMA）等共同组成了次级运动皮质（M2），主要参与运动的准备、组织、执行与调节，是对 M1 功能的重要补充。

病例 6 VFSS 和 VESS 在吞咽障碍患者中的应用

电视荧光吞咽造影检查（VFSS）是在 X 线透视下，针对口、咽、喉、食管的吞咽运动所进行的造影检查，是目前公认最全面、可靠、有价值的吞咽功能检查方法，被认为是吞咽障碍检查的"理想方法"和诊断的"金标准"。VFSS可对整个吞咽过程进行详细的评估和分析，通过观察侧位及正位成像对吞咽的不同阶段（包括口腔准备期、口腔期、咽期、食管期）的情况进行评估，同时对舌、软腭、咽喉的解剖结构和食团的运送过程进行观察；在检查过程中可以指导患者使用合适的进食姿势及代偿性吞咽手段完成吞咽。此项检查适用于所有可疑吞咽障碍的患者，但对无吞咽动作、不能经口进食、意识不清及无法被搬运到放射科的患者，不考虑此项检查。近年来，通过仪器测量吞咽过程所涉及的时间学参数和运动学参数为临床和科研工作提供了更精确的指导。

电视内镜吞咽功能检查（VESS）是利用软管鼻咽喉镜进入患者口咽部和下咽部，观察会厌、会厌谷、舌根、咽壁、喉、梨状隐窝等结构，以及这些结构在呼吸、发音、咳嗽、屏气和吞咽食物时运动的一项检查。具体方法：通过观察咽期吞咽经染色的不同稠度、不同量的食物前后咽喉部的运动功能及食物滞留，来评估吞咽过程中的食团运送情况。如果患者存在吞咽障碍，可在内镜在位的情况下实施各种治疗干预，如姿势调整、食物性状调整和行为调整，判断干预措施是否有助于更安全有效地进食。与 VFSS 相比，VESS 在检查咽期关键指标方面具有同等的，有时甚至更高的敏感性和特异性。这些指标包括咽期吞咽启动延迟、吞咽后咽部残留，以及各种稠度食物和液体的喉渗漏和气管误吸。此外，VESS 还可以进行咽喉感觉功能的测定。

一、病史

姓名：高 ××；性别：男；年龄：59 岁；职业：干部 。

（1）主诉 四肢无力伴言语不清、吞咽障碍 3 月余。

（2）病残史 患者 3 月余前（2020 年 12 月 11 日）晨起突发右侧肢体无力，表现为无主动活动，言语不能，可理解他人讲话，吞咽不能，无意识不清、肢体抽搐、大小便失禁等不适，就诊 A 医院，行头部 CT，结果提示"未见出血灶"，考虑急性脑梗死，急行"急性大血管闭塞开通术"。术后第四日患者病情加重，表现为睡眠增多、四肢活动无力，复查 MRA 提示左侧椎动脉及基底动脉闭塞，给予阿司匹林+替格瑞洛抗血小板聚集治疗，后病情逐渐稳定，转入 B 医院继续治疗。2021 年 1 月 19 日转入 C 医院行肢体康复训练，给予 PT、OT、康复器械等治疗，患者四肢无力稍有好转，右侧肢体可见轻微联带活动，左侧肢体自主活动，言语不清，吞咽障碍。现为进一步康复治疗，收住院。

（3）既往史 高血压 20 余年，最高血压 190/100 mmHg，未规律服药，平时血压 160/90 mmHg。糖尿病 20 余年，长期胰岛素治疗（每日 4 次）+二甲双胍，平时血糖水平 7.0 mmol/L。冠状动脉粥样硬化性心脏病病史 5 年，行冠状动脉旁路移植术；3 年前复查再次行冠状动脉支架植入术，术后长期规律口服阿司匹林 100 mg/d、氯吡格雷 75 mg/d、美托洛尔每日 2 次（剂量不详）、阿托伐他汀钙片 20 mg 每晚 1 次。2020 年 7 月有脑梗死病史，未遗留后遗症。患高脂血症数年。

（4）家族史 否认家族遗传病史。

二、检查评估

1. 入院查体

发育正常，营养良好，正常面容，表情自如，被动体位，神志清楚，查体合作。全身皮肤黏膜无黄染，无皮疹、皮下出血、皮下结节、瘢痕，毛发分布正常，皮下无水肿，无肝掌、蜘蛛痣。全身浅表淋巴结无肿大。头颅无畸形、压痛、包块，无眼睑水肿，结膜正常，眼球正常，巩膜无黄染，瞳孔等大同圆，对光反射正常，外耳道无异常分泌物，乳突无压痛，听力粗试无障碍。嗅觉无异常。口唇无发绀，口腔黏膜光滑。伸舌居中，齿龈正常，咽部黏膜正常，扁桃体无肿大。颈软无抵抗，颈动脉搏动正常，颈静脉无怒张，肝颈静脉回流征阴性，气管居中，甲状腺正常，无压痛、震颤、血管杂音。胸廓无畸形，胸骨无压痛，双侧乳房对称。呼吸运动正常，呼吸规整，肋间隙正常，语颤双侧对称。双肺叩诊清音，双肺呼吸音清，未闻及干湿啰音，无胸膜摩擦音。心前区无异常隆起，心尖搏动正常，心浊音界正常，心率 90 次/分，律齐，各瓣膜听诊区未闻及病理性杂音，无心包摩擦音。腹平坦，无腹壁静脉曲张，腹部柔软，无压痛、反跳痛，无肌紧张，腹部无包块。肝未触及，脾未触及，Murphy 征阴性，双肾区无叩击痛，移动性浊音阴性。肠鸣音正常，4 次/分。肛门及外生殖器未查。脊柱正常生理弯曲，右侧肢体无力，无畸形、下肢静脉曲张、杵状指（趾），关节正常，下肢无水肿。

2. 辅助检查

MRA（2020 年 12 月 15 日，A 医院）：双侧颈内动脉颅内段多发节段性狭窄；双侧大脑前动脉 A2 段左侧共干，椎基底动脉及双侧大脑后动脉未见显示。

头部磁共振（2020 年 12 月 18 日，A 医院）：脑桥、双侧小脑半球及左侧枕叶多发急性期脑梗死，脑内多发腔隙性灶及缺血性脑白质改变。

头部 CT（2020 年 12 月 28 日，A 医院）：左侧椎动脉支架植入术后，脑干梗死，脑内多发腔隙性梗死及缺血灶。

3. 康复评估

（1）构音及吞咽功能评估

1）患者言语交流能力差，音量较低，发音费力，鼻音化构音，MPT2 s，龇牙、噘嘴、咂唇力弱，伸舌可，舌运动灵活性及协调性较差，下颌活动尚可。

2）患者经鼻饲管进食、饮水，经口饮水呛咳，咽反射消失，软腭上尚可，吞咽动作启动延迟，喉上抬较差，反复唾液吞咽试验异常（2 次），洼田饮水试验示吞咽功能 4 级。

（2）VFSS 检查（2021 年 4 月 23 日）　经口进食稠糊状和浓流质食物，口腔运送能力可，吞咽动作启动延迟，软腭上抬可，喉上抬尚可，环咽肌开放尚可，吞咽后可见会厌谷和梨状窝少量食物残留，稠糊状、浓流质食物可见渗漏，可疑误吸，患者无明显呛咳。

（3）VESS 检查（2021 年 4 月 23 日）

1）内镜经左侧鼻腔进入，咽腔黏膜光滑，无明显充血，可见少量透明泡沫样分泌物潴留于会厌谷和梨状窝，双侧声带光滑，运动对称，外展可，闭合尚可。

2）有效吞咽动作尚存在（＞1 次/分）。

3）镜头触碰杓会厌襞未引发有效咳嗽反应。

4）经口进食稠糊状 3 mL、5 mL，吞咽动作启动延迟，喉上抬差，吞咽后可见多量食物残留，患者无明显渗漏、误吸及呛咳。

5）经口进食浓流质食物 3 mL，吞咽动作启动延迟，喉上抬差，吞咽后可见渗漏，可疑误吸，嘱患者立即咳嗽，家属帮叩背、排痰，必要时吸痰。

三、临床与功能诊断

（1）临床诊断　脑梗死恢复期，高血压 3 级（极高危），高脂血症，2 型糖尿病，冠状动脉粥样硬化性心脏病。

（2）功能诊断　吞咽障碍，运动性构音障碍。

四、案例分析

1. 评估结果分析

患者目前言语清晰度差，发音费力，鼻音重，最长呼气及发音时间明显缩短，句子表达中有明显不自主换气。吞咽及构音器官运动能力差，灵活性及协调性差。咽喉部感觉功能减退，咽反射消失，吞咽动作启动延迟，吞咽动作减少，经口进食量减少，气道保护能力下降，易发生误吸及呛咳，咳嗽反射差，主动咳嗽力量减弱，不建议全部经口进食。

2. 治疗建议

根据患者各项评估的主要障碍点，制订切实、可行、有效的康复治疗计划，提高吞咽及言语功能。治疗计划如下。

（1）头颈部姿势控制训练、呼吸训练。

（2）发音训练，减轻鼻音化构音、减轻费力音。

（3）感觉刺激训练（温度刺激、气流刺激、振动刺激）。

（4）吞咽器官运动灵活性及协调性训练。

（5）用力吞咽训练、Shaker 训练、气道保护手法训练。

（6）咳嗽训练。

（7）进食训练（坐位、稠糊状食物、一口量在 3 mL 左右、低头吞咽，密切观察痰量和体温）。

3. 转归

治疗 1 个月后再次评估，患者已拔出鼻饲管，全部经口进食，言语交流能力也较前提高。

（1）构音及吞咽功能评估

1）患者言语交流能力较差，音量较低，发音费力，鼻音化构音，MPT 8 s，龇牙、噘嘴、咂唇力弱，伸舌可，舌运动灵活性及协调性较差，下颌活动尚可。

2）患者经口进食、饮水，饮水呛咳，咽反射减弱，软腭上抬尚可，吞咽动作启动延迟，喉上抬较差，反复唾液吞咽试验正常（3 次），洼田饮水试验示吞咽功能 3 级。

（2）VFSS 检查（2021 年 5 月 24 日）　经口进食稠糊状、浓流质、稀流质食物和水，口腔运送能力可，吞咽动作启动延迟，软腭上抬可，喉上抬稍差，环咽肌开放尚可，吞咽后可见会厌谷和梨状窝少量食物残留，全程未见明显渗漏、误吸，患者无呛咳。

（3）VESS 检查（2021 年 5 月 31 日）

1）喉咽腔黏膜光滑，稍充血，左侧梨状窝处可见少量白色分泌物潴留，双侧声带光滑，外展可，内收可，声带主动闭合可。

2）有效吞咽动作尚存在（1 次/分）。

3）经口进食稠糊状、浓流质、水 3～5 mL，吞咽动作启动延迟，喉上抬较差，吞咽后可见极少量渗漏，无明显呛咳。

4）水 3 mL 可见误吸，患者呛咳。

五、知识延伸

1. VFSS 指导临床吞咽治疗

VFSS 一般由放射科医师和语言治疗师合作完成。该方法可评价吞咽的解剖和生理机制，评价异常吞咽模式，可以观察到临床评估观察不到的咽期功能障碍，是吞咽障碍检查的"理想方法"和诊断的"金标准"。因此，该种检查对指导临床吞咽治疗工作具有重要意义。

（1）准备工作

1）检查设备 X线机、视频采集设备。

2）造影用食物调配 造影剂包括含碘的水样造影剂（泛影葡胺、碘海醇等）和硫酸钡混悬液，调配成不同性状及质地的食物。

（2）检查方法 尽量取坐位，根据临床评估结果决定测试进食食物的先后顺序，原则上先糊状、后液体和固体，一口量由少到多。

（3）观察内容与分析

1）定性分析 口腔期主要观察唇闭合、舌运动功能、软腭活动等，咽期主要观察吞咽反射启动时间、咽缩肌功能、喉上抬、会厌及声门关闭、滞留、残留、渗漏、误吸等情况，食管期主要观察环咽肌开放情况、食管蠕动情况等。Rosenbek渗漏－误吸分级（PAS）是目前应用广泛的定性分析方法之一，主要根据食团进入喉、气道的深度及咳嗽反应强度分为8个等级。

2）半定量分析 该方法从影像角度将吞咽运动过程细分为17个生理成分，每一成分均制订相应评分标准，并在吞咽造影评估中对各个部分内容分别进行分级评分。

3）量化分析 是指利用电脑软件对吞咽造影视频进行逐帧分析，从而获取能够反映吞咽功能的时间学和运动学参数，包括吞咽持续时间、舌骨位移、咽腔收缩率、环咽肌开放程度等。

2. VESS评估吞咽功能

VESS一般由经过吞咽功能相关解剖生理专业知识培训且经过VESS检查操作和结果判定训练的人员完成。该方法可直接观察咽喉部分泌物及声门闭锁功能，通过评估吞咽前及吞咽后的咽喉部状况评估吞咽功能。

（1）准备工作

1）检查设备 电子喉镜系统及电视成像系统。

2）检查用食物调配 将老酸奶、温开水、食用色素（亚甲蓝/苹果绿色素）调配成不同性状及质地的食物。

（2）检查方法 患者尽量取坐位，必要时给予鼻腔收缩及黏膜表面麻醉。经一侧鼻孔置入内镜到达咽部，观察咽喉部结构、软腭运动、分泌物积聚、声门闭合等情况，通过进食各种不同性状的食物直接评估吞咽功能或评估代偿吞咽方法的疗效。另外，还可进行咽喉感觉功能测定。

VESS 与 VFSS 的比较见表 1-6-1。

表 1-6-1　VESS 与 VFSS 比较

比较项目	VESS	VFSS
咀嚼、食团形成	不可	优
舌头运送食团	不可	优
软腭咽腔闭锁功能	较好	较好
喉上抬	尚可	优
咽肌运动	尚可	较好
会厌的活动	尚可	较好
声门闭锁	优	尚可
吞咽反射延迟	较好	较好
误吸	尚可	优
咽部残留	优	较好
食团通过时间	较好	优
咽部感觉功能	较好	不可
环咽肌功能失弛缓	不可	优
咽喉部黏膜状态	优	不可
咽喉部结构	较好	较好
食管	不可	较好
射线	无射线	有射线
患者的痛苦	尚可	尚可
操作易行	优	不良
床边检查	优	不可

总之，两种检查之间呈现高度的一致性，又各具特点、各有所长。在临床及康复工作中，患者接受吞咽功能评估时，根据临床环境的需要选择其中一种检查方法即可，或将两种检查方法进行互补使用，以全面评估吞咽功能。

病例 7 超声评估在慢性肌骨疼痛患者中的应用

肌肉骨骼超声简称肌骨超声（MU），是使用高频探头（3～17 MHz）诊断人体软组织和骨骼病变及在其引导下治疗的一种手段。目前肌骨超声技术可清晰观察肌肉、韧带、筋膜、关节、神经和软骨结构的变化情况，可用于评估相关组织器官的病变情况。肌骨超声在慢性足底筋膜炎、梨状肌综合征、膝关节滑膜炎及踝关节外侧副韧带扭伤等疾病的诊断中，可清晰观测到肌纤维结构及连续性、断端形态等，准确判定肌肉损伤的程度和肌肉弥漫性肿大、纹理情况，研究疾病的发病机制及准确地指导治疗。软组织粘连是外伤、手术后较为常见的并发症。软组织主要包括皮下组织、关节囊、肌肉、肌腱、韧带、外周神经等。术后损伤创面早期渗血、组织纤维增生、血肿机化等常导致软组织粘连，又因损伤结构需固定，所以局部活动减少使得损伤关节僵硬，严重影响患者术后的生活质量。因此，骨折术后（尤其是关节处骨折）组织粘连一直都是康复医学中重要的难题之一。本案例是在肌骨超声评估及引导下对膝关节外伤后软组织粘连患者行关节松动术，取得了较好的临床效果。

一、病史

姓名：范 ××；性别：女；年龄：41 岁。

（1）主诉 车祸伤致左下肢胀痛活动受限 2 月余。

（2）现病史 患者 2021 年 11 月 13 日发生车祸，急诊至 ×× 医院，行相关检查诊断为左膝开放性损伤；行多次手术治疗。现患者左髋、左大腿、左膝、左小腿外侧疼痛不适、活动受限，左膝僵直，双下肢肌力下降，右小腿局部疼痛麻木不适，左下肢轻度负重，右侧卧位时感左腹股沟区疼痛不适。患者自患病以来，精神状态尚可，饮食尚可，夜眠较差，大小便正常，体重稍减轻。

（3）既往史 平素体健。

（4）家族史 无明显家族遗传病史可查。

二、检查评估

1. 入院查体

体温 36.5℃，脉搏 78 次/分，呼吸 20 次/分，血压 120/80 mmHg。左下肢肿胀明显，左膝可见 L 形手术切口瘢痕，已愈合，轻度增生，手术切口周围组织粘连明显，移动性差，皮温较对侧稍低；左髋周、左髂胫束、左膝周及左小腿广泛压痛，左侧髌骨移动性差（被动活动时左右活动微动，上下活动不能）；左小腿及左足温度觉异常；右小腿内侧中段压痛阳性，皮肤痛触觉异常；躯干及双下肢肌力下降，腰背肌肌力约 4$^+$ 级，髋周肌力（R/L）4$^-$/3$^-$ 级，膝周肌力（R/L）4$^+$/4$^-$ 级，踝周肌力（R/L）4$^+$/4$^-$ 级，左髋关节活动度受限（前屈 0°～90°），左髋后伸、外展、内收及内旋外旋因疼痛未查；左膝关节僵直，活动度 0°～10°；余下肢关节活动度无明显异常；下肢肢端血供好，足趾活动正常，立位平衡 1 级，上下楼梯活动不能，深蹲不能。日常生活活动能力下降；交通、购物等 IADL 受限，工作受限。

2. 辅助检查

骨盆 X 线（2021 年 12 月 2 日，于××医院）：左髋臼骨折、左髋关节脱位。

3. 康复评估

（1）视诊　左下肢肿胀明显，左膝可见 L 形手术切口瘢痕，已愈合，轻度增生，手术切口周围组织粘连明显。

（2）触诊　左膝皮温较对侧稍低，左髋周、左髂胫束、左膝周及左小腿广泛压痛，左侧髌骨移动性差（被动活动时左右活动微动，上下活动不能）。

（3）活动度　主动 0°～10°，被动 0°～30°；髌骨基本无生理运动，仅有轻微的附属运动；髌股关节间隙基本闭锁、胫股关节间隙变窄。

（4）肢体围度　测股四头肌（表 1-7-1）。

表 1-7-1　肢体（股四头肌）围度评估

髌上	患侧 /cm	健侧 /cm	患侧－健侧 /cm
5 cm	44	44.5	−0.5
10 cm	46.5	48	−1.5
15 cm	51	53	−2.0
20 cm	57.5	59.5	−2.0

（5）肌力 腰背肌肌力约4$^+$级，髋周肌力（R/L）4$^-$/3$^-$级，膝周肌力（R/L）4$^+$/4$^-$级，踝周肌力（R/L）4$^+$/4$^-$级。

（6）功能评估 ADL评分为85分。

（7）超声评估 见图1-7-1～图1-7-6。

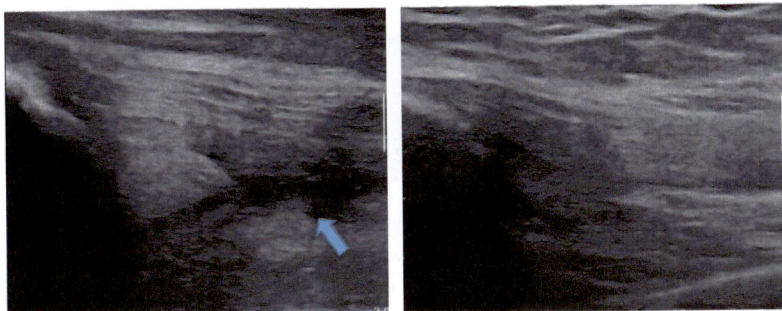

（a）左膝 （b）右膝

左膝髌上囊积液（箭头）。

图1-7-1 双膝股四头肌及髌上囊

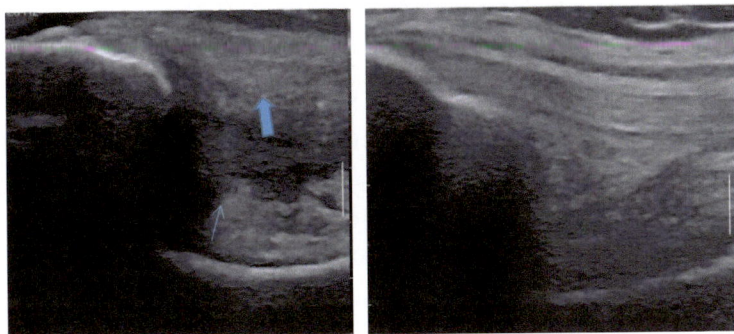

（a）左膝 （b）右膝

与健侧（右膝）相比，左膝可见髌骨外侧支持带结构紊乱、瘢痕形成（粗箭头）、关节周围积液（细箭头）。

图1-7-2 髌股关节

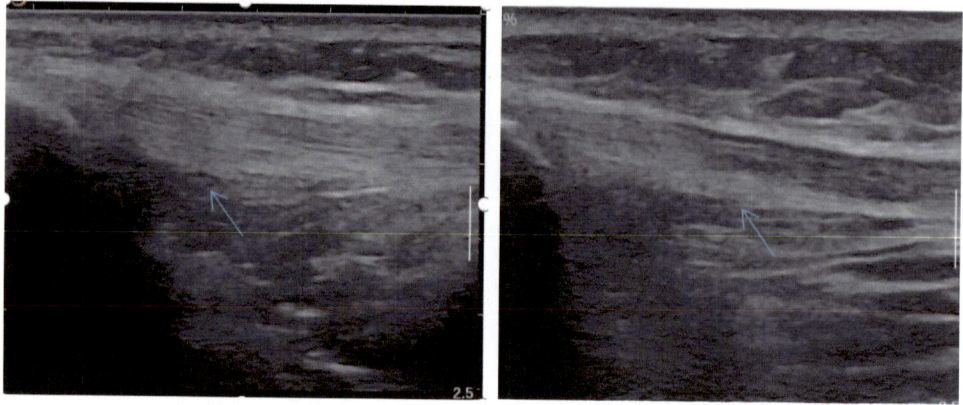

（a）左膝   （b）右膝

左膝髌韧带较对侧增厚，结构稍紊乱（箭头）。

图 1-7-3　双侧髌韧带对比

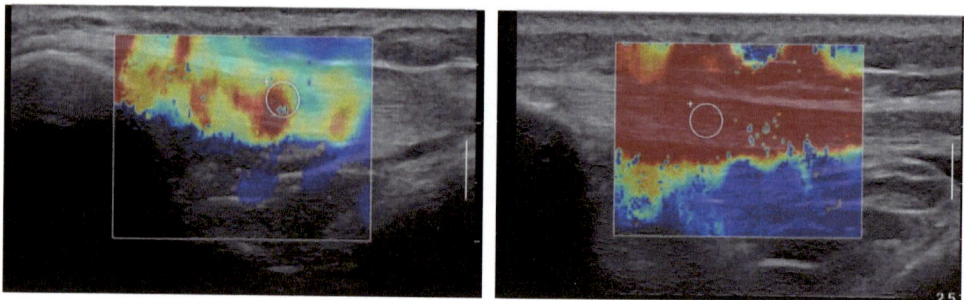

（a）左膝   （b）右膝

左膝髌韧带较健侧硬度明显下降。

图 1-7-4　双侧髌韧带弹性硬度对比

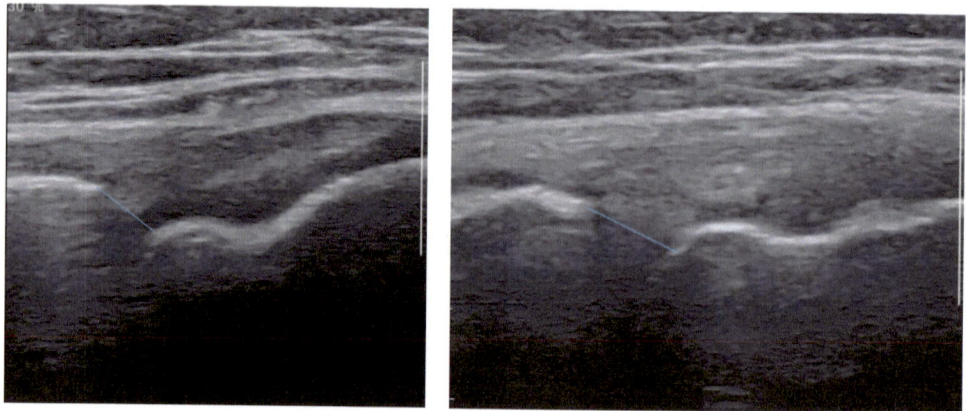

（a）左膝   （b）右膝

静息状态两侧关节间隙无明显差异。

图 1-7-5　双侧胫股关节间隙对比

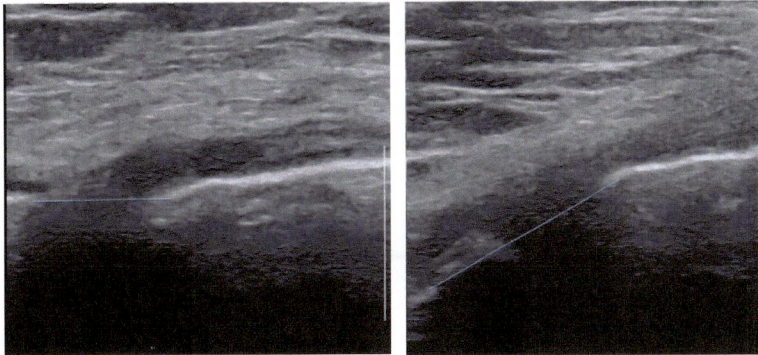

（a）左膝　　　　　　　　　　（b）右膝

健侧分离幅度明显高于患侧。

图 1-7-6　双侧胫股关节分离治疗时双侧对比

三、临床与功能诊断

（1）临床诊断　髋臼骨折术后（左）、髋关节脱位复位术后（左）、开放性损伤术后（左膝）。

（2）功能诊断

1）身体功能和结构　髋臼骨折术后（左）、髋关节脱位复位术后（左）、开放性损伤术后（左膝），左膝关节僵直，负重能力下降。

2）活动能力　日常生活基本能自理（上下楼梯、如厕、洗澡部分受限）。

3）参与能力　日常生活参与能力下降。

四、康复治疗方案及转归

1. 主要功能障碍归纳

（1）左下肢疼痛肿胀，VAS 评分 5 分。

（2）膝关节僵直，髌骨活动性差。

（3）躯干肌力、双下肢肌力减退。

2. 康复目标

（1）近期目标

1）缓解下肢疼痛、肿胀。

2）松解膝关节周围软组织粘连，恢复髌骨活动性，改善膝关节活动度。

（2）远期目标　增强躯干肌、下肢肌力及耐力，增强平衡功能，改善活动能力，回归工作岗位。

3.康复治疗方案

患者的主要问题集中在左膝关节上，最主要的问题是ROM- 屈曲受限。针对屈曲受限问题主要采取"髌骨松动"与"胫股关节分离"技术＋主动训练＋物理因子治疗。

（1）入院第一周

1）髌骨松动　2级手法10 min，内外方向与上下方向。

2）胫股关节分离　沿胫骨长轴牵引10 min，每次牵引不少于6 s;

3）下蹲训练　最大限度练习下蹲以获得屈曲ROM。

4）下肢耐力训练　下肢康复踏车运动10 min，负荷强度中等偏下。

5）下肢肌力训练　腿举训练，采用下肢等长抗阻模式，负荷选择60% 最大阻力，持续时间15 s（休息15 s），7个/组，上午与下午各3组。

6）平衡能力训练　单腿睁眼稳定平衡板训练。

7）物理因子　中频电刺激、泥蜡疗、超声波、微电脑。

（2）入院第二周

1）髌骨松动　3级手法10 min，内外方向与上下方向。

2）胫股关节分离　沿胫骨长轴牵引10 min，每次牵引不少于6 s。

3）下蹲训练　最大限度练习下蹲以获得屈曲ROM。

4）下肢耐力训练　下肢康复踏车运动15 min，负荷强度中等。

5）下肢肌力训练　腿举训练，采用下肢等长抗阻模式，负荷选择70% 最大阻力，持续时间15 s（休息15 s），7个/组，上午与下午各3组。

6）平衡能力训练　单腿睁眼不稳定平衡板训练、单腿闭眼稳定平衡板训练。

7）物理因子　中频电刺激、泥蜡疗、超声波、微电脑。

（3）入院第三周

1）髌骨松动　3级手法10 min，内外方向与上下方向。

2）胫股关节分离　沿胫骨长轴牵引10 min，每次牵引不少于6 s。

3）下蹲训练　最大限度练习下蹲以获得屈曲ROM。

4）下肢耐力训练 下肢康复踏车运动 20 min，负荷强度中等偏上。

5）下肢肌力训练 腿举训练，采用下肢等长抗阻模式，负荷选择 75% 最大阻力，持续时间 20 s（休息 20 s），7 个/组，上午与下午各 3 组。

6）平衡能力训练 单腿睁眼不稳定平衡板训练、单腿闭眼稳定平衡板训练。

7）物理因子 中频电刺激、泥蜡疗、超声波、微电脑。

4. 转归

患者住院 3 个月后症状好转出院，末期评定结果如下。

（1）视诊 左下肢无明显肿胀，手术切口周围皮肤色泽较对侧深。

（2）触诊 左膝皮温较对侧稍低、左髌骨周围轻压痛，VAS 评分 3 分，髌骨左右活动轻度受限、上下活动中度受限。

（3）活动度 主动屈曲 0°～40°，被动屈曲 0°～70°。

（4）肢体围度 见表 1-7-2。

表 1-7-2 肢体围度评估

髌上	患侧/cm	健侧/cm	患侧－健侧/cm
5 cm	44	44.5	−0.5
10 cm	46.5	48	−1.5
15 cm	52.5	53	−0.5
20 cm	58	59.5	−1.5

（5）肌力 腰背肌肌力约 5⁻ 级，髋周肌力（R/L）4/4⁻ 级，膝周肌力（R/L）5/4⁺ 级，踝周肌力（R/L）5/4⁺ 级。

（6）功能评估 ADL 评分 90 分。

（7）超声评估 治疗前后左膝关节（患侧）对比（图 1-7-7～图 1-7-10）。

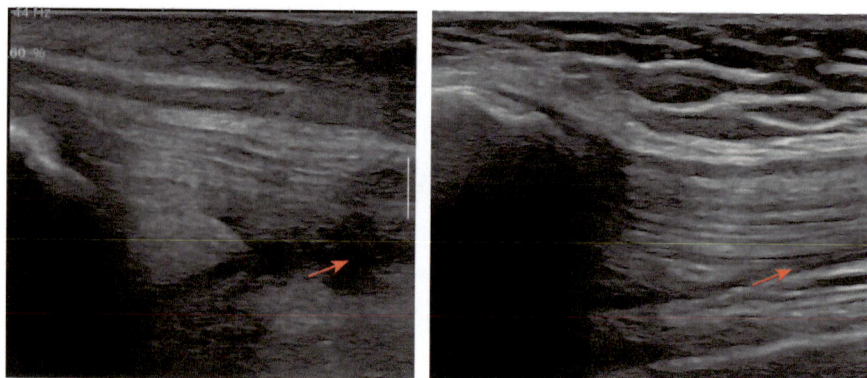

（a）治疗前　　　　　　　　　　（b）治疗后

治疗前髌上囊积液，治疗后积液明显减少。

图 1-7-7　治疗前后左膝关节（患侧）对比

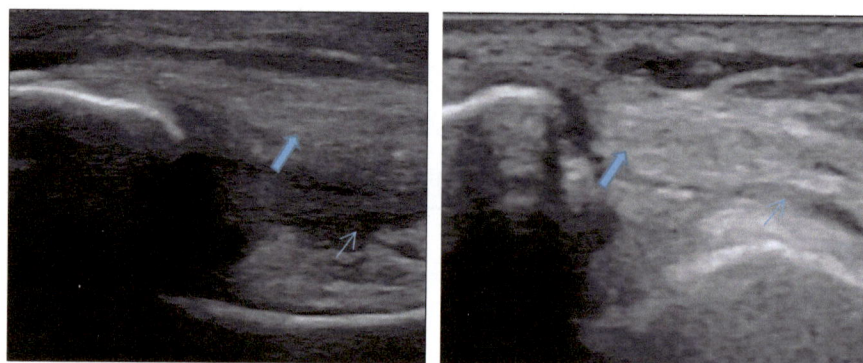

（a）治疗前　　　　　　　　　　（b）治疗后

与治疗前相比，治疗后髌骨外侧支持带结构仍紊乱，瘢痕形成（粗箭头），关节周围积液较前明显改善（细箭头）。

图 1-7-8　治疗前后髌股关节对比

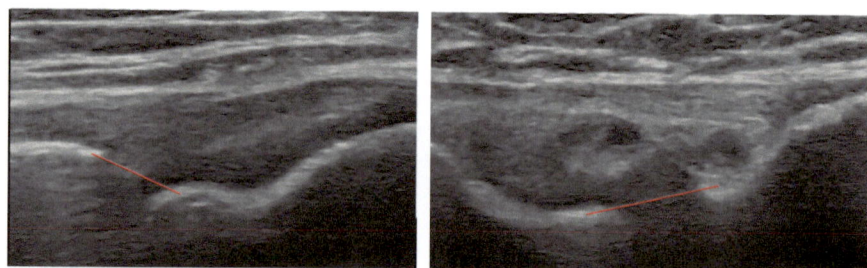

（a）治疗前　　　　　　　　　　（b）治疗后

静息状态治疗前后关节间隙无明显差异。

图 1-7-9　治疗前后胫股关节间隙对比

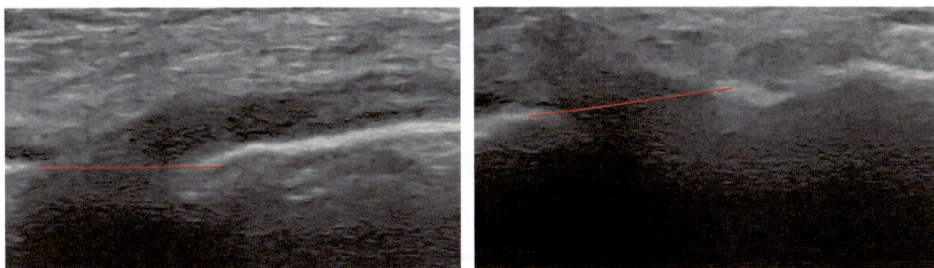

（a）治疗前　　　　　　　　　　　　（b）治疗后

治疗 3 周后，胫股关节分离幅度较前好转。

图 1-7-10　治疗前后胫股关节分离治疗时双侧对比

五、案例分析

膝关节僵硬是膝关节或膝关节周围创伤、炎症或手术后的常见并发症。常见原因包括膝关节内骨折手术、滑膜切除、交叉韧带重建、半月板切除和膝关节长期制动，术后早期创面渗血、组织纤维化、血肿机化等均可能引起膝关节的粘连而导致关节活动受限，从而导致患者感觉变差，使行走、爬楼梯等日常生活能力受限，严重影响患者的生活质量。通过对患者进行查体后发现损伤侧膝关节僵直，主被动屈曲均不能完成，瘢痕处明显粘连，皮下软组织移动性差，髌骨基本无生理运动，仅有轻微的附属运动，考虑造成这一问题的原因是软组织损伤形成的瘢痕粘连，属于关节外因素。通过肌骨超声进行动态、可视化评估发现髌股关节间隙明显狭窄、胫股关节间隙变窄，髌腱弹性较差，进行关节松动术手法操作时患侧胫股关节分离幅度明显减小，以上可视化的评估结果可以为徒手检查结果和徒手评估后的临床推理提供更直接、精准的依据，使得康复治疗的目标更明确、指向性更强，从而提高治疗效率，帮助患者更快恢复功能。

六、知识延伸

1. 超声弹性成像技术

超声弹性成像技术最早于 1991 年由 Ophir 等提出，近十几年在科学研究及临床应用方面得到了快速发展。弹性成像的目的在于评估组织的弹性，测量组织因受压产生的形变。组织的弹性与组织内部结构组成及病理状态有关，组织越硬，可压缩性越小，相对弹性值就越小。根据超声显示组织形变的原理不同，该技术可分为以下 3 大类。

（1）位移或应变成像技术　该技术的施力方式可以是准静态方法或动态方法。准静态弹性成像主要用于浅表组织的弹性检查，在屈肌腱、肩袖、髌腱及跟腱中应用较广泛；动态方法可对较深的组织产生纵向压缩，系统可将获取的纵向压缩的位移变化转化为弹性图像，并通过灰阶图像表示组织相对硬度，可用于较深组织的弹性检测。

（2）剪切波速度测量技术　该技术可定量测量特定深度组织的剪切波传播速度，主要用于皮肤下 2.5～6.5 cm 固定深度的部分肝组织的平均硬度定量测定，因自身的局限性并未应用于肌肉骨骼系统疾病中。

（3）超声剪切波弹性成像（SWE）技术　和其他几种弹性成像技术相比，SWE 不依赖外力产生剪切波，能够形成实时弹性成像图像，并可对弹性模量进行多点测量，具有安全、有效、准确且重复性较好等优点，在诊断乳腺、甲状腺、前列腺、肾、肝、产科疾病等方面具有广泛的临床应用价值。近几年，SWE 逐渐应用于肌骨系统疾病的检查，在屈肌腱、伸肌腱、肩袖、髌腱及跟腱中应用较多。

对于髌腱病患者，在常规二维超声检查可以观察到髌腱形态异常之前，弹性成像检查可早期观察到髌腱弹性减低。在二维超声检查基础上联合应用弹性成像技术可提高疾病诊断的准确性，对于疾病的早期治疗有一定的临床意义。Timm 等比较 SWE 与标准超声诊断肌腱病变的准确性，发现标准超声对髌腱末端病的诊断敏感性为 71%，如果与实时剪切波弹性成像技术结合，诊断敏感性可以达到 100%，显著提高了髌腱超声检查的诊断准确性。

2. 超声对关节运动状态的评估

有研究通过超声观察卒中后肩关节半脱位。检查时患者取床旁端坐位，双上肢自然下垂置于身体两侧，前臂放在枕头上（或放在患者的膝盖上），但肘部本身没有支撑，以确保肩带没有被抬高。检查者站于患者一侧，持拿探头时采用"握笔法"，探头表面涂抹适量凝胶，检查时尽量做到探头接触皮肤但不下压组织。首先触诊肩峰外侧缘并行体表标记，随后将超声探头扫描肱二头肌腱纵切面并行体表标记，最后将超声探头近端置于肩峰外侧缘体表标志处，另一端置于肱二头肌长头肌腱标记的外侧缘。旋转超声探头，当肩峰外侧缘与肱骨大结节上缘同时出现在超声显示屏上并相距最近时，冻结图像，测量肩峰外侧缘至肱骨大结节上缘之间的距离，此距离即为肩峰－大结节间距（AGTD）。测量过程中，超声显示屏上的测量数值部位被遮盖，检查者无法得知测量结果。每侧肩部测量进行 2 次，2 次测量间隔时间为 10 min，最终结果为两次测量的平均值。对于关节间隙评估，超声检查法具有无辐射、操作简便且能动态观察患者肩关节运动状态等特点，已被证实具有较高的信度与效度。

在本案例中，应用二维超声和多普勒超声技术对患者膝关节周软组织瘢痕粘连位置、深度及范围进行准确评估，应用超声弹性成像对髌韧带强度进行评估，以及超声对髌股关节间隙、胫股关节间隙的评估，可为治疗时的手法位置、深度及手法等级给予精确指导。在手法治疗过程中，还可对治疗部位进行动态评估，从而了解治疗是否准确有效。二维超声、多普勒超声技术及超声弹性成像可在治疗前后对患者的治疗效果进行客观准确的评估。肌骨超声技术是一种有较好发展前景的诊断方法，具有操作简便、敏感度和特异度较高、可定量测量、无创、无痛、成像快速、可重复等诸多优点，已在许多领域显示出了优越性，相信通过更多的深入研究，其在临床的应用将会更加广泛，并且会发挥越来越重要的作用。

病例 8　膈肌超声评估在呼吸机撤机患者中的应用

机械通气（MV）是重症加强护理病房（ICU）急性呼吸衰竭患者最重要的生命支持手段之一。当患者原发疾病得到有效控制且自主呼吸功能恢复时，临床医师开始启动呼吸机撤离。长时间的呼吸支持并不能使患者受益，反而会引起更多的呼吸机相关性并发症，如呼吸机相关性肺炎、呼吸机相关性肺损伤及膈肌功能障碍，这些并发症又导致撤机困难。膈肌是重要的呼吸肌，其收缩做功占整个呼吸肌做功的 60% ～ 80%，因而膈肌功能障碍是影响呼吸机撤离最重要的因素。由于超声具有无创、实时、可重复性及准确等特点，有研究者使用超声评估膈肌厚度和膈肌移动度来评估膈肌功能，其敏感度及特异度高，已应用于指导机械通气撤机拔管时机、诊断慢性阻塞性肺疾病、预测术后恢复及指导康复治疗等。

一、病史

姓名：周 × ×；性别：男；年龄：84 岁。

（1）主诉　摔伤后致骨盆骨折术后 2 周，撤机困难 2 周。

（2）现病史　患者于入院前 2 周摔伤致骨盆骨折，外院行骨折切开复位内固定术。手术结束时发现腹部明显膨隆，急查腹部彩超示腹水，考虑为腹腔出血，未剖腹探查，术后入住 ICU，保留气管插管，血红蛋白最低降至 47 g/L，予以呼吸支持、升压、止血、补液、输血等治疗；1 周前拔出经口气管插管，当日出现意识模糊，外周血氧饱和度降至 63%，再次行气管插管、呼吸机辅助呼吸，并于入院前 2 天行气管切开术，为撤机康复转入我院治疗。

（3）既往史　有高血压、脑出血病史，未遗留后遗症。平素生活自理，可独立乘坐交通工具。

（4）家族史　无明显家族遗传病史可查。

二、检查评估

1. 入院查体

体温 36.5℃，脉搏 148 次/分↑，呼吸 27 次/分↑，血压 128/76 mmHg，血氧饱和度 82%↓。喘憋貌，呼吸急促，表情痛苦，气管切开状态，贫血貌。以胸式呼吸为主，双侧胸廓扩张不充分，胸廓弹性差。双下肺呼吸音低，可闻及干、湿啰音。双上肢肌力 3 级，双下肢肌力因制动未查。日常生活完全依赖他人，Barthel 指数 10 分。

动脉血气分析：（转运途中吸氧中断）pH 7.48，血氧分压 36 mmHg↓，血二氧化碳分压 35 mmHg，血乳酸 2.5 mmol/L↑，氧合指数 171 mmHg↓。

2. 辅助检查

（1）胸部 CT　左上肺下舌段坠积性改变、双下肺背侧膨胀不全、肺不张、双侧胸腔积液（图 1-8-1）。

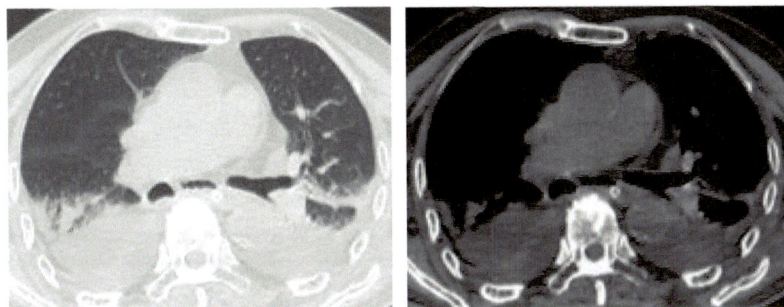

（a）肺窗　　　　　　　　　　（b）纵隔窗

胸部 CT 显示左上肺下舌段坠积性改变、双下肺背侧膨胀不全、肺不张，双侧胸腔积液。

图 1-8-1　胸部 CT

（2）膈肌超声　厚度 0.22 cm，活动度 0.9 cm（图 1-8-2）。

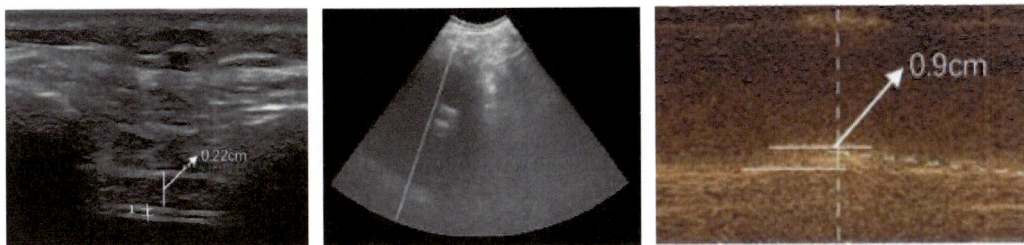

（a）左　　　　　　　　　（b）右上　　　　　　　　（c）右下

入院时膈肌超声，a 图为厚度，b、c 图为活动度。

图 1-8-2　膈肌超声

3. 康复评估

（1）呼吸专科评估

① 胸式呼吸模式。

② 双侧胸廓顺应性差，胸廓僵硬。

③ 双侧下胸廓扩张度差。

④ 腹部膨隆，膈肌运动受限。

⑤ 呼吸肌肌力及耐力下降：膈肌超声显示膈肌活动度 0.9 cm、膈肌厚度 0.22 cm。

（2）肢体功能评估

① 四肢肌力及耐力下降，上肢大部分肌力 3 级，核心肌力 2 级，下肢制动未进行评估。

② 四肢关节活动度，双侧肩前屈、外展、后伸受限伴疼痛。

③ 坐位平衡，1 级。

④ 日常生活大部分依赖他人。

三、临床与功能诊断

（1）临床诊断　骨盆骨折切开复位内固定术后，气管切开术后，腹腔血肿，重症肺炎。

（2）功能诊断　肺不张，呼吸肌撤机困难，日常生活大部分难以自理。

四、康复治疗方案及转归

1. 主要功能障碍归纳

（1）呼吸急促，喘憋貌，胸式呼吸模式。

（2）双侧胸廓扩张度差，顺应性欠佳。

（3）双上肢肌力及耐力下降。

（4）日常生活大部分难以自理。

2. 康复目标

（1）改善胸廓顺应性及胸廓扩张度。

（2）提高日常生活活动能力。

3. 康复治疗方案

（1）改善呼吸功能　因腹部膨隆，腹内压增高，吸气时膈肌下降受到限制，影响肺部通气，但考虑到腹腔压力较大，一味追求膈肌活动的大幅度增加可能会产生负面影响。这时的呼吸训练应多注重上胸廓的活动，如进行肩部环绕、扩胸运动、上肢屈伸运动等，通过胸廓的牵伸和活动增加肺部的通气量，并避免分泌物潴留，降低肺不张发生或加重的风险。

（2）改善胃肠功能　患者存在胃肠蠕动缓慢、消化功能减弱，加用胃肠动力药物，每天灌肠 2 次，并通过手法治疗增加胃肠道蠕动，促进患者排气、排便。另外，选择中频电刺激，增加腹部骨骼肌和胃肠平滑肌收缩，促进血液循环和淋巴回流。减轻因血肿压迫所致的血液循环不畅和淋巴液回流受阻，恢复胃肠道功能，但要注意电极片放置位置应远离内部金属固定物，避免发生不良事件。

（3）肌力及耐力训练　尽早开始监护下的离床活动。由于患者高龄，体力活动水平低，因此宜选用抗阻训练结合高强度间歇训练方法提高患者肢体力量及运动耐量。

（4）日常生活动作训练　鼓励患者积极参与日常生活活动，如穿衣、洗漱等。

4. 治疗结局

通过上述康复治疗，复查胸部 CT，结果显示双肺膨胀不全及肺不张好转、胸腔积液吸收（图 1-8-3）。复查膈肌超声，结果显示膈肌活动度较前明显增加，至 4.3 cm（图 1-8-4）。患者成功脱机，拔出气切套管。

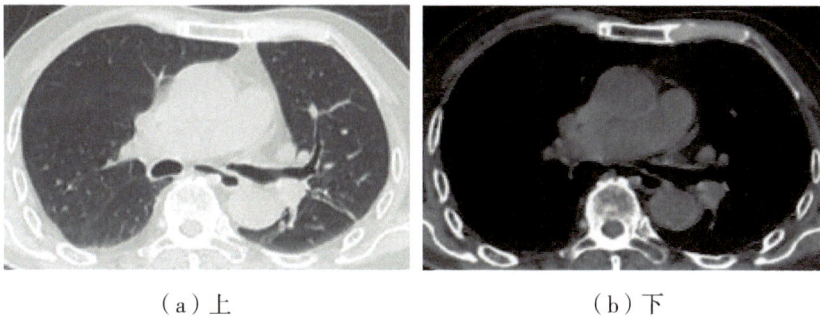

（a）上　　　　　　　　　　　　　　（b）下

图 1-8-3　胸部 CT

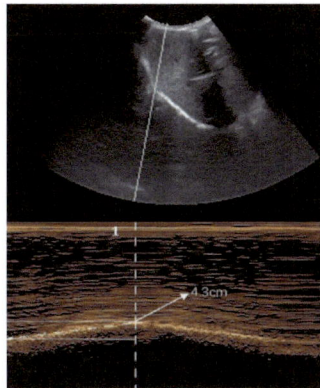

图 1-8-4　复查膈肌超声

五、案例分析

1.腹腔病变对机械通气撤离的影响

腹、盆腔作为一个封闭式的腔体，其内的任何一个组织器官受到创伤都可引起腹内压的增高，如严重创伤引起的腹腔感染、腹腔内大出血、腹膜炎、重症胰腺炎、肠梗阻、腹水急剧形成等。MV 患者胸腔压力相对高于正常者，使血液的回流显著降低，腹腔内血流量减少，使器官和组织内呈现缺血、缺氧的状态，引起水肿、肠鸣音的异常，使腹腔内压力增加。而腹腔内压力增加到一定程度时，膈肌明显抬高、胸腔变小、肺容积减少，致使通气和换气功能异常，引起呼吸困难，延长机械通气的时间，故两者之间呈现明显的循环影响现象。腹腔内压的升高还会引起肠内营养不耐受，是影响重症患者肠内营养实施的重要因素之一。而重症患者往往合并营养不良，导致 MV 的时间和 ICU 住院时间延长，感染性并发症增加，病死率增加。

2.合并腹腔血肿的康复手段

（1）促进血肿吸收　可采用高频电疗法，需考虑其腹腔内出血倾向及是否存在未愈合的伤口，还需考虑体内是否有金属植入物。此病例中的患者不能进行高频电疗法，除不能排除较高风险的出血倾向外，主要的禁忌证是骨盆骨折处的金属固定物。

（2）改善呼吸功能　因腹部膨隆，腹内压增高，吸气时膈肌下降受到限制，影响肺部通气，但考虑到腹腔压力较大，一味追求膈肌活动的大幅度增加可能会产生负面影响。这时的呼吸训练应多注重上胸廓的活动。另外，胸廓活动范围增加、通气量增加，可以帮助膈肌活动范围扩大，但不像单独进行腹式呼吸时会产生比较明显的腹部不适感，膈肌下沉可增加腹腔内压力，加速腹腔血液循环和淋巴液回流。

（3）改善胃肠功能　通过手法治疗增加胃肠道蠕动，促进患者排气、排便。还可选择中频电刺激，增加腹部骨骼肌肉和胃肠平滑肌收缩，促进血液循环和淋巴回流。减轻因血肿压迫所致的血液循环不畅和淋巴液回流受阻，恢复胃肠道功能，但要注意电极片放置位置应远离内部金属固定物，避免发生不良事件。

3.合并腹腔血肿时康复的预防措施

对于腹腔血肿，最重要的是预防腹腔内压力（IAP）的升高，可参照世界腹腔间隔室综合征联合会（WSACS）于2013年发表的管理策略并结合患者实际情况进行应用。对于机械通气患者，尽量避免过高的呼气末正压（PEEP），从而预防胸腔内压力过高所致的腹腔内压力升高。同时，手法治疗需要谨慎选择，应避免在腹部施加按压，采用揉推的治疗手法。同时，胸腔加压手法也应注意力度，避免造成胸腔内压力过高而导致腹内压升高。

六、知识延伸

膈肌超声在判断吸气肌功能中的作用

膈肌作为重要的呼吸肌，承担了人体60%～80%的呼吸功能。研究显示，膈肌功能不全，将导致脱机失败率升高、术后24 h拔管率降低、住院时间延长等。此外，临床上约40%的重症患者需要机械通气治疗。过早或延迟撤机都会增加患者病死率及住院时间，加重患者及社会的经济负担。呼吸机的撤离一直是临床研究的重点，应用最广泛的指标是浅快呼吸指数（RSBI），它反映了呼吸肌负荷与耐受负荷能力之间的平衡，被认为是临床上指导撤机的最佳预测指标之一，阈值为每分钟105次/升，低于该值时预测脱机成功率较高。尽管RSBI诊断的敏感度较高，但大量临床研究发现，预测撤机成功的特异性较差，可能原因是进行自主呼吸试验时，如膈肌功能出现障碍无法满足潮气量需求，机体可以动员辅助呼吸肌（如肋间肌、胸锁乳突肌等）收缩，使潮气量达到正常。但辅助呼吸肌耐力和收缩能力远不如膈肌，在撤机几小时后会出现肌肉疲劳，引起潮气量下降，无法满足机体需要，导致再次上机插管。

临床上监测膈肌功能逐渐受到重视，而测定方法各有优劣。随着床旁超声技术的发展，使用超声可以动态观察和精确测量膈肌移动度和膈肌厚度的变化。膈肌超声评估主要包括膈肌厚度、膈肌增厚率（DTF）、膈肌移动度的测定。

（1）膈肌厚度测定方法　使用二维B型超声，将高频线阵探头（7.5～12 MHz）置于右侧腋前线第9～10肋间，测量同一位置下吸气和呼气时的膈肌厚度。超声测量的厚度已显示与尸体上直接测量的膈肌厚度具有较高一致性。健康人的膈肌厚度为0.22～0.28 cm，膈肌麻痹时平均厚度为0.13～0.19 cm（图1-8-5）。

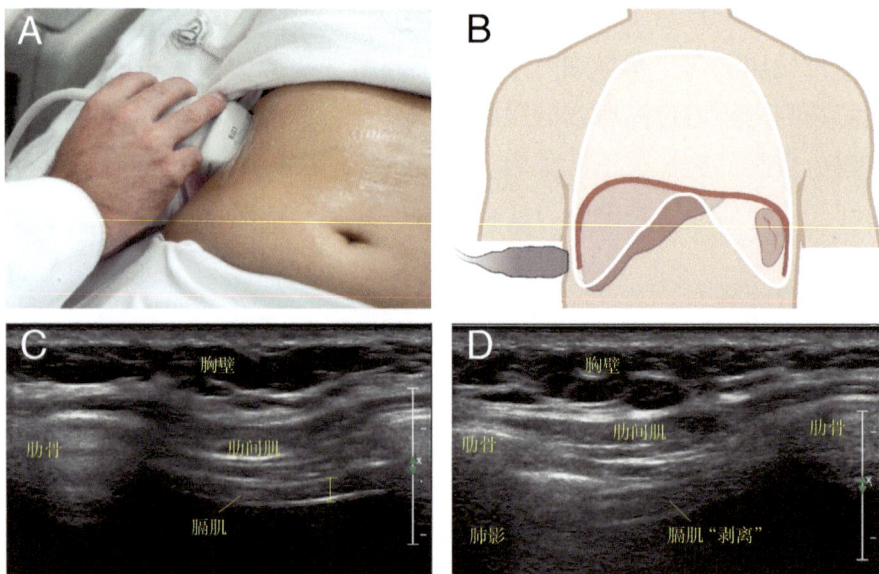

A. 高频线阵探头放置于腋前线第9肋间；B. 超声波束及其传播图像；C. B型超声模式下的检查图像，左侧为肋骨；D. 患者正在吸气，可看到膈肌从胸壁"剥离"，还可看到肺的下移。

图 1-8-5　超声膈肌厚度测量

（资料来源：SARWAL A, WALKER F O, CARTWRIGHT M S. Neuromuscular ultrasound for evaluation of the diaphragm[J]. Muscle & Nerve, 2013, 47(3): 319-329. ）

（2）膈肌增厚率测定方法　单纯的膈肌厚度并不是评估膈肌功能的良好指标，因而衍生出了膈肌增厚率，又称膈肌增厚分数、膈肌厚度变化率（DTF）。它可体现呼吸运动时膈肌厚度的变化情况及膈肌收缩功能，当DTF < 20%时，提示膈肌功能障碍。

（3）膈肌移动度测定方法　使用M型超声，将凸阵探头置于特定位置，记录膈肌活动的连续轨迹来测量膈肌移动度。成人从平静呼气到深吸气的正常膈肌移动度在1.9～9 cm。膈肌无力，则表现为深呼吸时膈肌移动度小于正常值；膈肌麻痹，则表现为平静呼吸或深呼吸时膈肌无活动，以及经鼻用力吸气时膈肌无活动或出现反常活动（图1-8-6）。

膈肌收缩速度：膈肌移动度与吸气时间的比值。Soilemezi等测量的正常人膈肌收缩速度为（1.3±0.4）cm/s，并且无明显性别差异。另有研究表明，COPD患者膈肌收缩速度与FEV1、FVC呈正相关。近年来，研究学者发现膈肌收缩速度对预测撤机的结局具有较高价值。机械通气患者撤机后行自主呼吸试验（SBT），第 30 min 时膈肌收缩速度预测撤机成功的价值较高。

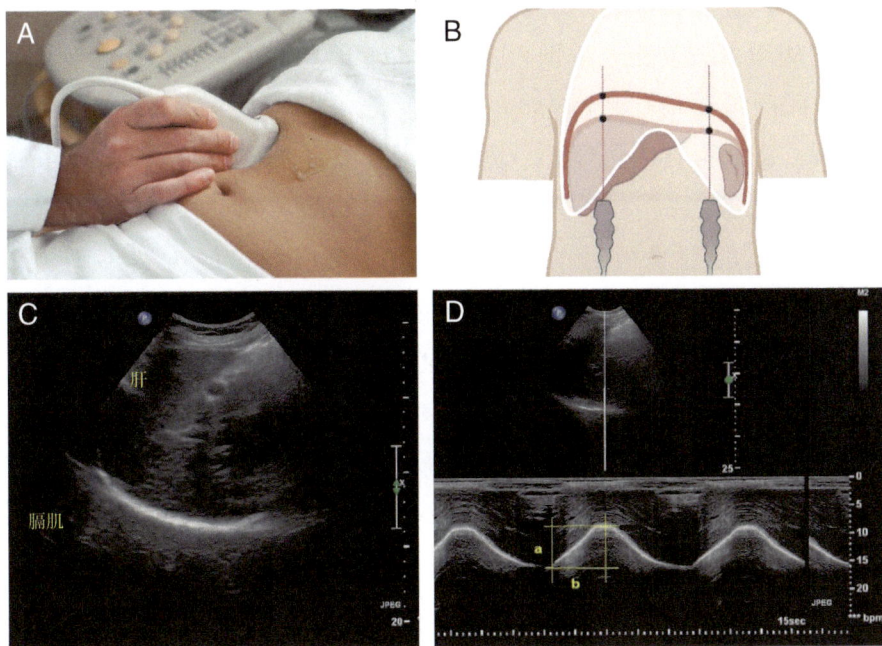

A. 探头放置于锁骨中线肋下缘；B. 超声波束及其传播图像；C. B 型超声模式下的检查图像；D. M 型超声模式下的检查图像。

图 1-8-6　超声膈肌移动度测量

（资料来源：SARWAL A, WALKER F O, CARTWRIGHT M S. Neuromuscular ultrasound for evaluation of the diaphragm[J]. Muscle & Nerve, 2013, 47(3): 319–329.）

病例 9　CPET 在心脏康复中的应用

　　心肺运动试验（CPET）又称心肺运动测试，是一种客观评价心肺储备功能和运动耐力的无创性检测方法。它不同于一般的单纯观察心电图改变的运动平板试验，也不同于静态肺功能检查。它综合应用呼吸气体实时监测分析技术、活动平板或功率踏车技术和电子计算机技术，实时检测在不同负荷下机体摄氧量和二氧化碳排出量的动态变化，从而客观、定量、全面地评价心肺储备功能和运动耐力，是目前世界上使用最普遍的衡量人体呼吸和循环功能水平的心肺功能检查方法之一。

心肺运动试验能够评估不同程度活动后心肺的变化，从而揭示此时心肺器官所发生的病理生理改变。对于心脏病患者，接受该运动试验的过程中可能会出现胸痛、呼吸短促和（或）腿部疲劳等症状，即使在休息时检查结果为阴性，也不能忽视心脏病存在的可能性。因此，对于有此类症状的患者，进行心肺运动试验非常必要。

心肺运动试验与平板运动试验相比较，两者的试验方案不同，分别为Ramp 方案与 Bruce 方案，由此测定得出的代谢当量（MET）值亦不同。心肺运动试验除监测患者心电特征值与运动中血压变化外，还对患者的呼吸参数进行实时测定与评估。心肺运动试验在心脏康复中可以序贯检测患者运动时的病理生理改变，对于确定心脏康复计划、更新运动处方强度具有至关重要的作用。另外，心肺运动试验除评估心血管患者心脏功能储备、运动耐量及峰值氧耗量外，还可对心脏康复实施后的获益情况及患者的预后进行总体评价。

一、病史

姓名：郭 ××；性别：女；年龄：60 岁；职业：干部。

（1）主诉　间断胸闷痛 1 年余，冠状动脉旁路移植术后 8 d。

（2）病残史　患者于 1 年前无明显诱因出现胸闷、胸痛，位于胸骨后及肩胛区，向双上肢放射痛，持续约 10 min，含服硝酸甘油可缓解，外院诊断为"冠心病"。2020 年 5 月 14 日于 ×× 医院行冠脉造影检查，结果提示左主干+三支病变（具体不详）；5 月 18 日于 ×× 医院行冠状动脉旁路移植术治疗（具体不详）；8 月 4 日患者自觉无明显诱因频繁出现胸闷、胸痛，伴后背及双上肢放射痛、牙痛等不适，活动后及情绪激动时症状加重，伴出汗，无恶心呕吐等不适，持续 10 min 至 1 h，含服硝酸甘油后症状缓解，行冠状动脉CTA 检查，结果提示冠状动脉旁路移植术后部分桥血管闭塞。患者因频发胸痛，于 8 月 7 日入院治疗。8 月 8 日行冠状动脉造影检查，结果提示冠状动脉分布呈右优势型，未发现左主干开口，右冠状动脉全程可见斑块浸润，血管纤细，直径约 1.5 mm，近段狭窄 70%，中远段狭窄 80%，右冠状动脉远端血流TIMI 3 级；后降支近段狭窄 90%；可见内乳动脉桥血管予对角支供血，内乳动脉通畅，吻合口狭窄 90%，对角支纤细，血流 TIMI 3 级；可见一静脉桥血管予前降支中段桥接，静脉桥通畅，吻合口狭窄 90%，前降支中远段纤细，直径 1.3～1.4 mm，中段多处狭窄 90%，血流 TIMI 3 级；未发现予右冠脉静脉桥血管，考虑闭塞。考虑患者桥血管吻合口狭窄闭塞，转 ×× 医院，于 8 月 12 日行冠状动脉旁路移植术，再次于主动脉根部至前降支搭一支静脉桥。术后患者咳嗽咳黄白色痰，高枕卧位，便秘，小便正常，为进一步诊治及康复治疗于 2020 年 8 月 20 日经门诊入我院。

（3）既往史　高血压病史 10 年，最高血压 195/130 mmHg，近期服用厄贝沙坦及美托洛尔片控制血压，血压波动在 140/90 mmHg 左右。有高脂血症病史，服用阿托伐他汀等药物治疗。有反流性食管炎病史，服用雷贝拉唑治疗。

（4）家族史　否认家族遗传病史。

二、检查评估

1. 入院查体

体温 36.4℃，脉搏 95 次/分，呼吸 18 次/分，血压 132/64 mmHg。发育正常，营养良好，正常面容，表情痛苦，自主体位，神志清楚，查体合作。全身皮肤黏膜无黄染，胸部正中可见长约 15 cm 陈旧性手术瘢痕，左下肢可见长约 80 cm 手术瘢痕。双肺呼吸音粗，肺底可闻及湿啰音，心尖冲动正常，心浊音界正常，心率 95 次/分，律齐，各瓣膜听诊区未闻及病理性杂音，无心包摩擦音。

2. 辅助检查

（1）心脏彩超　左心室舒张末期前后径 45 mm，EF 48%，心脏各房室径正常。左室前壁、室间隔运动幅度及室壁增厚率降低，余室壁运动未见明显异常。各瓣膜未见明显异常。左室射血分数降低。二尖瓣少量反流，余瓣膜未探及异常血流信号。

（2）胸腔彩色超声　左侧后肋膈角处可见微量液性暗区，深约 1.5 cm，透声可。左侧胸腔微量积液。

3. CPET 评估（术后 2 周）

见图 1-9-1～图 1-9-3。

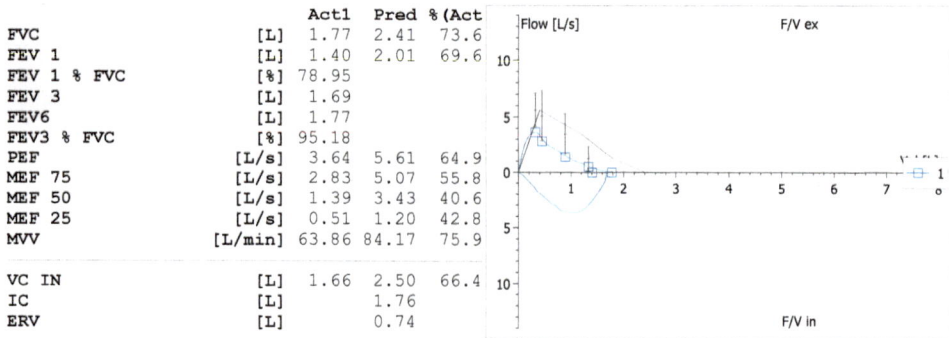

		Act1	Pred	%(Act
FVC	[L]	1.77	2.41	73.6
FEV 1	[L]	1.40	2.01	69.6
FEV 1 % FVC	[%]	78.95		
FEV 3	[L]	1.69		
FEV6	[L]	1.77		
FEV3 % FVC	[%]	95.18		
PEF	[L/s]	3.64	5.61	64.9
MEF 75	[L/s]	2.83	5.07	55.8
MEF 50	[L/s]	1.39	3.43	40.6
MEF 25	[L/s]	0.51	1.20	42.8
MVV	[L/min]	63.86	84.17	75.9
VC IN	[L]	1.66	2.50	66.4
IC	[L]		1.76	
ERV	[L]		0.74	

（a）肺通气功能

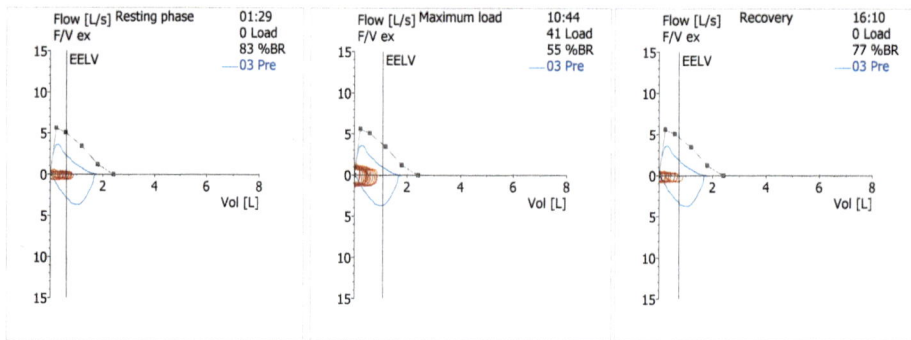

（b）运动流速流量环

图 1-9-1 静息肺功能

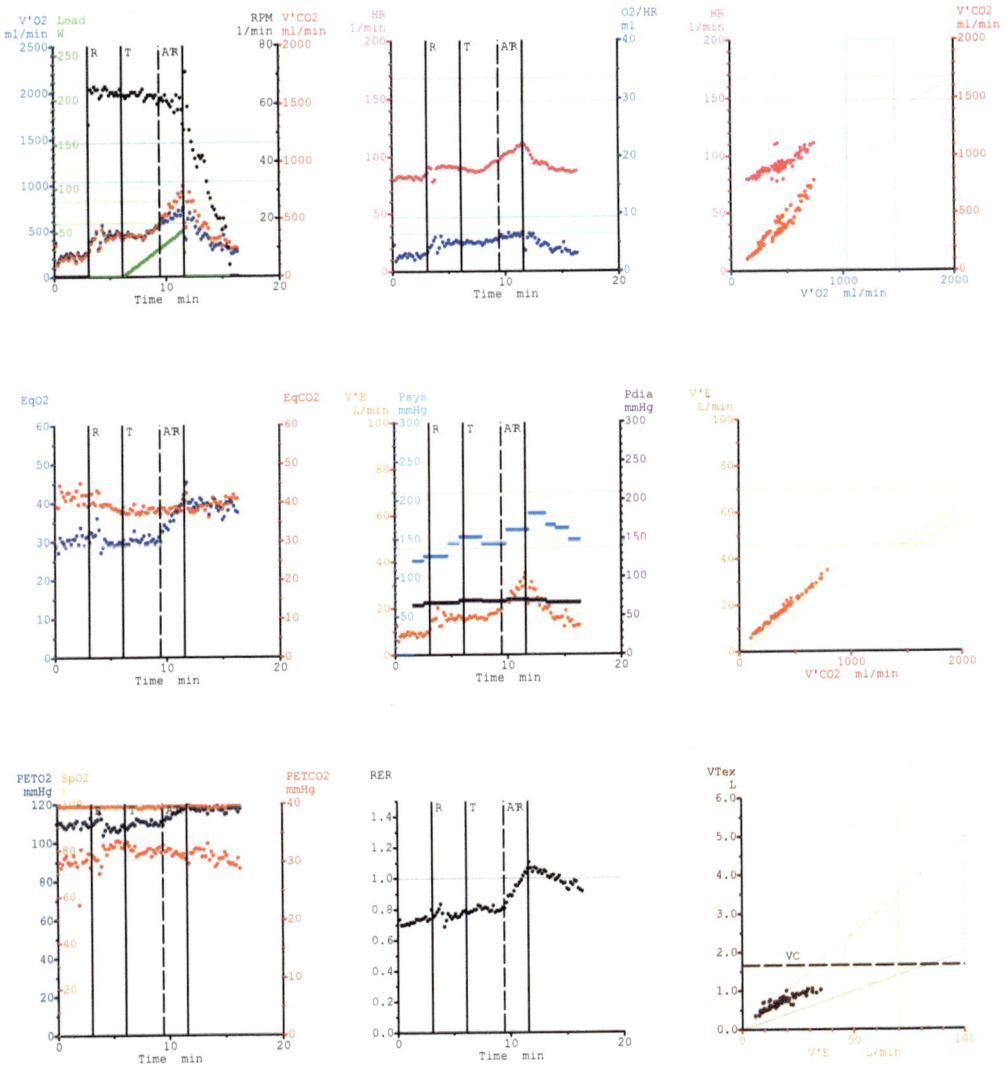

图 1-9-2　心肺运动试验九宫图（Wasserman 9 图法）

Summary		Resting	AT Manual	Max Watts	MaxVO2	Pred MaxVO2	%pred	Recov 60 sec	Recov 240 sec
Breath averaging square B mean h8 Breaths									
RER		0.75	0.82	1.04	1.04			1.04	0.98
Load	W	0	31	50	50	73	68	0	0
V'O2	ml/min	280	561	725	725	1252	58	540	281
VO2/kg	ml/min/kg	4.7	9.4	12.1	12.1	20.9	58	9.0	4.7
O2/HR	ml	3.2	5.8	6.6	6.6	8.0	83	5.7	3.2
V'E	L/min	11	21	33	33	58	58	24	14
BR	%	80	63	40	40	28	144	57	75
BF	1/min	22	26	34	34	42	83	27	23
VTex	L	0.507	0.796	0.969	0.969			0.906	0.595
VDe/VT	%	26	28	28	28	19	146	28	26
SpO2	%	99	99	99	99			99	99
HR	1/min	88	97	110	110	158	70	94	87
HRR	1/min	70	61	48	48			64	71
Psys	mmHg	128	144	162	162			183	149
Pdia	mmHg	67	69	71	71			70	67
dO2/dW	ml/min/Watt	0.00	9.06	8.89	8.89			0.00	0.00
EqCO2		41.0	38.5	39.4	39.4			38.0	41.2
EqO2		30.9	31.6	40.8	40.8			39.6	40.3
PETO2	mmHg	110.28	110.47	117.93	117.93			116.73	118.18
PETCO2	mmHg	30.58	32.13	30.73	30.73			32.33	29.55
MET		1.3	2.7	3.5	3.5			2.6	1.3
OUES-slope	mL/logL								
VE/VCO2-slope	L/L								

图 1-9-3　心肺运动试验结果（运动心肺功能测试 CPET）

心肺运动试验参数如下。

（1）静息肺功能　用力肺活量达预计值的 72.7%。第 1 秒用力呼气量达预计值的 73.5%，每分钟最大通气量达预计值的 78.3%。

（2）心电图变化　①静息 ECG：窦性心律，Ⅰ、Ⅲ、avF 导联 $V_4 \sim V_6$ ST 段下斜型下移，T 波双向，avR、V_1 导联 ST 段抬高，V_2、V_3 导联 T 波双向。②运动中心电图：未见明显动态改变，未见心律失常。③恢复期心电图：未见明显动态改变及心律失常。④ HR_{max} 占预计极量的 71%。

（3）心肺运动参数　①运动终止于双下肢疲劳，运动无诱发胸闷、胸痛。②最大负荷量为 42 W；最大摄氧量为 10.4 mL/（min·kg），占预计值的 49%，运动能力重度受限；MET 3.0；呼吸交换率（RER）1.02；Borg 评分 17 分。心功能 weber 分级 C 级。运动过程达到无氧阈，无氧阈时摄氧量为 7.9 mL/（min·kg），达预计值的 75%；MET 2.2；心率为 105 次/分。

（4）心肺运动试验诊断　心肺运动试验阴性。运动能力重度受限。

三、临床与功能诊断

（1）临床诊断 冠状动脉粥样硬化性心脏病；不稳定型心绞痛； 心功能Ⅲ级（NYHA 分级）；冠状动脉旁路移植术后；高血压3级（极高危）；高脂血症。

（2）功能诊断 心肺功能下降、运动功能受限、社会参与能力减退。

四、有氧运动处方指定

（1）运动形式 阻力踏车。

（2）运动强度 踏车阻力25 W，靶心率105 bpm。

（3）运动频率 5次/周。

（4）运动方法 ①热身运动：有氧踏车无阻力蹬车2 min。②康复运动：25 W阻力蹬车30 min。③整理运动：减速蹬车至热身前的呼吸和心率水平。

（5）注意事项 运动前血压需控制在130/80 mmHg以下；运动中和运动后测定血压、心率、心律、血氧。注意运动时有无胸痛、胸闷、心慌等不适现象，如果存在请立即停止运动，必要时与医师联系。

五、转归

3个月后复查。

1.心脏彩超

左心室舒张末期前后径39 mm，EF 57%，心脏各房室径正常。左室前壁、室间隔运动幅度及室壁增厚率降低，右室壁运动未见明显异常。各瓣膜未见明显异常。左室射血分数降低。二尖瓣少量反流，余瓣膜未探及异常血流信号。

2. CPET评估（术后8周）

见图1-9-4～图1-9-6。

心肺运动试验参数如下。

（1）静息肺功能 用力肺活量达预计值的80%。第1秒用力呼气量达预计值的76.6%，每分钟最大通气量达预计值的75.8%。

（2）心电图变化 ①静息ECG：窦性心律。②运动中心电图：未见明显动态改变，未见心律失常。③恢复期心电图：未见明显动态改变及心律失常。

④ HR_{max} 占预计极量的 77%。

（3）心肺运动参数　①运动终止于双下肢疲劳，运动无诱发胸闷、胸痛。②最大负荷量为 71 W；最大摄氧量为 14.5 mL/（min·kg），占预计值的 68%，运动能力轻度受限；MET 4.1；RER 1.13；Borg 评分 18 分。心功能 weber 分级 C 级。运动过程达到无氧阈，无氧阈时摄氧量为 9.2 mL/（min·kg），达预计值的 63%；MET 2.6；心率为 96 次/分。

（4）心肺运动试验诊断　心肺运动试验阴性。运动能力轻度受限。

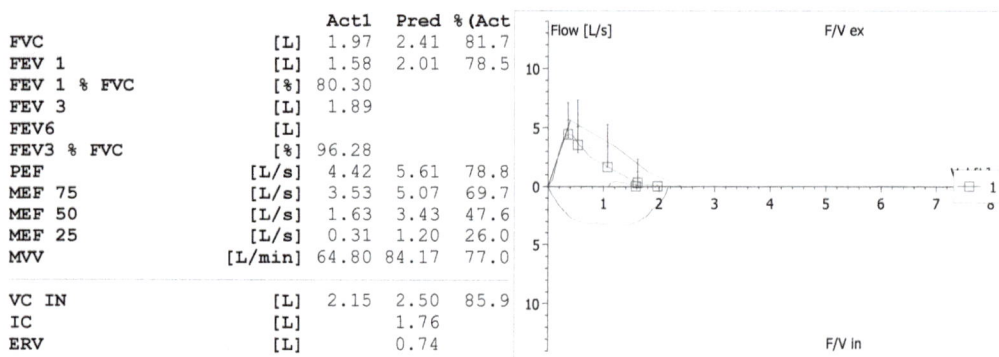

		Act1	Pred	%(Act
FVC	[L]	1.97	2.41	81.7
FEV 1	[L]	1.58	2.01	78.5
FEV 1 % FVC	[%]	80.30		
FEV 3	[L]	1.89		
FEV6	[L]			
FEV3 % FVC	[%]	96.28		
PEF	[L/s]	4.42	5.61	78.8
MEF 75	[L/s]	3.53	5.07	69.7
MEF 50	[L/s]	1.63	3.43	47.6
MEF 25	[L/s]	0.31	1.20	26.0
MVV	[L/min]	64.80	84.17	77.0
VC IN	[L]	2.15	2.50	85.9
IC	[L]		1.76	
ERV	[L]		0.74	

（a）肺通气功能

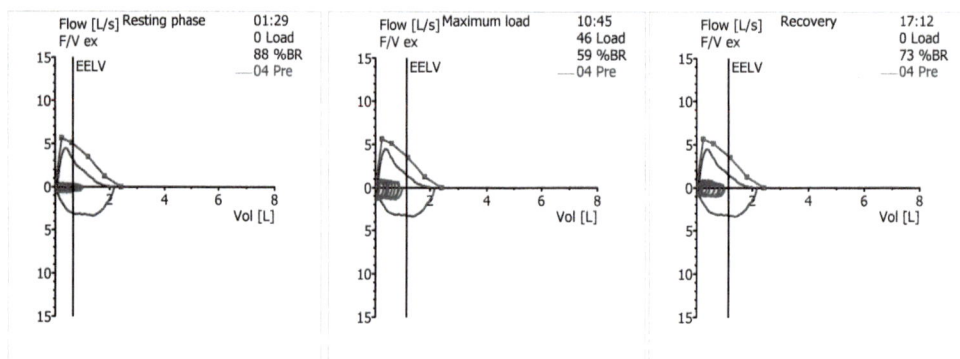

（b）运动流速流量环

图 1-9-4　静息肺功能

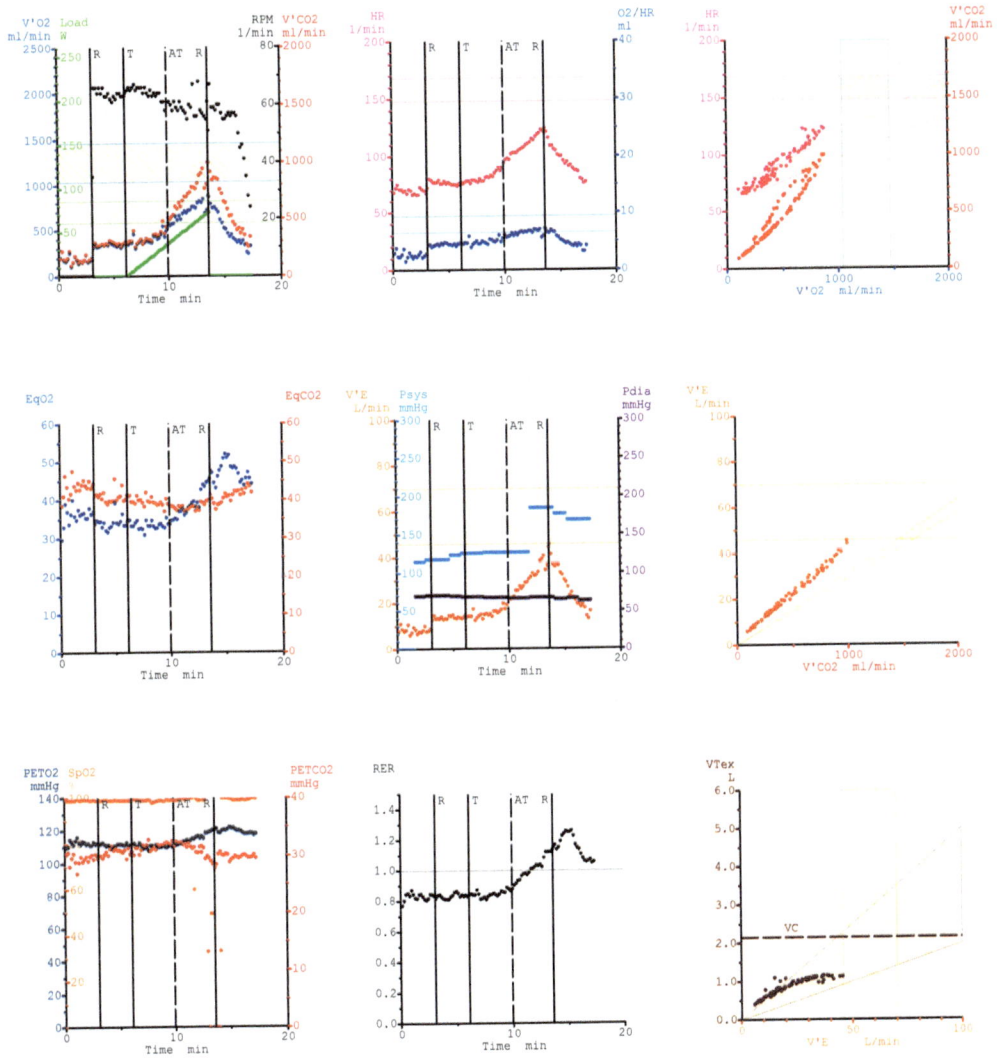

图 1-9-5 心肺运动试验九宫图（Wasserman 9 图法）

Summary		Resting	AT Manual	Max Watts	MaxVO2	Pred	MaxVO2 %pred	Recov 60 sec	Recov 240 sec
Breath averaging	square 8 mean 8 Breaths								
RER		0.82	0.89	1.13	1.13			1.25	1.04
Load	W	0	36	71	71	73	97	0	0
V'O2	ml/min	258	552	871	871	1252	70	604	252
VO2/kg	ml/min/kg	4.3	9.2	14.5	14.5	20.9	70	10.1	4.2
O2/HR	ml	3.4	5.8	7.1	7.1	8.0	89	5.8	3.3
V'E	L/min	11	22	44	44	58	75	33	14
BR	%	83	66	31	31	28	111	48	78
BF	1/min	20	25	39	39	42	95	30	20
VTex	L	0.553	0.877	1.105	1.105			1.096	0.695
VDe/VT	%	38	37	32	32	19	171	35	42
SpO2	%	99	99	0	0			100	100
HR	1/min	77	96	123	123	158	78	104	77
HRR	1/min	81	62	35	35			54	81
Psys	mmHg	118	127	185	185			177	169
Pdia	mmHg	70	66	67	67			65	63
dO2/dW	ml/min/Watt	0.00	8.17	8.63	8.63			0.00	0.00
EqCO2		41.7	38.7	39.8	39.8			39.5	43.8
EqO2		34.3	34.3	45.1	45.1			49.2	45.8
PETO2	mmHg	111.89	111.36	120.25	120.25			120.48	117.94
PETCO2	mmHg	29.95	31.96	28.66	28.66			30.38	29.67
MET		1.2	2.6	4.1	4.1			2.9	1.2
OUES-slope	mL/logL								
VE/VCO2-slope	L/L								

图 1-9-6　心肺运动试验结果（运动心肺功能测试 CPET）

六、病例特点分析

本病例为 60 岁女性患者，行冠状动脉旁路移植术后出现心肺功能下降，为进行心脏康复治疗行心肺运动试验，运动使用 Ramp 方案，预计最大功率为 76 W，根据患者运动习惯及当时状态，第一次评估设定每分钟递增 10 W。运动峰值摄氧量占预计值的 49%，运动能力重度降低。根据第一次评估结果，给予患者低强度有氧运动处方，经过 6 周的持续训练后再次进行心肺运动试验评估，运动峰值摄氧量达 14.5 mL/（min·kg），占预计值的 68%，较运动前有了明显提高。建议患者继续进行心脏康复治疗，并定期到门诊进行心肺运动试验检查评估心肺功能。

七、知识延伸

1.CPET 的运动试验类型

（1）极量运动试验 逐级增加运动量和氧耗量，达到高水平运动量时，氧耗量也达到最大，继续增加运动量，氧耗量不再增加，这时的运动量称为极量运动。目标心率＝220– 年龄。

（2）次极量运动试验 运动量相当于极量运动试验的 85%，如以氧耗量为准相当于最大氧耗量的 85%。临床上多以心率为准，当运动心率达到最大心率的 85%，即（220– 年龄）×85% 时为次极量运动，此时的心率为目标心率。

（3）症状限制性运动试验 冠心病、心肌病和心功能不全患者的运动试验常常达不到极量或次极量水平，就已出现严重心肌缺血或其他征象而中止运动。症状限制性运动是以患者出现严重症状或体征作为中止运动的指标。此外，还有血压下降、严重心律失常、呼吸困难、头晕眼花、步态不稳等。症状限制性运动试验是临床上最常用的运动心电图试验，用于急性心肌梗死恢复期患者及心功能等级的评估等。

2.CPET 测功计选择的一般原则

常用的运动工具有运动平板和功率自行车。平板运动模仿人们日常生活中的走路和跑步，其运动速度和坡度可由操作者控制，不受患者影响；与功率自行车比较，因参与运动的肌肉有差异，它们的结果略有不同，但不影响临床诊断。平板运动所能达到的 VO_2 比功率自行车高 5%～10%，通气量和乳酸产生量也稍高。平板运动避免了一些患者不能踏自行车或协调不好的问题，但同时也存在着身体运动使心电图监测和呼出气的测定受到干扰等问题。此外，平板运动的做功量通过体重、速度和坡度反映，不能直接显示功率，实际应用中没有功率自行车方便。由于运动强度大，又不受患者控制，运动中易出现不良反应，如虚脱等。自行车功量计是用电磁阻力调节蹬踏负荷，其控制电路可根据蹬踏速度自动调节电磁阻力大小，蹬踏速度快时阻力减少、速度减慢时阻力增加，因此在一定的蹬踏速度范围内可得到恒定做功量。患者可采取坐位或卧位运动，对测定影响较小的参数（如心电图、气体分析等），当需做动脉保留导管采集血标本时，常选用此种运动方式。自行车功量计也比较安全，当运动中出现血压低等情况时可迅速调整体位（图 1–9–7）。

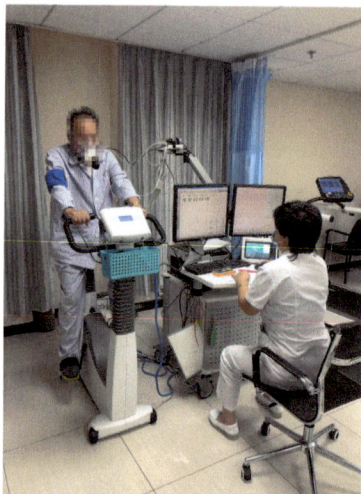

图 1-9-7　心肺运动试验评估（踏车）

3. CPET 运动方案选择的一般原则

运动方案主要有 2 种：递增功率运动和恒功率运动。递增功率运动常是每隔 1 min 或几分钟增加一次等量的负荷，直到受试者不能耐受而终止运动。平板运动是通过调节运动速度（以"km/h"为单位）和平板坡度（以"%"为单位）调节负荷量的。自行车功量计的运动负荷可以以"瓦（W）"为单位直接调节和显示。具体运动方案很多，目前常用运动方案是症状限制性的方法，即每分钟递增功率 5～25 W，直到患者不能保持自行车转数每分钟 50 转，结束运动。整个运动时间控制在 8～12 min。递增功率运动的目的是测定患者的最大运动能力，即所能达到的 $VO_{2\,max}$ 及研究患者在极量运动时的通气量、心率、心电图和血氧饱和度的改变，以便判断患者是否存在运动受限及了解运动受限的原因。这种情况下，患者并不能达到一个稳定状态。严格地说，$VO_{2\,max}$ 是指运动到一定负荷量后，尽管负荷还在增加，但 VO_2 不再增加，出现平台，提示机体的摄氧能力已达极限。正常情况下，肺的储备功能较心脏大，运动极限的原因是心脏的收缩能力和心率达到极限。但在实际测定中，大部分人（包括正常人和患者）在出现 VO_2 平台前，就因疲劳或其他原因而终止运动。恒功率运动常是在某一功率下运动，如在 50% 或 75%$VO_{2\,max}$ 的功率下运动 5～8 min，以便达到稳定状态。这种运动方案可用来评价某一治疗（手术或药物）措施对运动能力的改善作用。

第二章
新作业模式下的康复治疗

病例 10　PEO 模式下的作业治疗典型病例

　　人 – 环境 – 作业（PEO）模式是加拿大 Law 博士等于 1994 年左右提出的一个实践模式，是基于 20 世纪 60 年代就已经提出的 OP Model（作业表现模式）做出较大修改后提出的一个更全面又易于理解实践的模式。这种实践模式的主要概念是人、环境和作业，它们共同提供了一种理解作业表现的方式。PEO 将人与环境之间的关系概念化为"交互性"。交互式方法将人和环境视为相互依存的，并提出一个人的行为不能与其发生的环境（包括时间、身体和心理因素）分开。

一、病史

　　姓名：张 ×× ；性别：男；年龄：69 岁；利手：右利手；职业：退休；角色：丈夫 / 父亲。

　　（1）主诉　右侧肢体活动不利伴言语欠清晰 23 d。

　　（2）病残史　患者 23 d 前（2021 年 4 月 24 日 14：00）于 ×× 医院就诊，

查头颅 MRI，结果示急性脑梗死，给予抗血小板、降脂稳定斑块及改善循环等治疗，患者症状仍逐渐加重，次日 00：30 症状达到高峰，右侧肢体完全不能活动伴麻木，言语含糊不清，饮水偶有呛咳，继续给予抗血小板、营养神经等治疗。2021 年 5 月 17 日入我院，当时可独坐，右上肢可水平活动，右下肢可抬起，辅助下可站立，但不能行走。

（3）既往史　高血压病史 40 余年，冠心病史 9 年。

（4）家族史　否认家族遗传病史。

（5）临床诊断　脑梗死（左侧脑桥），偏瘫（右侧），高血压 2 级，冠心病。

（6）影像学结果　脑桥左侧梗死灶，右侧小脑半球、双侧基底节、右侧丘脑、额顶叶深部多发腔隙灶，脑白质病性、老年性脑改变。

二、检查评估

1. 入院查体

中老年男性，生命体征尚平稳。体温 36.6℃，脉搏 78 次/分，呼吸 20 次/分，血压 122/85 mmHg。神志清楚，言语流利，构音障碍，定向力、理解力查体正常，计算力、记忆力稍减退。情感反应正常，无妄想、幻觉及虚构。嗅觉、视力、视野查体粗测正常，眼底未查。双侧瞳孔等大等圆，直径 3 mm，对光反应灵敏，霍纳征阴性。双眼姿正常，眼球运动自如，无复视及眼球震颤。双侧角膜反射灵敏，张口无偏斜，双侧咀嚼对称有力。双侧皱额闭眼对称正常，示齿口角不偏，双侧鼻唇沟对称正常。听力检查正常。声音无嘶哑，饮水无呛咳，悬雍垂不偏，咽反射正常。伸舌居中，无舌肌震颤和萎缩。右上肢肌张力改良 Ashworth 分级 1 级；左上、下肢肌力及肌张力正常。右指鼻试验、跟膝胫试验、快速轮替试验因肌力差不能配合，双踝阵挛阴性。双侧腹壁反射正常。右侧肱二头肌反射、肱三头肌反射、桡骨膜反射、膝反射、跟腱反射活跃，左侧正常。未引出吸吮反射、强握反射及掌颏反射。双侧 Hoffmann 征阴性、右侧 Rossolimo 征阳性。右侧 Babinski 征、Chaddock 征阳性，左侧阴性。颈无抵抗，双侧 Kernig 征阴性，Brudzinski 征阴性。

2. 辅助检查

头部 MRI 示左侧脑桥急性脑梗死。

三、临床与作业诊断

（1）临床诊断　脑梗死（左侧脑桥）、构音障碍、吞咽障碍、偏瘫（右侧）、高血压2级、冠状动脉粥样硬化性心脏病、高脂血症、动脉硬化。

（2）作业诊断　右侧肢体运动功能障碍，日常生活活动受限（自理和娱乐），社会参与受限。

四、康复治疗

1. 面接情况

见表2-10-1。

表2-10-1　面接情况

整体印象	可独立床旁端坐位，乘轮椅入治疗室，认知功能良好，沟通顺畅，家属陪护
与患者及家属沟通其康复愿望	日常生活基本自理，回归家庭；社区内独立步行，家属陪同下可出游等
康复早期宣教	讲解疾病及其预后；常见并发症的发生原因及预防；康复训练相关注意事项；家属陪护的教育

2. PEO 模式诊疗分析

见图2-10-1。

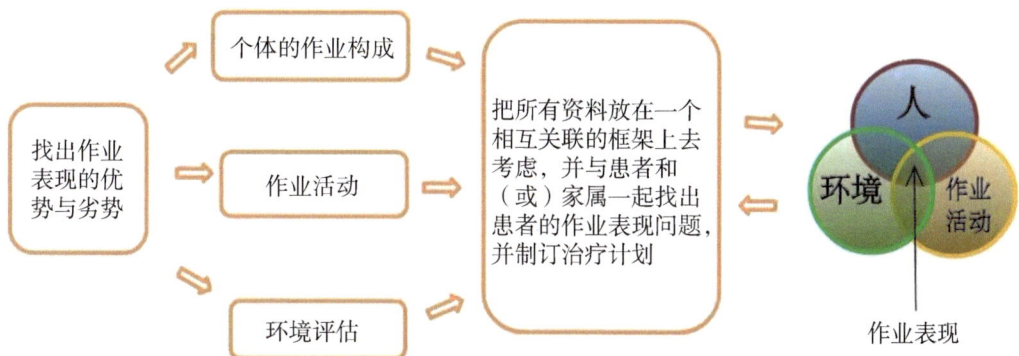

图2-10-1　PEO模式

（1）作业表现问题　患者期望日常生活活动基本自理。

①优点：患者认知正常，治疗时积极主动配合。

②缺点：BADL 中度依赖，IADL 不能；患者偶有情绪波动。

（2）客观评估（收集信息）

1）个人

①综合运动功能：Brunnstrom 分期，右侧上肢Ⅱ期、手Ⅰ期、下肢Ⅱ期；手的实用性判定，废用手（利手）。

②肌张力：右上肢肘屈肌张力 1 级。

③ROM：PROM 大致正常，右肩关节被动活动末轻度疼痛（VAS 评分 3 分）。

④平衡：坐位平衡 2 级，立位平衡 1 级。

⑤步行能力：Holden 步行功能分级 0 级。

⑥感觉：深、复合感觉粗测正常；浅感觉减退，右侧肢体、手和面部存在麻木感。

⑦认知：正常。

⑧并发症：右肩关节半脱位一横指，右手轻度肿胀。

⑨社会心理：积极配合治疗，家庭和睦、疾病的负面因素影响情绪，不愿主动联系亲友，社会参与受限。

2）环境

①家庭环境评定：与妻子同住，电梯房 3 楼，无门槛，卫生间无辅助装置。

②社区环境评定：社区生活便捷，周围设施齐全。

③工作环境评定：已退休。

④经济情况：退休干部，有医保，家庭经济条件良好，家人支持度高。

3）作业活动

①日常生活活动能力评定：BADL 评定，FIM 评分 71 分，中度依赖。运动功能 37 分（进食 5 分，梳洗修饰 3 分，洗澡 1 分，穿裤子 2 分，穿上衣 2 分，上厕所 2 分，膀胱管理 5 分，直肠管理 7 分，床、椅、轮椅间转移 3 分，入厕 3 分，盆浴或淋浴 1 分，步行或轮椅代步 2 分，上下楼梯 1 分）；认知评估 34 分（社会交往 6 分）。

②娱乐和休闲评定：唱歌、画画、游泳、烹饪、自驾车出游。

③生产性活动：已退休。

3. 综合分析

见表 2-10-2。

表 2-10-2　综合分析

P-O	①躯体运动功能障碍，上肢主动运动不充分，右手无主动活动，右肩关节被动活动末轻度疼痛，右肩关节半脱位一横指，右手轻度肿胀，平衡功能障碍，步行不能 ②感觉、认知正常，康复意愿强烈 ③BADL 中度依赖（自理、转移、行走等方面需要大量帮助）
P-E	①病房环境嘈杂，常有失眠，睡眠质量不佳 ②患者情绪低落，不愿主动联系亲友
O-E	住院环境便捷，有辅助装置；家庭无辅助装置

4. 制订康复目标

（1）近期目标

1）改善睡眠质量。

2）防治右肩关节半脱位，减轻右手水肿及肩痛。

3）提高患者的坐位平衡能力　由 2 级至 3 级。

4）增强右上肢主动运动，布氏分期上肢Ⅱ期、手Ⅰ期提高至右侧布氏分期上肢Ⅲ期、手Ⅱ期。

5）提高 BADL 能力，独立翻身、起坐、床椅转移，入厕由 3 分提高至 4 分，穿衣由 2 分提高至 5 分。

（2）远期目标　①日常生活基本自理；②回归家庭；③社区内独立步行；④可参与部分兴趣及休闲活动（如唱歌、在家属陪同下出游等）。

5. 康复治疗方案（介入/干预）

（1）睡眠管理的宣教及建议

1）教育患者及家属减少访客。

2）改善睡眠的方法　①建议戴耳塞、眼罩；②鼓励夜间睡眠，减少白天睡眠时间；③避免夜间讨论影响情绪的问题；④严重时可咨询医生用药。

（2）良肢位摆放　床上及轮椅坐位良肢位摆放宣教。

（3）躯体运动功能训练

1）被动牵伸，维持并扩大受限关节 PROM。

2）仰卧位→坐位患侧上肢近端控制训练（辅助下近端控制训练→近端静态控制训练→近端主动控制训练）。

3）仰卧位→坐位右肩旋转及右手粗大抓握训练。

4）坐位平衡训练　不稳定的平面下，在 Bobath 球上进行上下、左右、前后的重心转移运动，提高躯干的控制能力。

5）立位平衡训练（重心的左右、前后移动）。

（4）BADL 指导训练　①翻身、起坐训练；②床 - 轮椅转移训练；③穿衣、如厕训练。

（5）其他的辅助治疗　①器械训练：踏车（上肢摇手）、四肢联动；②贴扎治疗（手部爪形贴）；③理疗：中频电疗。

（6）课后作业练习　①监护下，多主动参与日常生活自理活动（翻身、起坐、穿衣、转移、洗漱等）；②肢体功能训练，仰卧位，Bobath 握手，双侧上肢前屈高举过头静止牵伸（每次 10 s，疼痛范围内）；仰卧位，右侧肩关节前屈 90° 静态稳定性训练（每次 10 s，共 10 次，视患者情况渐进增加运动量）。

（7）注意事项宣教　①转移时，注意避免跌倒；②家属监督家庭作业保质保量完成；③注意监护血压、脉搏，训练时避免憋气等。

五、出院评估与指导

1. 作业表现问题

患者期望日常生活活动基本自理。

（1）优点　患者肢体功能渐好，能够主动完成部分日常生活活动。

（2）缺点　患者立位平衡 2 级，步行等活动需要监护；患者轻度焦虑。

2. 客观评估（收集信息）

（1）个人

1）综合运动功能　① Brunnstrom 分期，右侧上肢Ⅳ期、手Ⅳ期、下肢Ⅳ期；②手的实用性判定：辅助手 A（利手）。

2）肌张力　右上肢肘屈肌张力 1 级，右腕屈肌、手屈肌肌张力 1 级。

3）ROM　PROM 大致正常，右肩关节被动活动无疼痛；右肩负重运动时疼痛（VAS 评分 2 分）。

4）平衡 坐位平衡3级，立位平衡2级。

5）步行能力 Holden步行功能分级4级。

6）感觉 较前无变化。

7）认知 正常。

8）并发症 右肩关节轻度半脱位约半横指。

9）社会心理 训练配合较好，出院前轻度焦虑。

（2）环境 无变化/同上。

（3）作业活动 FIM评分108分——基本独立。运动功能75分（进食6分，梳洗修饰6分，洗澡4分，穿裤子6分，穿上衣6分，上厕所6分，膀胱管理7分，直肠管理7分，床、椅、轮椅间转移6分，入厕6分，盆浴或淋浴4分，步行或轮椅代步6分，上下楼梯5分），认知评估35分（社会交往7分）。

3.综合分析

见表2-10-3。

表2-10-3 综合分析

P-O	①躯体运动功能障碍：分离运动不充分，右侧上肢Ⅳ期；右手精细运动欠灵活，手Ⅳ期；右上肢肌张力增高；立位平衡2级，步行时需要家属监护 ② BADL极轻度依赖（洗澡、沐浴和上下楼梯等方面需要帮助）
P-E	心理状态轻度焦虑
O-E	家中无辅助装置

4.出院指导

（1）出院前宣教

1）心理疏导；家庭训练（目的是维持出院后的肢体功能、巩固作业活动能力）。

2）家庭环境改造建议 墙壁安装扶手，浴室、厨房增加防滑垫等辅助装置。

（2）家庭训练计划

1）肢体运动功能维持训练 出具纸质版家庭训练计划。

2）日常生活活动训练 鼓励患者积极主动参与各项日常生活活动及家务活动。

3）注意事项　注意血压监测，防跌倒、运动过量等。

4）配置辅具　如粗柄勺子、带吸盘的餐具、长柄沐浴刷、单拐/四足拐杖、卫生间防滑垫、墙面扶手等。

（3）随访　治疗师在患者出院1个月、2个月、6个月、1年左右，以电话或家访等方式提供持续随访。

六、知识延伸

近年来，PEO模式在国际上被广泛采用，对脑卒中后患者功能的恢复具有较强的指导作用。同时，PEO模式是作业治疗过程中的重要评估和治疗工具，为作业治疗师在临床康复中对患者的评估和治疗提供了指导原则和循证依据。

1. 应用PEO模式指导下的作业治疗

①分析影响作业表现的、与人相关的重要内因（心理、认知功能、生理、神经行为及其他精神层面的因素等）；②分析影响作业表现的、与环境相关的重要外因（建筑环境、自然环境、文化环境、社会环境、社会干预和经济因素等）；③分析作业（可以观察到的动作、整体任务、作业目标和社会角色等）与作业表现（人、环境和作业这三者相互作用的产物）。人的内因、环境的外因和选定的作业活动，最终形成了独特的作业表现和参与表现。

2. 应用PEO模式指导下的作业治疗

（1）患者（或家属）和治疗师一起看作业表现的优势和问题，来评估环境条件，分析作业元素（活动、任务、时间、顺序等）。

（2）所收集的患者相关信息是通过关注人－作业、作业－环境和人－环境的相互作用关系而得出的结论。

（3）与患者（或家属）一起制订一个计划，确定消除障碍的策略，增加支持，通过创造一个更好的人－环境－作业匹配来提高作业表现。

3. PEO模式和加拿大作业表现模式COPM

两种模式是互补的，它们有共同的术语，都强调作业表现是由人、作业和环境的动态相互依存关系形成的。而PEO模式强调的是契合度，认为人－环境－作业之间的契合度决定了一个人的生活质量（满意程度和功能）。

病例 11　河川模式下的作业治疗典型病例

河川模式由日裔加拿大籍的岩间博士和部分日本作业治疗师在 2006 年创立，这是第一个源自东方文化的作业治疗理论模型。东方观点更多侧重于人与环境之间的集体共同利益和共识。该模式用一条河流比喻人的生命历程，用河流的横截面来代表患者某一时刻的生活状态。通过河川模式的应用，鼓励治疗师进行思考，并与患者进行探索和讨论，在个体及社区层面，实现患者生活流程的改善。

一、病史

姓名：杨 ×× ；性别：男；年龄：56 岁；职业：个体业主。

（1）主诉　左侧肢体活动不利 3 月余。

（2）病残史　3 月余前（2021 年 3 月 29 日）患者凌晨睡觉时无明显诱因出现剧烈头痛，由救护车送至 ×× 医院急诊。在救护车上患者意识丧失，到达医院时意识恢复，出现左侧肢体活动不利伴言语不清、左侧中枢性面瘫。查头颅 CT，结果显示脑桥出血，后遗留左侧肢体活动不利、左侧面部及肢体感觉障碍。为求进一步康复于 2021 年 7 月 21 日就诊于我院。

（3）既往史　平素体健。2021 年 3 月 29 日于 ×× 医院诊断为脑出血、高血压 3 级（很高危）、多发腔隙性脑梗死、左侧颈内动脉起始部重度狭窄、左侧锁骨下动脉近端粥样硬化斑块形成、高脂血症、缺血性脑白质病变、完全性右束支传导阻滞、肝囊肿、肾结石、反流性食管炎、贫血、睡眠障碍、便秘等。无哮喘病史。

（4）家族史及个人史　出生并生长于原籍，无疫区旅居史，否认放射线及毒物接触史，无冶游史。否认家族性遗传病史。

二、检查评估

1. 入院查体

神志清楚，言语清晰，近期计算力减退。无妄想、幻觉及虚构。嗅觉、视力、视野粗查正常，眼底未查。双侧瞳孔等大等圆，直径 2.5 mm，对光反射灵敏，霍纳征阴性。双眼姿正常，眼球运动自如，无复视，未见眼球震颤。双侧角膜反射灵敏，双侧咀嚼力对称。双侧额纹闭眼对称正常，双侧鼻唇沟对称、示齿口角对称，饮水未见呛咳，悬雍垂居中，伸舌居中，无舌肌震颤、萎缩。

2. 辅助检查

（1）2021 年 3 月 29 日头颅 CT（×× 医院）　脑桥出血。

（2）2021 年 7 月 29 日颅脑磁共振（我院）　延髓腹侧亚急性期脑梗死、脑桥慢性期出血、脑内多发腔隙灶。

3. 康复评估（2021 年 7 月 23 日）

（1）访谈

1）家庭成员　妻子、女儿；女儿出国，自己独居。

2）工作　与合伙人共同经营一家彩票站，工作轻松。

3）生活起居状态　发病前作息时间不规律，长期大量吸烟、饮酒。

4）患者期望　回归工作岗位；可以自驾。

（2）整体面观　乘轮椅进入治疗室，神志清楚。

（3）作业技能评定　见表 2-11-1。

表 2-11-1　作业技能评定

运动功能评定	综合能力评定	Brunnstrom 分期：上肢Ⅵ期，手Ⅵ期，下肢Ⅳ期 手的实用性判断：辅助手 A 手指机能检查：11 级 Holden 步行：0 级
	肌力	左上肢肌力 4 级，左下肢肌力 4 级
	肌张力	正常
	耐力	肌耐力下降
	平衡能力	坐位 3 级，立位 1 级
	协调能力	轮替试验、指鼻试验左侧比右侧差 金子翼：右手 94 分，左手 45 分
感觉功能评定		深感觉正常，浅感觉减退
认知功能评定		MMSE 评分为 30 分，正常

（4）作业能力评定　见表2-11-2。

表2-11-2　作业能力评定

日常生活活动能力评定	BADL评定：FIM评分为80分，轻度依赖（表2-11-3）
娱乐和兴趣评定	和朋友聚餐
心理状态评定	积极配合，容易紧张

表2-11-3　FIM评分量表

项目			得分	评分标准
运动功能	自理能力	进食	5	监护和准备
		梳洗、修饰	5	监护和准备
		洗澡	1	完全依赖
		穿裤子	4	最低接触性帮助
		穿上衣	4	最低接触性帮助
		上厕所	3	中等接触性帮助
	括约肌控制	膀胱管理	7	完全独立
		直肠管理	7	完全独立
	转移	床、椅、轮椅间转移	3	中等接触性帮助
		入厕	3	中等接触性帮助
		盆浴或淋浴	1	完全依赖
	行走	步行、轮椅	1	完全依赖
		上下楼梯	1	完全依赖
	运动功能得分		45	
认知功能	交流	理解	7	完全独立
		表达	7	完全独立
	社会认知	社会交往	7	完全独立
		解决问题	7	完全独立
		记忆	7	完全独立
	认知功能得分		35	
FIM得分		80		
评定结果		轻度依赖		

（5）环境评定　见表2-11-4。

表2-11-4　环境评定

家居环境评定	三楼无电梯；家中无辅助设施
社区环境评定	环境便捷，适宜生活

三、临床与功能诊断

（1）临床诊断　脑出血恢复期，高血压3级（极高危）。

（2）功能诊断　左侧肢体运动功能障碍，步行能力下降，日常生活部分依赖。

四、康复治疗方案及转归

1. 河川模式分析

见表2-11-5。

表2-11-5　河川模式分析

河岸床 京籍，具有医保补贴，治疗费用压力小 家人支持，独居，工作轻松，少体力活动，自驾通勤 家中无辅助设施；社区工作场所具有电梯等物理设施 可辅助	岩石 平素健康一般，高血压、高脂血症等疾病 焦虑、易紧张，担心出院后不能融入社会和 完成工作，影响训练 左侧肢体感觉功能减退，左侧上肢协调能力、 力量及耐力下降，左手为辅助手A 立位平衡下降，具有跌倒风险 日常生活轻度依赖
浮木 性格乐观，积极配合治疗 患者左侧偏瘫，左利手，右手会写字、使用筷子等 独居，作息时间不规律且长期大量吸烟饮酒	河流 目前河流处于堵塞的状态，患者积极配合治疗，疏通预期高

2. 主要障碍点归纳

（1）心理　焦虑、易紧张，影响训练。

（2）环境　家中无辅助设施。

（3）生活习惯　独居，作息时间不规律且长期大量吸烟饮酒。

（4）工作　以管理性工作为主，需通勤。

（5）功能障碍　左侧肢体感觉功能减退，左侧上肢协调能力、力量及耐力下降，左手为辅助手A，平衡功能下降。

（6）日常生活活动能力　轻度依赖（自理能力、转移、行进方面）。

3. 康复目标

（1）短期目标

1）减轻患者的焦虑程度，提高训练效果。

2）改善患者的作息规律及生活习惯。

3）提高患者基本功能 增加感觉输入，提高左侧上肢协调能力、力量及耐力，立位平衡达到 2 级。

4）日常生活达到有条件独立。

（2）长期目标

1）Holden 步行达到 4 级。

2）日常生活活动达到基本独立，"河流"通畅。

4. 康复治疗方案

（1）宣教

1）制订作息时间表，结合临床用药及针灸治疗等方式改善患者作息规律，提高睡眠质量。

2）建议家人常来陪伴或视频通话，给予患者关心及鼓励，疏导患者的情绪。

（2）心理治疗 以音乐治疗、心理疏导等方式降低患者焦虑程度。

（3）作业活动设计

1）采取抓握不同形状、材质的物体等方法改善感觉功能。

2）采取翻木钉、多个小球逐个放取训练、轮替动作训练等方法提高患者协调功能及手的灵活性。

3）采取情景互动训练、负重下套圈等方法增强患侧上肢的力量及耐力。

4）采取立位下够取物品或抛接球训练等方法改善患者的平衡能力。

（4）日常生活活动训练

1）自理方面 监护下穿衣训练等。

2）转移方面 在少量辅助下进行坐站、床椅等转移活动训练。

（5）环境改造 卫生间安装扶手、地上放置防滑垫、安装沐浴椅等。

（6）家庭训练

1）积极参与日常生活活动，延续每日治疗项目，转移时预防跌倒。

2）用毛巾、牙刷等擦刷患侧，增加感觉输入。

3）使用手机等训练患侧手协调性。

5.康复治疗转归

（1）康复进展（2021年9月20日） 见表2-11-6。

表2-11-6 康复进展

		初期	末期
运动功能评定	综合能力	Brunnstrom 分期：上肢左Ⅵ期，手Ⅵ期；下肢Ⅳ期 手的实用性判断：左手为辅助手 A 手指机能检查：11 级 Holden 步行：0 级	Brunnstrom 分期：上肢左Ⅵ期，手Ⅵ期；下肢Ⅵ期 手的实用性判断：左侧为实用手 B 手指功能检查：11 级 Holden 步行：3 级
	肌力	上肢肌力 4 级，下肢肌力 4 级	上肢肌力 5⁻ 级，下肢肌力 5⁻ 级
	协调控制能力	金子翼：右手 94 分，左手 45 分	金子翼：右手 94 分，左手 55 分（粗大抓握有提高）
	平衡能力评定	坐位平衡 3 级，立位平衡 1 级	坐位平衡 3 级，立位平衡 2 级
感觉		浅感觉减退	浅感觉减退
日常生活活动能力评定		BADL 评定：FIM 评分 80 分，轻度依赖	BADL 评定：FIM 评分 97 分，有条件的独立（表2-11-7）

表2-11-7 FIM 评分量表

	项目		得分	评分标准
运动功能	自理能力	进食	6	辅助独立
		梳洗、修饰	6	辅助独立
		洗澡	2	最大量帮助
		穿裤子	6	辅助独立
		穿上衣	6	辅助独立
		上厕所	5	监护和准备

续表

项目			得分	评分标准
运动功能	括约肌控制	膀胱管理	7	完全独立
		直肠管理	7	完全独立
	转移	床、椅、轮椅间转移	6	辅助独立
		入厕	5	监护和准备
		盆浴或淋浴	2	最大量帮助
	行走	步行、轮椅	3	中等接触性帮助
		上下楼梯	1	完全依赖
	运动功能得分			62
认知功能	交流	理解	7	完全独立
		表达	7	完全独立
	社会认知	社会交往	7	完全独立
		解决问题	7	完全独立
		记忆	7	完全独立
	认知功能得分			35
FIM 得分			97	
评定结果			轻度依赖	

（2）出院指导

1）患者及家属宣教

①二级预防：随时监测血压，预防二次发病；建议与家人同住，需要家人照顾，外出需有人陪同；训练中注意保护患侧等。

②生活方式：戒烟戒酒、合理饮食、规律作息。

③环境改造：购买沐浴椅，卫生间加装扶手等辅助设施。

④回归工作：与合伙人协商制订新的工作方式，考虑家庭远程办公；通勤建议打车或雇司机，不建议自行驾车。

2）日常训练　通过转核桃、做手指操等训练手指灵活性；借助视觉代偿练习抓握不同形状物体，改善患侧肢体感觉功能；独立参与基本的日常生活活动；使用拐杖，在家人辅助下进行步行能力的训练；在公园进行双杠内站立、步行能力的训练等。

五、康复诊疗思路分析——河川模式分析

见图 2-11-1。

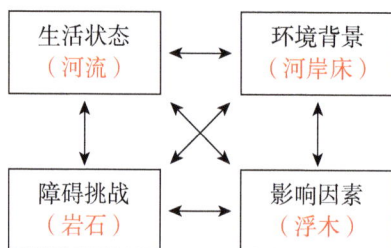

图 2-11-1　河川模式的要素示意图

（1）河岸床　见表 2-11-8。

表 2-11-8　河岸床

表现	改善
京籍，具有医保补贴，治疗费用压力小	家人可以定期探望
女儿出国，自己独自居住	建议与妻子同住，由家人照顾
工作轻松，每日自驾上班，体力活动较少	建议居家办公，多与家人、朋友沟通
家中无辅助设施，社区辅助设施较完善	建议家中安装辅助装置

（2）岩石（排除障碍物）　见表 2-11-9。

表 2-11-9　岩石（排除障碍物）

表现障碍	功能障碍	处理方式
患手在进食、修饰等活动中无法进行抓握等动作（感觉不到物品）	感觉减退	训练感觉功能，加强患侧感觉输入提高感觉功能
整理衣服需要少量辅助（穿上下衣两侧不对称）	协调能力差双手配合能力差	轮替动作、手指操等训练提高协调和配合能力

续表

表现障碍	功能障碍	处理方式
进食速度慢	耐力下降	耐力训练
床椅转移、入厕需要中度帮助，洗澡完全依赖	立位平衡差 缺乏转移技巧	立位平衡的训练 床椅转移技巧的宣教
训练时情绪紧张，立位下害怕跌倒	情绪容易紧张 下肢本体感觉差	治疗中宣教，播放音乐、打节拍等缓解紧张情绪 加强下肢本体感觉训练（PT）

（3）浮木

1）积极方面　工作轻松；家境富裕，经济压力小；右手会写字、使用筷子等。

2）消极方面　见表2-11-10。

表2-11-10　消极方面

因素	改善
作息不规律，长期熬夜	规范作息时间
长期大量吸烟饮酒	戒烟戒酒，合理清淡饮食
发病前出勤均自驾	建议乘坐出租车或雇用司机

（4）河流　患病后患者积极配合治疗，目前河流处于堵塞状态，疏通预期高。

河川模式以患者为中心，关注自我与环境之间的复杂关系。该患者肢体功能较好，工作及家庭环境、通勤状况、作息规律等方面对患者的生活影响较大。且河川模式通过与患者进行探索和讨论，调整各方面的问题，以实现患者生活流程的改善。此患者认知功能正常，经过河川模式指导治疗，可达到日常生活活动能力有条件地独立，居家远程办公，实现患者预期目标。目前河流流动为较通畅状态。

六、知识延伸

1. 河川模式的要素（图 2-11-2）

（1）河流　代表生活状态及整体日常活动。

（2）河岸床　代表物质及社会背景/环境。

（3）岩石　代表障碍与挑战。

（4）浮木　代表影响因素，既有积极的一面，也有消极的一面。

某一时间的河流截面

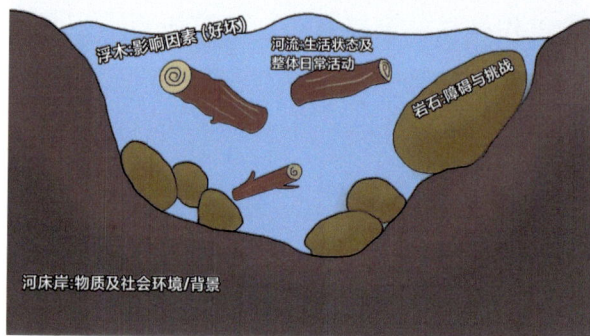

图 2-11-2　河川模式的要素及其相互关系

2. 河川模式的特点

（1）关注点　文化因素、环境因素。

（2）目的　充分分析和利用各种因素，扬长避短，排除障碍。

（3）适用性　河川模式中所指的治疗对象既可以是个案，也可以是一个整体。该模式无论是个体、家庭还是组织皆可用。

（4）局限性　不适合用于不理解河川比喻的患者、有明显认知功能障碍和言语功能障碍的患者。

3. 河川模式的使用

结合河川模式的要素和特点，最大限度地利用空间、加固河岸床、打破岩石、用有积极影响的浮木。

病例 12　CMOP-E 模式下的作业治疗典型病例

　　加拿大作业表现与参与模式（CMOP-E）是作业治疗师常用的一种模式框架（图 2-12-1）。该模式体现以人为本的原则，中心原则是作业表现，可为相关从业人员提供专业实践的专业术语、评估工具及干预训练指导。加拿大作业表现测量表（COPM）是一种以患者为中心的个性化衡量方法，由加拿大作业治疗师于 1991 年发布，目前已被翻译成 20 多种语言，有超过 35 个国家在使用。COPM 主要记录 CMOP 的评估结果，通过一次或多次的访谈，找出患者想做、必须做和被期望去做的活动，同时发现患者在做这些活动时的活动表现不足。治疗计划可由治疗师和患者共同参与制订，以提高患者的参与程度及积极性。治疗目标就是提高患者的表现度和满意度分数。实践证明，COPM 具有良好的信度和效度。

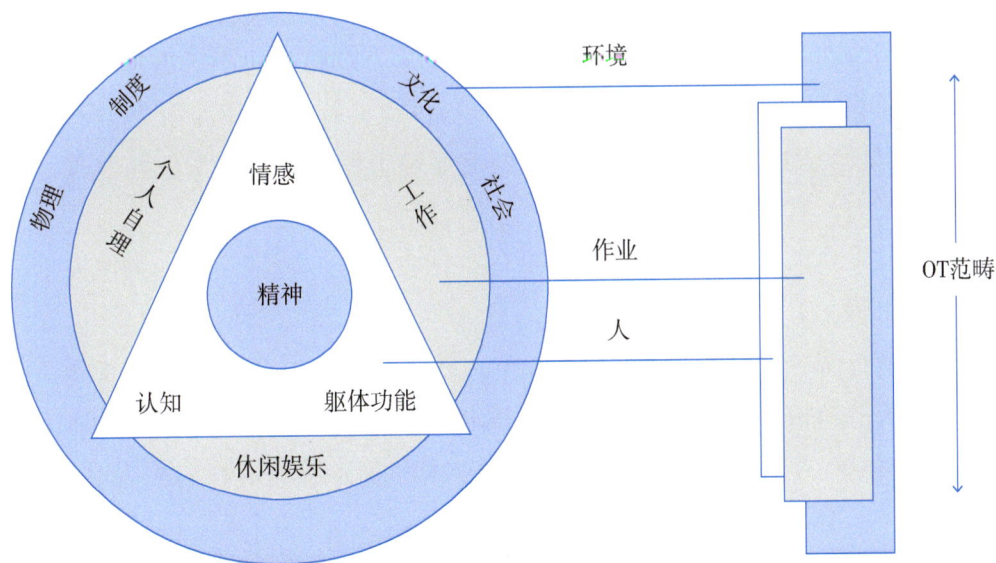

图 2-12-1　CMOP-E 模式图

一、病史

　　姓名：冯 × ×；性别：女；年龄：45 岁。

（1）主诉　双下肢麻木无力 62 d，加重 30 d，右上肢麻木无力 25 d。

（2）病残史　患者于 2021 年 6 月 1 日 10 点出现左臀部酸胀感，12 点左下肢麻木感，14 点左下肢无力可行走，16 点上楼费力，拖拽行走，前往 A 医院就诊，无特殊处理。6 月 2 日 2 点无明显诱因出现双下肢无力、麻木、发胀感，双下肢完全活动不能，伴排尿费力、大便干燥，双上肢力量无异常。6 月 4 日开始给予甲泼尼龙 500 mg/d×3 d，250 mg/d×3 d，120 mg/d×3 d，后口服泼尼松 60 mg/d，2 周减 1 片。6 月 20 日患者双下肢麻木无力较前好转，可在搀扶下行走，独立站立 10 min 左右，大小便障碍缓解。7 月 3 日无明显诱因出现双下肢无力加重，完全活动不能，伴麻木、间断胸闷吸氧。7 月 6 日患者出现嗜睡，下腹部束带感，尿潴留，便秘。7 月 7 日开始给予甲泼尼龙 500 mg/d×3 d，250 mg/d×3 d，人免疫球蛋白 30 g/d×5 d。7 月 8 日患者束带感缓解，出现右上肢麻木无力，右手不能持物。7 月 9 日查头部磁共振示左侧大脑半球斑片状新发梗死。7 月 12 日转诊至 B 医院继续治疗，完善脑脊液脱髓鞘四项、副肿瘤抗体等相关检查后，考虑为免疫介导炎性脱髓鞘病可能性大，给予醋酸泼尼松片及吗替麦考酚酯调节免疫、双联抗血小板聚集、降脂稳定斑块、抑酸护胃、控制血糖血压、改善脑供血，补钙补钾等治疗。于 2021 年 7 月 21 日转至 C 医院行康复治疗。经治疗现患者右上肢力量较前改善，双下肢麻木无力，右下肢为著，为求进一步康复治疗收入我科。

患者自发病以来精神欠佳，情绪低落，饮食尚可，睡眠欠佳，大便失禁，小便留置尿管。

（3）既往史　患 2 型糖尿病 10 余年，目前应用二甲双胍、阿卡波糖及人胰岛素注射液及精蛋白人胰岛素注射液控制血糖；患高血压 6 年，最高血压为 180/100 mmHg，目前应用替米沙坦及苯磺酸氨氯地平降压治疗。2020 年 11 月曾患脑梗死，未遗留明显后遗症。

（4）辅助检查　颈胸椎增强磁共振：$T_6 \sim T_7$ 椎体水平脊髓内异常信号。头部磁共振：左侧额颞顶叶及侧脑室旁斑片状新发脑梗死，左侧大脑中动脉显影欠佳。

（5）临床诊断　免疫介导炎性脱髓鞘病，脑梗死（左侧大脑半球）。

二、康复评估

入院康复评定（2021年8月3日）

（1）个人

1）整体情况　患者卧床，神志清楚，言语流利；现由丈夫陪护，患者康复欲望较强，可积极配合。

2）家庭情况　已婚，与丈夫、两女一子同住，家庭环境融洽。

3）经济情况　良好，医保报销费用。

4）工作　发电厂职工。

5）娱乐　读书、遛狗。

（2）身体功能、能力评估

1）肌力：双肩周肌群肌力5级，肘屈肌群肌力（R/L）4级/5级，腕背伸肌群肌力（R/L）4级/5级，肘伸肌群肌力（R/L）4级/5级，中指指深屈肌肌力（R/L）4级/5级，小指外展肌肌力（R/L）4级/5级，髋屈肌肌力（R/L）2级/3$^+$级，膝伸肌力（R/L）2/4$^-$级，踝背屈肌群肌力（R/L）1级/4$^-$级，踝趾屈肌群肌力（R/L）1级/4$^-$级，踇长伸肌肌力（R/L）1级/4$^-$级。

2）肌张力　正常。

3）感觉　左上肢深、浅、复合感觉粗测正常；右上肢深浅感觉减退、双下肢深浅感觉消失；双侧T6以下感觉平面轻触觉、针刺觉节段性消失。

4）平衡　坐位平衡0级，立位平衡0级。

5）协调　双侧指鼻试验、快速轮替试验较稳准，动作缓慢；跟膝胫试验因肌力差无法完成。

6）Holden步行能力　0级。

7）认知　计算力、记忆力（近期）粗测减退。

8）心理　汉密尔顿焦虑量表22分（明显焦虑），抑郁量表19分（中度抑郁）。

9）ADL　FIM 53分，重度依赖（表2-12-1）。

表 2-12-1 FIM 评分量表

项目			得分	评分标准
运动功能	自理能力	进食	4	少量帮助
		梳洗、修饰	4	少量帮助
		洗澡	1	完全依赖
		穿裤子	3	中度帮助
		穿上衣	5	需他人准备上衣
		上厕所	1	完全依赖
	括约肌控制	膀胱管理	1	完全依赖
		直肠管理	1	完全依赖
	转移	床、椅、轮椅间转移	2	大量帮助
		上厕所	1	完全依赖
		盆浴或淋浴	1	完全依赖
	行走	步行、轮椅	1	完全依赖
		上下楼梯	1	完全依赖
运动功能得分			26	
认知功能	交流	理解	6	轻度困难
		表达	5	敦促
	社会认知	社会交往	6	需较多时间适应
		解决问题	5	应激下需监护
		记忆	5	应激下需监护
认知功能得分			27	
FIM 得分			53	
评定结果			重度依赖	

（3）环境（家庭、社区、工作）

1）家庭环境 住楼房二层，无电梯，室内无门槛、斜坡、台阶，家中无辅助设施。

2）社区环境 社区内及周边设施较齐全。

3）工作环境 患病前患者自驾往返工作地点，办公区在2层，无电梯，工作需操作电脑，走动较少。

（4）作业与作业活动 使用COPM对患者进行评估。患者最想解决的五项作业活动见表2-12-2。

表2-12-2 作业与作业活动

作业活动	重要性	表现度	满意度
马桶上自主大小便	9	2	2
右手握筷子独立进食	8	7	6
独立坐轮椅外出	8	3	2
站立、行走	9	4	2
回归工作	8	4	3
总分/平均分		20/5 = 4	15/5 = 3

三、功能诊断

（1）躯体功能 右上肢及双下肢运动、感觉功能障碍。

（2）日常活动 日常生活活动重度依赖。

（3）社会参与 社会参与能力受限。

四、康复治疗方案及转归

1. 康复目标

（1）短期目标（4周） 坐位平衡3级；一人少量辅助下完成转移、如厕；使用辅助餐具在20 min内用餐完毕。

（2）长期目标（3个月） 进食、洗漱、修饰、转移完全自理；轮椅生活、治疗性步行。

2. 主要障碍点归纳

（1）躯体功能 T_6以下、右手、双下肢感觉缺失或减退；双下肢及躯干肌力、双手协调、灵活性下降；坐、立位平衡、步行能力减退。

（2）ADL　括约肌控制、转移、行走、认知等。

（3）心理　焦虑、睡眠障碍（2～6 h）。

3. 训练计划

（1）完成马桶上自主大小便

1）肌力、耐力训练（图2-12-2）　仰卧位，右手举2磅哑铃10个/组，共5组；双下肢：等长收缩训练；左上肢弹力带抗阻训练5个/组，共3组。

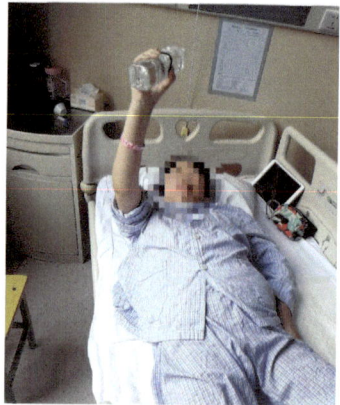

图2-12-2　肌力、耐力训练

2）平衡功能训练　辅助下床边坐位、监护下坐位下够取训练10个/组，共3组，轮椅坐位训练10 min。

3）日常生活活动训练　翻身坐起、床椅转移、轮椅-马桶转移活动训练；8月28日患者在治疗室可用升降马桶独立完成轮椅-马桶转移（图2-12-3）。

4）排大小便　用开塞露，家属辅助排便；间歇导尿。

（2）右手握筷子独立进食

1）协调训练　轮替动作训练等。

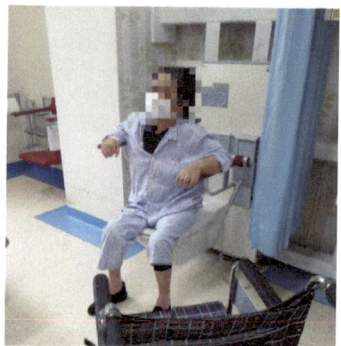

图2-12-3　轮椅-马桶转移

2）感觉训练　镜像疗法，震动哑铃，快速刷擦，温度刺激，感觉不同形状、材质的物体刺激手指以增加感觉输入。

3）右手力的强化　右手指间力、捏力、三点力的强化。

4）使用辅具　用辅助筷进食（图2-12-4），逐渐过渡到用普通筷子。

（3）独立坐轮椅外出

1）向患者及家属宣教外出照护注意事项　指导如何选择合适的轮椅（图2-12-5、图2-12-6）

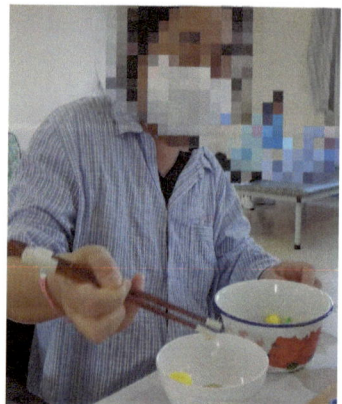

图2-12-4　用辅助筷模拟进食

及轮椅使用技能等。

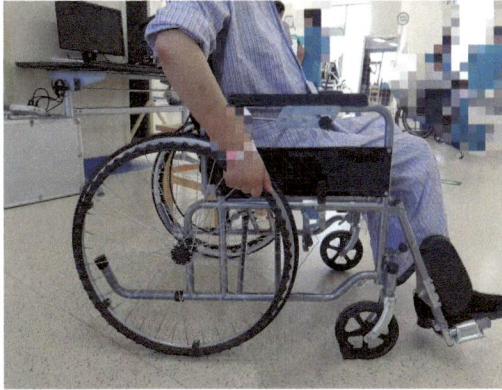

图 2-12-5　使用原轮椅

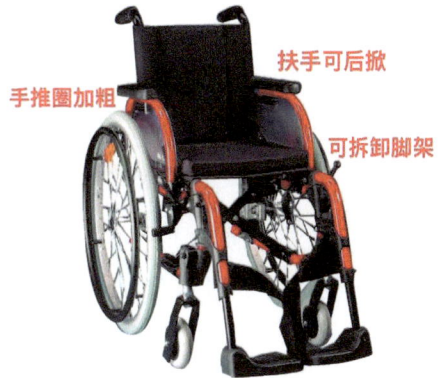

图 2-12-6　选购新轮椅的注意事项

2）器械辅助训练　站床训练（由 30°开始，循序渐进；预防眩晕、体位性低血压、低血糖）。

（4）其他

1）认知训练　书写日程表、回忆上顿餐食（定位、定向、记忆）。

2）放松训练　参与音乐治疗、冥想（肌肉渐进放松）。

3）睡眠管理　提高时间定位、活动规划（日记、减少日间睡眠时间）。

4）阅读喜欢的书，多与家人和病友交流，排解负面情绪。

5）家庭训练　积极参与日常生活，监护下翻身坐起、穿脱衣物、进食等；双手举 2 磅哑铃 10 个/组，共 3 组；双手交替拍球、捡豆子，训练手的协调性；用毛巾、牙刷、冷或温水等刺激加强患侧感觉输入。8 月 20 日患者可在病房独立穿鞋（图 2-12-7）。

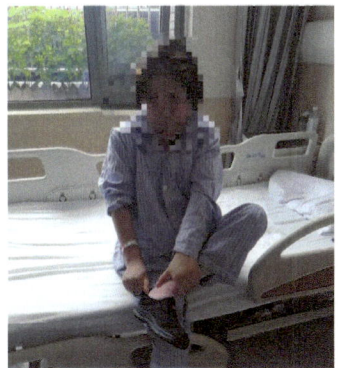

图 2-12-7　病房内独立穿鞋

4. 转归

经过 4 个月的系统、全面康复，患者评估情况如下。

（1）肌力　双肩周肌群肌力 5 级，肘屈肌群肌力（R/L）4 级/5 级，腕背伸肌群肌力（R/L）4级/5级，肘伸肌群肌力（R/L）4级/5级，中指指深屈肌肌力（R/L）4级/5级，小指外展肌肌力（R/L）4级/5级，髋屈肌肌力（R/L）4级/4级，膝伸肌力（R/L）4级/4级，踝背屈肌群肌力（R/L）4级/4级，踝趾屈肌群肌力（R/L）3级/4级，踇长伸肌肌力（R/L）3级/4级。

（2）Holden步行能力　3级。

（3）平衡　坐位平衡3级，立位平衡2级。

（4）感觉　患者主诉右手、左下肢麻胀感；评估右下肢深浅感觉缺失。

（5）ADL　FIM 103分，极轻度依赖（括约肌控制、行走得分较低）。

（6）心理　汉密尔顿焦虑量表9分（可能有焦虑），抑郁量表10分（轻度抑郁）。

患者再次进行COPM评估，结果见表2-12-3。

表2-12-3　COPM评估

作业活动	重要性	表现度	满意度
步行用时缩短	10	5	4
完全自主排便	8	7	6
回家给家人做饭	6	6	4
跟家人、朋友外出、游玩	5	6	5
回归工作	8	6	6
总分/平均分		30/5 = 6	25/5 = 5

5. 干预

（1）与患者一同制订出院后的训练计划。

（2）向患者及家属宣教出院后的居家、外出安全知识。

（3）联系就近的社区康复机构，联系工作单位协调岗位。

（4）建议厨房改造、使用辅具，使患者能够更方便、省力地给家人做饭。

五、案例分析

（1）此患者虽患脊髓炎合并脑梗死，但临床上脊髓炎表现较突出，故评定肌力时以关键肌形式表述。

（2）COPM 是半结构式访谈，以患者为中心，表格仅提供架构，OT 应在访谈中引导并遵循患者的表述。

（3）入院时患者想解决的作业活动集中在自理上，这些自理能力的实现受功能障碍、认知、精神、心理等因素影响，因此治疗师结合患者的现状及愿望共同进行活动分析、训练计划设计。4 个月后，随着患者功能及能力的提高，亟待解决的作业活动问题已从初期的自理延伸到生产活动和休闲活动，这说明患者的目标是动态变化的。因此，后期的训练及指导也要进行相应调整。

六、知识延伸

COPM 应用十分广泛，具有独特的个性化方法，旨在确定对患者个人重要性的问题，并检测患者随时间的推移对作业表现自我认知的变化。让患者将这些活动按照重要程度排序，找出最重要的五项活动并记录下来。再让患者对这五项活动的表现度和满意度进行打分（1～10 分），表现度 1 分代表不能做到、满意度 1 分代表非常不满意，表现度 10 分代表可以完成得非常好、满意度 10 分代表非常满意。治疗的目标是提高患者的表现度和满意度。最后，算出平均分，平均分的计算方式是总分除以项目数，平均分可作为基数进行前后对比。

病例 13　MOHO 模式下的作业治疗典型病例

人类作业模式（MOHO）是阐述在日常环境中，人类的作业是如何形成、表现和被促进的，是一个动态的开放周期系统。它将来自环境的信息和已执行活动的反馈作为输入，并贯穿整个系统内部。系统内部成分为意志力、适应力和执行能力，并结合外部作用的环境共同作用（图 2-13-1）。MOHO 模式由 Gary Kielhofner 博士在 20 世纪 80 年代首次提出，第四版修正于 2008 年提出，这次修正提到"MOHO 的愿景是支持全世界的实践，这些实践以作业和患者为中心，并且基于其他作业治疗模式和跨学科实践的补充理论。"

外部环境

作业活动

客户

意志力
适应力
执行能力

技能 → 动作表现 → 参与活动

作业身份（角色）

作业适应

作业能力

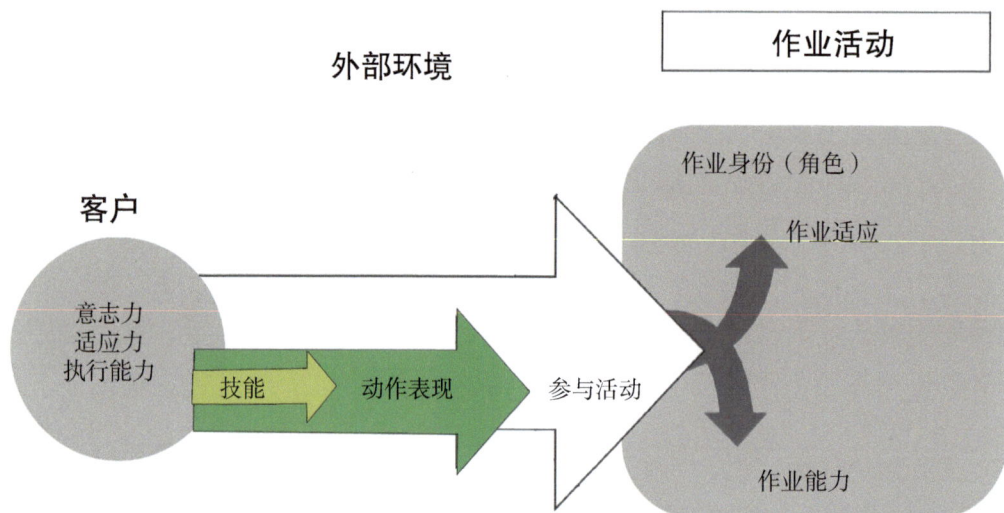

图 2-13-1　MOHO 示意图

一、病史

姓名：周 ××；性别：男；年龄：46 岁；职业：专业技术人员。

（1）主诉　左侧肢体活动不利 15 d。

（2）病残史　患者于 2021 年 12 月 5 日晨起无明显诱因突发左手无力，伴有恶心，当时无呕吐、黑蒙、视物昏花，1 h 后出现左上肢无力，左下肢无明显异常，家属呼叫救护车就诊于 A 医院急诊，头部 CT 未见明显异常，考虑为急性脑梗死，予以输液治疗，具体药物不详；16：00 患者出现下肢无力，言语笨拙、反应迟钝。12 月 6 日患者左侧肢体活动不能，头部 MRI 提示右侧基底节及右侧额颞枕叶新发脑梗死。头 MRA 提示右侧颈内动脉虹吸部及右侧大脑中动脉 M2 段重度狭窄；12 月 7 日转至 B 医院，予以抗血小板聚集、降脂稳斑块、改善脑代谢、脱水降颅压、抗感染、改善循环、化痰等对症药物治疗。经治疗，患者言语正常、对答如流，左下肢可抬离床面。为求进一步康复，于 12 月 20 日收入我院。

（3）既往史　平素健康状况一般。有高脂血症病史，本次发病后被诊断为高血压 2 级（极高危）、坠积性肺炎、高同型半胱氨酸血症、右侧颈内动脉闭塞、双侧颈内动脉内 – 中膜不均增厚伴斑块、右锁骨下动脉斑块、双下肢动脉斑块。

（4）家族史　否认家族遗传病史。

二、检查评估

1. 入院查体

中年男性，生命体征尚平稳。左侧肢体浅感觉减退，Brunnstrom 分期左上肢Ⅱ期、手Ⅰ期、左下肢Ⅲ期，左上肢肌张力 Ashworth 分级 2 级、左下肢 1^+ 级。左侧肱二、三头肌反射均活跃。左侧桡骨膜反射、膝反射、跟腱反射均活跃。左侧 Babinski 征（＋）、右侧（－）。左侧指鼻试验、快速轮替试验不能完成，双踝阵挛（－）。

2. 辅助检查

头部 CT（2021 年 12 月 5 日，A 医院）：平扫未见明显异常。头部 MRI（2021 年 12 月 6 日，A 医院）：右侧基底节及右侧额颞枕叶新发脑梗死。头部 MRA（2021 年 12 月 6 日，A 医院）：右侧颈内动脉虹吸部及右侧大脑中动脉 M2 段重度狭窄。头部 CT（2021 年 12 月 7 日，B 医院）：右侧额顶叶脑梗死（待查）。

3. 初次康复评估

（1）问诊　见表 2-13-1。

表 2-13-1　问诊

家庭成员	父母、爱人、儿子
工作情况	通信技术人员（与各个岗位沟通，统筹规划，指挥，少量计算机使用）
娱乐爱好	看电视、玩电脑游戏
生活状态	与父母同住（爱人和儿子在国外），日常负责少量家务劳动（遛狗）
经济状况	良好，有能力支持进一步康复
家属期望	生活自理，回归工作岗位（本人意愿不强烈）

（2）客观评估

1）运动功能　① Brunnstrom 分期上肢Ⅱ期，手Ⅰ期，下肢Ⅲ期；②左上肢屈肌张力 1^+ 级、伸肌张力 1 级，下肢伸肌张力增高 1^+ 级；③左肩关节活动度因疼痛受限：前屈 0°～90°，外旋 0°～45°（胸大肌过度紧张）；④肩部疼痛 VAS 评分 7 分；⑤平衡能力：坐位平衡 1 级，立位平衡 0 级；⑥协调功能检查不能完成；⑦手实用性评估：废用手。

2）感觉功能　浅感觉轻度减退。

3）心理状态　①汉密尔顿抑郁量表（HAMD）10 分可能有抑郁（表 2-13-2）；②汉密尔顿焦虑量表（HAMA）7 分可能有焦虑（表 2-13-3）。

4）认知功能　良好。

5）日常生活功能评定　功能独立性评定(FIM)68 分,中度依赖(表 2-13-4)。

表 2-13-2　汉密尔顿抑郁量表（HAMD）

项目	分值	分数
抑郁情绪	0 分 = 没有 1 分 = 只在问到时才诉述 2 分 = 在访谈中自发地表达 3 分 = 不用言语也可以从表情，姿势，声音或欲哭中流露出这种情绪 4 分 = 患者的自发言语和非语言表达（表情、动作）几乎完全表现为这种情绪	1
有罪感	0 分 = 没有 1 分 = 责备自己，感到自己已连累他人 2 分 = 认为自己犯了罪，或反复思考以往的过失和错误 3 分 = 认为目前的疾病是对自己错误的惩罚，或有罪恶妄想 4 分 = 罪恶妄想伴有指责或威胁性幻觉	1
自杀	0 分 = 没有 1 分 = 觉得活着没有意义 2 分 = 希望自己已经死去，或常想与死亡有关的事 3 分 = 消极观念（自杀念头） 4 分 = 有严重自杀行为	0
入睡困难（初段失眠）	0 分 = 没有 1 分 = 主诉入睡困难，上床半小时后仍不能入睡（要注意平时患者入睡的时间） 2 分 = 主诉每晚均有入睡困难	0
睡眠不深（中段失眠）	0 分 = 没有 1 分 = 睡眠浅，多噩梦 2 分 = 半夜（24：00 以前）曾醒来（不包括上厕所）	0

续表

项目	分值	分数
早醒 （末段失眠）	0 分＝没有 1 分＝有早醒，比平时早醒 1 h，但能重新入睡，应排除平时习惯 2 分＝早醒后无法重新入睡	0
工作和兴趣	0 分＝没有 1 分＝提问时才诉述 2 分＝自发地直接或间接表达对活动、工作或学习失去兴趣，如感到无精打采，犹豫不决，不能坚持或需强迫自己去工作或劳动 3 分＝活动时间减少或成效下降，住院患者每天参加病房劳动或娱乐不满 3 h 4 分＝因目前的疾病而停止工作，住院者不参加任何活动或没有他人帮助便不能完成病室日常事务（注意不能凡住院就打 4 分）	1
阻滞（指思维和言语缓慢，注意力难以集中，主动性减退）	0 分＝没有 1 分＝精神检查中发现轻度阻滞 2 分＝精神检查中发现明显阻滞 3 分＝精神检查进行困难 4 分＝完全不能回答问题（木僵）	0
激越	0 分＝没有 1 分＝检查时有些心神不定 2 分＝明显心神不定或小动作多 3 分＝不能静坐，检查中曾起立 4 分＝搓手、咬手指、扯头发、咬嘴唇	2
精神性焦虑	0 分＝没有 1 分＝问及时诉述 2 分＝自发地表达 3 分＝表情和言谈流露出明显忧虑 4 分＝明显惊恐	1
躯体性焦虑（指焦虑的生理症状，包括口干、腹胀、腹泻、呃逆、腹绞痛、心悸、头痛、过度换气和叹气，以及尿频和出汗）	0 分＝没有 1 分＝轻度 2 分＝中度，有肯定的上述症状 3 分＝重度，上述症状严重，影响生活或需要处理 4 分＝严重影响生活和活动	0
胃肠道症状	0 分＝没有 1 分＝食欲减退，但不需要他人鼓励便可自行进食 2 分＝进食需他人催促或请求和需要应用泻药或助消化药	0

续表

项目	分值		分数
全身症状	0分=没有 1分=四肢，背部或颈部沉重感，背痛、头痛、肌肉疼痛，全身乏力或疲倦 2分=症状明显		1
性症状（指性欲减退、月经紊乱等）	0分=没有 1分=轻度 2分=重度 3分=不能肯定，或该项对被评者不适合（不计入总分）		0
疑病	0分=没有 1分=对身体过分关注 2分=反复考虑健康问题 3分=有疑病妄想 4分=伴幻觉的疑病妄想		1
体重减轻	按病史评定 0分=没有 1分=患者诉说可能有体重减轻 2分=肯定体重减轻	按体重记录评定 0分=1周内体重减轻0.5 kg以内 1分=1周内体重减轻超过0.5 kg 2分=1周内体重减轻超过1 kg	0
自知力	0分=知道自己有病，表现为忧郁 1分=知道自己有病，但归咎于伙食太差、环境问题、工作过忙、病毒感染或需要休息 2分=完全否认有病		0
日夜变化（如果症状在早晨或傍晚加重，先指出哪一种，然后按其变化程度评分）	0分=早晚情绪无区别 1分=早晨或傍晚轻度加重 2分=早晨或傍晚严重		0
人格解体或现实解体（指非真实感或虚无妄想）	0分=没有 1分=问及时才诉述 2分=自发诉述 3分=有虚无妄想 4分=伴幻觉的虚无妄想		0

续表

项目	分值	分数
偏执症状	0分=没有 1分=有猜疑 2分=有牵连观念 3分=有关系妄想或被害妄想 4分=伴有幻觉的关系妄想或被害妄想	0
强迫症状（指强迫思维和强迫行为）	0分=没有 1分=仅在询问时才诉述 2分=自发诉述	0
能力减退感	0分=没有 1分=仅于提问时方引出主观体验 2分=患者主动表示有能力减退感 3分=需鼓励、指导和安慰才能完成病室日常事务或个人卫生 4分=穿衣、梳洗、进食、铺床或个人卫生均需要他人协助	1
绝望感	0分=没有 1分=有时怀疑"情况是否会好转"，但解释后能接受 2分=持续感到"没有希望"，但解释后能接受 3分=对未来感到灰心、悲观和绝望，解释后不能排除 4分=自动反复诉述"我的病不会好了"或诸如此类的情况	0
自卑感	0分=没有 1分=仅在询问时诉述有自卑感不如他人 2分=自动诉述有自卑感 3分=患者主动诉说自己一无是处或低人一等（与评2分者只是程度的差别） 4分=自卑感达妄想的程度，如"我是废物"或类似情况	1
总分		10

表 2-13-3 汉密尔顿焦虑量表（HAMA）

编号	项目	表现	分数
1	焦虑心境	担心、担忧，感到有最坏的事将要发生，容易激惹	1
2	紧张	紧张感、易疲劳、不能放松，情绪反应，易哭、颤抖、感到不安	1
3	害怕	害怕黑暗、陌生人、一人独处、动物、乘车或旅行及人多的场合	0
4	失眠	难以入睡、易醒、睡得不深、多梦、夜惊、醒后感疲倦	0

续表

编号	项目	表现	分数
5	认知功能	注意力不能集中，记忆力差，或称记忆、注意障碍	1
6	抑郁心境	丧失兴趣、对以往爱好缺乏快感、抑郁、早醒、昼重夜轻	0
7	躯体性焦虑（肌肉系统）	肌肉酸痛、活动不灵活、肌肉抽动、肢体抽动、牙齿打战、声音发抖	1
8	躯体性焦虑（感觉系统）	视物模糊、发冷或发热、软弱无力感、浑身刺痛	0
9	心血管系统症状	心动过速、心悸、胸痛、血管跳动感、昏倒感、心搏脱漏	0
10	呼吸系统症状	胸闷、窒息感、叹息、呼吸困难	0
11	胃肠道症状	吞咽困难、嗳气、消化不良（进食后腹痛、腹胀、恶心、胃部饱感）、肠动感、肠鸣、腹泻、体重减轻、便秘	0
12	生殖泌尿系统症状	尿意频数、尿急、停经或性冷淡、早泄、阳痿	1
13	自主神经系统症状	口干、潮红、苍白、易出汗、起鸡皮疙瘩、紧张性头痛、毛发竖起	1
14	会谈时行为表现	一般表现：紧张、不能松弛、忐忑不安、咬手指、紧紧握拳、摆弄手帕、面肌抽搐、不宁顿足、手发抖、皱眉、表情僵硬、肌张力高、叹息样呼吸、面色苍白 生理表现：吞咽、打嗝、安静时心率快、呼吸快（20次/分以上）、腱反射亢进、震颤、瞳孔放大、眼睑跳动、易出汗、眼球突出	1
	总分		7

表2-13-4　功能独立性评定（FIM）

项目	得分	独立情况
进食	5	监护和准备
梳洗、修饰	3	中度身体接触的帮助
洗澡	3	中度身体接触的帮助
穿裤子	3	中度身体接触的帮助
穿上衣	3	中度身体接触的帮助

续表

项目	得分	独立情况
上厕所	4	少量身体接触的帮助
膀胱管理	3	中度身体接触的帮助
直肠管理	4	少量身体接触的帮助
床、椅、轮椅间转移	3	中度身体接触的帮助
上厕所	3	中度身体接触的帮助
盆浴或淋浴	3	中度身体接触的帮助
步行/轮椅	1	完全依赖
上下楼梯	1	完全依赖
理解	7	完全独立
表达	7	完全独立
社会交往	5	监护和准备
解决问题	5	监护和准备
记忆	5	监护和准备
总分	68	中度依赖

6）环境评估 ①社区环境较便捷；②环境：家住4层，有电梯，家居环境辅助设施较少。

7）生产活动 日常生活活动、乘车/开车上班、自我料理等。

三、康复目标

（1）近期目标（2～4周） 改善患者焦虑抑郁情绪，提高患者基本日常动作的参与度，如翻身、转移、穿脱衣等，提高患者坐位平衡能力至2级。

（2）远期目标（3～6个月） 回归家庭，日常生活能力基本自理。

四、康复计划

1.优先改善外部环境，加强宣教，降低家属对患者的期望

对患者家属进行患者现功能状态和预后情况预测的解释和宣教，让家属充

分理解患者的目前状况及可能恢复的大概情况，增加家属与患者交流机会。

2.促进患者适应患病角色，增强适应力

对患者进行目前功能障碍的解释和肌张力增高的原因解释，并教会患者简单降低肌张力的方法，通过肢体放松调节患者心理焦虑情况。

3.改善运动功能，提高执行能力，以促进意志力正向发展

（1）提高患者日常生活能力，教会患者以目前功能状态独立进行翻身、坐起、穿脱衣物、床椅转移等日常生活动作训练。

（2）降低肌张力和维持扩大关节活动度训练，被动活动及牵伸左侧肢体。

（3）增强肩后侧肌群和肩胛的运动能力以抑制左上肢异常模式。

（4）提高坐位平衡能力，加强日常坐位动作的安全性，进行坐位下左右转身放置物品训练。

五、康复进展

1.运动功能

（1）Brunnstrom 分期：上肢Ⅱ期，手Ⅱ期，下肢Ⅲ期。

（2）左上肢屈肌张力1级、伸肌张力1级，下肢伸肌张力增高1^+级。

（3）左肩关节活动度因疼痛受限：前屈0°～110°，外旋0°～75°。

（4）肩部疼痛，VAS评分3分。

（5）平衡能力：坐位平衡2级，立位平衡2级。

（6）协调功能检查：不能完成。

（7）手实用性评估：废用手。

2.心理状态

（1）汉密尔顿抑郁量表（HAMD）5分，正常（有罪感、精神性焦虑、疑病、自卑感以上四方面分数降低为0分，激越分数降低为1分）。

（2）汉密尔顿焦虑量表（HAMA）4分，正常（焦虑心境、生殖泌尿系统症状、会谈时行为表现以上三方面分数降低为0分）。

3.日常生活功能评定

FIM评分95分，有条件独立（各个方面均有提高，以运动功能、自我修饰和认知功能方面提升显著）。

六、案例分析

1. 根据 MOHO 模式对患者现阶段心理健康进行整体分析　见图 2-13-2。

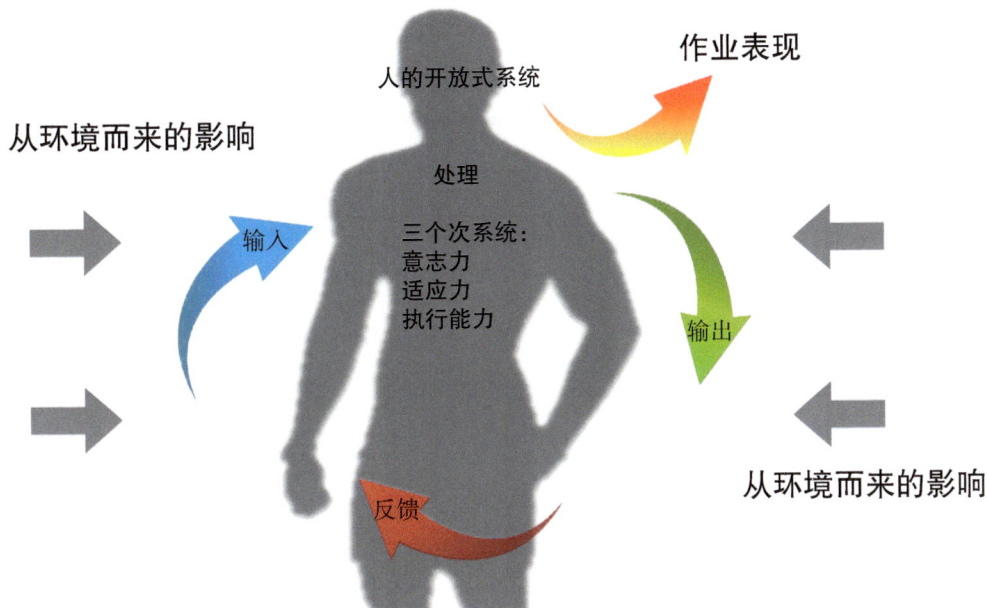

图 2-13-2　人类作业模式整体分析示意图

（1）意志力、适应力、执行能力和环境对患者目前的影响

1）意志力　意志消沉，不能接受自己现在功能状态，否定自己的价值。

2）适应力　对于自己目前的角色不适应，对于角色处于迷茫的状态；由于肢体功能减退导致生活动作的方式有很大改变，患者还不能融入患病后的生活。

3）执行能力　由于功能障碍和对自我现功能状态不认可而降低执行能力，对于布置的家庭作业完成度低，日常活动参与能力低；同时，肢体功能减退、肩关节疼痛受限等问题也加剧了患者的焦虑抑郁情绪。

4）外部环境　家属支持度高，但由于对患者病情了解程度较低，对康复治疗的理解有偏差，对于患者的期待较高，也给患者造成较大的压力。

（2）处理患者目前问题和挑战的方式

1）增强意志力　对患者进行日常生活动作训练的指导，使患者更多地参与到日常动作中，提高患者对自身价值的认可。

2）促进适应力 增加患者对自身病情的了解程度，使患者尽早进入患病的角色中。

3）改善执行能力 改善疼痛、受限等问题，降低肢体肌张力，使患者本身舒适度提高，改善患者由身体功能障碍引起的焦虑问题。

4）外部环境的正向引导 向患者家属进行宣教，提高家属对患者病情的了解，降低家属对患者过高的期望，减轻患者压力；同时，尽可能多地对患者普及与病情相关的简单医学知识，提升家属与患者沟通交流的次数，纠正患者对疾病错误的认识和转移其对肢体功能恢复速度的焦虑。

（3）选择优先解决的问题点 从外部环境着手，由于家属对患者病情和对卒中后康复治疗的知识了解程度有限，并且对患者期望较高，给患者造成较大的压力；且患病后，患者对家属的依赖程度增加，家属在患者目前状态中处于主导位置，故先与患者家属沟通，通过家属的介入缓解患者焦虑抑郁情况。

2. 案例总结

MOHO 模式对于卒中后抑郁的患者从其自身角度出发进行作业活动分析，通过患者的意志力、适应力、执行能力和外部环境对患者进行整体性评估，从而可以较清晰地找到患者的问题点，为患者康复计划的制订提供更直观、有效且准确的支持。对于本病例，患者同时存在情绪和肢体问题，但相较于情绪调整，肢体功能的调整且出现较大成效的时间较长，所以从肢体功能方面入手的话，对于患者的心理问题调整效果也并不显著，可能会产生心理和肢体功能障碍的恶性循环。故选择通过心理调整改善肢体功能表现和患者对康复治疗配合的程度，以改善整体情况。通过治疗和调整，患者的自我认同感明显增强，对于康复训练、作业活动参与的认识和积极性也明显提高，心理上的变化对肢体功能产生正向影响，使患者肢体功能也有一定的提高。

七、知识延伸

MOHO 模式提出了影响人类作业表现的三个次系统，并强调在这三个次系统与环境互动下，通过参与生活中的各项作业活动过程，个人可体验到自己的重要性，并从胜任挑战、达到目标中获得安适感，进而产生作业认同，也就是自己的能力、价值、角色及存在的经验。

1. 意志力次系统

结合自知与自信、信念与价值观及兴趣。本系统负责把人的注意力集中在某一方面，分析及理解输入的信息，选择合适的作业行为，预测作业行为的结果及理解作业过程中的感受。总而言之，意志力次系统是主导人类的作业行为，它影响人们如何选择、预测及理解自己的作业行为。

2. 习惯性次系统

该系统包括人的作业习惯及生活角色。作业习惯是指人们在特定的环境与时空下从事作业行为的方式和安排。人有了从事某些作业行为的能力后，经过多次的重复或练习，不自觉及很流畅地从事日常作业，成为习惯。这些习惯是生活角色的组成部分。生活角色的内容包括一系列的责任及行为模式，这些责任与行为模式很大程度上受到文化与社会价值的影响，也受到人们所处的情景及环境影响，很多时候被视为外界对人的要求，变成个人的独特作业角色。常见的作业角色分类包括学生、各行各业的工作人员、义工、照顾者、朋友、家庭成员（夫、妻、父、母、子女、兄弟、姊妹等）、宗教信徒、业余活动爱好者及各类团体的成员。

3. 执行能力次系统

该系统由人的精神及身体构成。身体能力是身体的基本功能，如骨骼肌肉系统、神经系统及心肺系统等的功能。精神能力是人类的心理、认知及智能等功能。所有能力构成作业行为等客观表现。

作业的能力是通过经验及身份的肯定而获取的，要通过运作良好的操作系统及次系统才能达到。作业的障碍是操作系统的一个或多个次系统出现问题，可能是由于缺乏某些能力，或是没有足够的作业动机，或未能培养合适的习惯。所以在治疗时要评估清楚作业障碍的根源及层次，并设计有针对性的治疗方案。

病例 14　小组治疗在促进人际沟通能力中的应用

作业疗法小组治疗为康复治疗中较为常用的特色治疗技术。区别于传统的康复疗法，其以集体治疗的方式进行。治疗前设定治疗目标及治疗项目，患者在治疗师的引导、辅助下互相配合，共同完成治疗目标。小组治疗能增加治疗的趣味性，并较好地调动患者治疗的积极性；在治疗中促进患者之间的相互交流，培养患者的合作意识和竞争意识，以此提高患者的社交能力，并让患者获得社会认同感，达到患者参与社会生活的最终目标。

一、主题及目的

1. 主题

感恩节贺卡制作、赠予并表达感恩。

2. 目的

（1）促进患者交流表达　表达感恩，加强患者感恩情绪的触动。

（2）改善患者心理状态　赋予有意义的生活体验，提高患者的自信心，加强成功及满足感。

（3）提高患者手的实用性，增强成就感，体现自我价值。

二、患者基本信息

见表 2-14-1。

表 2-14-1　患者基本信息

姓名	性别	陪护人员	年龄	职业	诊断	手功能状态
王××	男	妻子	40	专业技术人员	脑脊髓神经根炎	双手运动功能接近正常
闫××	男	妻子	51	工人	$C_3 \sim C_4$ 平面脊髓损伤	双手运动功能接近正常
李××	男	无	24	学生	烧伤	远端指尖关节缺如，粗大抓握及伸展活动度不充分，可完成侧捏，拇指与示指、中指对指
宋××	男	妻子	47	公务员	脑出血后遗症	一侧正常，另一侧为废用手

三、小组治疗流程

见图 2-14-1。

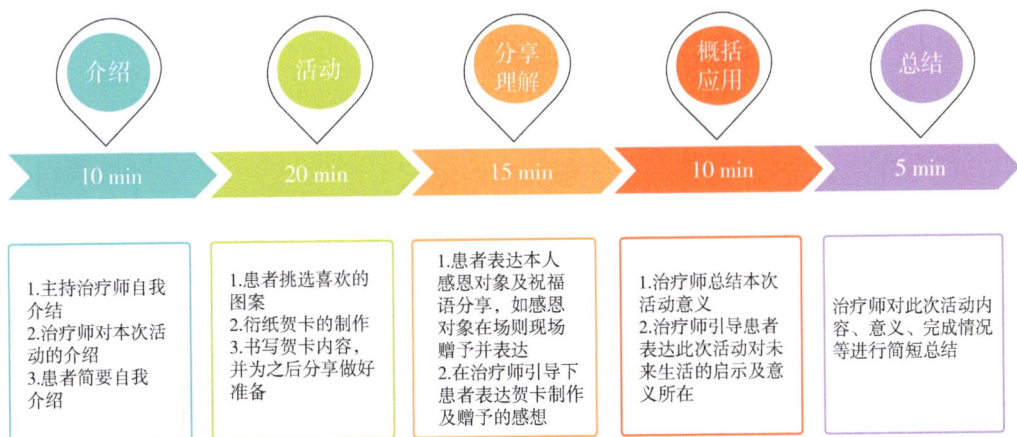

图 2-14-1 小组治疗流程图

四、介绍及活动过程

1.介绍

（1）主持治疗师进行简要自我介绍。

（2）主持治疗师介绍本次治疗内容，包括本次治疗主题、内容、流程及时间。

（3）每一位患者进行简要自我介绍，互相认识，建立初步关系，为后续分享等步骤做好准备。

2.活动

（1）告知患者制作步骤及本项目所需时间。

（2）患者挑选喜欢的图案，可根据治疗师提供的图案进行挑选，或自行寻找。

（3）在家属或治疗师的陪同下进行衍纸贺卡的制作。

（4）贺卡制作完成后在其上书写感恩内容，并为之后的分享做好准备。

五、讨论

1. 分享及理解

（1）分享　每一位患者分别表达了自己的感恩，有对家属、医务工作者及对患者自己的感恩。

1）患者王××说："感谢家人的照料，感谢康复师每日的陪伴，生活不易，要天天开心。我从来没想过会全身瘫痪，但我也从没想过如今能恢复到这么好。在这里，我要感谢我的妻子，是她日日夜夜陪伴我一路渡过难关；我也要感谢我的治疗师，是他们帮助我恢复到现在的功能状态。" 一向坚强的他瞬时声泪俱下。王××的妻子说："再坚强的人也是需要鼓励的。"（图 2-14-2）

2）患者闫××说："感谢我最爱的媳妇，在我最困难、最无助的时候，给我最大的关心、鼓励及无微不至的照顾，谢谢我的丫头。"话音刚落，夫妻两人深情拥抱，现场响起热烈的掌声（图 2-14-3）。

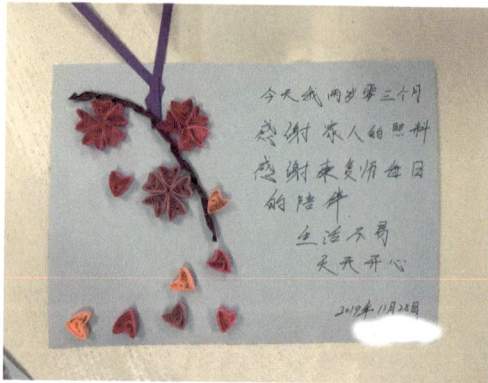

图 2-14-2　王×× 贺卡

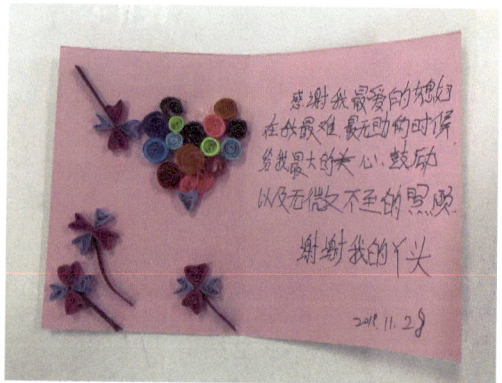

图 2-14-3　闫×× 贺卡

3）患者李××说："感恩一路走来，帮助我的医生与康复师，让我能自己走下病床、走出病房，像正常人一样去生活、去感受生活的美好！此外，愿世间再无如此苦难！"（图 2-14-4）

4）患者宋××由于右手精细功能较差，祝福语是用左手写的："时光不老，一路相伴，感恩所有的遇见。"（图 2-14-5）

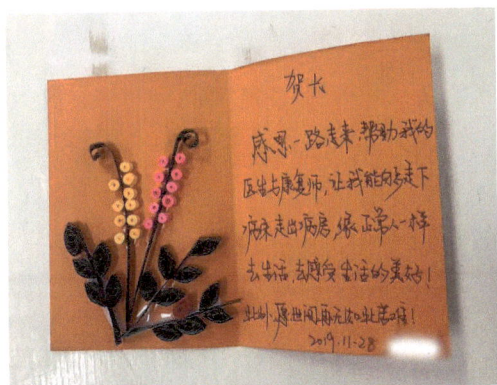

图 2-14-4　李×× 贺卡

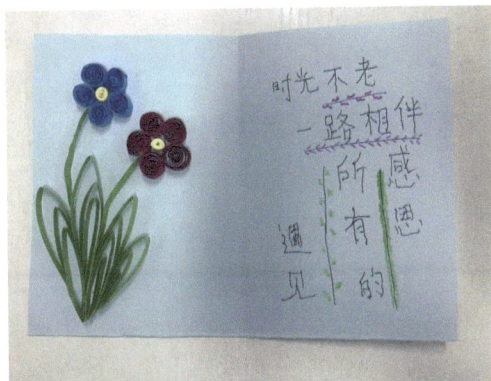

图 2-14-5　宋×× 贺卡

（2）理解　在每一位患者表达感恩之后，治疗师引导患者表达贺卡制作及感恩表达的感受。

1）贺卡赠予及表达感恩祝福　患者表达，可有此次正式机会将心中感恩进行表达，抒发了心中情绪，感觉心态更加积极乐观，面对未来生活更有动力。

2）手功能应用于实际活动中　患者表达，可利用现有的功能状态充分参与休闲娱乐活动，虽在治疗师或家属的帮助下，但也可进行此类较精细的活动，提升了信心。

3）贺卡的成功制作　患者表达，虽然生病或受伤，仍可进行此类有意义的活动，感觉每天的生活不再是单一的训练及日常活动，生活也可丰富多彩且有希望。

2. 概括及应用

（1）治疗师概括

1）每一位患者均成功制作了独属于自己的贺卡且对身边人及自己表达了感恩及肯定。

2）患者体会到自己虽然生病或受伤，但仍可进行多种多样的或有意义的活动。

3）每一位患者通过与家人或治疗师配合完成作品，体验了与人分工、合作的过程。

（2）治疗师引导患者应用

1）更多进行积极的情感表达　患者表达，此次感受感恩情绪的表达使心情得到了抒发，积极情绪的表达使心态更加积极乐观。未来生活中也要进行此种正式表达，将心中情感与家人、朋友分享。

2）抱着感恩的心面对今后的生活　患者表达，生活中虽然有许多困难及伤痛，但要抱着感恩的心情去生活，感恩身边的家人、朋友，感恩自己，感恩所有的经历，心怀感恩才能更加积极地面对生活中的磨难。

3）与家人朋友共同积极面对今后的生活　患者表达，生病受伤后少有与亲人朋友共同完成一件有意义的事情的经历，且感恩情绪的表达使患者与家人心里的距离更加靠近，更有信心与家人朋友共同面对未来生活。

4）将来可使用双手进行更多的活动　患者表达，未来可以尝试更多不同的活动，不仅局限于训练或日常活动，可进行更多有意义的其他活动，使生活更加丰富多彩。

六、总结

1. 治疗师最后对本次治疗进行简短总结

（1）看着精心制作的贺卡及书写的真挚祝福语，每位患者脸上都洋溢着幸福的笑容。

（2）本次活动每位患者均传递了温馨的祝福，并表示会积极面对未来。

（3）大家完成了有意义的作品，分享了内心最真挚的情感，体现了自我价值，并认为未来可有更多不同的尝试。

2. 感谢

患者及治疗师表示十分期待之后的小组活动，治疗师感谢所有小组成员的参与。

七、诊疗思路

1. 小组主题的确定

（1）小组治疗区别于一对一治疗，可更好地建立人际交往及提升与人沟通的能力，小组治疗的主题选择应遵循此特点。

（2）可根据治疗师及患者需要解决的问题寻找治疗方向，并根据治疗师及患者擅长的活动进行内容的选择。

（3）本次治疗恰逢感恩节，衍纸为本科室作业治疗手功能训练的常用项目，故借节日寓意开展本次"衍纸贺卡制作及赠予"小组治疗。

2. 小组成员的确认

人员筛选按本次治疗要求进行。

（1）贺卡制作　要求患者手的精细功能较好。如治疗师及家属从旁辅助，仍需患者参与并完成部分制作，要求患者进行单手或双手配合纸张的折叠等简单任务。

（2）赠送贺卡，表达感受　要求患者的语言理解、表达能力及认知能力较好，可与人进行简单沟通并自我表达。

3. 治疗目标的实现

（1）提前书写治疗计划，并根据小组成员进行活动的适应性改造。如家属及治疗师辅助，应用辅助器具进行贺卡的制作，对贺卡制作工具进行改造等。

（2）按小组治疗步骤及时间安排进行，重点突出后续分享、理解、应用等。

（3）主持治疗师鼓励成员多表达并鼓励小组内的交流，与小组成员共同完成所有治疗步骤。

（4）主持治疗师发挥其领导力，以小组活动目标为先，保证每位成员都有足够的参与，限制不恰当或不适合的行为，且过程中保持充分的同理心。

八、知识延伸

1. 小组治疗的适用范围

小组治疗可用于：患者及家属的教育，如疾病认识、预后及常用护理知识的宣教；培养技能、提高活动能力的治疗，如解决问题的能力、日常生活活动的能力、双手操作的能力；促进患者进行娱乐及社交活动的治疗，如与人沟通、融入团体。

2. 小组治疗可按七步进行

（1）介绍　包含名字（小组、治疗师、成员）、目的及活动过程的简要介绍。

（2）活动　可根据小组成员对功能状态进行适应性改造。

（3）分享　每一位成员分享活动的成果或经历。

（4）理解　表达对活动经历、治疗师或其他成员的感受。

（5）概括　治疗师回顾小组成员对活动的反馈，并概括重点。

（6）应用　治疗师帮助患者将上一步概括出的重点、结果应用在本次小组之外的生活中的每一天。

（7）总结　再次简短强调重点部分、共性部分及积极感受。

每部分所占时间比应基本遵循如下比例（图2-14-6）。

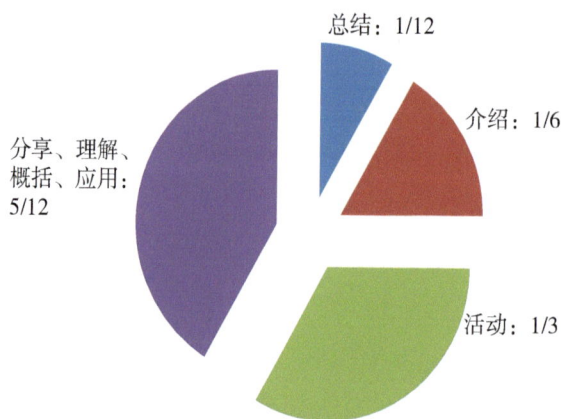

图2-14-6　小组治疗每部分所占时间比

病例 15 下肢康复机器人在不完全性脊髓损伤患者康复中的应用

下肢康复机器人是一种能使下肢功能障碍患者重新获得行走能力的高端设备。因脑血管意外、脊髓损伤、脑外伤等疾病造成下肢运动功能障碍的患者，在急性期护理过后应当及时地转入运动康复的治疗中，尤其是下肢的行走康复。下肢行走能力在运动中最容易被激活，在患者情况稍微稳定后，运动治疗介入的时间越早越好。康复机器人的应用，可使患者早期主动参与康复训练，提高训练质量和效率，缩短平均住院日，降低医疗费用，提升患者下肢运动能力。

一、病史

姓名：刘 ×× ；性别：男；年龄：58 岁。

（1）主诉　因"外伤致四肢运动及二便功能障碍1个月"入院。

（2）病残史　患者于1个月前（2014年9月21日）骑电动车时不慎与树相撞，伤后即感颈部及头面部疼痛，四肢麻木无力。送入××医院，磁共振检查示$C_4 \sim C_5$、$C_5 \sim C_6$、$C_6 \sim C_7$椎间盘凸向椎管，相应脊髓节段受压，以颈$C_4 \sim C_5$为著，髓内可见异常信号改变（图3-15-1）。于2014年10月3日在全麻下行颈椎后路单开门成形术，术后给予抗炎、消肿、营养神经及其他对症支持治疗。患者术后症状有所好转，但仍存在四肢运动及大小便功能障碍，今为进一步康复治疗收入我院。

（3）既往史　无。

二、初期康复评定（2014年10月10日）

1. 一般情况

（1）意识状态　清楚。

（2）营养状态　正常。

（3）情绪　稳定。

（4）鞍区针刺觉、轻触觉存在，球–肛门反射存在，肛门括约肌有自主收缩。

2. 脊髓损伤功能评定

（1）AIS　C级。

（2）神经平面　C_4。

（3）运动平面（R/L）C_4/C_4，运动评分（R/L）15分/15分。

（4）感觉平面（R/L）C_4/C_5，感觉评分（R/L）60分/62分。

（5）肌力

1）上肢关键肌检查

①肘屈肌群（R/L）2级/2^+级，腕伸肌群（R/L）2级/2级。

②肘伸肌群（R/L）2级/2级，指深屈肌（R/L）2级/2级。

③小指展肌（R/L）2级/2级。

④下肢关键肌检查。

⑤髋屈肌群（R/L）3级/3级。

⑥膝伸肌群（R/L）3级/3级，踝背屈肌（R/L）3级/3级。

⑦踇长伸肌（R/L）3级/3级，踝跖屈肌（R/L）2级/3级。

2）躯干肌力　腹肌肌力3级，躯干背伸肌力3级。

3. 关节功能

（1）关节疼痛　无。

（2）活动受限　无。

4. 肌张力

肌张力增大，右侧髌阵挛（+），踝阵挛（+）。张力增大部位：屈髋肌群、伸膝肌群、踝趾屈肌群改良 Ashworth 1^+ 级。

5. 平衡功能

①长坐位平衡2级；②立位平衡0级。

6. 步行能力

无。

7. 大小便

失禁。

8. 日常生活活动能力

日常生活重度依赖，脊髓独立性评估量表（SCIM）19分。

三、入院诊断

C_4脊髓损伤（AIS C级，中央型），发育性椎管狭窄，神经源性膀胱。患者颈椎 MRI 见图3-15-1。

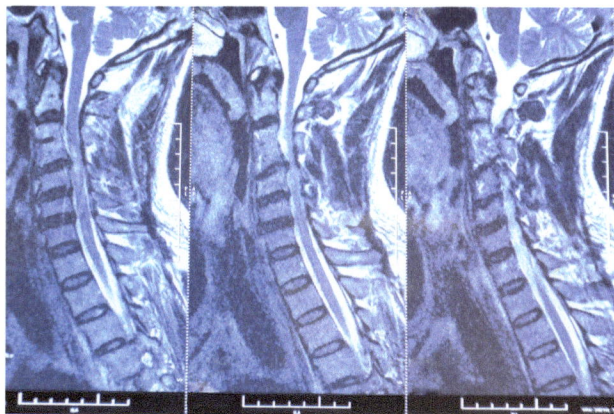

图3-15-1　颈椎 MRI

四、康复诊断

（1）残损　C_4不完全性脊髓损伤（AIS C级）。

（2）活动能力　完全依赖。

（3）社会参与　困难。

五、主要功能障碍归纳（视频3-15-1）

（1）C_4不完全性脊髓损伤（AIS C级）。

（2）四肢瘫，上肢累及较下肢严重。

（3）四肢肌张力增大。

（4）C_4以下浅感觉减退。

（5）排尿困难，大便失禁。

（6）坐位平衡1级，立位平衡0级。

（7）呼吸功能下降。

（8）左小腿肌间隙静脉丛血栓。

（9）神经源性膀胱，低钠血症。

（10）日常生活重度依赖。

视频3-15-1
患者早期功能状态

六、康复诊疗方案

1.康复目标（4周）

（1）短期目标　上肢肌力3级，立位平衡1级。

（2）长期目标　回归工作岗位。

2.康复治疗计划

（1）被动活动及牵伸，降低四肢肌张力，维持关节活动度，维持软组织延展性（图3-15-2）。

（2）腹式呼吸训练，主动扩胸训练，增强呼吸功能。

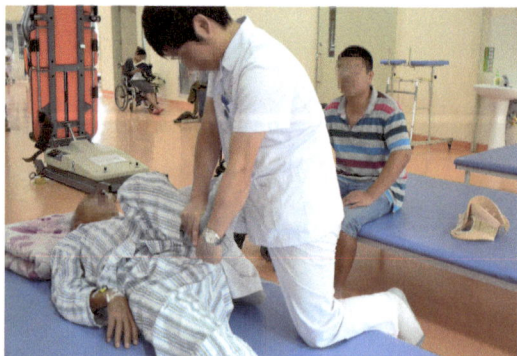

图3-15-2　常规被动活动

（3）对指、握力、抓捏、捡木条训练，增强患者自理能力。

（4）穿脱衣服、辅助器具使用训练。

（5）器械辅助训练、康复（图3-15-3）。

（6）主动翻身、体位转换、坐位平衡训练等，加强躯干肌力。

（7）下肢机器人辅助步态训练（图3-15-4、视频3-15-2）。

视频3-15-2 机器人训练

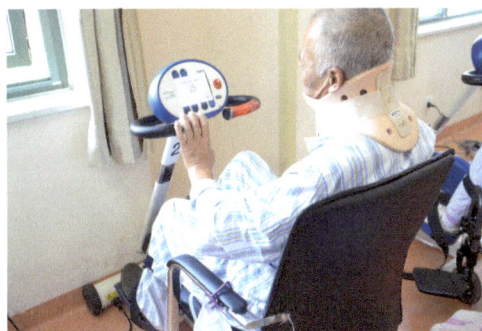

图3-15-3 器械训练

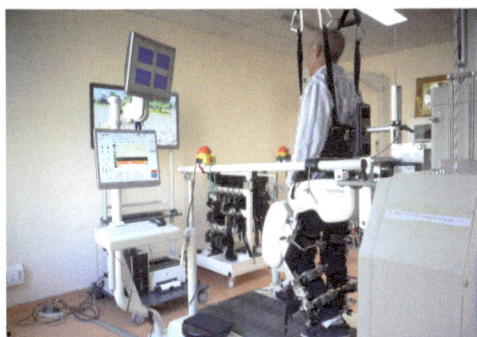

图3-15-4 下肢康复机器人辅助患者训练

下肢康复机器人训练处方（图3-15-5）。

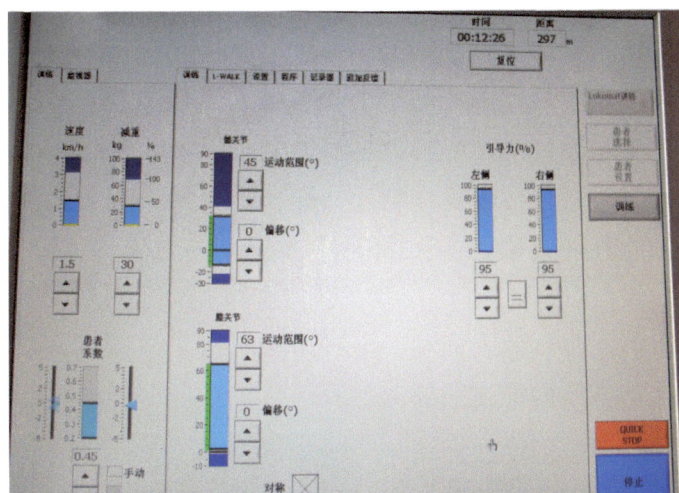

图3-15-5 下肢康复机器人训练处方

①第一周机器人辅助训练处方：大腿长度39 cm；小腿长度46 cm；腰围SM号；身高175 cm；体重70 kg；减重50%体重；速度1.6 km/h；髋关节角度45°；膝关节角度60°；踝关节角度，背屈10°；患者系数0.48；引导力95%；每次30 min，5次/周。

②第二周机器人辅助训练处方：大腿长度39 cm；小腿长度46 cm；腰围SM号；身高175 cm；体重70 kg；减重50%体重；速度1.7 km/h；髋关节角度45°；膝关节角度60°；踝关节角度，背屈15°；患者系数0.48；引导力80%；每次30 min，5次/周。

七、患者转归

1. 4周后转归

（1）肌力增加

1）上肢关键肌　肘屈肌群（R/L）3级/4级，腕伸肌群（R/L）3级/3级；肘伸肌群（R/L）3级/3级，指深屈肌（R/L）3级/3级；小指展肌（R/L）2级/2级。

2）下肢关键肌　髋屈肌群（R/L）4级/4级；膝伸肌群（R/L）3级/4级，踝背屈肌（R/L）3级/4级；踇长伸肌（R/L）3级/3级，踝跖屈肌（R/L）3级/4级。

3）躯干肌力　腹肌肌力4级，躯干后背伸肌力3级。

（2）肌张力　四肢肌张力降低，Ashwoth分级为1级。

（3）浅感觉　较前改善。

（4）诸关节活动度　正常，软组织延展性良好，无并发症。

（5）平衡　坐位平衡3级，立位平衡1级。

（6）转移　可自行翻身坐起，少量辅助下完成由坐位到站位的转移。

（7）借助辅具　可自行进食，刷牙，穿、脱衣服等。

（8）脊髓独立性评估量表（SCIM）　45分。

2. 下一步训练重点

（1）继续下肢康复机器人训练，步行功能达到3级。

（2）上肢肌力及协调性运动训练。

（3）头颈部、上肢稳定性训练。

（4）骨盆的控制训练。

（5）继续巩固下肢负重、重心转移能力。

（6）日常生活动作训练。

下肢闭链训练，强化核心肌群及髋周肌群的稳定性。同时进行下肢开链训练，提高患者远端的灵活性，促进步行功能的恢复。

八、案例分析

在本案例中，患者为中年男性，外伤导致 C_4 不完全损伤，为颈髓损伤中的中央束综合征，患者上肢功能障碍重于下肢。接诊初期，患者损伤刚刚 1 月余，患者坐位平衡差，不能站立，日常生活重度依赖，无体位性低血压。由于患者大小便可控，初期康复的重点就是尽早离床，避免发生卧床并发症，恢复上肢的力量和自主转移功能训练。除常规的康复治疗外，还要加入下肢康复机器人辅助步态训练，目的是通过接近正常的步态模式进行高精度、高重复性的步态训练，促进步态模式和步行节律恢复，建立正常步态模式，提高患者步行中的平衡协调能力。同时，下肢康复机器人训练可降低肌张力、提高心肺功能和预防下肢静脉血栓。经过 1 个月的治疗，患者恢复良好，立位平衡明显提高，并且在有人辅助下可独立步行，说明下肢康复机器人训练获得良好的治疗效果（视频 3-15-3）。

视频 3-15-3
患者恢复独立步行

九、知识延伸

脊髓损伤后可引起明显的运动功能障碍，其中步行能力的缺失或受限是主要的运动功能障碍表现，也严重影响着患者的日常生活独立性。因此，恢复步行功能是脊髓损伤（SCI）患者康复的重要内容之一，而步态训练是恢复步行功能的主要康复方法。研究表明，步态训练的关键在于患者训练中能否重复模拟自然行走步态，并保持正确的本体感觉和外部感觉反馈，所以减重平板训练被应用于 SCI 患者的步态训练，可提高脊髓损伤患者的步行能力。然而，进行减重平板训练时，虽然可通过悬吊减重系统对患者进行体重支持，但在步态训练过程中需要 2~3 名治疗师对患者躯干、下肢进行控制辅助，故训练过程中无法保证每个步行周期的感觉输入一致。上述缺点限制了减重平板训练的临床应用，而传统的地面步态训练不仅对患者运动能力要求较高，也存在难以提供足够的重复性步行的缺点。为了减少治疗师在步态训练中的繁重体力劳动，同时为患者提供可重复的正确步态训练，下肢康复机器人被逐步应用。研究表明，下肢康复机器人辅助步态训练可提高不完全性脊髓损伤患者的步行能力、步行速度、耐力等。

近年来，有研究认为下肢康复机器人提高胸腰椎骨折伴不完全性脊髓损伤（ISCI）患者的步行能力，与其可提供下肢重复负重步态训练有关。应用康复机器人训练时，进行的节律性下肢负重步行可向中枢神经系统不断地提供多种有关步行的感觉刺激，促进中枢神经系统对不同感觉输入的整合，并增强脊髓内的中枢模式发生器（CPG）的功能，从而加强主动肌及拮抗肌的协调运动，产生节律性步行。

在常规训练的基础上，应用康复机器人对不完全性脊髓损伤患者进行步态训练，对患者运动功能的恢复效果显著，可提高其步行能力及日常生活能力，提高患者生活质量，具有积极意义。

病例 16 下肢康复机器人在脑卒中患者康复中的应用

康复机器人是近年发展起来的一种新的运动神经康复治疗技术，作为医疗机器人的一个重要分支，其贯穿了康复医学、生物力学、机械学、材料学、计算机科学及机器人学等诸多领域，已经成为国际机器人领域的研究热点。

一、病史

患者：张 ×× ；性别：男；年龄：67 岁。

（1）主诉 因左侧肢体活动不利 10 d 入院。

（2）现病史 患者 10 d 前（2021 年 11 月 20 日）早 6 点晨练时无明显诱因出现左侧肢体无力，行走左偏，伴有言语不清，就诊于 A 医院，考虑急性脑梗死。因超过时间窗未行静脉溶栓，次日患者左侧肢体无力较前加重，予降血压、降血脂、稳斑块、抗血小板聚集等对症治疗后，患者言语改善、左侧下肢肌力增加，仍存有左上肢活动不能，为求进一步康复就诊我院。

（3）既往史　高血压 10 年，2007 年右眼视网膜静脉阻塞。否认糖尿病、高脂血症、冠心病和哮喘病史。

（4）工作经历　现退休在家，时间自行支配。

（5）其他　患者发病前有锻炼身体的习惯，自诉每日步行 8 km，并可完成所有日常生活活动。患者与妻子居住在楼房内（16 层），有电梯，但需要爬一层楼梯（9 级台阶左右侧均有扶手）。每周与亲朋聚餐一次，聚餐时间间断持续 10 h 左右，并大量饮酒。

二、检查评估

1. 辅助检查

2021 年 11 月 24 日头部 MRA（××医院）：脑动脉硬化，右侧大脑中动脉 M1 段远端局部管腔狭窄，双侧胚胎型大脑后动脉。SWI：右侧颞叶小出血灶。头 MRI：右侧基底节区急性脑梗死，双侧额顶颞叶皮质下及侧脑室旁缺血灶，老年性脑改变，双侧筛窦、上颌窦少许炎症。

2. 心肺系统

心率 76 次/分，血压 155/78 mmHg，呼吸频率 20 次/分。

3. 认知与沟通能力

（1）神志清，时间、地点、任务定向正常，能够完成多步指令。

（2）可独立进行基础的日常沟通；口语表达流利，命名正常。

（3）检查过程中，患者能愉快地配合，情绪比较平和。

（4）短期和长期记忆、计算、注意力和听力理解轻度障碍。

4. 视力

右眼上部视野缺损。

5. 肌肉骨骼系统

（1）关节活动范围　左下肢轻微受限，髋伸展和踝背屈受限最大（表 3-16-1）。

（2）肌力　左侧髋膝关节肌力下降，踝背屈肌力下降最明显（表3-16-2）。

表3-16-1　下肢关节活动范围

关节	运动	左侧	右侧
髋	屈曲	0°～100°	0°～110°
	伸展	0°～5°	0°～10°
	内旋	0°～20°	0°～30°
	外旋	0°～50°	0°～40°
	外展	0°～45°	0°～45°
	内收	0°～20°	0°～20°
	直腿抬高	0°～70°	0°～85°
膝	屈曲	0°～125°	0°～125°
	伸展	0°	0°
踝	背屈	0°～2°	0°～8°
	跖屈	0°～45°	0°～45°

表3-16-2　肌力评定

关节	运动	左侧	右侧
髋	屈曲	3	5
	伸展	4	5
	内旋	3	5
	外旋	4	5
	外展	3	5
	内收	4	5
膝	屈曲	3	5
	伸展	3	5
踝	背屈	4	5
	跖屈	4	5

（3）下肢功能状态

1）运动　启动困难，协调运动能力减退，运动速度减慢。

2）肌张力　改良 Ashworth 肌张力分级左下肢肌张力 1 级。

3）左侧下肢 Brunnstrom 分期　Ⅲ期。

4）其他　双侧跟腱紧张，左侧下肢支撑期明显缩短，支撑能力下降，摆动期踝关节背屈不充分，Holden 步行能力 1 级。

6. 其他系统

皮肤、消化系统和泌尿生殖系统正常。患者情绪无明显抑郁或过度起伏，否认精神病史。

7. 测试和评估

（1）感觉功能　左下肢轻触觉、针刺觉正常。

（2）协调功能　左上肢指鼻试验、跟膝胫试验完成困难。双侧快速轮替动作困难，包括前臂旋前、旋后和足部叩击地面。

（3）姿势评估

1）坐位　患者头部左偏，左肩下沉后撤，患侧上肢垂于体侧，骨盆稍向后倾，重心偏右，右侧坐骨结节负重明显。左下肢屈曲，髋关节外展外旋（图 3-16-1）。

2）立位　患者站立位重心偏向右侧。左侧髋关节和膝关节伸展角度减少，左下肢外旋位（图 3-16-2）。

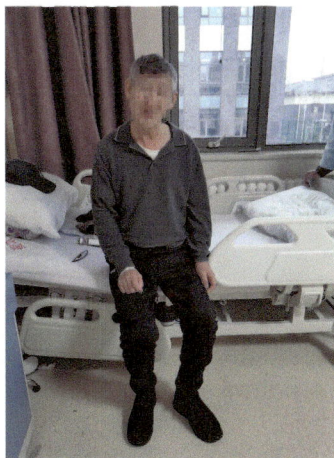

图 3-16-1　坐位姿势　　图 3-16-2　立位姿势

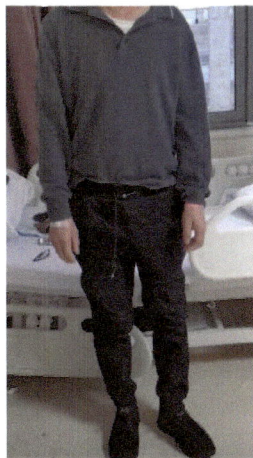

（4）功能状态

1）轮椅的移动能力　患者在适量的帮助下可推动轮椅行进 3 m。

①翻身：向左和向右翻身可独立完成，当向右侧翻身时启动困难，仰卧位至俯卧位的变换需要在监护下完成。

②仰卧位至侧卧位、坐位转移：仰卧位至左侧卧位变换需要提供密切监护；仰卧位至右侧卧位变换需要提供少量帮助来完成。侧卧位至坐位在监护下便可完成。

③坐位至仰卧位转移：需在密切监护下完成。患者使用双侧上肢和右侧下肢协助左侧下肢移至床上。

④坐站转移：需要少量帮助。

⑤站坐转移：需要少量帮助。

⑥坐位下轮椅至床的转移：需要少量帮助。

⑦坐位下床至轮椅的转移：需要少量帮助。

2）平衡

①静态坐位平衡：需监护。

②动态坐位平衡：需监护。

③静态站立平衡：需要少量帮助。

④动态站立平衡：需要大量帮助。

3）步行

①在少量或中等程度的辅助下，可在无障碍平地上行走 1.5 m（图 3-16-3）。

②左躯干抗重力伸展不足、过度向左侧倾斜，右下肢过度负重。摆动期左髋膝关节屈曲不足，踝背屈不足（足廓清受限）。支撑期左髋膝伸展减少，双侧步长减小。

③身体直立和行走的耐力下降。

④上下楼梯：由于肌力、平衡和身体站立耐力下降，无法进行检查。

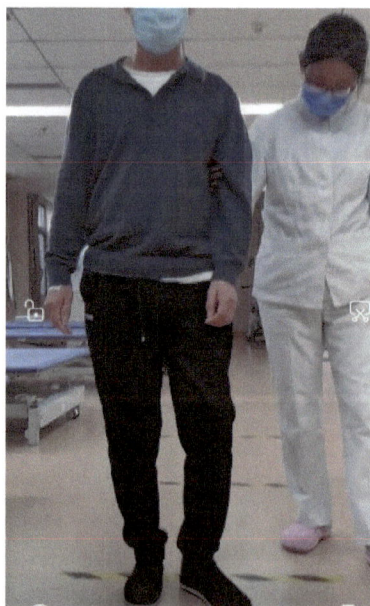

图 3-16-3　辅助患者步行

三、入院诊断

右侧大脑半球脑梗死。

四、康复方案与转归

1. 患者期望

在家中和工作时能够独自行走，并且能够独立完成任务。

2. 评估、干预与预后

（1）评估

1）躯干肌力减退，左下肢肌力、耐力下降。

2）核心肌群力量下降，坐立位下重心均偏向健侧，髋外展外旋位。

3）左侧肢体稳定性差，运动时存在异常模式。

4）动态平衡能力较差，存在跌倒风险。

5）步行能力下降，Holden 步行能力 1 级（视频 3-16-1）。

（2）干预

1）常规康复治疗方案 核心肌群强化训练将重心移向患侧（由主动到被动，逐渐减少支撑面积）（图 3-16-4～图 3-16-10）。

视频 3-16-1 干预前患者的步行功能

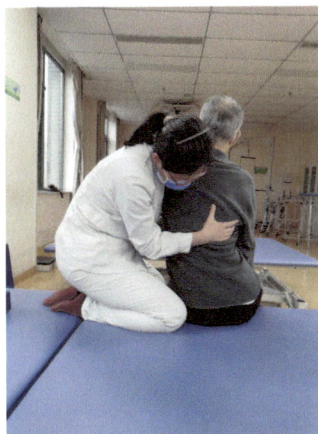

图 3-16-4 躯干控制训练

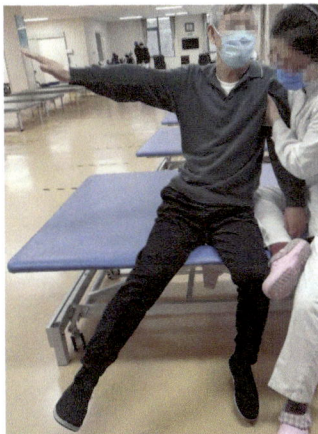

图 3-16-5 坐位平衡反应训练

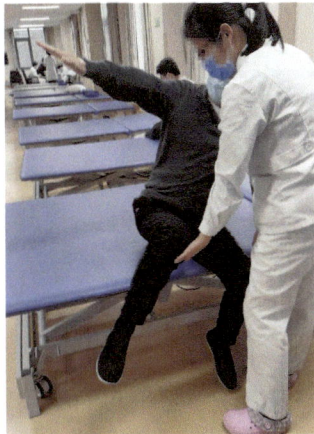

图 3-16-6 坐位平衡反应训练

2）下肢康复机器人辅助步行训练（图 3-16-11）

①治疗目标：通过接近正常的步行模式进行高精度、高重复性的步行训练，促进步行模式和步行节律恢复，建立正常步行模式，提高患者步行中的平衡协调能力。

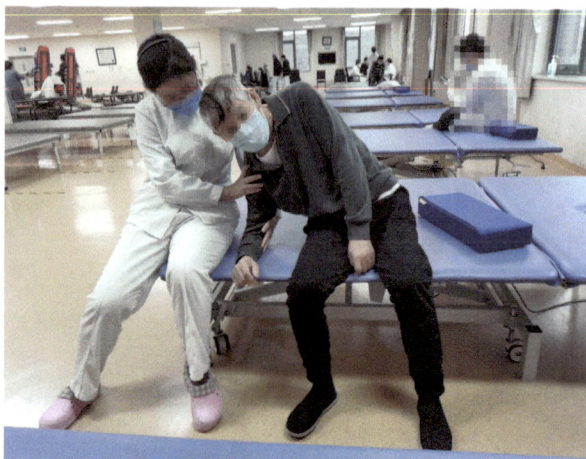

图 3-16-7　肘支撑坐起训练

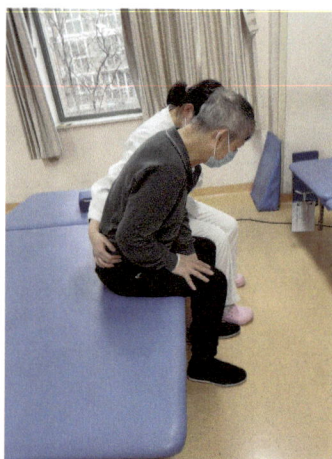

图 3-16-8　坐站转移训练

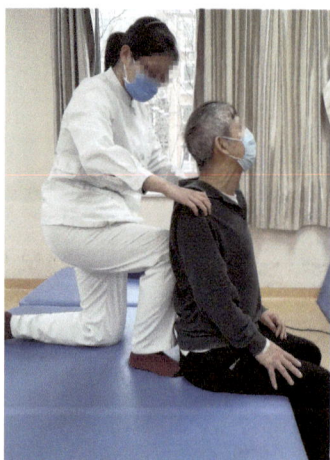

图 3-16-9　胸廓伸展训练

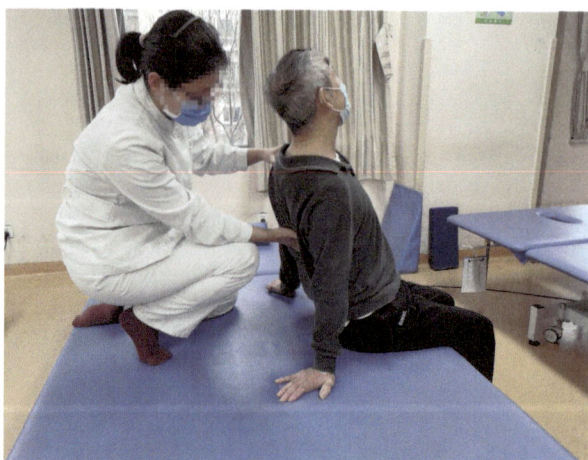

图 3-16-10　躯干伸展训练

②第一周机器人辅助步行运动处方：大腿长度 39 cm；小腿长度 46 cm；腰围 76 cm；身高 170 cm；体重 60 kg；减重 50% 体重；速度 1.5 km/h；髋关节角度 45°；膝关节角度 63°；踝关节角度，背屈 10°；患者系数 0.46；引导力 100%；每次 30 min，5 次/周。

③第二周机器人辅助步行运动处方：大腿长度 39 cm；小腿长度 46 cm；腰围 76 cm；身高 170 cm；体重 65 kg；减重 30% 体重；速度 1.6 km/h；髋关节角度 45°；膝关节角度 60°；踝关节角度，背屈 15°；患者系数 0.46；引导力 80%；每次 30 min，5 次/周。

（3）2 周后转归

1）坐位达到 2 级，立位 2 级，可保持重心居中。

2）躯干伸展力量得到强化，具有良好的平衡反应和支撑反应。

3）步行模式初步建立，左下肢肌力提高，继续强化耐力训练。

4）Holden 步行能力达到 2 级（视频 3-16-2）。

（4）下一步训练重点

1）继续下肢康复机器人训练，步行功能达到 3 级。

2）骨盆的选择性运动（促进腹肌运动）。

3）继续巩固患侧下肢负重、重心转移能力。

4）髋关节伸展训练，避免膝过伸。

下肢闭链训练，强化核心肌群及髋周肌群的稳定性。同时适当安排下肢开链运动，提高患者远端的灵活性。

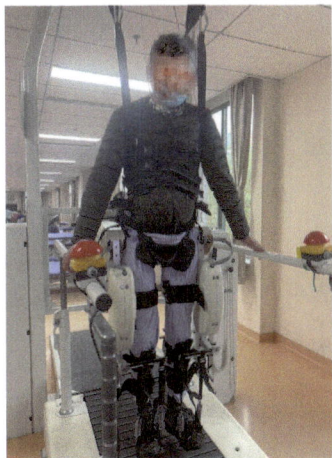

图 3-16-11 下肢康复机器人训练

视频 3-16-2 治疗后步行

五、案例分析

现阶段，患者步行功能为 2 级，在 1 人辅助下可步行，但是存在异常步态，如患侧支撑期变短、患侧下肢无力、足廓清障碍等。可以利用下肢康复机器人促进患者步行功能的恢复。下肢康复机器人系统使脑卒中偏瘫步态的患者在减重模式下通过步态矫正器对偏瘫步态进行矫正，并在下肢体外骨骼的控制下进行高强度、具重复性的步行功能训练，以及下肢步行功能的运动再学习，促进了步态的恢复。

六、知识延伸

大部分患者在脑卒中后会出现步态障碍，主要表现为无法步行或步态异常。偏瘫步态的异常主要为步行时下肢肌张力升高，膝关节屈曲不协调，足背屈不充分、足下垂，膝关节和踝关节的运动控制变差、单腿支撑相缩短、步长缩短和步频减小，进而出现划圈步态。步行是活动的基础，脑卒中患者由于存在中枢神经功能障碍，导致患侧下肢肌肉无力，失去选择性运动控制，患侧下肢的肢体负荷降低导致平衡功能异常，进而瘫痪腿的推进力低于健康成年人的观察值，随后出现步行功能障碍，这对其生活质量造成了极大的影响。大多数脑卒中后偏瘫患者的首要康复目标是恢复室内独立步行功能，偏瘫步行功能障碍的康复目标是达到正常的步态模式和速度。

近年来，研究者根据康复机器人技术的发展特点和应用并结合该领域的研究背景，分别从康复机器人机械结构设计、系统架构和运动控制策略等方面详细分析和介绍了研究成果，并对该领域的一些相关技术进行了探讨。康复机器人的优点在于可依据患者自身情况，对其髋、膝及踝关节屈伸角度，踝关节扭力及持续时间、角速度、机械臂柔和度等方面的内容设定个性化模式，并可随时调节治疗时间。其中，跑步台系统可以持续对下肢肌肉进行有效锻炼；步态训练分析评估系统会执行高效步态模拟；减重装置系统可以扩大关节活动范围，合理减轻下肢肌肉的收缩负荷，防痉挛功能可以调整训练速度，解除痉挛，减少肌肉张力亢进；数据反馈系统可以实时记录。

在常规训练的同时，应用康复机器人对脑卒中患者进行多种模式辅助训练，对运动功能的恢复效果显著，可提高患者的日常生活能力和生活质量，具有积极意义。

病例 17　上肢康复机器人在脑卒中患者作业治疗中的应用

在康复中，重要的不仅是处理患者的残障问题，更重要的是要让他们重新学习获得已失去的身体功能，这种再学习的可能性是基于脑功能重塑的理论，即脑神经结构间产生新的连接和重组，以新的方式获取已丧失的功能。大脑的基础研究表明，不断的运动刺激会让新的神经连接更加稳定，没有刺激会使连接变弱，直至消失。脑卒中导致患者脑部受影响部位的脑细胞死亡，引起各种功能障碍，包括运动功能障碍，周围未受损的脑细胞有潜在的代偿能力，新的枝芽仍可再生连接并变得稳固。在这个过程中，重复性的康复训练可加速连接的过程并提高活动能力，这些神经连接在不断地使用下会变得非常活跃，这种康复训练在受损伤后数周、数月甚至数年后都可发生神经结构可塑性的改变。上肢康复机器人的研发正是以这一理论为基础，能够实现在减重及无痛范围内进行多次重复的肢体运动，从而重新建立神经连接并不断强化这一连接。上肢康复机器人由电脑屏幕、三维机械臂及专业座椅加座椅背心与定位地垫组成，以满足上肢功能运动的需求，为脑卒中和中枢神经损伤的患者提供上肢运动能力的康复功能评测与训练。

一、病史

姓名：马××；性别：男；年龄：37岁；利手：右利手；职业：工人。

（1）主诉 左侧肢体活动不利、言语不清半月余；住院病程5个月。

（2）病残史 患者为青年男性，起病急。于2014年7月2日7点上班时在班车上突发面色苍白，周身出虚汗，当时意识清楚，四肢活动尚可，无头痛、头晕及恶心、呕吐，下车走至办公室后出现左侧肢体无力、口角㖞斜、讲话不利等。当时左手还可作抓握动作，但上肢抬起困难，被同事送至A医院分院，急查头颅CT提示右侧脑桥脑梗死。经家属同意行溶栓治疗，病情较前无明显缓解，症状逐渐加重，左侧肢体完全瘫痪，无视物成双、黑矇、视物旋转，无四肢抽搐、意识障碍及大小便失禁，无胸闷、心悸、胸痛等。于2014年7月7日转至B医院进一步治疗，给予活血化瘀、改善循环、清除自由基、抗血小板聚集、降脂等治疗，病情逐渐好转。目前患者神志清楚，言语不清，左上肢可上举，左手可屈曲，左下肢可在床面内收，不能屈伸，左足无主动运动，可坐轮椅，日常生活转移、穿衣等依赖他人帮助，为求进一步康复治疗来我院治疗。

目前患者精神状态尚可，睡眠可，进食水量正常，有时呛咳，大小便尚可。近期体重无明显变化。入院后完善相关检查，除临床相关对症治疗外，给予物理治疗（PT）、作业疗法（OT）、言语、物理因子治疗等全面康复干预。

（3）既往史　高血压2年余，血压最高达180/110 mmHg。高脂血症2年余。2型糖尿病1年，糖尿病周围神经病变1月余。患者卒中后抑郁状态2月余。骨质疏松症1个月。

（4）家族史及个人史　出生并生长于原籍，无疫区旅居史，否认放射线及毒物接触史，无冶游史。否认家族性遗传病。

二、检查评估

1. 专科查体

发育正常，营养中等，全身皮肤黏膜无黄染，表浅淋巴结未触及肿大。双肺呼吸音粗，未闻及明显干湿啰音，心音有力，心率76次/分，律齐。腹平软，肝脾未触及，脊柱四肢无畸形。

2. 神经科查体

神志清楚，言语欠清晰，计算力减退，无妄想幻觉及虚构，嗅觉、视力、视野粗查正常，眼底未查，双侧瞳孔等大等圆，直径2.5 mm，对光反射灵敏，霍纳征（−），双眼姿正常，眼球运动自如，无复视，未见眼球震颤。左侧肱二头肌反射、肱三头肌反射、桡骨膜反射、膝反射、跟腱反射均活跃。未引出吸吮反射、强握反射及掌颌反射。双侧Hoffmann征、Rossolimo征（−），左侧Babinski征、Chaddock征（＋）。颈无抵抗，双侧Kernig征（−），Brudzinski征（−）。左侧指鼻试验不能完成、跟膝胫试验欠稳准，双踝阵挛（−）。

3. 影像学检查

颅脑磁共振显示脑桥慢性出血。

4. 康复评估

青年男性，体重较大，神清，抑郁状态，听力理解力正常，言语不清，认知功能评价：MMSE 29分，大致正常；脑梗死恢复期（脑桥）−左侧偏瘫。Brunnstrom分期：上肢Ⅱ期，手Ⅰ期，下肢Ⅲ期；FMA（左上肢）：14分（屈/伸肌共同运动不充分）；手指功能检查：废用手，手指功能0级；肩周肌力2级，屈肘2级，伸肘1级，其余上肢肌力1级；肩关节脱位1横指；上肢屈肘肌张力增高，1级；被动关节活动度大致正常，坐位平衡2级、立位平衡1级，指鼻试验、金子翼评定（因上肢功能障碍，不能完成检查）；深浅感觉均减退；BADL评定：FIM评分为69分，中度依赖；居家及社区环境良好。

三、临床与功能诊断

（1）临床诊断　脑梗死恢复期（脑桥）–左侧偏瘫；构音障碍；高血压3级（极高危）；高脂血症；2型糖尿病–糖尿病性神经病变；卒中后抑郁状态；骨质疏松症。

（2）功能诊断　左侧肢体运动功能障碍；日常生活能力中度功能缺陷；社会参与能力下降。

四、康复治疗方案及转归

1.康复目标

（1）近期目标　改善心理状态、防治右肩关节半脱位、促进左上肢分离运动；提高BADL能力（转移等）。

（2）远期目标　日常生活基本自理、回归家庭、回归工作岗位，利用上肢康复机器人进行康复治疗。

（3）评定　无痛情况下被动活动范围与主动活动范围（图3-17-1）。

2.治疗计划

（1）提高患者肩胛带运动功能，以维持上肢各关节活动度为前提，以辅助主动运动为主要治疗手法，以上肢康复机器人单点触发模式在减重的状态下大量重复动作为器械治疗（图3-17-2）；治疗时间1周。

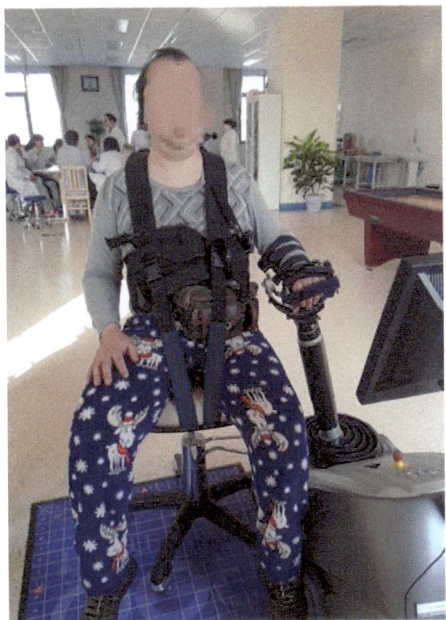

图3-17-1　康复评定

（2）促进患者上肢分离运动，增强肩关节活动控制，以 Bobath 握手上举套圈训练为主，加以上肢康复机器人多点触发模式大量重复；治疗时间 2 周（图 3-17-3、图 3-17-4）。

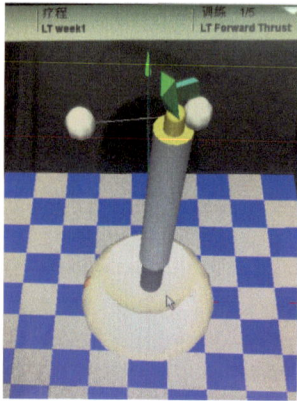

图 3-17-2　单点触发模式　　图 3-17-3　多点触发模式①　　图 3-17-4　多点触发模式②

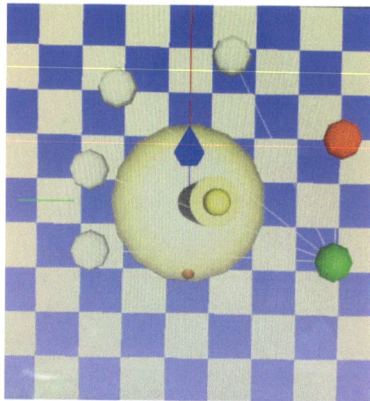

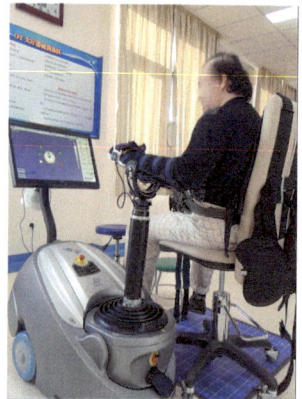

（3）为促进患者上肢运动过程中的指向性及肌肉间协调能力，以抗阻力推磨砂板为主动运动，以上肢康复机器人连续触发模式辅助；治疗时间 2 周。

（4）为增强患者上肢协调能力及手的抓握功能，为回归家庭做准备，以患者上肢抓毛巾擦桌子等简单家务活动为主，选择上肢康复机器人主动控制模式大量重复；采用游戏模式。

（5）家属健康宣教，让患者及长期照顾者了解功能障碍康复重点，鼓励患者积极、主动参与治疗，缓解焦虑抑郁情绪，督促患者完成延续性康复任务；转移、步行训练中注意预防跌倒；自我训练时注意训练量，多鼓励患者参与日常生活活动。因患者较年轻，不仅需要回归家庭，还需要回归社会，所以职业康复也是在日常生活活动自理基础上继续考虑的进一步康复方向。

3. 患者转归

作业功能进展如下。

（1）布氏分期：上肢 5 期，手 5 期，下肢 5 期；FMA（上肢）：63 分；手实用性：实用手 A，手指功能 11 级；日常生活活动能力：FIM 119 分，基本独立。

（2）上肢康复机器人训练前后对比分析　见图 3-17-5。

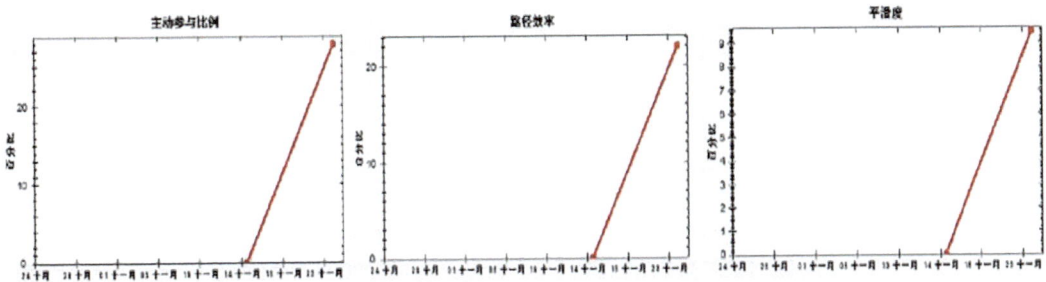

图 3-17-5　上肢康复机器人训练前后对比分析

①主动参与比例：患者经过 6 周训练，主动参与增加，导向性增强。

②路径效率：点到点之间的路径变短，时间变短，效率提高。

③平滑度：患者在运动中卡顿减少，动作流畅度增加。

五、案例分析

该患者脑梗死诊断明确，临床症状以偏瘫、肢体运动功能障碍为主。分析病灶位于脑干，患者存在平衡功能障碍、运动功能障碍及运动耐力减低、日常生活活动能力降低等，引入上肢康复机器人参与上肢功能康复。在机器人的带动下，促进患侧上肢分离运动，促进协调运动，增强患者上肢控制能力。在大量重复动作中给予大脑更多的刺激，来重塑脑神经。另外，上肢康复机器人还能促进患者认知康复，在游戏中不仅可以锻炼肢体功能，还能使患者积极思考动作，在愉快的游戏中完成康复训练，一定程度上缓解患者的抑郁状态。上肢康复机器人在该患者康复训练中起到了至关重要的作用。

患者第 1 周采用单点触发模式，让患侧上肢建立初步的分离运动的模式，第 2～3 周采用多点触发模式，使患侧上肢多方向、多点位控制并运动；第 4～5 周，患者上肢进步明显，可采用连续触发模式，增加患者目标导向训练；第 6 周采用主动控制模式，在游戏中提高患者上肢的控制能力及手指抓握能力。此外，机器人还有模拟日常生活场景模式，可为患者回归家庭做准备。上肢康复机器人在该患者康复训练中起到了至关重要的作用。

六、知识延伸

上肢康复机器人作为辅助治疗师手法治疗的重要工具，有以下特点及优点。

1. 五大模式

满足不同能力阶段的患者需求。

（1）被动诱发模式　患者由机器人带动，但要尽可能主动参与运动。

（2）单点触发模式　患者需要正确地启动动作，剩余部分由机械臂带动完成。

（3）多点触发模式　患者正确地启动动作，然后由机械臂带动一小段距离。需要患者每段动作后多次正确地启动来完成整个动作。

（4）连续触发模式　患者由机械臂缓慢带动。如果患者自主用力在正确的方向，可以加快运动速率；如果不沿正确方向，运动会感觉到阻力。

（5）主动控制模式　患者完全主动控制运动。

2. 两大导向

肢体与认知相结合。

（1）目标导向训练　录制轨迹，个性定制。

（2）任务导向训练　情景模拟，激发兴趣。

3. 上肢康复机器人的优点

（1）为脑功能重塑带来不断重复的运动刺激，促进上肢功能康复，提高治疗效率。

（2）循序渐进分阶段训练，不断给患者以挑战，激发患者主动参与的兴趣，大大加快康复进程。

（3）有多种与日常生活相结合的逻辑、思维认知游戏训练，提高患者主动参与的兴趣。

（4）减少人力成本并不断提升康复机构整体形象。

4. 上肢康复机器人适应证及禁忌证

（1）适应证　改善关节活动度、提高认知水平、脑卒中或其他神经系统疾病患者上肢的运动功能康复等。

（2）禁忌证　脊髓损伤急性期、坐位平衡较差者，以及有严重认知功能障碍者、骨折早期、患肢出血等情况。

病例 18　手指康复机器人在脑卒中患者中的应用

手指机器人是一款针对手部康复的器械，可以根据日常生活中的手或手指的必要任务而制订治疗计划，无论成人还是儿童都可以借助于领先的机器人技术和趣味疗法提高疗效，并使整个康复过程中，即便是微小的进步都可以评估体现。其主要的特点是，快速简便，设置易用；实现单个、数个手指及全手部的整体评估、活动能力的训练与痉挛缓解训练。手指机器人在康复治疗中的作用是不可取代的，针对各个时期的卒中患者均安全和有效，它可以根据患者情况选择主动、被动、助动等不同模式，也可以选择不同的难度；训练目标可以是多样的，如提高抓握能力、单个手指的活动、精细动作协调能力、促进感觉的恢复、降低痉挛等，还可以丰富训练的多样性，提高训练的趣味性。以此提高患者的手部能力、日常生活能力，帮助其更好地回归生活、回归社会。

一、病史

姓名：宋 ×× ；性别：男；年龄：37 岁；职业：司机。

（1）主诉　右侧肢体活动不利 1 月余。

（2）病残史　患者 2021 年 1 月 19 日早晨 7 时 30 分左右醒来发现右侧肢体麻木，无头痛、恶心、呕吐；无意识障碍，无大小便失禁；患者家属自驾车将患者送入 ×× 医院急诊科。头 CT 示未见出血，未行溶栓治疗，给予抗血小板聚集治疗；中午输液期间患者逐渐出现右侧肢体活动不能，头晕，血压 200/130 mmHg，继续给予非手术治疗。次日行头颅磁共振检查，结果显示左侧基底节区脑梗死。继续治疗，患者 2 周后运动功能逐渐好转，病情平稳，但存在右侧肢体活动不利，于 2 月 22 日来我院继续康复治疗。

（3）既往史　高血压、糖尿病病史 2 年，未系统监测血压、血糖，未规律服药。

（4）家族史　无明显家族遗传病史可查。

二、检查评估

1. 入院查体

中年男性，生命体征平稳，神志清楚，视力、视野粗查不配合，眼底未查。双侧瞳孔等大、等圆，直径 3 mm，对光反应灵敏，霍纳征（－）。双眼姿正常，眼球运动自如，无复视，未见眼球震颤。双侧角膜反射灵敏，张口向左偏斜，双侧咀嚼对称有力。双侧皱额闭眼对称正常，示齿口角左偏，右侧鼻唇沟浅。悬雍垂居中，双侧转头耸肩对称有力。右侧上肢肌力 3 级，下肢肌力 4 级，右侧 Babinski 征（＋）。

2. 辅助检查

MRI 显示左侧基底节区脑梗死。

三、临床与功能诊断

（1）临床诊断　脑梗死恢复期（左侧颈内系统）－右侧偏瘫，高血压 3 级（极高危），2 型糖尿病，高脂血症。

（2）功能诊断　右侧肢体运动障碍，步行能力下降，日常生活部分依赖设施帮助。

四、康复评估及治疗过程

1. 康复初期评定（2021 年 2 月 22 日）

（1）访谈

1）家庭成员　妻子、儿子（上初中），与家人同住。

2）工作　司机，较轻松。

3）娱乐　爬山、运动。

4）生活起居状态　作息时间不规律，时常熬夜。

5）患者期望　回归工作岗位。

（2）初期评定　患者步行入室，言语流利，对答切题，认知良好，积极乐观，无抑郁现象，积极配合治疗。职业为司机，工作较轻松。患者目前生活基本自理，考虑以后可继续工作，上下肢分离运动充分，力量 4⁺ 级，无异常肌张力增加。目前影响患者日常生活的部分主要为IADL，主要的原因为手部功能受限，手部的问题主要表现见表3-18-1。

表 3-18-1　手功能评定

综合功能评定	Brunnstrom 分期：手Ⅳ期 手的实用性判断：辅助手 A 金子翼：左手 94 分、右手 69 分 手指机能检查：8 级 耐力下降 速度协调和稳定性下降
肌张力	屈肌张力 1 级
肌力	集团屈曲 1.25 kg，集团伸展 0.25 kg
ROM	AROM 较健侧比正常
感觉	较健侧对比深感觉和本体感觉减退 单丝测定：单丝号（3.84～4.31），保护感减弱

（3）初期康复目标

1）短期目标（1个月内）

①肢体功能：缓解手部肌张力，手的分离运动到Ⅴ期，功能达到实用手B，促进手部感觉恢复。

②日常生活：独立完成洗澡、做家务、外出购物等日常生活活动。

2）长期目标　日常生活完全自理，正常进行休闲娱乐；回归工作，回归社会。

（4）初期训练计划

1）常规康复训练　①手法缓解肌张力和促进分离；②手部抓握训练，抓握物品（从大到小）；③手指对捏训练，拿捏物品（从方到圆）；④单手指运动训练，手指画图（简单到复杂）；⑤增加感觉恢复，接触不同物品。

2）手指机器人训练

①首先采用痉挛训练，每次 5 min，缓解肌张力，每日 2 次（模式：屈伸训练，活动度 100%，速度 1.5，延迟 1；图 3-18-1）。

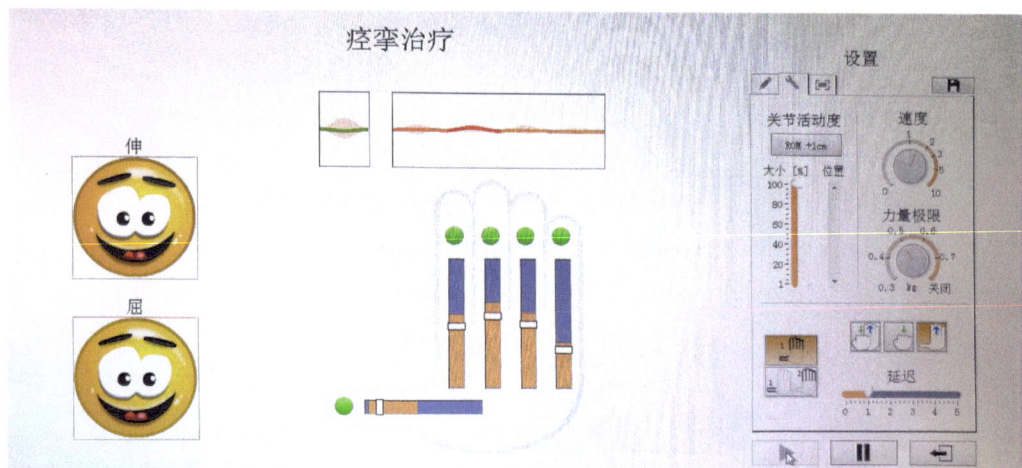

图 3-18-1　屈伸训练①

②采用主动辅助治疗训练，每次 10 min，集团屈伸，增强主动运动，每日 2 次（模式：屈伸训练，四指和拇指各 5 min，重量 1 级，延迟 1；图 3-18-2）。

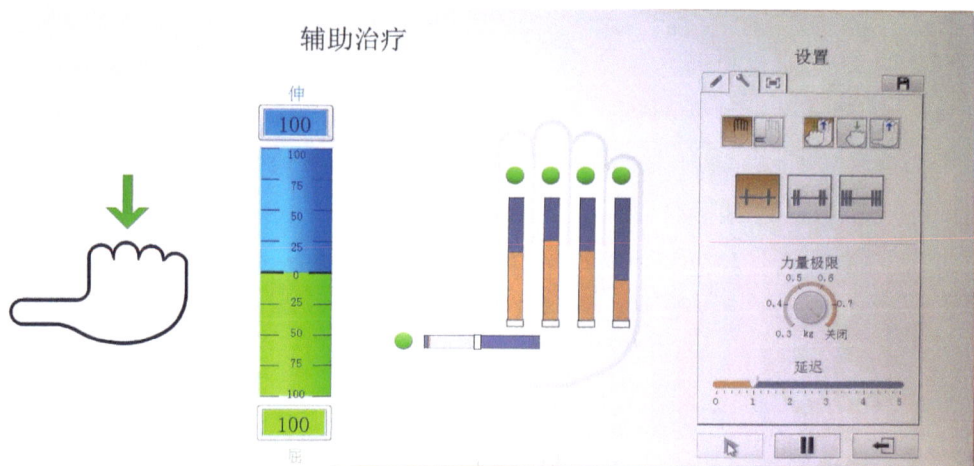

图 3-18-2　屈伸训练②

③敏感性训练，每次 6 min，增强感觉输入，每日 2 次（强度 2，频率 40，伸直和屈曲状态各 3 min；图 3-18-3）。

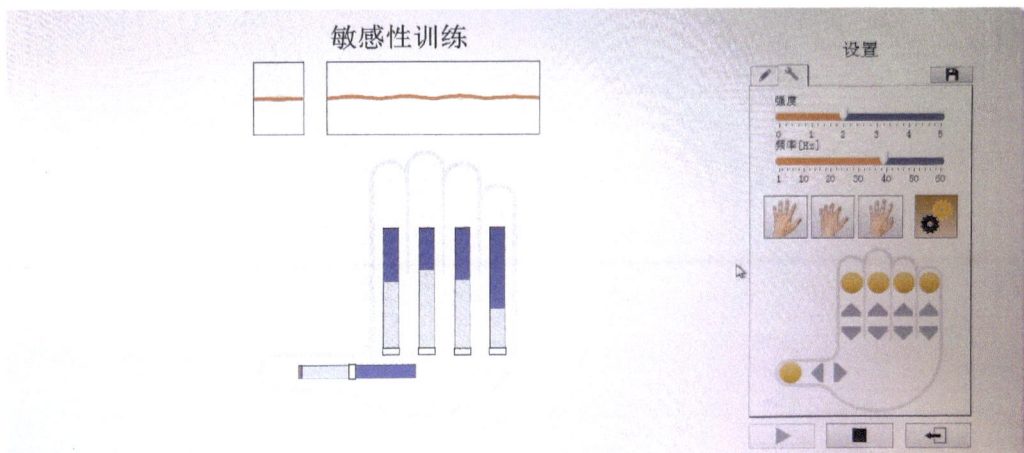

图 3-18-3 敏感性训练

④采用单项运动训练，每次 10 min，促进本体感觉恢复，增强分离运动，每日 2 次（模式：睁眼模式，运动指向，重量 1 级；图 3-18-4）。

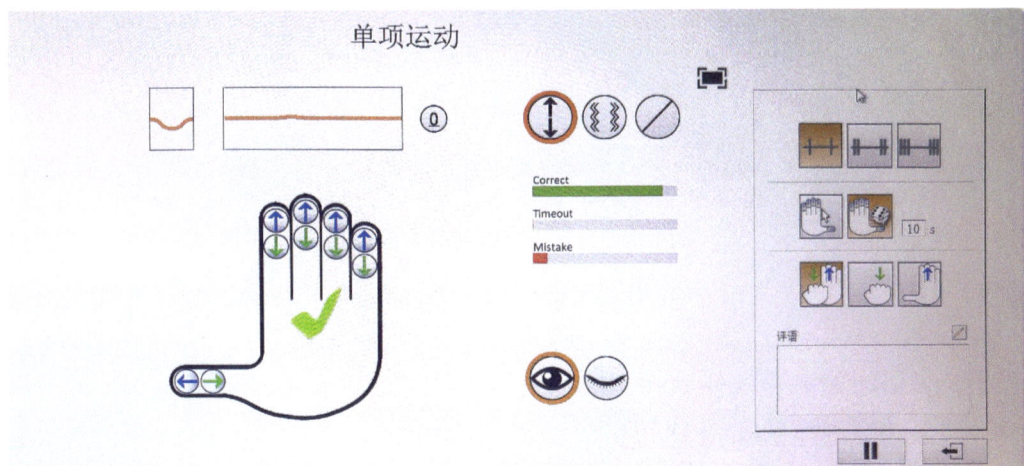

图 3-18-4 单项运动训练

每周做 1 次评定：肌张力、肌力测试。肌张力见图 3-18-5；肌力见图 3-18-6。

痉挛测量

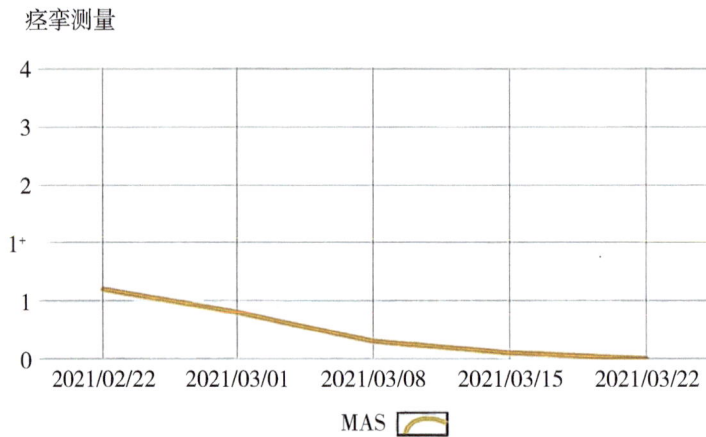

图 3-18-5 评定肌张力

Amadeo测量力度

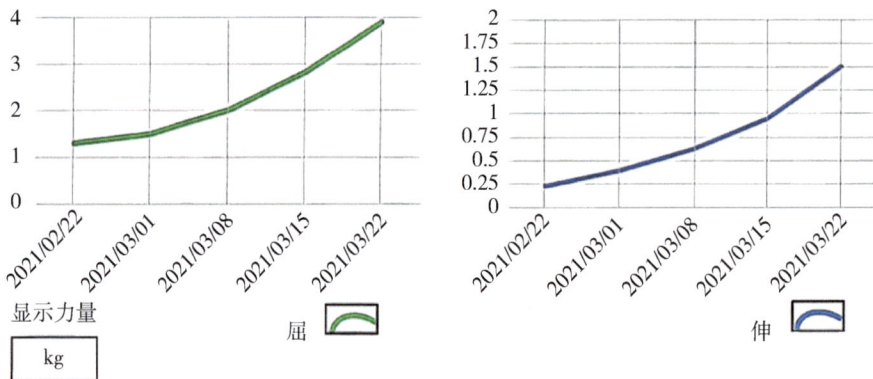

图 3-18-6 评定肌力

2. 中期评定（2021 年 3 月 22 日）

（1）评定 详见表 3-18-2。

表 3-18-2 评定表

项目	初期	中期
综合能力评估	Brunnstrom 分期：手Ⅳ期 手的实用性判断：辅助手 A 手指功能实验：8 级 金子翼：左手 94 分，右手 69 分 耐力下降；协调和灵活性下降 准确性下降	Brunnstrom 分期：手Ⅴ期 手的实用性判断：实用手 B 手指功能实验：10 级 金子翼：左手 94 分，右手 82 分 耐力下降；协调和灵活性下降 准确性下降

项目	初期	中期
肌力	集团屈曲 1.25 kg，集团伸展 0.25 kg	集团屈曲 4.25 kg，集团伸展 1.75 kg
肌张力	手部肌张力 1 级	手部肌张力正常
感觉	单丝测定：单丝号（3.84～4.31），保护感减弱	单丝测定：单丝号（3.22～3.61），轻触减弱

（2）中期康复目标

1）短期目标（1 个月内）　①肢体功能，增强手部分离运动到Ⅵ期，提高单手指控制能力；提高手部力量到 5 级，增强手部感觉恢复，提升耐力，提高手部灵活性和协调性。②日常生活，提升做饭、娱乐等日常生活能力；回归工作。

2）长期目标　日常生活完全自理，正常进行休闲娱乐；回归社会。

（3）训练计划调整

1）常规康复训练

①手部力量训练：指网训练、橡皮筋训练、投掷物品。

②耐力训练：搬运物品。

③灵活性和协调性训练：写字、描绘图片、揉橡皮泥。

④增强手部分离运动，提高控制能力训练：手指操，串珠。

⑤回归工作：模拟驾驶。

2）手指机器人训练

①采用主动辅助治疗训练，每次 5 min，集团屈伸，增强主动运动，提高肌力耐力，每日 2 次（模式：屈伸训练，四指和拇指各 5 min，重量 2～3 级，延迟 0.5；图 3-18-7）。

②采用单项运动训练，每次 10 min，促进感觉恢复，增

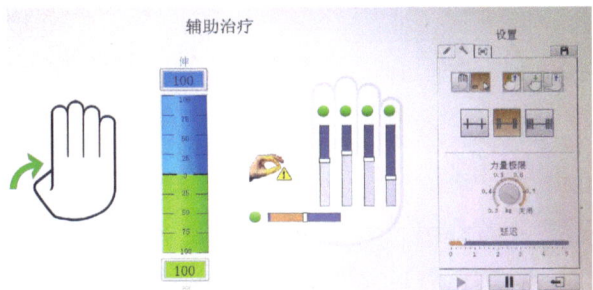

图 3-18-7　屈伸训练

强分离运动，每日2次（模式：闭眼模式，感觉指向，重量2级；图3-18-8）。

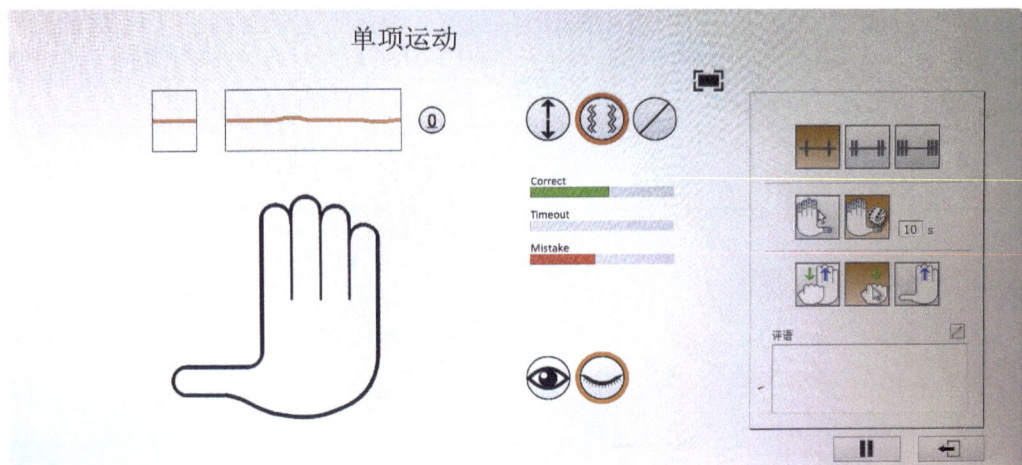

图3-18-8　单项运动训练

③敏感性训练，每次6 min，增强感觉输入，每日2次（强度1.5，频率30，伸直和屈曲状态各3 min；图3-18-9）。

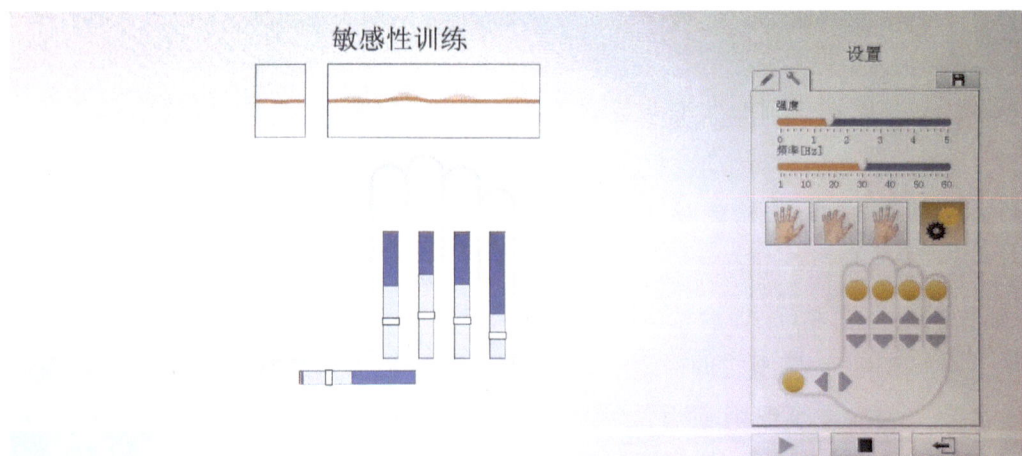

图3-18-9　敏感性训练

④游戏模式　主动控制能力训练，每次10 min，每日2次（精准，反应，1 D和2 D运动；图3-18-10、图3-18-11）。

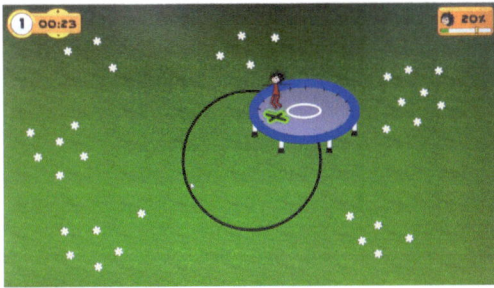

图 3-18-10 主动控制能力训练①

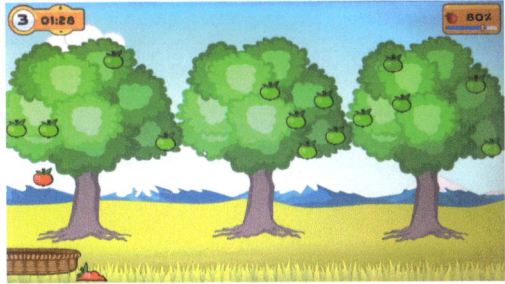

图 3-18-11 主动控制能力训练②

每周做 1 次肌力评定测试（图 3-18-12）。

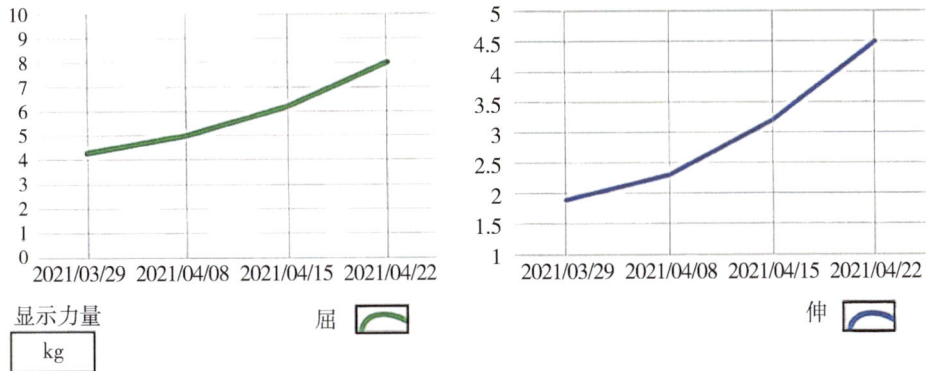

图 3-18-12 肌力评定

3. 末期评定（2021 年 4 月 22 日）

（1）评定 见表 3-18-3。

表 3-18-3 评定

项目	中期	末期
综合能力评估	Brunnstrom 分期：手 V 期 手的实用性判断：实用手 B 手指功能试验：10 级 金子翼：左手 94 分，右手 82 分 耐力下降；协调和灵活性下降 准确性下降	Brunnstrom 分期：手 VI 期 手的实用性判断：实用手 A 手指功能试验 12 级 金子翼：左手 94 分，右手 92 分 耐力好转；协调和灵活性尚可 准确性提高
肌力	集团屈曲 4.25 kg，集团伸展 1.75 kg	集团屈曲 8 kg，集团伸展 4.5 kg
感觉	单丝测定：单丝号（3.22～3.61），轻触减弱	单丝测定：单丝号（1.65～2.83），正常

（2）出院指导

1）患者身体和认知功能恢复较好，可先尝试独立一人在家处理日常生活事务，如洗衣、做饭、处理财务等。

2）可在家属的陪同下，进行真实驾车练习；与单位沟通后，可考虑继续工作。

3）调整作息时间。

4）适当进行体能锻炼（后续进行职业康复训练）。

4. 康复转归（与初期相比）

（1）Brunnstrom 分期　手Ⅳ→Ⅵ期。

（2）手实用性　辅助手 A →实用手 A。

（3）协调　金子翼 69 分→ 92 分。

（4）肌张力　手 1 级→ 0 级。

（5）手指功能实验　8 级→ 12 级。

（6）手肌力　集团屈曲 1.25 kg → 8 kg，集团伸展 0.25 kg → 4.5 kg。

（7）感觉　单丝测定：保护感减弱→正常。

（8）其他　力量和耐力提高，准确性和速度提高。

五、诊疗思路分析

（1）患者为中年男性，家庭角色是儿子、丈夫、父亲，是家庭收入的来源，患者和家属的最终目标是回归家庭、回归社会继续工作。

（2）根据患者来院时的状态，初期评定后，患者表现为认知理解正常，肢体感觉正常，肢体功能整体分离运动充分，异常运动模式轻微；不足的为手部的分离运动较差，手部感觉减退，影响部分日常生活能力。

（3）根据患者情况，针对手部情况给予相应治疗，为了丰富手部练习的内容、增加趣味性以便进行大量重复训练，选择了介入手指机器人。针对手部的情况，先采用痉挛训练缓解手部痉挛，其次采用主动辅助模式增强手部主动运动，然后采用敏感性训练，促进感觉的恢复，最后采用睁眼模式的单项运动训练，来增强手部分离运动。

（4）患者中期评定后，日常生活已经可以完全自理，需考虑回归工作的问题。患者曾为司机，所以对手的灵活性要求较高。

（5）患者目前手部痉挛已缓解，分离运动较前好转，所以手部首先采用主动辅助训练，重量逐渐增加，来增强力量和耐力；其次采用闭眼模式的单项运动训练来提高本体感觉，重量逐渐增加；然后采用敏感性训练，降低训练频率；最后采用游戏模式来提高患者的主动运动控制的精准性和反应能力。

（6）患者末期评定后，日常生活已可以完全自理，也进行了模拟驾驶的训练，后期继续进行职业康复的训练。

六、知识延伸

机器人在康复中的应用特点是可在单位时间内完成更多的重复性动作且确保运动的准确性、持续性；大量的重复训练可以促进脑功能的重塑，促进上肢功能的康复，提高治疗效率。循序渐进、分阶段地训练，不断给患者以挑战，激发患者主动参与的兴趣，大大加快康复进程。本病例所使用的手康复机器人既可进行评定，又可进行训练。

1. 评定的主要内容

（1）力度　可测定出手屈伸时每个手指的力量，单位为kg，精确到小数点后2位。

（2）运动空间　可以测定出手屈伸时每个手指主动运动的完成情况，占全范围关节活动度的百分比。

（3）肌张力　可以测定出每个手指的肌张力，单位为kg，精确到小数点后2位。

（4）痉挛　分为三个速度进行测量，分别测定出每个手指的肌张力。

以上评定均自动记录，以便发现问题，也便于不同时期对比，观察手功能的进展。

2. 训练的主要内容

（1）基础运动疗法　CPMplus，主要针对运动功能稍差的患者，可以被动运动，通过视觉刺激和想象疗法诱发主动运动；辅助治疗，可以用于有部分主动运动的患者，通过调节阻力的强度，来增强患者的主动运动；痉挛治疗，适用于有痉挛的患者，通过不同强度的调节，有效缓解痉挛；敏感性训练，通过不同频率和幅度的训练，可有效降低手部的敏感性，也可以促进患者的感觉恢复；单项运动，可以训练单个手指的运动，可以通过视觉及感觉来引导患者单个手指的定向运动，分为睁眼模式和闭眼模式，也可促进感觉的恢复。

（2）游戏控制疗法　主要包含精准度的训练，反应能力的训练，可根据患者情况进行 1D 或 2D 的训练，还包含认知功能的训练，以轻松愉快的方式提高患者的手部准确性和反应能力。

手康复机器人辅助治疗，可有效改善脑卒中患者的手功能，但关于其与传统手功能康复训练的疗效比较，目前仍处于争论中。多项研究指出，手康复机器人辅助治疗较传统手功能康复训练更有效且损伤较低。Lum 等在文献研究中指出，手康复机器人辅助治疗与传统手功能康复训练比较显示出优势，由于手康复机器人具有诸多的优势，其在脑卒中后手功能康复中的应用日益增多。但需强调的是，目前的手康复机器人辅助治疗还无法取代治疗师和患者之间的互动，只能作为传统手功能康复训练的补充。

七、参考文献

[1] 李芳洁，郑洁皎 . 手康复机器人治疗脑卒中后手功能障碍的研究进展 [J]. 中华物理医学与康复杂志，2016，38（9）：709–712.

病例 19　反重力跑台在 TKA 患者中的应用

全膝关节置换（TKA）是目前较为有效且广泛应用于膝骨关节炎的终极治疗方法。然而，许多患者在术后存在疼痛及负重下疼痛加重的情况，因未及时开展合理步行及功能训练，造成患者疼痛加重，影响患者康复进程，进而导致其生理功能、生活质量的下降。合理的减重支撑系统可以减轻下肢负荷，缓解疼痛，对 TKA 患者的康复具有重要意义。文献研究显示，下肢减重康复训练已成为下肢功能康复的重要治疗方法之一，在患者恢复步行能力、纠正步态、改善平衡、减轻肌肉痉挛、减少心肺负荷等方面具有优势。国外研究显示，目前空气压差式减重支撑系统（反重力跑台）在关节置换、关节炎等的康复过程中，对肌力增强、缓解疼痛、改善生活质量有明显效果。反重力跑台作为减重支撑系统的一种，和其他减重设备相比，安全系数高、舒适放松、减重精准，可在术后早期恢复患者的步行能力。

一、病史

姓名：陈××；性别：男；年龄：59岁；职业：物流相关。

（1）主诉 右膝置换术后10 d，近日右膝肿胀疼痛，活动受限。

（2）病残史 患者10 d前因右膝关节炎于北京某医院行右侧全膝关节置换术。术后右膝疼痛部分缓解，目前右膝VAS评分6分，伴屈伸活动受限，无发热，现求进一步康复治疗，收入我院。患者自手术以来，神志清，精神可，饮食可，睡眠一般，大便正常。泌尿系统感染1 d，对症治疗，体重无变化。

（3）既往史 高血压4年，平素服用氯沙坦钾氢氯噻嗪50 mg/12.5 mg，血压控制在（120～140）/（60～80）mm/Hg；高脂血症3年，平时每晚服用瑞舒伐他汀5 mg。右膝疼痛5年，既往诊断"右膝骨关节炎"，非手术治疗。

（4）家族史 否认家族遗传病史。

二、检查评估

1. 入院查体

中年男性，生命体征尚平稳。膝部可见纵向手术瘢痕，长约15 cm，未拆线；右膝肿胀，右膝周压痛（+），VAS评分（3，6）分；右侧髌骨活动受限。

2. 康复评估

（1）问诊 见表3-19-1。

表3-19-1 问诊

问题	回答
现阶段您的主要问题是什么	右膝周肿胀疼痛，步行时加重，VAS评分（3，6）分
做什么动作会缓解症状	冷敷及按摩有缓解，效果不明显，时效短
右膝置换前，膝关节活动怎么样	角度和健侧基本一样，疼痛更重

续表

问题	回答
日常生活活动能力受到影响吗？	洗漱、如厕、洗澡等均受限
膝关节以前有没有受过伤 不舒服多久了	30 年前骑马摔过右膝 膝关节疼痛 20 年
腰椎怎么样 近期是否做过腰部影像学检查	没有不适 无
手术后有没有做过什么康复训练	出院在家，家人给予膝关节被动运动，肿胀加重

（2）客观评估

1）肌力　因疼痛肿胀，无法准确检查（图 3-19-1）。

2）关节活动度　膝关节伸展 - 屈曲 -10°～30°，髌骨活动各方向均受限。

3）平衡检查　坐位平衡 3 级，立位平衡 1 级。

4）步态检查　助行器辅助下行走，跛行步态。

5）触诊　右膝外侧压痛，右髌骨下压痛；右侧髂胫束紧张，压痛；腘窝压痛。

6）日常生活活动能力　洗漱、如厕、洗澡等日常生活需要帮助。

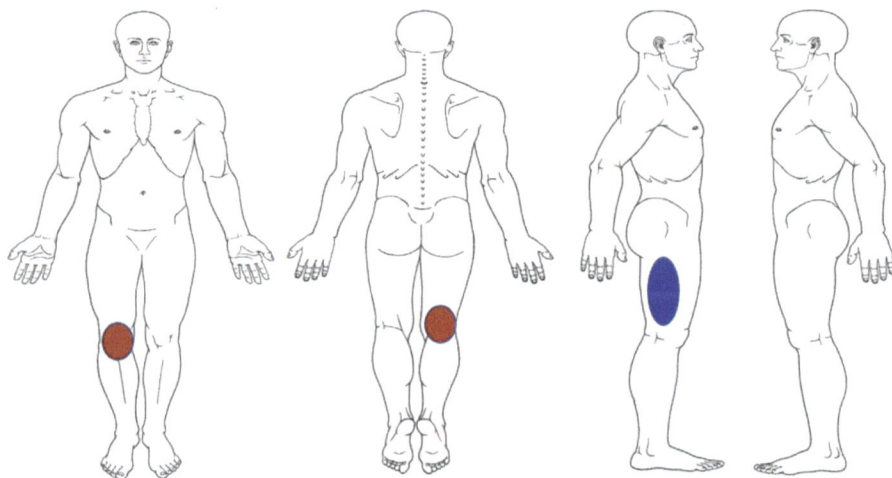

图 3-19-1　疼痛体图

三、临床与功能诊断

（1）临床诊断　膝关节置换术后疼痛。

（2）功能诊断　右下肢运动功能障碍，日常生活活动能力下降。

四、康复治疗方案及转归

1. 主要功能障碍归纳

（1）右膝　肿胀、疼痛（关节置换术后）。

（2）右膝关节活动受限。

（3）立位平衡1级。

（4）步行能力下降，需在助行器辅助下行走，跛行步态。

2. 康复目标

（1）缓解右膝疼痛，提高右膝关节活动度。

（2）独立步行。

3. 康复治疗方案

根据患者情况及康复期望，予以冰敷及物理因子等消炎、消肿治疗及反重力跑台训练。

（1）第1次治疗（2022年2月22日）

1）治疗前　助行器辅助行走，独立步行伴有右膝痛，无法发力。

2）技术选择　反重力跑台训练，重心转移训练：重心左右转移＋重心前后转移（速度＝0，体重＝50%，坡度＝0）；睁眼和闭眼各训练6 min。训练过程中，无膝关节疼痛。

3）治疗后反应　患者主诉右下肢酸困。

4）注意事项　注意休息，抬高患肢，治疗结束后冰敷10 min。

（2）第2次治疗（2022年2月23日）

1）治疗前　助行器辅助行走，独立步行伴有右膝痛，无法发力。

2）技术选择　反重力跑台训练，交替行走：预热5 min（速度＝0～1.0 km/h，体重＝50%，坡度＝0）；步行10 min（速度＝1.0 km/h，体重＝60%，坡度＝0）；冷却5 min（速度＝1.6～0 km/h，体重＝50%～100%，倾斜＝0，持续5 min）。

步行过程中，无膝关节疼痛，无跛行步态。

3）治疗后反应　步行结束后，患者主诉膝关节灵活性增强，膝痛减轻。

4）注意事项　注意休息，治疗结束后冰敷 10 min。

5）家庭作业　重心转移训练（左右），10 次/组 ×2 组（早、晚各 1 次）。

（3）第 3 次治疗：2022 年 2 月 24 日

1）治疗前　第 2 次治疗后患者自述休息时膝痛减轻，VAS 评分由 3 分→2 分，但仍不敢独立步行。

2）技术选择　反重力跑台训练，交替行走：预热 5 min（速度 =0～1.5 km/h，体重 =70%，坡度 =0）；步行 15 min（速度 =1.6 km/h，体重 =80%，坡度 =0）；冷却 5 min（速度 =1.5～0 km/h，体重 =70%～100%，倾斜 =0，持续 5 min）。步行过程中，无膝关节疼痛，无跛行步态。

3）治疗后反应　患者主诉膝关节灵活性增强，膝痛减轻，VAS 评分由 2 分→1 分。

4）家庭作业　重心转移训练（前后），10 次/组 ×2 组（早、晚各 1 组）。

（4）第 4、第 5 次治疗（2022 年 2 月 25 日至 2022 年 2 月 26 日）　患者第 4、第 5 次治疗继续反重力跑台交替行走训练，在无痛范围内重量逐渐减少直至完全负重，患者治疗结束无不适。膝关节疼痛消失，膝关节活动范围增大。

4. 转归

患者 5 次治疗后膝周疼痛基本消失，现可独立步行。观察患者异常姿势明显改善，步行步态矫正是下一步治疗计划的重点之一。

五、案例分析/物理诊疗思路分析

（1）患者膝周疼痛分析　根据患者疼痛区域、疼痛特点和伴发症状，疼痛性质归类为伤害感受性疼痛。

（2）康复治疗方法选择　针对患者功能障碍特点予以临床推理（图 3-19-2）。

根据临床推理结果，理疗、消炎、镇痛下拟首选反重力跑台训练。

（3）诊断性治疗　制订治疗方案前对该患者进行反重力跑台训练，首次减重 50% 后进行立位平衡及重心转移训练，患者感受良好，膝关节无痛。

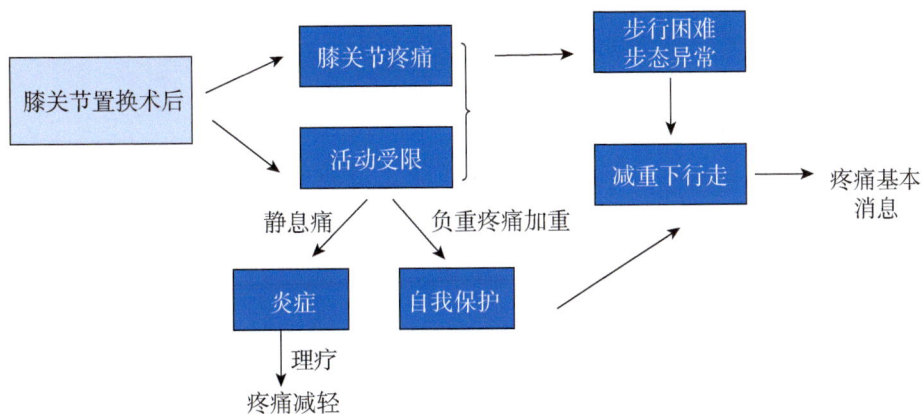

图 3-19-2　康复治疗方法选择

（4）诊疗思路　根据诊断性治疗结果，制订该患者的治疗方案，并在治疗过程中不断调整减重数量和训练内容，患者疼痛消失，恢复运动功能，临床症状及功能性运动能力明显改善。

六、知识延伸

1. 反重力跑台工作原理

反重力跑台所利用的空气压差式减重支撑系统主要由气囊、密封短裤、气囊支架和鼓风机等组成。气囊上部有开口，方便使用者的下半身进入气囊。使用者穿戴上密封短裤后，人体通过气囊多自由度的提升力作用减轻下肢负重，以达到减重的目的。该系统采用空气压差技术来减轻患者的重量，符合人体工程学。空气压力差（$\Delta P = P_2 - P_1$），其中 P_2 为气囊内的空气压强，P_1 为大气压强，它们之间产生一个压强差 ΔP。该压强差作用在气囊和密封短裤所围成的截面积 S 上，产生一个向上的提升力 $F = \Delta P \cdot S$。这个向上的力与患者所受重力方向相反，与重力相互作用达到平衡，从而实现减轻下肢所承受重量的目的。可通过部分减重和运动平板的强制性步行，对患者负重、平衡和迈步等进行综合训练，改善其下肢运动能力、平衡及步行能力。

2. 反重力跑台作为减重设备的优点

（1）空气压强升高产生向上的力，而此压强对下肢来说，几乎难以察觉，使人感觉就像躺在舒适的沙发或床垫上，营造了舒适的减重环境。

（2）该减重支撑系统的力作用点非常接近重心位置，这有助于实现平衡；并且患者腰部四周被气囊环绕，极大地提高了患者使用的安全系数。

（3）体重支撑不集中在一点且不受黏性阻力的影响，因此下肢的运动更自然，更符合实际生理状况；向上的提升力可以很容易地迅速调节，其与空气压强成正比，可以实现大范围、精确的调节减重。

第四章
筋膜释放技术的临床应用

病例 20　筋膜释放技术在慢性下背痛患者中的应用

　　腰椎间盘突出症会产生神经根受压而造成放射痛，引起腰腿痛等症状。椎间盘突出或髓核突出可通过手术治疗；若患者仅存在神经根放射痛而不伴有运动功能障碍、马尾神经综合征及进展性神经系统症状，可进行 3 个月非手术治疗。对体格检查和影像学检查显示单节段椎间盘突出伴有症状的患者来说，非手术治疗失败后，外科医师会选择微创椎间盘切除术。长期随访研究表明，术后 70%～75% 的患者仍有下背痛的症状，45% 的患者仍有坐骨神经痛。腰椎间盘突出症术后再次手术率为 7%～14%。术后患者经常出现核心肌群运动协调障碍、脊柱功能性失稳，因此治疗应着重于改善骨盆和躯干（腰骶部和胸腰部）之间软组织的结构平衡，协调腰背肌及腹肌的运动控制功能，改善脊柱结构，从而调整不良姿势，减轻腰背部疼痛症状。

　　筋膜释放技术是一种整合操作的手法治疗技术，利用结缔组织的可塑性，通过有技巧的体疗、伸展、运动和意识调整将其重新塑形。作为治疗师，应特别关注结构模式三要素：肌肉、骨骼和整合两者的筋膜（结缔组织）。多数治疗师更关注肌骨方面的治疗，而筋膜释放技术则更关注将肌肉骨骼相互连接的筋膜（结缔组织）。筋膜是维系灵活性和稳定性两者之间平衡关系的重要因素，了解筋膜的特性对损伤部位恢复、训练和手法干预有重要的影响，尤其对治疗效果的持久性和实质性改变很关键。与肌肉不同的是，筋膜一旦被拉长就不易"弹回"原样，使用适合的筋膜手法，可以带来持久和渐进性的效果，只有持续地接触才能使筋膜产生移动，而特定的方向和深度的筋膜牵拉，则是改善结构的关键。为了理解局部变化如何影响整体，需要回归到筋膜是全身性的相互连接的张力性网络结构这一点上。很多方法都可以影响神经肌肉筋膜网，但对于结构失衡的问题，无论从短期治疗，还是从长期治疗来看，筋膜释放技术都是一种合适的治疗方法。

一、病史

姓名：张××；性别：男；年龄：30岁；职业：律师。

（1）主诉　腰椎术后5 d。

（2）病残史　患者7年前因腰椎间盘突出症行脊柱内镜下腰椎间盘摘除术，术后左下肢疼痛症状缓解。活动后出现左下肢放射痛伴麻木感，无行走不稳，无走路踩棉花感，无肢体发凉，无大小便功能障碍，休息后无明显缓解；于5 d前在北京某医院行脊柱内镜下腰椎间盘摘除术（$L_5 \sim S_1$）。

（3）既往史　患者平素体健，否认心脏病、高血压、糖尿病等病史。无肝炎、结核等传染病史及密切接触史；无食物、药物过敏史。预防接种史随当地。

（4）个人史　已婚未育，生于原籍，无异地长期居住史，居住条件较好，无吸烟、饮酒嗜好，喜欢健身。

（5）家族史　否认家族遗传病史。

二、检查评估

1. 入院查体

体温36.6℃，脉搏72次/分，呼吸20次/分，血压121/73 mmHg。腰背部可见手术瘢痕，未愈合，椎旁肌压痛，VAS评分7分。椎旁压痛（+），放射痛（-）。左侧臀肌、股四头肌、小腿三头肌轻度萎缩，臀部后侧及小腿外侧感觉减退。肌力：双侧髂腰肌（R/L）5级/4级，双侧股四头肌（R/L）5级/4级，双侧胫前肌（R/L）5级/4级，双侧小腿三头肌（R/L）5级/4级，双侧姆长伸肌（R/L）5级/4级；鞍区浅感觉正常。双侧跟膝反射正常，双髌阵挛、踝阵挛（-），双侧Babinski征（-）；双侧Hoffmann征（-），足趾血供良好。

2. 辅助检查

MRI：腰椎术后（$L_5 \sim S_1$）（2021年12月23日北京某医院；图4-20-1、图4-20-2）。

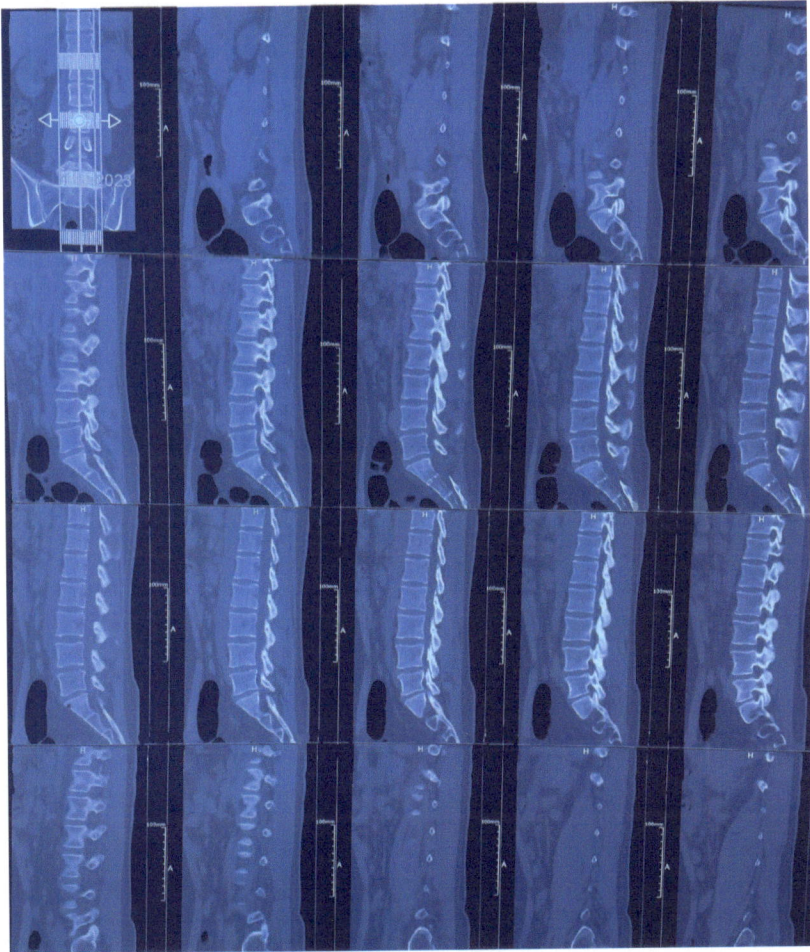

图 4-20-1 MRI 腰椎矢状面（2021 年 12 月 23 日）

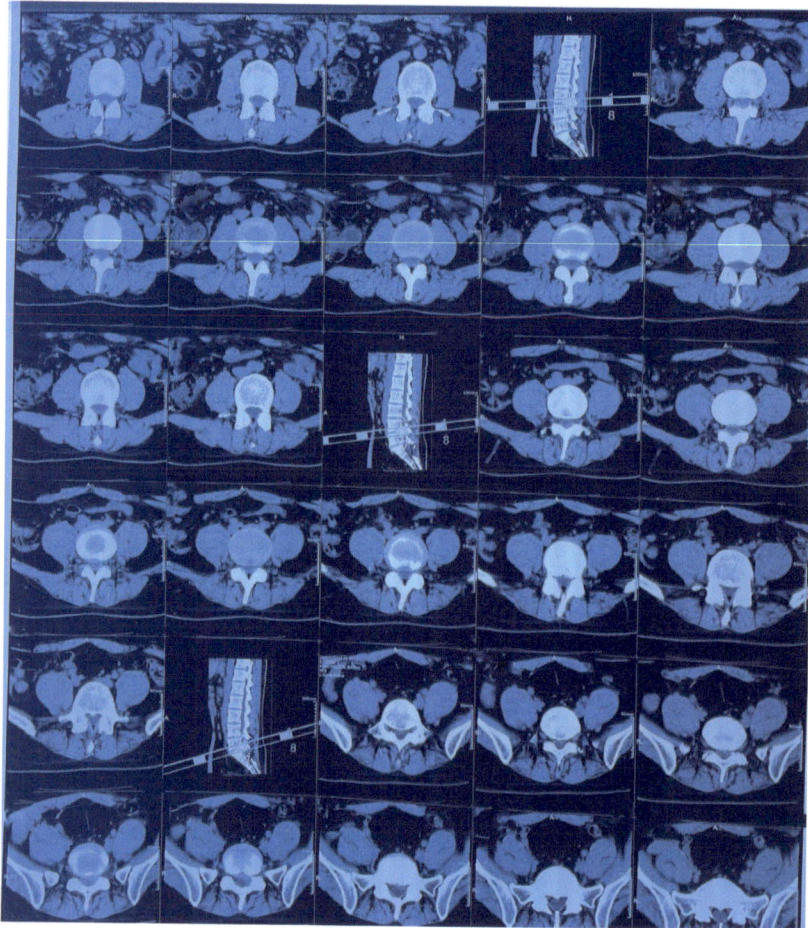

图 4-20-2　MRI 腰椎水平面（2021 年 12 月 23 日）

3. 康复评估

（1）问诊　见表 4-20-1。

表 4-20-1　问诊

问题	回答
现阶段您的主要问题是什么	右侧臀部疼痛，下肢无力，不能久坐，久坐时疼痛加剧（图 4-20-3），站立时略有缓解，步行距离较短
做什么动作会缓解症状	休息、卧床平躺时缓解
早晨、白天、晚间症状是否有所变化	无明显变化，症状一般出现在伏案久坐、拎东西、做家务后，尤其是久坐后疼痛感越来越强烈

续表

问题	回答
双脚有麻刺感吗	平时无麻木，直腿抬高超过70°下肢发麻，右侧严重
走路有问题吗	走路时感觉下肢不协调，不能长距离行走
做过手术吗	2015年行第一次手术，7年后复发，2021年12月行第二次手术
近期是否做过腰部影像学检查	腰椎MRI（2021年12月23日北京某医院）腰椎术后（$L_5 \sim S_1$）
是否需要服药（镇痛、肌松、抗炎、抗抑郁等）	修复神经：鼠神经生长因子（肌内注射）；复方三维B外敷药；奇正藏药止痛贴
疼痛对你的生活造成多大影响	影响工作效率、工作心情、日常生活（包括做家务、外出购物、社交活动等）

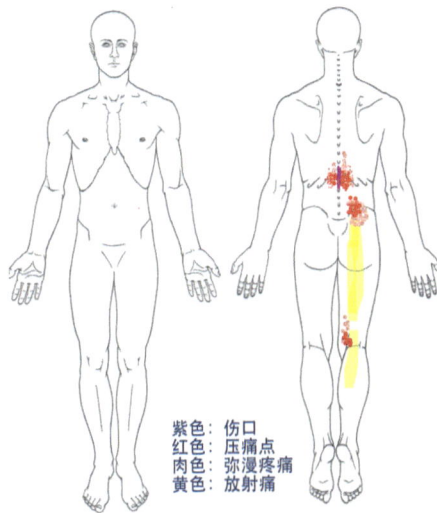

紫色：伤口
红色：压痛点
肉色：弥漫疼痛
黄色：放射痛

图4-20-3 疼痛体图

（2）客观评估

1）关节活动度和肌力 腰部因手术原因无法测量，下肢关节活动度正常，下肢肌力减退，腹直肌、臀肌无力，核心肌力较差，髂腰肌、股直肌短缩、紧张，腘绳肌后侧疼痛。屈髋肌群肌力（L/R）5级/5级；伸髋肌群肌力（L/R）5级/4级；伸膝肌群肌力（L/R）5级/4级；屈膝肌群肌力（L/R）5级/5级。

2）姿势评估和步态检查 患者术后需戴腰围，无法完成腰部的屈伸及侧屈等动作；在矢状面观察患者直立位时，可发现患者骨盆前倾、膝过伸等问题且右侧较左侧明显；嘱患者进行双侧的弓步动作时可发现右侧伸髋角度受限明显，患者能扶着平衡杠单足站立30 s，与左腿支撑相比，右腿晃动明显。

3）特殊检查　直腿抬高标准测试（＋），改良托马斯测试（＋），俯卧屈膝试验（＋），骨盆分离试验（－），骨盆加压试验（－）。

4）触诊　$L_5 \sim S_1$ 术后伤口周围压痛，椎旁区域有压痛，VAS评分6分；腰背部肌肉紧张：竖脊肌、多裂肌；屈髋肌群短缩：髂腰肌、股直肌；右臀部和右下肢坐骨神经走行区域有明显压痛和放射痛。

5）日常生活活动能力　无法弯腰、扭腰；步行距离约300 m，上下楼梯时感到困难和恐惧。

三、临床与功能诊断

（1）临床诊断　腰椎术后。

（2）功能诊断　久坐后左侧臀部疼痛，步态姿势异常，长距离步行时腰痛。

四、康复治疗方案及转归

1. 主要功能障碍归纳

（1）腰背部切口周围疼痛，VAS评分6分；直腿抬高试验（＋），抬高至30° 时，神经根张力增大；右侧髋部坐骨结节区疼痛，坐位时VAS评分4分，有时出现疼痛放射至右侧大腿腘窝处。

（2）腰椎屈曲、伸展、侧屈、旋转受限，无法测量腰椎关节活动度。

（3）骨盆前倾，膝关节过伸，右侧较左侧明显。

（4）右侧臀部放射痛延续到大腿后侧腘窝处，可考虑由于关节错位、肌肉紧张等变化造成了神经问题。

（5）下肢和腰腹部肌肉力量减弱，长距离步行困难，日常生活能力减退。

2. 康复目标

（1）保护腰椎，减少腰部运动幅度，预防再次出现 L_5/S_1 髓核突出。

（2）减轻腰部疼痛，提高腰背肌及腹部核心肌群肌力，以及增加躯干稳定性。

（3）纠正异常步态，提高步行能力，改善日常生活能力，回归家庭、回归社会。

3.康复治疗方案

（1）康复宣教　治疗师应提前向患者做好宣教工作。为避免手术失败，患者术后早期应保护腰椎，避免脊柱弯曲、扭转，避免负重。长时间活动时穿戴腰围保护腰椎，避免髓核受椎体间压迫再次外溢，可戴腰围3个月。为避免神经根粘连，术后应立即开始主动练习直腿抬高。

（2）初期治疗（2021年12月13日至2021年12月20日）

1）治疗前　患者切口周围疼痛，VAS评分6分，激惹性较高，神经张力高、大腿后侧有放射痛。

2）技术选择　直腿抬高训练，避免神经根粘连；筋膜释放技术（处理前表线和后表线），改善患者屈髋肌群短缩、骨盆前倾、膝过伸等问题。使用筋膜释放技术放松前表线（股直肌部分）：在处理前，先观察患者姿势，让患者做踝关节的动作（踝背屈）带动髋、膝关节运动，治疗师用指尖或前臂触诊肌筋膜表层，从髌骨上方开始缓缓地推动股直肌，也可利用筋膜刀或泡沫轴进行放松；除股直肌外，还有两条支线，一条是从缝匠肌内侧斜行向上至髂前上棘，另一条是沿髂胫束从大腿外侧向髂前下棘。对骨盆前倾的患者来说，髂前上棘作为筋膜放松点更为重要。在松解完前表线后，对后表线进行处理，处理的顺序是由下向上。患者处俯卧位，放松跟腱和小腿三头肌，再向上处理腘绳肌肌腱，注意避开腘窝中央处，向上一直处理至坐骨结节处。竖脊肌的放松：因患者术后伤口周围疼痛，因此在处理竖脊肌时，应避开伤口周围，处理时要判断左右两侧的竖脊肌离脊柱的长度和紧张度，将外移的肌肉组织向内推、内移的向外推。

3）治疗后反应　处理后患者腰部及臀部疼痛症状即刻减轻，但保持时间短，第二天疼痛复现且疼痛并未缓解。经过1周直腿抬高训练后，放射痛症状消失。患者伤口周围疼痛减轻，VAS评分3分。

4）家庭作业　直腿抬高训练：仰卧平躺，大腿与床呈45°～60°，每次坚持10 s后缓慢放下，双腿交替进行，每次15～20个。患者仰卧位屈膝、伸膝训练：10个/组，共3组。

（3）中期治疗（2021年12月21日至2021年12月28日）

1）治疗前　患者腰背部手术切口疼痛减轻，VAS评分3分。右下肢从坐骨结节处放射痛，踩棉花感症状消失。

2）技术选择　①筋膜释放技术：第一步，从患者体侧线开始，处理外侧大转子－髂嵴部分。清理大转子及髂骨边缘、处理髂胫束，多数人的髂胫束十分紧张，因此患者会对手法治疗很敏感，同样也很容易放松，可使用前臂尺侧或手指，也可借助工具（筋膜刀）（图4-20-4）。第二步，处理内侧坐骨支－股骨后方转子内外侧。第三步，处理患者前侧，耻骨肌－髂肌－腰大肌。②肌力训练：脊柱稳定性训练：患者戴腰围，进行四点跪位式训练（图4-20-5）；臀中肌蚌式运动训练；臀大肌后伸训练。

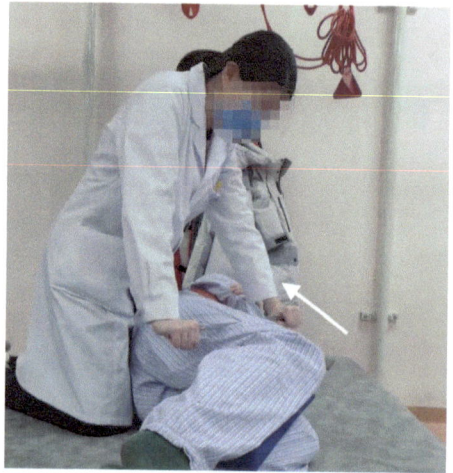

图4-20-4　筋膜释放技术：利用筋膜刀沿髂胫束从大腿外侧向髂前下棘处理

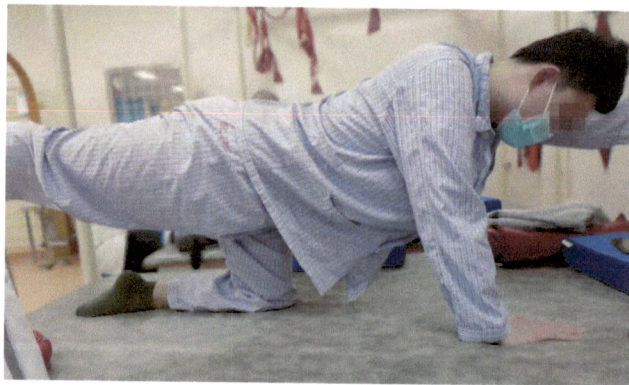

图4-20-5　四点跨位式训练

3）治疗后反应　治疗后腰部及右臀部疼痛即刻减轻；坐骨区疼痛VAS评分4分→2分；腹部肌肉肌力恢复，核心肌力增强，腹直肌、髂腰肌紧张缓解，腘绳肌短缩缓解。

4）家庭作业 腰背肌训练（双侧），10个/组，3组；直腿抬高训练（双侧），10个/组，3组；臀中肌蚌式运动训练；臀大肌后伸训练，分别10个/组，3组；靠墙静蹲、四点跪位式训练，每次2 min，每日3～5次。

（4）末期治疗（2021年12月29日至2022年1月7日）

1）治疗前 腰痛症状基本缓解。

2）技术选择 继续选择中期治疗的方法，在技术方面：筋膜释放技术增加腰方肌、多裂肌手法松解；此外，增加步行训练，调整骨盆位置后进行卷腹训练（图4-20-6）。

3）治疗后反应 步行时间和距离都有所增加，步长变大，躯干稳定性提高。

4）家庭作业 靠墙静蹲、四点跪位式训练，每次2 min，每日3～5次；单腿屈曲半蹲（保持骨盆平衡）。

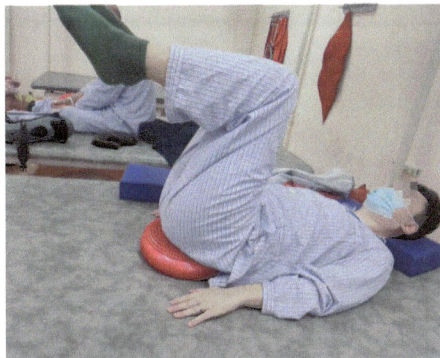

图4-20-6 卷腹训练

4. 转归

患者于2022年2月复查，腰椎L_5/S_1（手术位置）无突出，但有轻度膨出，无神经压迫，腰椎曲度有所恢复，患者手术后刀口处疼痛消失，腰部及右臀部疼痛基本消失。放射痛症状消失。患者主动直腿抬高可达90°。且无下肢放射痛等症状，但久坐后或过度劳累后右臀疼痛。

五、案例分析/物理诊疗思路分析

（1）该患者术前运动量较少，肌力较差；直腿抬高试验（＋），70°后产生的疼痛可能来源于骶髂关节或腰椎的小面关节，如果单腿直腿抬高试验＞70°时出现阳性，则考虑骶髂关节或腰椎的小面关节。从筋膜角度分析，患者大腿后侧肌群紧张，说明由于前表线短缩造成后表线的肌肉紧张，因此首先解决前表线问题来改善患者腰部疼痛。

（2）诊断性治疗　见图 4-20-7。

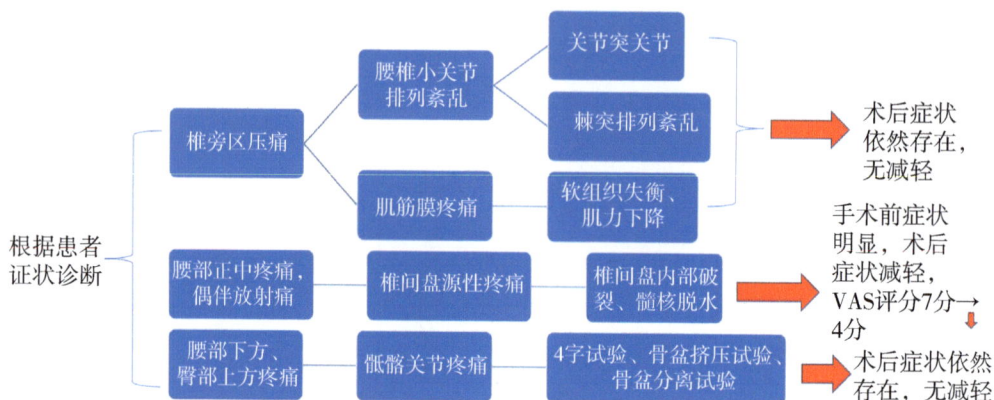

图 4-20-7　诊断性治疗

（3）诊疗思路　由于手术解决了一部分神经根受压的问题，但术后神经水肿会产生麻木感，通过采用神经动力学技术，减轻患者神经受压症状，预防神经粘连，腰痛症状明显减轻，下肢放射性疼痛症状逐渐消失。$L_3 \sim L_5$ 椎旁区有压痛，骶髂关节疼痛未缓解，可能原因有三点：①椎旁区的压痛有一部分是由于肌筋膜（软组织）疼痛、周围结缔组织失稳、腰背肌肌力下降，这些可同时造成腰椎小关节排列紊乱，其中包括关节突关节错位、椎体与椎体间产生旋转（棘突排列紊乱）。②在特殊检查中发现的骶髂关节疼痛原因。③腰 – 骨盆和髋部肌肉运动控制功能减退。因此，在治疗中期进一步改善了筋膜技术治疗的策略：处理深层的筋膜，主要处理骨盆周围的筋膜（髋部肌群）并重点训练患者核心力量，包括四点跪位伸臂训练；增强下肢肌力（股四头肌、臀肌）训练，增强骨盆的稳定性，从而改善身体姿势结构。在后期的筋膜手法中，进一步处理了腰方肌，改善骶髂关节位置。因此后期训练时，疼痛问题基本解决，进一步增加患者腰背肌的核心稳定性，从而改善患者步态姿势、提高步长。

六、知识延伸

1. 治疗下背痛的几点有效建议和宣教

对下背痛患者的教育和咨询策略应强调以下几点。

（1）提高患者对人体脊柱强度结构的了解。

（2）从神经科学的理论角度向患者解释疼痛的概念。

（3）告知患者下背痛康复治疗通常预后良好。

（4）采用积极的疼痛应对策略，降低患者的心理恐惧感。

（5）即使存在疼痛，也应该尽早恢复患者的正常生活活动。

（6）跟患者强调提高活动水平的重要性，而不仅仅为患者解决疼痛问题。

治疗师在对患者宣教和治疗时，不能直接或间接地增加其对下背痛的恐惧，应避免过度提倡平卧休息，长期来看对患者的躯干核心肌群恢复存在负面作用；同时避免对引起患者下背痛的具体原因进行深入的、解剖层面上的解释，以免患者产生焦虑情绪。

2. 筋膜释放技术中处理的手法顺序

筋膜释放技术理论基础源于解剖列车理论，需要找到由肌筋膜或结缔组织所组成的"轨道"。这些结构必须展现筋膜纤维的连续性，而人体筋膜在不同平面上排列，若从一层跳跃到另一层平面，就好像是火车脱离了原有的轨道，这样会使筋膜的拉张能力丧失，故在处理患者时也要注意肌筋膜的走行方向和层次，按一定顺序处理筋膜。一般顺序是前表线—后表线—体侧线—前深线。根据姿势和动作需求，可同时处理功能线和螺旋线。

（1）前表线—后表线　前表线的运动功能包括躯干和髋关节屈曲、膝关节伸展、足背屈。为了应对多关节做迅速有力的屈曲动作，前表线的肌肉必须含有较高比例的快肌纤维。前表线以快速反应为主，而后表线作用相反，双方的这种相互作用可以通过一方收缩时另一方被拉长体现出来。在进行筋膜释放技术时，最好先处理前表线上肌筋膜短缩的问题；而后表现整体的姿势性功能是在完全直立伸展时支撑身体，因此作为姿势保持的肌筋膜带需要具备较高比例的慢收缩、耐力型肌纤维，尤其是跟腱、腘绳肌肌腱、骶结节韧带和胸腰筋膜，处理顺序可以由下到上。

（2）体侧线—前深线　体侧姿势功能调整身体前后平衡和左右平衡，对其他表线之间的力量进行调节；运动功能方面，它参与身体整体的侧弯，包括躯干侧弯、髋部外展及足外翻；对躯干的侧向和旋转有可调性"刹车"作用。而前深线作为最核心的一列列车，可以调整身体的平衡，维持核心稳定性，甚至可以影响体内的消化、呼吸和内分泌系统。同时，前深线和体侧线在冠状面上互相平衡。下肢体侧线紧张时，前深线可以提升内侧的弧度，稳定包括髋关节在内的各段结构。如果肢体缺乏前深线的支撑、平衡和适当的张力，将导致身体的整体短缩，进而促使骨盆及脊柱核心塌陷，同时引起其他筋膜线出现负面的代偿性调节。例如，前深线的筋膜短缩导致髋关节无法完全伸展，造成骨盆前倾，使后表线被动拉长。

病例21　筋膜释放技术在跟腱断裂患者中的应用

跟腱是人体最粗大的肌腱，其近端是小腿三头肌的肌腹，远端止于跟骨结节。在跟腱的周围是腱围，其背侧有6～8层润滑层位于深筋膜与腱组织之间，每层均有独立营养血管，层与层之间有血管通行。踝关节屈伸活动时润滑层之间可互相滑动。神经、肌肉和筋膜共同构成了肌筋膜组织的动态力学平衡。深层接触可以影响这三者，但当筋膜融化并牵长后，其效果可以持续，这给了其他两类组织一些时间来调整至新的力学环境。筋膜组织作为一个整体，损伤、过度使用或使用不足均可使其细胞、纤维和"胶状物"变形。但好在筋膜具有可塑性，通过有技巧地体疗、伸展、运动和意识调整可以让其重塑。

手法松解治疗对跟腱起较轻的牵扯作用，可以将粘连的瘢痕软化，松解粘连组织的异常连接，使跟腱腱围各层之间有更大的滑动范围，恢复跟腱的弹性和结缔组织的延展性，降低周围组织的黏着性，从而使踝关节屈伸活动更趋灵活、关节活动度增加。手法松解按摩能促进腱纤维的再生，提高组织修复的速度，促进成纤维细胞和破纤维细胞增加，细胞吞噬现象增多，有利于组织损伤后的修复和改进，使跟腱生物力学性质的恢复更加完善。

一、病史

姓名：杜××；性别：女；年龄：54岁；职业：会计。

（1）主诉　右踝疼痛、活动受限半年余。

（2）病残史　患者诉于2020年4月20日在工作期间跑步不慎扭伤右踝，当时感右踝部疼痛，渐肿胀瘀青，行走困难。于2020年4月26日在A医院行磁共振检查示"右跟腱部分断裂"，并予以拄拐及支具固定2周。2周后在

A 医院门诊进行间断康复治疗。曾在我院康复治疗有效果，患者目前挂肘拐保护，右足跟处疼痛肿胀，活动受限，行走困难。患者为求进一步康复治疗，于 2020 年 11 月 21 日就诊于我院。

（3）既往史　平素健康状况良好。无高血压、糖尿病、高脂血症及冠心病病史。无脑血管疾病史。无哮喘史。

（4）家族史　无明显家族遗传病史可查。

二、检查评估

1. 入院查体

体温 36.2℃，脉搏 72 次 / 分，呼吸 17 次 / 分，血压 124/70 mmHg。患者挂肘拐跛行，右踝局部轻度肿胀，局部压痛。趾端血供好，ALD 能力受限，工作能力受限。

2. 辅助检查

右踝关节磁共振：右跟腱部分变形，右踝关节多发骨髓水肿、距骨周围滑膜囊积液，腓骨长短肌腱变性，腓距后韧带损伤可能，跟距骨间韧带损伤，不排除撕裂，踝关节周围软组织渗出性改变。

3. 康复评估

（1）问诊　见表 4-21-1。

表 4-21-1　问诊

问题	回答
您是怎么受的伤	在去银行办理业务的途中追公交跑了几步，脚没踩稳扭了一下，好像还听见"啪"的一声，以为是踝扭伤没当回事，忍着疼痛继续办完了工作还继续上了两天班后，实在疼痛难忍及右足和小腿肿得厉害才去的医院
做过手术吗	没有，保守治疗的
住院之前做了哪些康复治疗	由于实在肿胀得厉害，就在家附近医院做了一些消炎、消肿的理疗项目，后又间断性地在咱们医院门诊做了几次淋巴循环手法治疗及理疗
现阶段您的主要问题是什么	右踝关节负重久了（约 10 min）就会疼痛，足跟及右踝有针扎似的疼，无法长时间站立和行走，也无法正常上下楼梯，感觉足踝特别僵硬
平时不负重时右足踝也会疼痛吗	会有轻度疼痛，受凉时更明显，用被子包裹起来保暖慢慢会缓解

问题	回答
近期是否做过右下肢影像学检查	磁共振、X 线片

（2）客观评估

1）肌力　髂腰肌（R/L）4 级 /5 级，臀中肌（R/L）3 级 /5 级，臀大肌（R/L）4 级 /5 级，股四头肌（R/L）4 级 /5 级，腘绳肌（R/L）4 级 /5 级，小腿三头肌（R/L）3 级 /5 级，胫前肌（R/L）2 级 /5 级。

2）关节活动度　踝关节背屈（R/L）10°/25°，跖屈（R/L）30°/50°；膝关节屈（R/L）120°/135°，伸（R/L）0°/0°。

3）围度　髌骨上 10 cm 处（R/L）41 cm/42 cm；髌骨下 10 cm 处（R/L）26 cm/28 cm。

4）疼痛　不负重右踝 VAS 评分 2 分，负重一段时间后右踝 VAS 评分 6 分（图 4-21-1）。

5）平衡　立位平衡 2 级。

6）步态检查　Holden 步行能力 4 级，右下肢支撑期较左下肢短，踝周稳定性欠佳，楼梯或斜坡上行走需要帮助。

7）触诊　右足底筋膜、踝周支持带、跟腱、小腿三头肌紧张。

8）日常生活活动能力　FIM 评分 112 分，无法久站、洗澡、长距离步行，上下楼梯需要帮助。

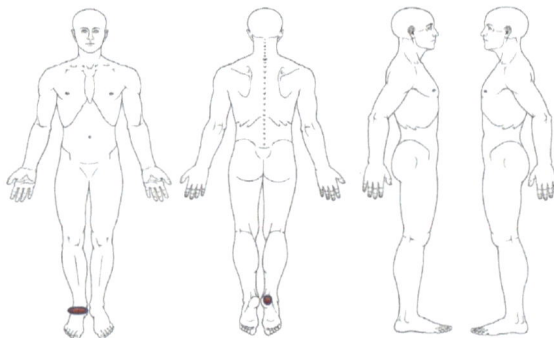

图 4-21-1　疼痛体图

三、临床与功能诊断

（1）临床诊断 跟腱断裂（右，部分撕裂）；小腿后部肌群肌肉损伤（右，小腿三头肌损伤）；踝和足趾长屈肌和肌腱损伤（右，趾长屈肌损伤）。

（2）功能诊断 右踝疼痛，日常生活活动能力下降，社会参与能力下降。

四、康复治疗方案及转归

1. 主要功能障碍归纳

（1）右踝关节疼痛，不负重 VAS 评分 2 分，负重一段时间后 VAS 评分 6 分。

（2）右踝关节活动度受限。

（3）右下肢肌力下降，小腿肌群萎缩。

（4）右足底筋膜、踝周支持带、跟腱、小腿三头肌紧张。

（5）日常生活活动能力下降。

2. 康复目标

（1）缓解踝关节疼痛。

（2）足底筋膜、踝周支持带松解，放松小腿三头肌及跟腱。

（3）提高 ADL 能力。

3. 康复治疗方案

（1）足底筋膜、踝周支持带、小腿前侧间隔组织松解，每日 10 min。（图 4-21-2～图 4-21-4）。

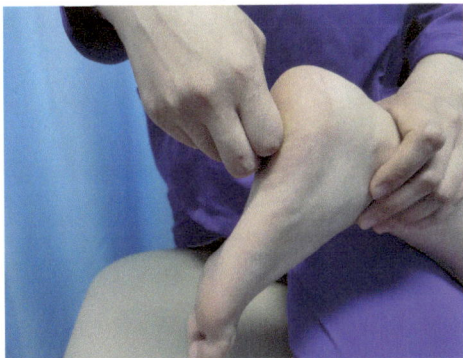

图 4-21-2 足底筋膜松解

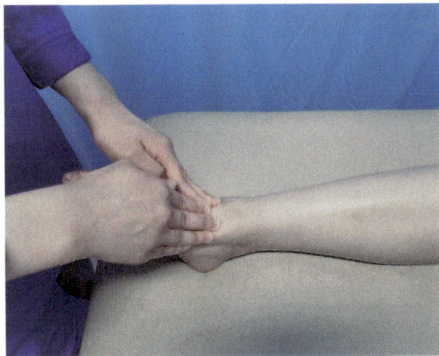

图 4-21-3 踝周支持带松解

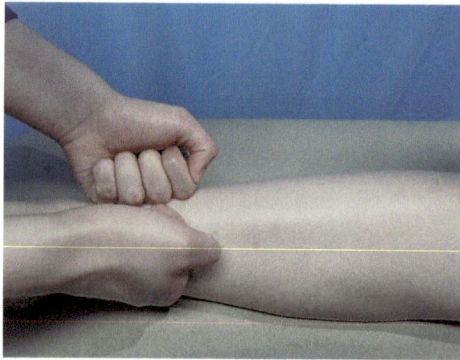

图 4-21-4　小腿前侧间隔组织筋膜松解

（2）小腿三头肌及跟腱牵伸放松，松解小腿后侧间隔组织筋膜，每日 10 min（图 4-21-5）。

（3）踝关节松动，增大距小腿关节及距下关节间隙，每日 5 min。

（4）肌力增强训练　增强胫前肌、小腿三头肌、趾长屈肌的肌力及耐力，每日 15 min。

4. 转归

患者经 1 周的治疗后，关节活动度

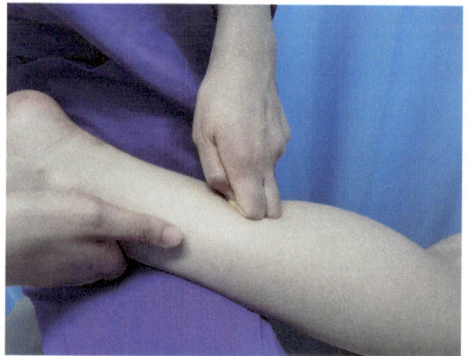

图 4-21-5　小腿后侧间隔
组织筋膜松解

明显改善，踝关节背屈（R/L）20°/25°，跖屈（R/L）45°/50°；膝关节屈（R/L）130°/135°，伸（R/L）0°/0°。疼痛缓解，不负重情况下疼痛基本消失，负重一段时间后（半小时）踝关节疼痛 VAS 评分 2 分（据患者描述足踝僵硬感明显降低，但关节间隙内仍有一定疼痛）。

五、案例分析/物理诊疗思路分析

1. 患者踝关节疼痛分析

（1）患者磁共振报告：右踝关节多发骨髓水肿、距骨周围滑膜囊积液，关节内仍存在炎症，负重会引起关节内疼痛。

（2）患者由于之前足踝及小腿严重肿胀，肌筋膜间压力升高、受激，消肿后各肌间隔存在一定粘连，影响各肌肉间正常滑动。

（3）跟腱断裂部分撕裂及小腿后部肌群肌肉、肌腱损伤，早期制动产生肌肉、肌腱、肌筋膜短缩，并与周围肌筋膜产生粘连，影响关节正常活动。

2. 康复治疗方法选择

针对该患者功能障碍特点予以临床推理（图 4-21-6）。

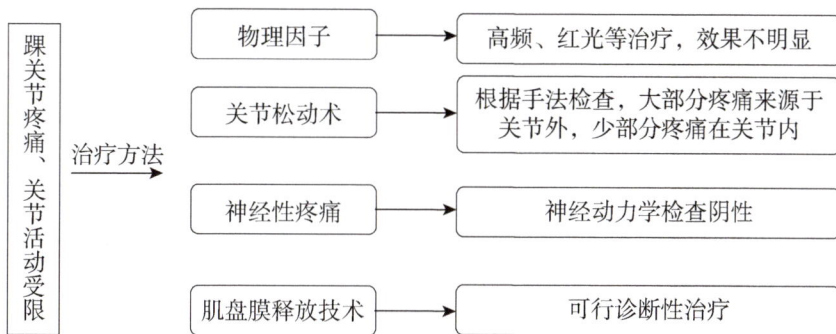

图 4-21-6 分析图

根据临床推理结果，拟选筋膜释放技术进行诊断性治疗。

3. 诊断性治疗

患者取仰卧位，右下肢自然放松，手法松解踝关节支持带，松解小腿后侧肌群筋膜，患者活动度明显改善。

4. 诊疗思路

根据诊断性治疗结果，制订该患者肌筋膜释放技术治疗方案，并在治疗过程中不断调整治疗部位及方法，患者疼痛缓解，临床症状及日常生活活动能力明显改善。

六、知识延伸

1. 肿胀对组织的影响

炎性反应会导致肿胀，并将愈合蛋白质带至受伤组织处，但最终也会增加纤维化，降低筋膜层内的相对滑动，使间隙物质的"黏性"增加，这种黏性会阻碍血液和淋巴液流动。慢性张力来源于不恰当的筋膜缩短或松弛，会产生神经肌肉扳机点。反之亦然：源于焦虑、职业原因使用不当、失用、滥用或过度使用的慢性张力也可导致局部（因重力或其他受力所需位置）筋膜密度增加。

2.踝支持带

踝支持带是小腿深筋膜的增厚部分，提供了一个滑轮的作用，以帮助固定前表线肌腱，并将其力量从胫骨肌引导至脚趾。支持带本质上是一个加厚的、位置更为浅表的筋膜平面，它是包裹在小腿周围的深筋膜。支持带增厚对于向下固定肌腱是必需的；否则，每次肌肉收缩，足部和小腿中部的皮肤就会鼓起来。因为肌腱沿着拐角走行，所以润滑组织包裹在肌腱周围形成腱鞘，以使肌腱在支持带下的活动顺畅。

病例 22　筋膜释放技术在颈椎病患者中的应用

颈椎病是一种生活中常见的疾病，病因与人们的日常生活关系密切，长期低头和不良坐姿对颈椎病影响很大。此类疾病对患者的工作和生活有很大的影响，其临床表现复杂多样，常见有肩颈痛、上肢无力、手指麻木、放射痛、头痛、眩晕和耳鸣等。近几年，康复治疗在治疗颈椎病方面有一定的优势，筋膜释放技术就是其中之一。

筋膜释放技术是运用徒手、筋膜刀等方式或工具对筋膜、肌腱和韧带等软组织进行梳理，有效缓解肌筋膜不适感和疼痛感的一种放松方法。由于筋膜具有可塑性，对其实施治疗时，可以改变筋膜组织上的机械效应，将作用于皮肤的能量从皮肤表面转移到更深的层次，进而使深筋膜性质发生变化，改变深筋膜基质的流动性及延展性，恢复筋膜正常功能，从而改善筋膜问题导致的疼痛不适。

一、病史

姓名：苏 ××；性别：女；年龄：40 岁；职业：公务员。

（1）主诉　因颈椎术后头痛、肩颈周疼痛、右手麻木 25 d 入院。

（2）病残史　患者因头晕、头痛在多家医院被诊断为颈椎病、偏头痛、颈椎间盘源性头痛，于 2021 年 11 月 1 日在 A 医院疼痛科行神经射频微创镇痛术。术后头痛、肩颈周疼痛、右手麻木等症状未见明显缓解，为求进一步康复治疗于 2021 年 11 月 26 日就诊于我院。

（3）既往史　高血压病史 5 年，平素服用氯沙坦 25 mg，每日 1 次，血压控制良好。20 余年前因阑尾炎行阑尾切除术，16 年前行剖宫产术，约 12 年前因右侧卵巢蒂扭转行右侧卵巢切除术。

（4）家族史　无明显家族遗传史可查。

二、检查评估

1. 入院查体

青年女性，生命体征平稳。颈部后方可见 1 cm 左右手术瘢痕，愈合良好；颈后、腰部轻压痛，未及叩击痛，颈腰椎屈伸侧屈及旋转运动轻度受限。右肩、颈周疼痛，VAS 评分 7 分；右侧头部枕区疼痛，VAS 评分 5 分；腰部右侧区域疼痛，VAS 评分 2 分；右手 3～5 指麻木感，右上臂内侧、前臂内侧、右手尺侧、右手 3～5 指针刺觉减退。右侧臂丛神经牵拉试验、Adson 征（+），左侧臂丛神经牵拉试验、Adson 征（-），双侧压头试验（-），双侧肱二头肌反射、肱三头肌反射、桡骨膜反射、膝反射及踝反射正常引出，双侧膝阵挛、踝阵挛（-）。双侧 Hoffmann 征、Rossolima 征、Babinski 征（-）。

2. 辅助检查

（1）颈椎 X 线摄影（正侧过伸、过屈）　颈椎生理性曲度变直，序列尚可；颈椎各椎体缘可见轻度骨质增生；颈椎间隙未见明显变窄；过伸、过屈未见明显序列不稳。项韧带骨化。颈椎轻度退行性改变。

（2）颈椎磁共振　颈椎生理曲度僵直，略反向后突，C_3～C_7 椎体及椎小关节缘骨质轻度增生变尖。各椎间盘 T_2WI 信号减低，$C_{4/5}$、$C_{5/6}$ 椎间盘向后轻度突出，硬膜囊前缘稍受压，椎管未见明确狭窄。颈髓形态及信号未见异常，椎旁软组织信号正常。

（3）腰椎磁共振　$L_{3/4}$、$L_{4/5}$、L_5/S_1 椎间盘轻度变性，腰椎轻度骨质增生。

（4）颈动脉+椎动脉彩色多普勒超声检查　未见明显异常。

3. 康复评估

（1）问诊　见表 4-22-1

表 4-22-1　问诊

问题	回答
现阶段您的主要问题是什么	右肩、颈周疼痛，VAS 评分 7 分；右侧头部枕区疼痛，VAS 评分 5 分；腰部右侧区域疼痛，VAS 评分 2 分；右手 3～5 指麻木感，颈肩部僵硬感
影响睡眠吗	影响睡眠，最多睡 3 h 就疼醒
做什么动作会缓解症状	卧位稍微缓解，效果不明显
早晨、白天、晚间症状是否有所变化	无
双臂、手有麻刺感吗	右手 3～5 指有麻木感
除了颈肩、头还有哪里不舒服吗	腰部疼痛，偏右侧，VAS 评分 2 分（图 4-22-1）
近期是否做过颈、腰部影像学检查	颈部：磁共振、X 线片；腰部：磁共振
是否需要服药（镇痛、肌松、抗炎、抗抑郁等）	助睡眠中成药：安神补脑液

（2）客观评估

1）肌力和关节活动度　四肢肌力正常，颈腰椎屈伸、侧屈及旋转运动轻度受限。

2）感觉检查　右上臂内侧、前臂内侧、右手尺侧、右手 3～5 指针刺觉减退。

3）特殊检查　神经动力学测试：ULTT（﹣），右臂丛神经牵拉试验（＋），右侧 Adson 征（＋）。

4）触诊　右枕区、右侧胸锁乳突肌肌腹及起止点、枕下区、腰背部压痛；双侧上斜方肌、右侧斜角肌、胸小肌肌肉紧张，腰背部肌肉紧张，右下肢前、后侧肌群肌肉紧张，腹部紧张（图 4-22-1）。

5）日常生活活动能力　日常生活完全自理。

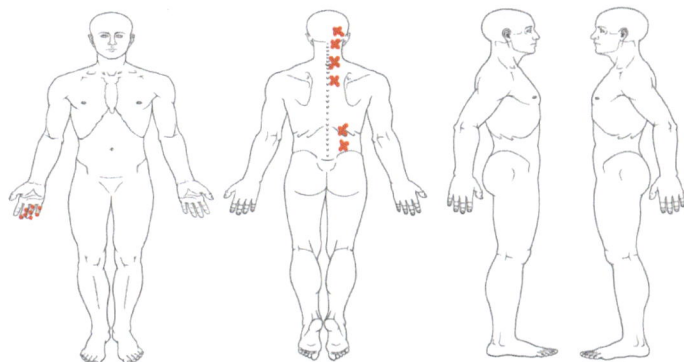

图 4-22-1　疼痛体图

三、临床与功能诊断

（1）临床诊断　颈椎神经射频微创镇痛术后，阑尾切除术后，右侧卵巢切除术后，剖宫产术后。

（2）功能诊断　颈周疼痛；右上臂内侧、前臂内侧、右手尺侧、右手3～5指针刺觉减退。

四、康复治疗方案及转归

1. 主要功能障碍归纳

（1）右肩、颈周疼痛，VAS评分7分。

（2）右侧头部枕区疼痛，VAS评分5分。

（3）腰部右侧区域疼痛，VAS评分2分。

（4）右手3～5指有麻木感。

（5）右上臂内侧、前臂内侧、右手尺侧、右手3～5指针刺觉减退。

（6）睡眠障碍。

2. 康复目标

（1）缓解颈周、枕区、腰部疼痛。

（2）改善右手3～5指的麻木感。

3. 康复治疗方案

根据患者疼痛性质及症状分析，予以筋膜释放技术治疗。

（1）第1周治疗（2021年11月29日、12月1日、12月3日）

1）治疗前　患者疼痛剧烈，右手3～5指有麻木感，右上臂内侧、前臂内侧、右手尺侧、右手3～5指针刺觉减退。

2）技术选择　筋膜释放技术（处理前表线：从足趾开始到帽状支持带、斜角肌、胸小肌），每次40 min，每周3次。

3）治疗后反应　右手3～5指麻木感消失；右肩颈周疼痛VAS评分7分→5分；右侧头部枕区疼痛VAS评分5分→3分。

（2）第二周治疗（2021年12月6日、12月8日、12月12日）

1）治疗前　患者肩颈疼痛，头部枕区疼痛，腰部疼痛，睡眠障碍（3 h）。

2）技术选择　筋膜释放技术（处理后表线：从眉弓开始到足底结束，螺旋线：颈夹肌；其中，着重处理枕骨下肌和颈夹肌），每次40 min，每周3次。

3）治疗后反应　右肩颈周疼痛VAS评分5分→2分；右侧头部枕区疼痛VAS评分3分→0分，腰部疼痛VAS评分2分→1分，睡眠改善3 h→7 h。

（3）第三周治疗（2021年12月13日、12月15日、12月17日）

1）治疗前　患者肩颈疼痛，头部枕区疼痛，腰部疼痛。

2）技术选择　筋膜释放技术（处理体侧线和前深线：主要处理髂胫束、腰方肌），每次40 min，每周3次。

3）治疗后反应　右肩颈周疼痛VAS评分2分→1分；腰部疼痛VAS评分1分→0分。

4）家庭作业　患者工作性质为久坐办公，宣教患者活动肩颈，每次20～30 min；建议患者进行游泳或自我牵伸训练，每次20～30 min，每周2～3次。

4.转归

患者9次筋膜释放技术治疗后，症状基本消失，感觉恢复正常，睡眠质量良好。

五、案例分析/物理诊疗思路分析

1.患者颈肩部、头枕部疼痛分析

根据患者疼痛区域和疼痛特点，疼痛性质归类为伤害感受性疼痛，右上肢症状不排除神经源性疼痛。

2. 康复治疗方法选择

针对该患者功能障碍特点予以临床推理（图 4-22-2）。

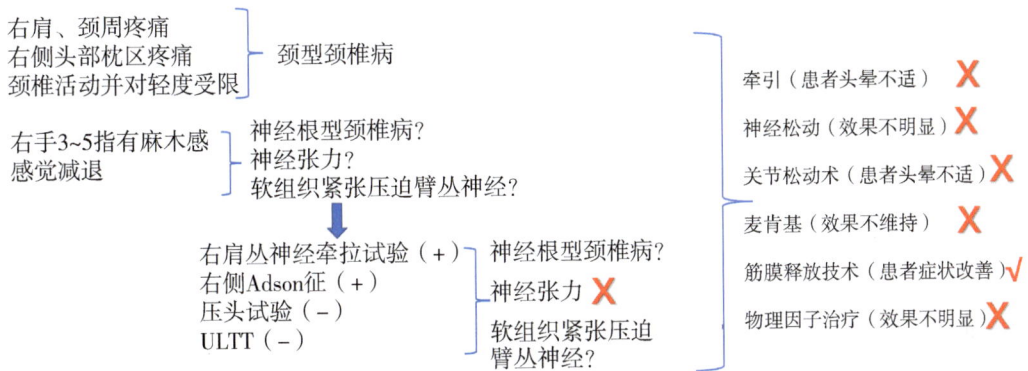

右肩、颈周疼痛
右侧头部枕区疼痛 ——— 颈型颈椎病
颈椎活动并对轻度受限

牵引（患者头晕不适） ✗
神经松动（效果不明显） ✗
关节松动术（患者头晕不适）✗
麦肯基（效果不维持） ✗
筋膜释放技术（患者症状改善）✓
物理因子治疗（效果不明显）✗

右手3~5指有麻木感
感觉减退 ——— 神经根型颈椎病？
神经张力？
软组织紧张压迫臂丛神经？

右肩丛神经牵拉试验（+） 神经根型颈椎病？
右侧Adson征（+） 神经张力 ✗
压头试验（-）
ULTT（-） 软组织紧张压迫臂丛神经？

图 4-22-2 临床推理

根据临床推理结果，拟首选筋膜释放技术（FRT）。

3. 诊疗思路

（1）患者右侧胸锁乳突肌肌腹及起止点、右下肢前侧肌群肌肉紧张（尤其是胫前肌、股四头肌更为紧张），腹部紧张，所以处理前表线（从足趾开始到帽状支持带）；右手 3～5 指有麻木感，感觉减退，神经松动术效果不明显，考虑软组织压迫神经，所以处理右侧斜角肌、胸小肌、胸锁乳突肌。

（2）右枕区、枕下区、腰背部压痛，腰背部肌肉紧张，右下肢后侧肌群紧张，所以处理后表线。

（3）患者腰部压痛（位置为腰方肌），髂胫束紧张，所以处理体侧线和前深线。

六、知识延伸

1. 伤害感受性疼痛的概念

伤害感受性疼痛是区别于神经病理性疼痛、临床上发病率更高的一种疼痛类型，是由伤害性刺激激活特殊外周感觉神经元（伤害性感受器）引起的一种生理反应，可以引起反射和相应的行为反应，以便将组织损伤降到最低程度。伤害感受性疼痛往往被看作"正常"的疼痛，如扭伤、骨折、烧伤、撞伤、炎症和肌筋膜疼痛等。

2. Adson 征

鉴别是否存在胸廓出口综合征。

（1）患者取站立位或坐位，检查者在患者患侧肘关节完全伸直的情况下触诊桡动脉脉搏，令患者将头部转至患侧并后伸颈部。接着，使患侧肩关节外展、后伸和外旋，患者在此体位下深呼吸后屏住呼吸（图4-22-3）。

（2）阳性结果为从动作起始位到终末位，检查者触诊到患者脉搏减弱或出现熟悉的症状。

3. 胸锁乳突肌处理手法

用近端指间关节仔细处理胸锁乳突肌，引导组织向上朝向乳突，注意深度，不要超过肌肉层（图4-22-4、图4-22-5）。

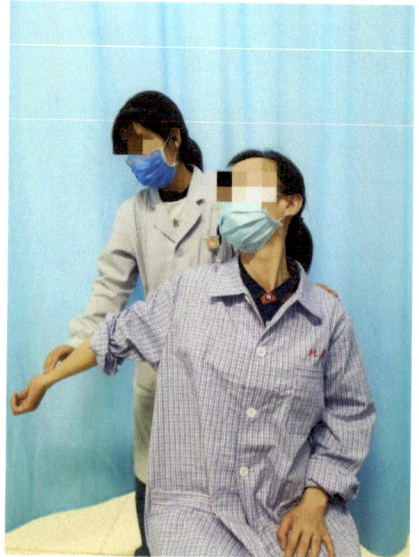

图 4-22-3　Adson 征检查

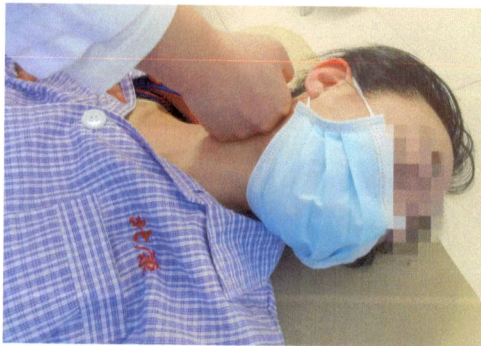

图 4-22-4　胸锁乳突肌处理手法①

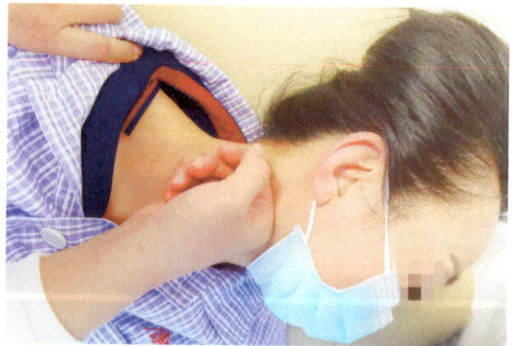

图 4-22-5　胸锁乳突肌处理手法②

4. 斜角肌处理手法

弯曲手指，深入斜角肌远端附着点，同时让患者向对侧滑动头部（图4-22-6～图4-22-8）。

注意：斜角肌与臂丛神经联系紧密，臂丛神经从颈部发出，通过前中斜角肌间隙。处理这个区域前，应告诉患者出现任何的神经不适都要随时告诉治疗师。

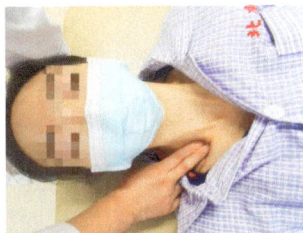

图 4-22-6　斜角处理手法①　　图 4-22-7　斜角处理手法②　　图 4-22-8　斜角处理手法③

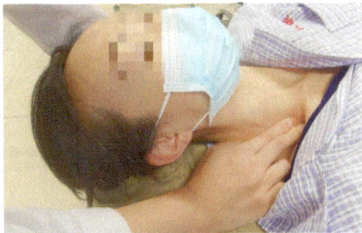

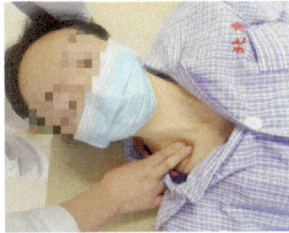

病例 23　筋膜释放技术在髌股疼痛综合征患者中的应用

髌股疼痛综合征（PFPS）是一种常见的劳损性疾病，累及髌股关节区。髌股关节长期高负荷活动引起关节磨损，骨内压增高。髌股关节紊乱所致髌骨不稳，不仅使内外侧软骨面负荷不均，还增加了髌骨中心的剪应力和不稳定性，进而使附着于髌股关节的肌肉、韧带、筋膜及局部脂肪垫之间形成粘连、瘢痕和挛缩，关节内部的力学平衡被破坏，常表现为膝前部疼痛。

筋膜释放技术（FRT）是一种针对深部肌肉筋膜的手动治疗方法，治疗师通过用手指、指关节或肘部或其他工具对受限筋膜的特定区域进行低负荷、长时间的操作，旨在恢复正常的结缔组织结构和生理滑行特性，进而减少粘连，降低肌肉张力，改善患者运动能力、疼痛和关节活动范围。

一、病史

姓名：单 ×× ；性别：女；年龄：34 岁；职业：运动员。

（1）主诉　右膝关节疼痛 1 年。

（2）病残史　患者诉 1 年前无明显诱因出现右膝关节疼痛，位于膝关节前方及髌骨外侧，下蹲及上下楼梯时加重，尤其是下楼梯时疼痛更为明显。右膝关节肿胀，屈活动受限，伴关节内异响，走路时偶有打软欲跪。2个月前活动后右膝关节疼痛加重，步行明显受限。为求进一步康复于2021年11月19日就诊于我院。

（3）既往史　平素健康状况良好，无高血压、糖尿病、高脂血症、冠心病、脑血管疾病病史。无哮喘史。

（4）家族史　无明显家族遗传病史可查。

二、检查评估

1. 入院查体

青年女性，生命体征平稳。右膝关节轻微肿胀，右侧髌骨活动度略差，右膝关节前下方及髌骨外侧压痛（＋），右侧髂胫束压痛（＋），右侧髂胫束紧张试验（＋），右侧髌骨研磨试验（＋），左侧髌骨研磨试验（－），双侧浮髌试验（－），双侧过屈、过伸试验（－），双侧侧方应力试验（－），双侧抽屉试验及Lachman征（－），麦氏征（－）。

2. 辅助检查

右膝关节MRI：右膝髌上囊、髌下囊及关节腔少量积液，髌骨Ⅱ度损伤。

3. 康复评估

（1）问诊　见表4-23-1。

表4-23-1　问诊

问题	回答
现阶段您的主要问题是什么	右膝前下方疼痛，VAS评分7分；右髌骨外侧疼痛，VAS评分5分，运动时疼痛更严重，VAS评分7分 右膝略肿胀，无法下蹲、上下楼梯
做什么动作会缓解症状	休息能稍缓解，一活动疼痛又开始
做什么动作会加重症状	下蹲，上下楼梯，走路也会疼
影响睡眠吗	有时会痛醒
走路有问题吗	走路时疼痛，因疼痛不敢多走
早晨、白天、晚间症状是否有所变化	早晨稍能缓解
近期是否做过膝部影像学检查	做过磁共振检查

问题	回答
是否需要服药（镇痛、肌松、抗炎、抗抑郁等）	无

（2）客观评估

1）肌力和关节活动度　髋周肌力（R/L）4 级 /5 级，膝周肌力（R/L）3-级 /5 级，踝周肌力（R/L）4 级 /5 级；膝关节屈（R/L）110° /130°、伸（R/L）0° /0°。

2）平衡、步态检查　立位平衡 3 级，因右膝疼痛在右下肢摆动初期膝关节屈曲活动度减小，双拐步行，步行过程中右下肢支撑期明显缩短。

3）特殊检查　右侧髌骨研磨试验（＋），右侧髂胫束紧张试验（＋），双侧浮髌试验（－），双侧过屈、过伸试验（－），双侧侧方应力试验（－），双侧抽屉试验及 Lachman 征（－），麦氏征（－）。

4）触诊　右膝关节前下方及髌骨外侧压痛，右侧髂胫束压痛，右髂胫束紧张，右股四头肌、腘绳肌、小腿三头肌紧张。

5）日常生活活动能力　日常生活基本可自理。

三、临床与功能诊断

（1）临床诊断　髌股疼痛综合征。

（2）功能诊断　右膝关节疼痛、肿胀，右下肢运动功能障碍，步行受限、日常生活活动能力下降。

四、康复治疗方案及转归

1. 主要功能障碍归纳

（1）右膝前下方疼痛，VAS 评分 7 分。

（2）右髌骨外侧疼痛，VAS 评分 5 分；运动时疼痛，VAS 评分 7 分。

（3）右膝周肿胀。

（4）右侧髂胫束压痛。

（5）右髂胫束、右股四头肌、腘绳肌、小腿三头肌紧张。

（6）无法完成下蹲及上下楼梯。

（7）步行能力下降、步态异常。

2. 康复目标

（1）缓解疼痛、肿胀。

（2）提高步行能力，改善步态。

3. 康复治疗方案

根据患者疼痛性质和症状表现，予以筋膜释放技术治疗。

（1）第1次治疗（2021年11月21日）

1）治疗前　右膝前下方疼痛，右髌骨外侧疼痛，右膝周肿胀，右膝屈曲受限，步行能力下降、步态异常。

2）技术选择　筋膜释放技术（处理前表线：胫前肌及筋膜、股四头肌及筋膜、髌骨外侧支持带；后表线：腘绳肌及筋膜、小腿三头肌及筋膜）；每次50 min（图4-23-1～图4-23-3）。

3）治疗后反应　右膝前下方疼痛，VAS评分7分→3分；右髌骨外侧疼痛，VAS评分5分→3分，运动时髌骨外侧疼痛，VAS评分7分→5分，右膝屈曲110°→120°。

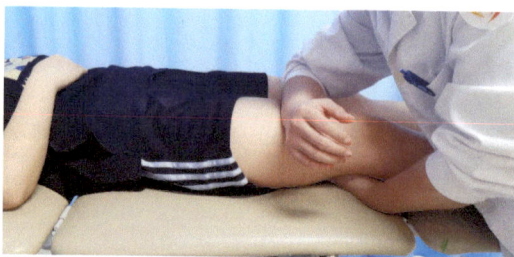

图4-23-1　筋膜释放技术①

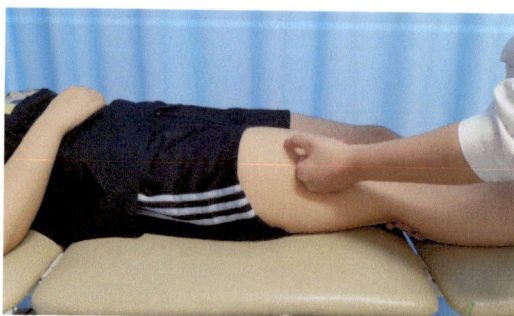

图4-23-2　筋膜释放技术②

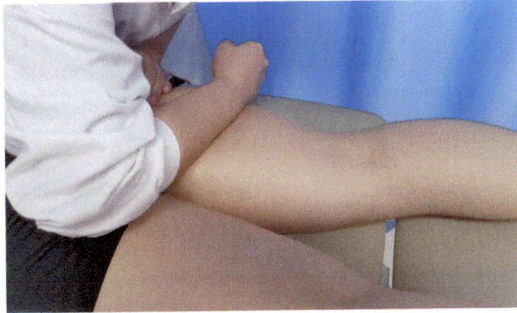

图 4-23-3 筋膜释放技术③

（2）第 2 次治疗（2021 年 11 月 23 日）

1）治疗前 右膝前下方疼痛，右髌骨外侧疼痛，右膝屈曲受限，步行能力下降、步态异常。

2）技术选择 筋膜释放技术（处理前表线：胫前肌及筋膜、股四头肌及筋膜、髌骨外侧支持带；后表线：腘绳肌及筋膜、小腿三头肌及筋膜），每次50 min。

3）治疗后反应 右膝前下方疼痛，VAS 评分 3 分→1 分；右髌骨外侧疼痛，VAS 评分 3 分→2 分，运动时髌骨外侧疼痛，VAS 评分 5 分→4 分；右膝屈曲110°→125°。

（3）第 3 次治疗（2021 年 11 月 25 日）

1）治疗前 右膝前下方疼痛，右髌骨外侧疼痛，右膝屈曲受限，步行能力下降、步态异常。

2）技术选择 筋膜释放技术（处理前表线：胫前肌及筋膜、股四头肌及筋膜、髌骨外侧支持带；后表线：腘绳肌及筋膜、小腿三头肌及筋膜；增加体侧线：髂胫束、小腿外侧），每次 50 min（图 4-23-4）。

3）治疗后反应 右膝前下方疼痛，VAS 评分 1 分→0 分；右髌骨外侧疼痛，VAS 评分 2 分→1 分，运动时髌骨外侧疼痛，VAS 评分 4 分→2 分。患者可脱拐步行，步态较前改善，右下肢摆动初期膝关节屈曲活动度较前增加，右膝屈曲110°→125°。

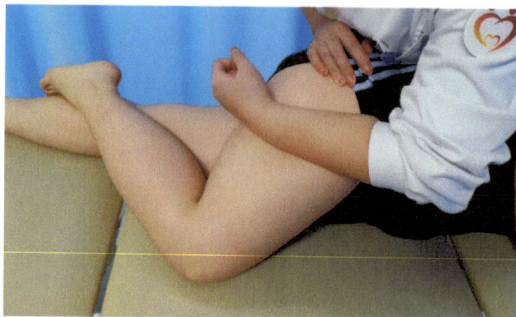

图 4-23-4　筋膜释放技术④

（4）第4次治疗（2021年11月28日）

1）治疗前　右髌骨外侧疼痛，步行能力下降、步态异常。

2）技术选择　筋膜释放技术（体侧线：髂胫束、小腿外侧），每次40 min。

3）治疗后反应　右髌骨外侧疼痛，VAS评分1分→0分；运动时髌骨外侧疼痛，VAS评分2分→0分；步态改善，右下肢支撑期仍较对侧短，右膝屈曲110°→125°，可独立无痛上下楼梯、下蹲，但蹲下后无法独自站起。

4. 转归

患者经4次筋膜释放技术治疗后，疼痛基本消失，可完成下蹲动作，但无法独自站起，膝关节活动度仍较对侧小，支撑期短，考虑为肌肉力量不足，后续治疗改为肌力耐力训练及膝关节控制训练。

五、案例分析/物理诊疗思路分析

1. 患者右膝周疼痛分析

根据患者疼痛性质及特点，考虑疼痛性质为伤害感受性疼痛。

2. 康复治疗方法选择

针对该患者的功能障碍特点予以临床推理（图4-23-5）。

3. 诊疗思路

患者有典型髌股疼痛综合征表现，贴布过敏，其他治疗效果不明显。其右膝前下方疼痛，右髌骨外侧疼痛，右股四头肌、腘绳肌、小腿三头肌紧张，所以选择筋膜释放技术处理前表线与后表线，之后运动过程中髌骨外侧疼痛仍未缓解且髂胫束紧张试验（＋），所以处理增加体侧线。

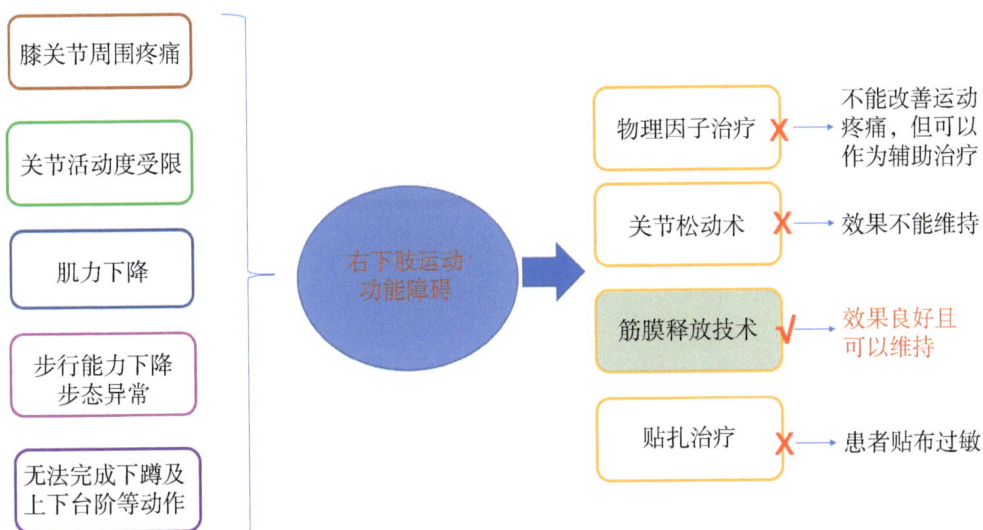

图 4-23-5　临床推理

六、知识延伸

1. 髌股疼痛综合征特点

（1）髌骨后痛及髌骨周围痛，特别是在屈膝下蹲和下楼时症状加剧。

（2）大多数 PFPS 患者表现有膝关节前方轻度钝痛不适，在一个位置久坐后明显。疼痛感可能会一直出现，但当久坐或运动时特别明显。

（3）髌股关节活动时出现摩擦音，或感觉"捻发音"，屈伸膝关节的时候有卡住感（交锁），或打软腿，下楼时疼痛及打软腿更明显。

（4）多数年轻患者都有伸膝装置力线异常，因此疼痛的产生可能是膝关节异常力线所致，而不是关节自身的变化。

2. 髌骨运动轨迹及生物力学

（1）髌骨运动轨迹是指在膝关节做屈伸运动时，髌骨相对股骨做上下及轻微的内外旋运动，并形成 S 形的运动轨迹。髌骨运动轨迹的改变可以使髌股外侧关节面摩擦增大，关节软骨磨损增加，最终导致髌股关节炎的发生。

（2）髌骨后方有一层关节软骨，其形态比较特殊，在关节面的表面纵跨有一条软骨嵴，该嵴与股骨滑车结构相贴合，将髌骨面分为内侧和外侧两部分。在膝关节做屈伸活动时，髌骨依靠股四头肌、内外侧支持带及髌周韧带等保持稳定性。

（3）有研究显示，平地步行时，髌股关节作用力为体重的 0.5 倍，上下楼梯时接近体重的 3 倍，当膝关节处于高度屈曲位时，其作用力最大能达到体重的 8 倍。因此，髌股关节在屈伸活动中的接触面对合良好，对减轻髌股关节的退变至关重要。

3. 髌骨运动轨迹异常的相关因素

（1）髌骨周围静力学结构异常。

（2）髌骨周围动力学结构异常。

（3）股骨滑车发育不良。

（4）膝关节本体感觉下降。

4. 髂胫束挛缩试验

（1）检查过程　患者健侧卧位，健侧下肢在下并屈髋、屈膝，双手抱于胸前，检查者立于患者身后，一手固定骨盆，另一手握患侧下肢踝部，屈膝 90°，然后将髋关节外展后伸，再放松握踝部的手，让患侧下肢自然下落。

（2）说明　正常时应落于健侧下肢的后侧。若落在健侧下肢前方或保持上举外展姿势，即为阳性。提示髂胫束挛缩或阔筋膜张肌挛缩。

第五章
神经松动技术的临床应用

病例 24　神经松动技术在慢性下背痛患者中的应用

神经动力学（NDS）是一门研究神经系统不同部分之间的神经通信交流及神经系统和肌肉骨骼系统之间相关联的生理学和机械力学的临床应用学科，是将神经力学、生理学与骨骼肌肉联系起来的整体学科。NDS技术是一种改变局部张力异常的技术，其教学体系由新西兰物理治疗师 Michael Shacklock 创立，主要目的是为物理治疗师提供实用的临床解决方案。NDS创立至今已发展近30年，在欧洲、南美洲、北美洲、亚洲等地开展培训与交流，帮助物理治疗师解决临床神经骨骼肌肉问题，提升临床治疗技术。

一、病史

姓名：曹××；性别：女；年龄：68岁；职业：退休干部。

（1）主诉　腰椎术后左下肢疼痛5 d。

（2）病残史　患者于2021年11月13日搬重物时突然出现腰痛伴左下肢疼痛，急诊于当地医院，诊断为"L_5/S_1 椎间盘突出"。当时疼痛剧烈，药物等治疗效果欠佳。2021 年 12 月 3 日就诊于北京某医院，予以腰椎 CT、MRI 检查，诊断为"腰椎间盘突出症、腰椎骨纤维瘤"，于 12 月 4 日行腰椎切开减压椎弓根内固定术，并取"骨纤维瘤"病理检查。术后腰腿疼痛症状较术前明显改善，疼痛程度约缓解 50%，可独立转移和室内步行。12 月 8 日行磁共振复查时转移过程中再次出现左下肢剧烈疼痛，呈放射性，疼痛位于左大腿、小腿外侧，不敢活动。为求进一步康复治疗于 2021 年 12 月 9 日就诊于我院。

（3）既往史　腰椎间盘突出症病史 9 年；甲状腺功能减退病史 20 年，口服左甲状腺素钠片，控制可；心律失常病史 3 年，口服美托洛尔，控制可。痔术后 5 年。

（4）家族史　无明显家族遗传病史可查。

二、检查评估

1. 入院查体

老年女性，生命体征尚平稳。腰部可见纵向手术瘢痕，愈合好；腰部肌肉略萎缩，$L_4 \sim L_5$ 棘突及椎旁压痛（＋）、叩击痛（＋）、放射痛（＋），左下肢 L_5、S_1 支配皮区感觉过敏，左大腿和小腿外侧放射性疼痛和麻木，坐骨结节区疼痛，VAS 评分 9 分。双下肢肌力及肌耐力因疼痛无法准确评估。大小便功能正常，会阴部深浅感觉正常。双膝、踝阵挛（－），双侧 Babinski 征（－）。

2. 辅助检查

腰椎正侧位 X 片：腰椎内固定术后改变，腰椎轻度侧弯，L_4 椎体内高密度影。

3. 康复评估

（1）问诊　见表 5-24-1。

表 5-24-1　问诊

问题	回答
现阶段您的主要问题是什么	大腿和小腿外侧放射性疼痛和麻木，VAS 评分 9 分，坐骨结节疼痛，VAS 评分 9 分，骶部中央一掌范围僵硬感，左足第 2、第 3 趾紧张感，体位变化时疼痛明显（图 5-24-1）
做什么动作会缓解症状	下肢屈曲体位、左侧卧位和直立位症状缓解效果不明显，时效短

续表

问题	回答
早晨、白天、晚间症状是否有所变化	无
双脚有麻刺感吗	没有，左足第 2、第 3 趾紧张感
走路有问题吗	因疼痛不能下床行走，被动体位卧床
做过手术吗	椎弓根减压固定术
近期是否做过腰部影像学检查	磁共振、X 线片
是否需要服药（镇痛、肌松、抗炎、抗抑郁等）	静脉滴注镇痛药、营养神经药物、甘露醇，口服止痛药曲马多

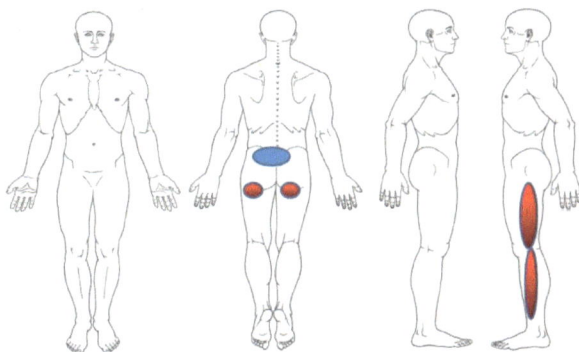

图 5-24-1　疼痛体图

（2）客观评估

1）肌力和关节活动度　因疼痛剧烈，无法准确检查。

2）平衡、步态检查　因疼痛剧烈，被动卧床，无法准确检查。

3）特殊检查　神经动力学测试：直腿抬高标准测试（＋）。

4）触诊　$L_4 \sim S_1$ 术后伤口周围压痛，叩击痛；腰背部肌肉紧张；左臀部和左下肢坐骨神经走行区域明显压痛。

5）日常生活活动能力　因疼痛被动卧床，日常生活需要大量辅助。

三、临床与功能诊断

（1）临床诊断　腰椎术后，子宫切除术后，甲状腺功能减退，痔术后。

（2）功能诊断　腰部及左下肢神经源性疼痛，日常生活活动能力下降。

四、康复治疗方案及转归

1. 主要功能障碍归纳

（1）左下肢放射性疼痛和麻木，VAS评分9分。

（2）双侧坐骨结节区疼痛，坐位时VAS评分9分。

（3）骶部中央区域有明显僵硬感。

（4）左足第2、第3趾紧张感。

（5）体位变化时疼痛激惹性高，激惹性VAS评分8分。

2. 康复目标

（1）缓解腰部及下肢神经源性疼痛。

（2）提高功能性移动能力及ADL能力。

3. 康复治疗方案

根据患者疼痛性质及诊断性治疗结果，予以神经动力学技术治疗。

（1）第1次治疗（2021年12月13日）

1）治疗前　患者疼痛剧烈，激惹性高，神经张力高。

2）技术选择　NDS-Level 1（1、2），10次/组，共3组（图5-24-2、图5-24-3）。

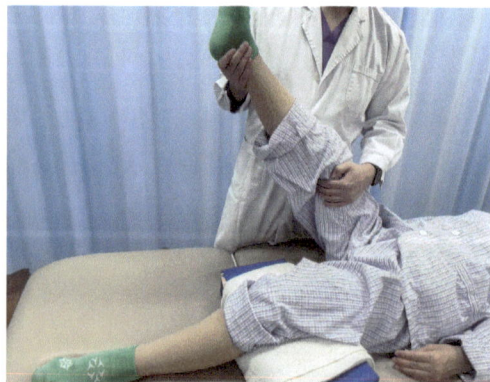

图5-24-2　Level 1-1　　　　　　　　图5-24-3　Level 1-2

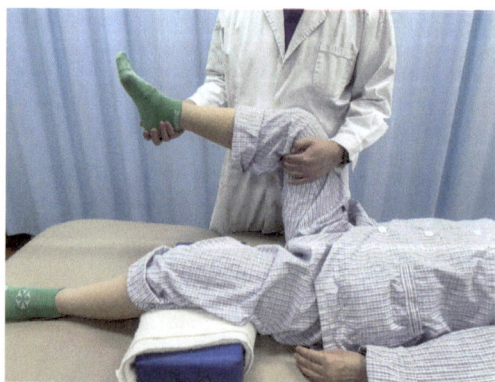

3）治疗后反应　卧位时大腿和小腿麻木基本消失，疼痛VAS评分9分→

5分；坐骨区疼痛VAS评分9分→5分，翻身坐起过程中疼痛仍明显；骶尾部僵硬感范围缩小至鸡蛋大小。

4）家庭作业　患者取仰卧位，右下肢自然放松，左下肢取髋关节屈曲、外展、外旋，膝关节屈曲位（图5-24-4），患者出现症状反复即可进行，不限次数和时间。

（2）第2次治疗（2021年12月14日）

1）治疗前　第1次治疗后疼痛缓解，患者夜间多次下床，疼痛间歇性加重，VAS评分5分→7分，左下肢轻度麻木，下肢活动幅度较前增加。

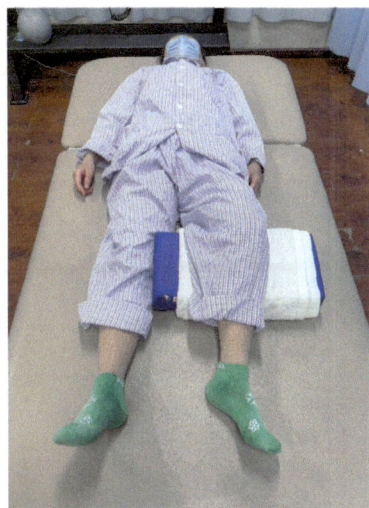

图5-24-4　家庭作业

2）技术选择　NDS-Level 1（4），10次/组，共3组（图5-24-5、图5-24-6）。

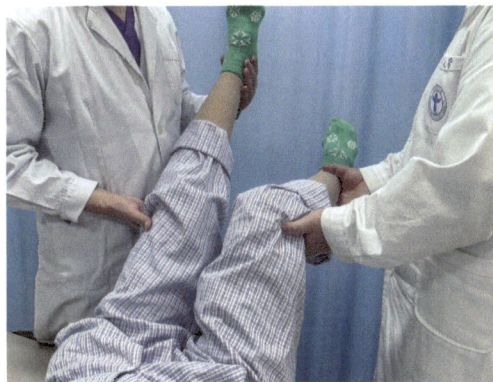

图5-24-5　Level 1-4 ①

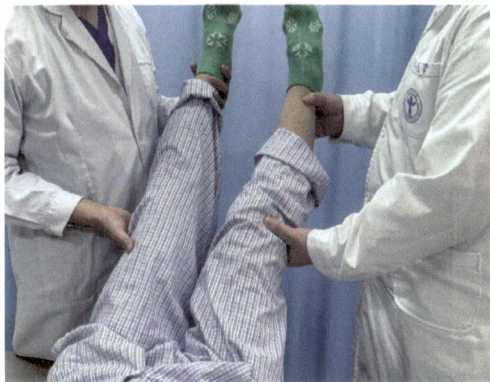

图5-24-6　Level 1-4 ②

3）治疗后反应　治疗后即刻左下肢疼痛和麻木消失；坐骨区疼痛VAS评分5分→3分，翻身坐起过程中疼痛VAS评分9分→6分，激惹性：高→中度（8分→4分）；左足第2、第3趾束缚感明显减轻；骶部僵硬范围缩小至硬币大小。

4）家庭作业　NDS-level 1（2）10次/组，共3组，早、中、晚各1组（图5-24-3）。

（3）第3~4次治疗（2021年12月15日至16日）

1）治疗前　左下肢间歇性疼痛加重，VAS评分5分，坐骨区疼痛持续减轻。

2）技术选择　NDS-level（5 a），10次/组，共3组（图5-24-7、图5-24-8）。

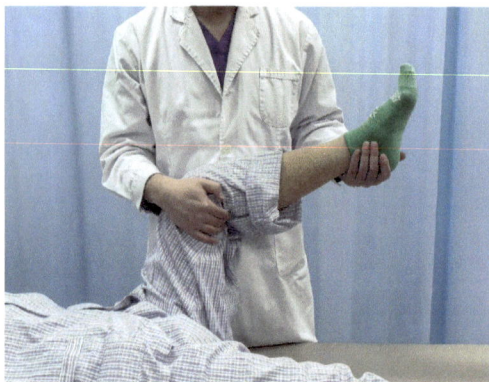

图5-24-7　Level 1-5 a ①

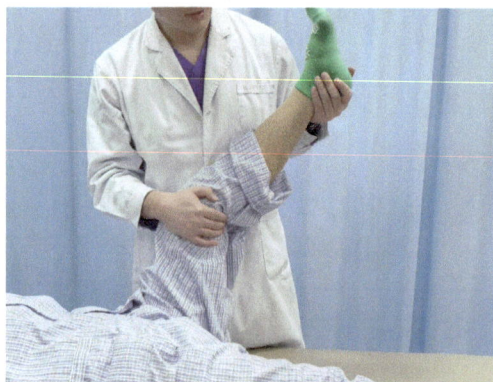

图5-24-8　Level 1-5 a ②

3）治疗后反应　15日：骶部僵硬感消失；16日：坐骨区疼痛消失，独立翻身起坐不诱发疼痛，可室内独立步行。

4）家庭作业　level 1（4）10次/组，共3组，早、中、晚各1组（图5-24-5、图5-24-6）。

（4）第5次治疗（2021年12月17日）

1）治疗前　原有症状消失，新发腓总神经支配区域左小腿外侧和足背麻木。

2）技术选择　腓总神经松动技术（图5-24-9、图5-24-10）。

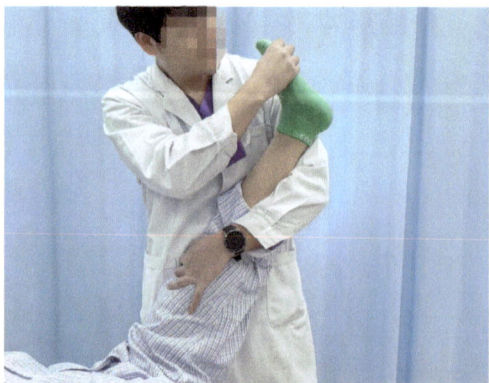

图5-24-9　腓总神经松动①

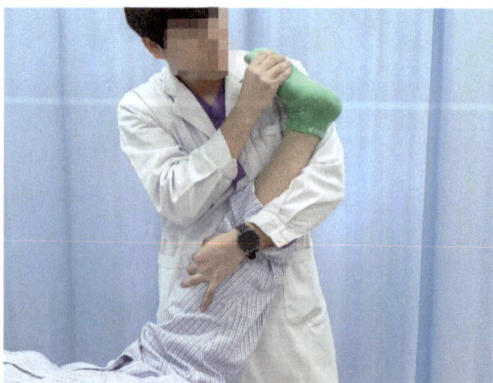

图5-24-10　腓总神经松动②

3）治疗后反应　左小腿和足麻木消失。

4）家庭作业　鼓励患者离床活动、独立坐位和室内步行。

（5）第6次治疗（2021年12月19日）

1）治疗前　原有症状消失，出现左臀轻度疼痛（非放射痛）和麻木，患者可维持坐位，Slump试验（＋）。

2）技术选择　坐位下坐骨神经滑动技术，10次/组，共3组（图5-24-11、图5-24-12）。

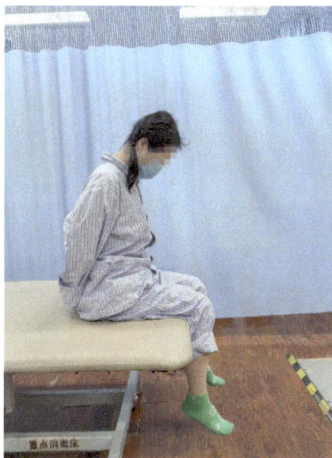

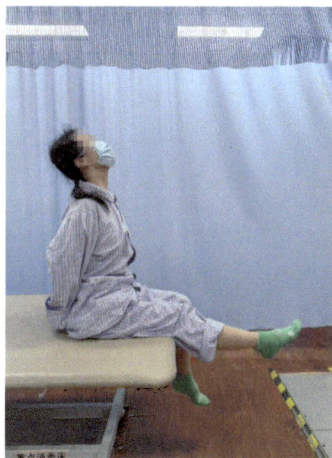

图5-24-11　坐骨神经滑动①　　图5-24-12　坐骨神经滑动②

3）治疗后反应　左臀部疼痛麻木消失。

4.转归

患者经过6次NDS治疗后神经源性疼痛基本消失，现可独立翻身坐起，室内独立步行，不诱发疼痛。目前自述左大腿和小腿酸痛不适感，与原有放射痛性质不同，查体可触诊到局部压痛点，NDS测试（－），神经动力学治疗结束，下一步治疗计划拟予以局部软组织手法治疗。

五、案例分析/物理诊疗思路分析

1.患者腰及下肢疼痛分析

根据患者疼痛区域、疼痛特点和伴发症状，疼痛性质归类为神经病理性疼痛。

2. 康复治疗方法选择

针对该患者功能障碍特点予以临床推理（图 5-24-13）。

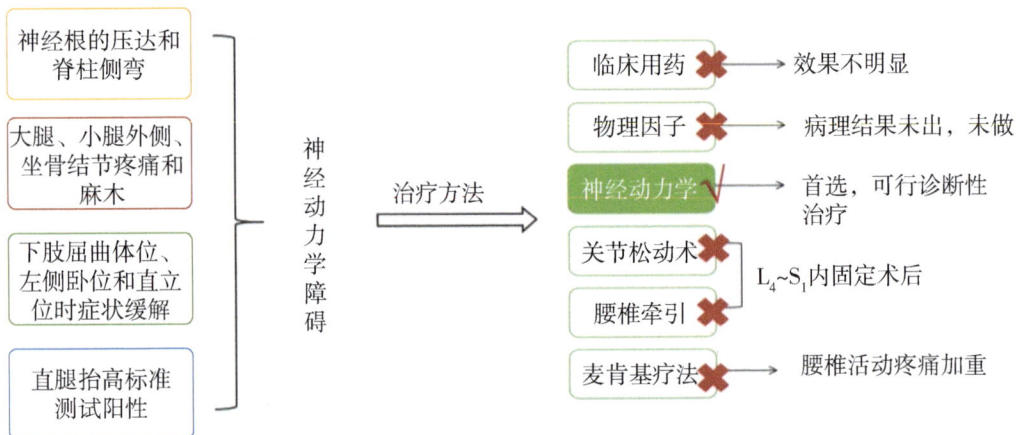

图 5-24-13　临床推理

根据临床推理结果，拟首选神经动力学技术（NDS）进行诊断性治疗。

3. 诊断性治疗

制订治疗方案前对该患者进行 NDS 技术中的坐骨神经去载技术。患者取仰卧位，右下肢自然放松，左下肢取髋关节屈曲、外展、外旋，膝关节屈曲位，患者大部分症状即刻缓解。

4. 诊疗思路

根据诊断性治疗结果，制订该患者 NDS 治疗方案，并在治疗过程中不断调整手法治疗等级，患者神经源性疼痛消失，临床症状及功能性移动能力明显改善。

六、知识延伸

1. 神经源性疼痛特点

（1）与躯体感觉神经系统损伤或疾病相关。

（2）神经系统功能受损或结构异常。

（3）症状多局限于受损的神经分布区（皮节）。

（4）伴有其他神经功能障碍体征（感觉、反射等）。

（5）通过移动或压迫神经组织的神经动力测试或直接触诊可诱发疼痛/重现症状（如直腿抬高试验）。

2. 直腿抬高标准测试

神经动力学技术中的直腿抬高标准测试与临床特殊检查中的直腿抬高试验有所区别，重点体现在如下几点。

（1）屈髋角度　测试时屈髋角度取下肢舒适或仅诱发轻微症状时的角度，不发生骨盆后倾变化。

（2）测试时张力调整　控制踝关节调节下肢张力变化。踝背屈增加时症状再现或加重，踝跖屈时症状消失或减轻，认为直腿抬高标准测试（＋）。

3. 神经动力学技术手法分级

（1）Level 0　禁忌证。

（2）Level 1（低水平功能）　适用于疼痛剧烈、激惹性高时。

（3）Level 2（较高水平功能）　适用于间歇性疼痛、激惹性中或低时。

（4）Level 3（高水平功能）　适用于疼痛非主要主诉时，以提供功能性活动为目的。

4. Level 1 进阶技术分级（对侧技术）

见图 5-24-14。

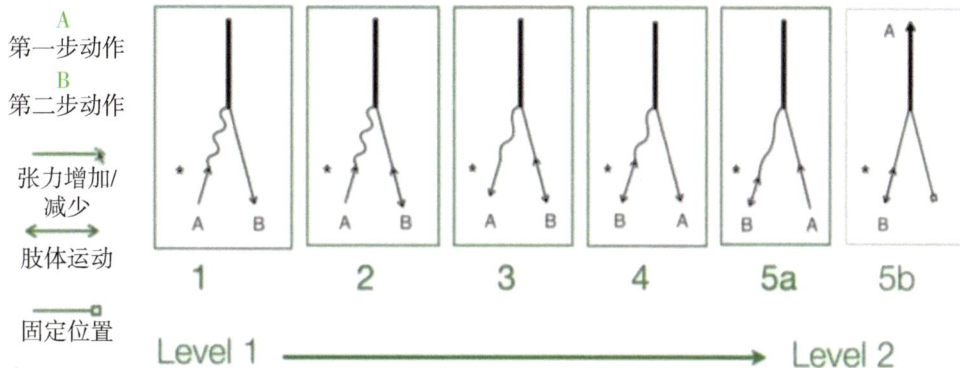

图 5-24-14　Level 1 进阶技术分级

病例 25 神经松动技术在胫骨平台骨折患者中的应用

胫骨上端与股骨下端形成膝关节，胫骨与股骨下端接触的面为胫骨平台。腓总神经是坐骨神经的一个分支，在膝关节上下区域，行走于皮下表浅位置。腓总神经卡压多见于腓骨头、颈处骨折，胫骨平台骨折，足内翻损伤，腘窝外侧软组织损伤等并发症，可通过神经张力手法调整神经组织的压力与张力的平衡从而缓解症状。神经张力手法又称之为神经松动术，是现代康复治疗技术中的技能之一，利用神经走向（含中枢和周围神经系统）针对神经组织（含其结缔组织）施以机械性拉力而达到增加神经组织活动度，并促进血液进入神经，减轻疼痛及促进组织复原的治疗目的，主要是针对神经组织卡压或粘连诱发的症状。

一、病史

姓名：黄××；性别：女；年龄：40岁；职业：公务员。

（1）主诉　车祸后左膝关节疼痛，活动受限5月余。

（2）病残史　患者于2020年10月31日被电动车撞伤，在A医院诊断为左胫骨平台骨折。入院后发现左下肢静脉血栓形成，于11月4日行下腔静脉可回收滤器植入术，11月5日行左胫骨平台骨折切开复位内固术，11月13日行下腔静脉滤器取出术。目前伤口愈合良好，左下肢部分负重，左膝肿胀疼痛，屈曲受限，为求进一步康复治疗就诊于我院。

（3）既往史　平素健康状况良好。

（4）家族史　否认家族遗传病史。

二、检查评估

1. 入院查体

患者为中年女性，生命体征平稳。左膝关节略肿胀，可见陈旧手术切口瘢痕，愈合良好。左膝关节周围压痛（＋），髌周压痛（＋），浮髌试验（－），髌骨研磨试验（＋），过伸过屈试验（＋），侧方应力试验（－），前抽屉试验（－）、麦氏征（－），Lachman 征（－）；左大腿肌肉萎缩，髋周肌力（R/L）5⁻级/4⁻级，膝周肌力（R/L）5⁻级/4⁻级，踝周肌力（R/L）5⁻级/4⁻级；膝关节活动度（R/L）0°～120°/0°～90°（屈），踝关节活动度（R/L）0°～20°/0°～20°（背屈）、0°～25°/0°～30°（跖屈），足趾活动正常。

2. 辅助检查

左胫腓骨正侧位：左胫骨平台骨折术后改变，左膝关节轻度退行性变。

3. 康复评估

（1）问诊　见表 5-25-1。

表 5-25-1　问诊

问题	回答
现阶段您的主要问题是什么	步行及站立时，左侧膝关节后外侧及小腿上段外侧疼痛，短距离步行后小腿及踝部出现僵硬、酸胀感，影响步行，休息后缓解
做什么动作会缓解症状	坐位，左下肢抬起，髋关节屈曲，膝关节伸直位，踝部做环绕运动时好转
早晨、白天、晚间症状是否有所变化	晨起症状较轻，白天完成日常生活动作及步行、运动时疼痛明显
疼痛区域伴随麻木感吗	轻微，步行过多时偶发
疼痛区域有其他感觉异常吗	没有
近期是否做过膝部影像学检查	磁共振、X 线片
是否需要服药（镇痛、肌松、抗炎、抗抑郁等）	静脉滴注骨肽促进骨折愈合，活动度练习前口服止痛药氨酚羟考酮片

（2）客观评估

1）肌力和关节活动度　髋周肌力（R/L）5⁻级/4⁻级，膝周肌力（R/L）5⁻级/4⁻级，踝周肌力（R/L）5⁻级/4⁻级；膝关节活动度（R/L）0°～120°/0°～85°（屈），踝关节活动度（R/L）0°～20°/0°～20°（背屈）、0°～25°/0°～30°（跖屈），足趾活动正常。

2）平衡、步态检查　立位平衡 2 级，持腋拐步行，左侧负重较右侧差。

3）特殊检查　神经动力学测试：腓总神经张力测试（＋）。

4）触诊　大腿外侧、小腿肌肉紧张；膝周、髌周、小腿上端外侧压痛；膝关节及周围软组织紧张，活动度受限。

5）日常生活活动能力　日常生活轻度依赖。

三、临床与功能诊断

（1）临床诊断　左胫骨平台骨折内固定术后。

（2）功能诊断　左侧膝周及小腿神经源性疼痛，膝关节活动度受限，日常生活活动能力下降。

四、康复治疗方案及转归

1. 主要功能障碍归纳

（1）左侧膝关节及小腿外侧疼痛，站立时 VAS 评分 4 分，步行时 VAS 评分 6 分。

（2）膝关节活动度受限，0°～90°。

（3）瘢痕增生，膝关节软组织粘连。

（4）左大腿外侧及小腿软组织紧张。

2. 康复目标

（1）缓解左膝周及小腿神经源性疼痛。

（2）提高功能性步行能力及 ADL 能力。

3. 康复治疗方案

根据患者疼痛性质及诊断性治疗结果，予以神经动力学技术治疗（图 5-25-1）。

（1）第 1 次治疗（2021 年 4 月 28 日）

1）治疗前　患者疼痛显著，中度激惹性，神经张力高。

2）技术选择　腓总神经松动技

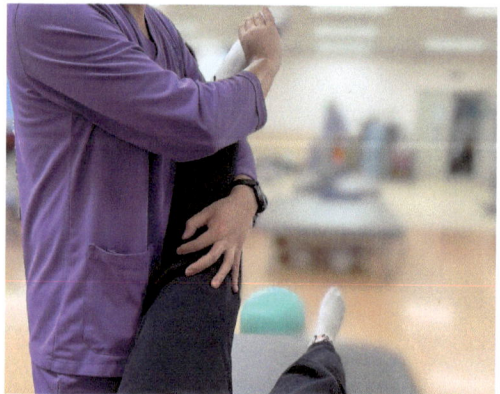

图 5-25-1　神经动力学技术

术，张力松动，1级，每次2 min，共3次。

3）治疗后反应 治疗后即刻站立时膝周和小腿疼痛感基本消失；短距离步行疼痛缓解，VAS评分6分→3分；长距离步行疼痛，VAS评分5分。

4）家庭作业 患者取仰卧位，右下肢自然放松，左下肢直腿抬举，膝关节完全伸直，髋关节屈曲并内收，同时跖屈、内翻踝关节，可将足部靠于墙面辅助完成。长距离步行或运动后出现症状即可进行，每次2 min。

（2）第2～3次治疗（2021年4月29日至30日）

1）治疗前 第1次治疗后疼痛缓解，患者日间活动量较大；站立时VAS评分3分；步行时疼痛间歇性加重，VAS评分3分→4分；长距离步行疼痛，VAS评分5分；小腿及踝部紧张感明显，自我练习后缓解。

2）技术选择 腓总神经松动技术，张力松动，1级，每次2 min，共5次。

3）治疗后反应 治疗后即刻站立位左膝周及小腿疼痛消失；短距离步行疼痛VAS评分4分→2分；疼痛无加重的步行距离提高，出现加重后疼痛，VAS评分4分；小腿及踝部紧张感缓解。

4）家庭作业 自我松动练习，每次2 min，2次/组，每日3组。

（3）第4～5次治疗（2021年5月1日至2日）

1）治疗前 运动后出现站立位左膝周及小腿疼痛，VAS评分1分；步行时疼痛间歇性加重，VAS评分2分→3分；长距离步行疼痛，VAS评分4分；小腿及踝部有中度紧张感。

2）技术选择 腓总神经松动技术，张力松动，2级，每次2 min，共3次。

3）治疗后反应 站立位左膝周及小腿疼痛消失；短距离步行疼痛，VAS评分3分→1分；疼痛无加重的步行距离提高，出现加重后疼痛，VAS评分3分；小腿及踝部紧张感缓解。

4）家庭作业 自我松动练习，每次2 min，3次/组，每日3组。

（4）第6次治疗（2021年5月3日）

1）治疗前 站立位左膝周及小腿无疼痛；步行时疼痛间歇性加重，VAS评分1分→2分；长距离步行疼痛，VAS评分3分；小腿及踝部有轻度紧张感。

2）技术选择 腓总神经松动技术，张力松动，2级，每次2 min，共3次。

3）治疗后反应 站立位左膝周及小腿无疼痛；短距离步行疼痛，VAS评分 2 分→1 分；步行距离过长时出现疼痛加重，VAS 评分 3 分；小腿及踝部紧张感缓解。

4）家庭作业　自我松动练习，每次 2 min，3 次/组，每日 3 组。

（5）第 7 次治疗（2021 年 5 月 4 日）

1）治疗前　站立位左膝周及小腿无疼痛；日间运动后短距离步行疼痛，VAS 评分 1 分→2 分；长距离步行疼痛，VAS 评分 3 分；小腿及踝部有轻度紧张感。

2）技术选择　腓总神经松动技术，张力松动，2 级，每次 2 min，共 5 次。

3）治疗后反应　站立位无疼痛；短距离步行疼痛，VAS 评分 1 分；步行距离过长时出现疼痛加重，VAS 评分 2 分；小腿及踝部紧张感消失。

4）家庭作业　自我松动练习，每次 2 min，3 次/组，晚间完成。

（6）第 8 次治疗（2021 年 5 月 5 日）

1）治疗前　站立位左膝周及小腿无疼痛；短步行疼痛，VAS 评分 1 分，无间歇性加重；长距离步行疼痛，VAS 评分 2 分；小腿及踝部无紧张感。

2）技术选择　腓总神经松动技术，张力松动，2 级，每次 2 min，共 5 次。

3）治疗后反应　站立位无疼痛；短距离步行无疼痛；长距离步行时未出现疼痛加重；小腿及踝部无紧张感。

4. 转归

患者经过 8 次神经松动治疗后神经源性疼痛基本消失，现站立位及短距离步行无疼痛，无痛步行距离可满足日常生活需要。目前自述长距离步行后偶发膝周酸痛，与原有疼痛性质不同，查体触及膝关节囊内及周围软组织紧张，结合影像学辅助检查，神经动力学治疗结束，下一步治疗计划予以局部关节松动及软组织手法治疗。

五、案例分析/物理诊疗思路分析

1. 患者膝及小腿疼痛分析

根据患者疼痛区域、疼痛特点和伴发症状，疼痛性质归类为神经病理性疼痛。

2. 康复治疗方法选择

针对该患者的功能障碍特点予以临床推理（图 5-25-2）。

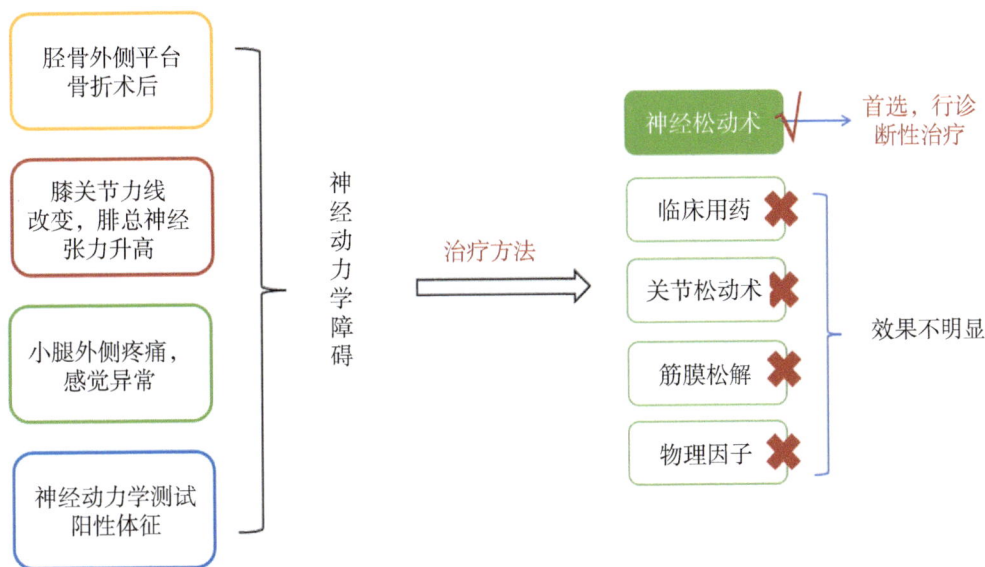

图 5-25-2　临床推理

根据临床推理结果，拟首选神经松动技术进行诊断性治疗。

3. 诊断性治疗

制订治疗方案前对该患者进行腓总神经张力松动：患者仰卧位，直腿抬高合并髋关节内收、内旋及踝关节跖屈 – 内翻，患者即刻症状大部分缓解。

4. 诊疗思路

根据诊断性治疗结果，制订该患者神经松动治疗方案，并在治疗过程中不断调整手法治疗等级，患者神经源性疼痛消失，临床症状及功能性步行能力明显改善。

六、知识延伸

1. 腓总神经卡压综合征

腓总神经卡压综合征是指腓总神经及其主要分支受压而引起的一系列症状和体征的症候群。任何原因导致的腓管病理性狭窄、腓管内压力升高均可使腓总神经受到卡压，或产生神经功能障碍，称为腓总神经卡压综合征。常见病因包括膝部外伤、腓管炎症、腓管肿瘤、膝关节劳损、不正确姿势导致膝部受压、糖尿病和其他不明原因卡压等。临床表现为小腿前外侧、足背疼痛、感觉减退或消失，足下垂，伸踇趾、足背伸、足内外翻障碍等。

2. 神经松动术原理

（1）利用神经的延展性（躯干、四肢伸展时，神经会随之伸展）。

（2）神经长度比肢体长（神经管的延长：脊柱从伸到屈椎管延长6～9 cm，长度增加15%；周围神经的延长：伸肘、伸腕时，正中神经比其屈曲时延长20%；自主神经系统的延长：交感神经干在脊柱和肋骨运动时也表现出延长和紧张性变化）。

（3）利用肢体运动改善微循环（促进血液进入神经组织）。

（4）利用神经结构的舒展、松弛性（在神经外膜、神经根处硬膜存在褶皱，构成延长的基础）。

（5）神经结构的滑动。

（6）利用张力及神经结构和组织内压力改变可改变它们的形状。

3. 神经张力状态分级

（1）急性期　未出现活动度终末感（阻力感）时已经诱发或加重。

（2）亚急性期　出现终末感的同时，出现或加重原有神经症状。

（3）慢性期　已经出现终末感（阻力感）后，继续牵伸后才出现紧张或疼痛等神经症状。

4. 神经松动术手法分级

（1）1级　无阻力范围内（可用于急性、亚急性期治疗）。

（2）2级　无阻力到刚有阻力范围内，活动范围会随着治疗时间而增大，即在终末感附近的松动。

（3）3级　快速牵张达到最大阻力，突破终末感后松动（通常不超过3次/组）。

病例 26　神经松动技术在肩袖损伤患者中的应用

陈旧性肩袖损伤的临床表现为肌肉萎缩、疼痛与压痛、关节活动受限等运动功能障碍。当肌肉无法正常运作时，便会施加压力在韧带、肌腱、关节等处产生代偿，同时过劳的软组织会发生微小损伤及关节僵硬。为了完成动作或维持机体稳定，身体需要调动更多的肌肉参与，消耗能量较以前明显变大。肌肉过度地运动会在局部形成触发点，从而提高炎症因子、神经肽和细胞因子等水平，产生持续疼痛及对周围神经刺激作用增强。重复性的机械刺激和化学刺激，使伤害性感受器被激活，在细胞水平上使其功能和神经化学性质发生改变，表现为受伤部位及其周围组织对疼痛阈值降低，对伤害性刺激反应增强，发生伤害性感受器的可塑性改变。

一、病史

姓名：王××；性别：女；年龄：56岁；职业：退休公务员。

（1）主诉　肩袖断裂术后2年余，近日右手拇指活动受限无法发力，伴右腕部疼痛加重。

（2）病残史　患者于2019年7月14日右上肢托举重物时摔倒，当即感右肩部疼痛，急诊送至北京某医院，诊断为"肩袖撕裂"，建议立即手术，患者坚持非手术治疗。后于8月1日行右肩关节腔探查清理、滑膜切除、肱二头肌长头腱切断、关节囊松解、肩峰成形、肩袖损伤缝合术。术后于10月16日入康复医院康复治疗2个月。2021年10月29日肩袖断裂术后2年余，由于右手拇指活动受限无法发力，伴右腕部疼痛加重，为求进一步康复治疗入我院。

（3）既往史　平素体健。

（4）家族史　无明显家族遗传病史可查。

二、检查评估

1. 入院查体

中年女性，生命体征尚平稳。肩部可见纵向手术瘢痕，愈合好；右上肢肌肉略萎缩，右肩前部压痛（＋），上举加重，VAS评分（3，6）分；右腕桡骨茎突近端处压痛（＋），VAS评分4分；右拇指活动受限，屈伸不利，无法参与主动运动，如按电梯按钮。右肢肌力及肌耐力较健侧弱。双侧肩肘腕感觉正常，右手感觉异常，右侧拇指较重。右上肢正中神经标准测试（＋）。

2. 辅助检查

右肩磁共振。

3. 康复评估

（1）问诊　见表 5-26-1。

表 5-26-1　问诊

问题	回答
现阶段您的主要问题是什么	右肩前部疼痛，上举加重，右肩 VAS 评分（3，6）分；右腕桡骨茎突近端处疼痛，VAS 评分 4 分；右（图 5-26-1）拇指活动受限，屈伸不利，无法参与主动运动，如按电梯按钮
做什么动作会缓解症状	热敷及按摩有缓解，效果不明显，时效短
早晨、白天、晚间症状是否有所变化	晨起较重，活动后有所缓解
双上肢感觉一样吗	不一样，右手感觉异常，右拇指较重
日常生活活动能力受到影响吗	洗头、系内衣扣子及拇指按压的相关动作均受影响
做过手术吗	右肩关节腔探查清理、滑膜切除、肱二头肌长头腱切断、关节囊松解、肩峰成形、肩袖损伤缝合术
近期是否做过影像学检查	磁共振、X 线片
是否需要服药（镇痛、肌松、抗炎、抗抑郁等）	长期睡眠较差，需要服辅助睡眠药物

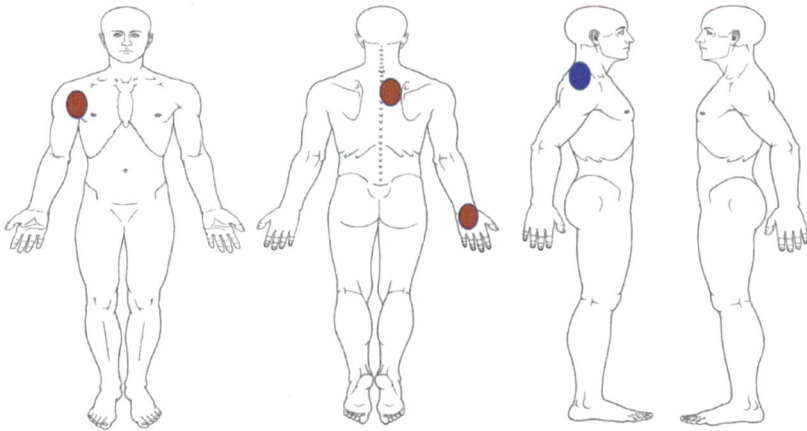

图 5-26-1　疼痛体图

（2）客观评估

1）姿势评估

①前面观：双肩不等高，左肩高于右肩，头向右倾斜，右肩周肌肉萎缩。

②后面观：双肩不等高。

③侧面观：肱骨头前移，头前倾。

2）动作模式评估（视频5-26-1）

①肩前屈：颈部、躯干代偿过多，肩前屈主动运动困难。

②呼吸模式：颈式呼吸。

视频 5-26-1
患者治疗前

③活动：立位下，肩关节各个方向因疼痛活动受限，运动控制较差，主动前屈、外展，伴明显耸肩、肩胛骨上提、外旋。

3）肌力评定　三角肌（R/L）3级/4级；肱二头肌（R/L），4级/5级；肱三头肌（R/L），4级/5级；腕背伸肌（R/L），3级/4级；掌屈肌（R/L），3级/4级，拇指屈肌（R/L），2级/4级。

4）关节活动度　见表5-26-2。

表 5-26-2　关节活动度

	肩关节	左（健侧） A/P	右（患侧） A/P
关节活动度	前屈	0°～160° /0°～170°	0°～80° /0°～90°
	外展	0°～160° /0°～170°	0°～70° /0°～80°
	内旋	N/N	0°～40° /0°～50°
	外旋	N/N	0°～30° /0°～35°

注：A，主动；P，被动。

5）感觉检查　双侧肩肘腕感觉正常，右手感觉异常，右侧拇指较重。

6）触诊　胸小肌较对侧紧张，斜角肌、三角肌前、中束及桡骨茎突近端拇长短伸肌肌紧张。

7）特殊检查　神经动力学测试：正中神经标准测试（＋）。

8）日常生活活动能力　因疼痛活动受限，日常生活需要少量辅助。

三、临床与功能诊断

（1）临床诊断　陈旧性肩袖损伤。

（2）功能诊断　肩部伤害感受可塑性疼痛、日常生活活动能力下降。

四、康复治疗方案及转归

1. 主要功能障碍归纳

（1）右肩活动受限伴肩部疼痛。

（2）右腕手主动运动能力下降，尤其拇指日常活动受限。

（3）右上肢存在不同程度、不同部位的肌紧张。

（4）肩胛稳定性下降，肩胛动力障碍。

（5）核心稳定性下降。

（6）日常生活大部分可自理。

（7）心理焦虑，睡眠较差。

2. 康复目标

（1）缓解右肩及右腕及手疼痛，提高右肩关节活动度。

（2）提高肩关节功能性参与及 ADL 能力。

3. 康复治疗方案

根据患者疼痛性质及诊断性治疗结果，予以肌筋膜释放技术治疗。

（1）第 1 次治疗（2021 年 10 月 29 日）

1）治疗前　桡骨茎突近端拇长、短伸肌肌紧张。

2）技术选择　筋膜刀松解胸小肌、三角肌前中束及拇长短伸肌，治疗时间共 10 min。

3）治疗后反应　拇指能完成按压动作，拇指灵活度提高；肩前屈角度增大，主动 80°～110°，肩周主动运动时仍存在肩部疼痛，VAS 评分 6 分→3 分。

4）注意事项　注意休息，治疗结束后避免热疗（包括热水澡）。

（2）第 2 次治疗（2021 年 10 月 30 日）

1）治疗前　第 1 次治疗后患者自述休息时肩痛减轻，VAS 评分 3 分→2 分；拇指自主运动明显改善，可以完成按电梯按钮的动作。

2）技术选择　针对患者神经动力学正中神经试验（＋），陈旧性肩袖损伤，肩关节活动受限，选择 NDS-Level 2，10 次/组，共 3 组。

3）治疗后反应 右腕手主动运动灵活度提高，肩前屈角度增大，主动 110°～125°，肩周主动运动时仍存在肩部疼痛，VAS 评分 3 分→1 分。

4）家庭作业 NDS-Level 2，10 次/组，共 2 组（早、晚各 1 组）。

4. 转归

患者 3 次治疗后、肩周及腕、手疼痛基本消失，现可独立完成洗头、按电梯按钮等日常活动。姿势观察：患者异常姿势明显改善，NDS 测试（-），本期治疗结束（视频 5-26-2）。下一步治疗计划予以核心肌力训练、肩胛稳定性训练及全身动力链训练。

视频 5-26-2
患者治疗后

五、案例分析/物理诊疗思路分析

1. 患者肩周及右腕手疼痛分析

根据患者疼痛区域、疼痛特点和伴发症状，疼痛性质归类为伤害感受可塑性疼痛。

2. 康复治疗方法选择

针对该患者功能障碍特点予以临床推理（图 5-26-2）。

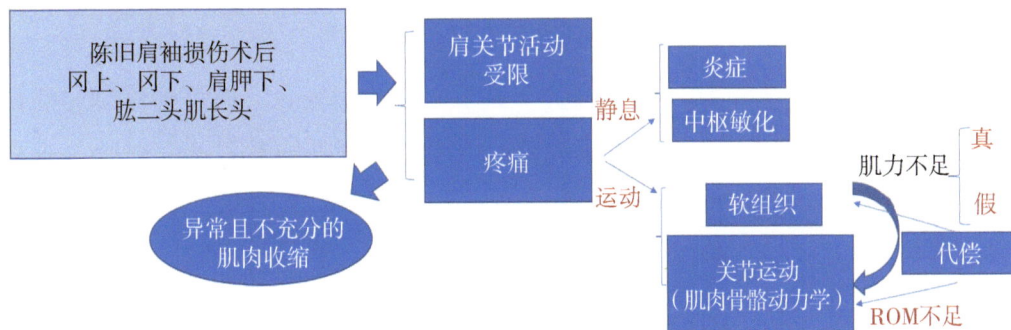

图 5-26-2 临床推理

根据临床推理结果，拟首选肌筋膜释放技术联合神经动力学技术（NDS）进行诊断性治疗。

3. 诊断性治疗

制订治疗方案前对该患者进行肌筋膜释放技术操作。患者取仰卧位，自然放松，筋膜刀松解拇长短伸肌 3 min，右拇指完成按压动作明显有力。

4. 诊疗思路

根据诊断性治疗结果，制订该患者的治疗方案，并在治疗过程中不断调整治疗技术。患者疼痛消失，恢复运动功能，临床症状明显改善，功能性运动能力明显提高。

六、知识延伸

1. 伤害感受可塑性疼痛特点

（1）没有能够激活外周感觉器的实际或潜在的组织损伤。

（2）未发现躯体感觉系统出现疾病或损伤。

（3）对同一刺激反应持续增强。

（4）伤害性感受器可塑性改变由急性疼痛向慢性疼痛转变。

2. 正中神经标准测试

神经动力学技术中的正中神经标准测试与正中神经松动术有所区别，重点体现在如下几点。

（1）肩外展角度　测试时，肩外展角度取上肢舒适或仅诱发轻微症状时的角度。

（2）测试时张力调整　控制腕关节调节上肢张力变化。腕背伸增加时症状再现或加重，腕掌屈时症状消失或减轻，认为正中神经标准测试（+）。

第六章
贴扎技术的临床应用

病例 27　肌内效贴扎在踝扭伤患者中的应用

踝扭伤（AS）是一种常见的外伤疾病，多发于女性、年轻人和特殊种类的运动员，通常在外力作用下引起关节周围软组织（如关节囊、韧带及肌腱等）撕裂。在踝扭伤的案例中，73% 的患者存在外侧副韧带损伤，主要症状为红、肿、热、痛，严重者活动困难，对因扭伤而造成韧带松弛者，易反复发作。多数踝扭伤患者会产生慢性疼痛、肿胀及踝关节不稳等问题。踝关节不稳容易再次扭伤，从而使踝关节不稳状态更严重，并可能发展为慢性踝关节不稳。在英国运动医学杂志上发表的《踝扭伤临床指南》曾指出，使用贴扎技术或护具结合锻炼方案是急性踝关节外侧韧带断裂的最佳康复方式。在运动医学领域，许多运动员都使用贴布治疗踝扭伤等外伤，这有助于更好地保护受损关节，维持运动表现，缩短恢复时间。这种贴布被称为肌内效贴布（KT），早先由日本博士加濑建造所创，命名来自英文"kinesiology"的前缀，译成中文为"肌内效"。

一、病史

姓名：林××；性别：女；年龄：30岁；身高：160 cm；体重：64 kg；职业：司机。

（1）主诉　运动时扭伤右踝，右侧踝关节疼痛，跛行2个月。

（2）病残史　2个月前患者散步时，不慎导致右踝关节扭伤，致右踝关节肿胀伴有疼痛，不能行走，活动后加重，休息后减轻，无右下肢无力、发麻。无发热、咳嗽、咳痰，无心慌气短。先后到当地多家医院诊治（具体用药不详），疼痛无明显缓解。为求进一步治疗而来我院，门诊以"右踝关节损伤"收住院治疗。

（3）既往史　3年前曾扭伤右侧踝关节，非手术治疗无效后，1年前于北京某医院行右踝关节镜检，距腓前韧带、跟腓韧带腓骨止点重建术。否认肝炎、结核、疟疾病史，否认高血压、心脏病病史，否认糖尿病、脑血管疾病、精神疾病史，预防接种史不详。

（4）个人史　未婚未育，无异地长期居住史，居住条件较好，无吸烟、饮酒嗜好，爱好唱歌、跳舞、旅游，喜欢的运动是游泳、散步。

（5）家族史　否认家族遗传病史。

二、检查评估

1.入院查体

体温36.5℃；脉搏75次/分；呼吸22次/分；血压126/78。皮肤黏膜无黄染，全身表浅淋巴结无肿大，头颅端正，毛发分布均匀，颜面不肿，巩膜无黄染，双侧瞳孔等大、等圆，对光反应灵敏，双侧乳突无压痛，唇无发绀，咽部不红，扁桃体无肿大。颈软无抵抗，甲状腺无肿大，气管居中。骨性胸廓对称，两肺叩诊呈清音。双肺呼吸音清，未闻及干湿啰音。脊柱生理弯曲存在、无畸形，各棘突无压痛，直接、间接叩痛（-）。右下肢无畸形，踝关节肿胀，局部皮肤无发红，未见瘀斑，皮温稍高，外踝压痛，踝关节活动轻度受限，未触及骨擦感，末梢血供、感觉良好，右下肢肌力、肌张力正常，膝髋关节活动未见异常，余肢体亦未见异常。生理反射存在，病理反射未引出。

2.辅助检查　右踝关节正侧位X线片（图6-27-1），右踝关节MRI（图6-27-2）。

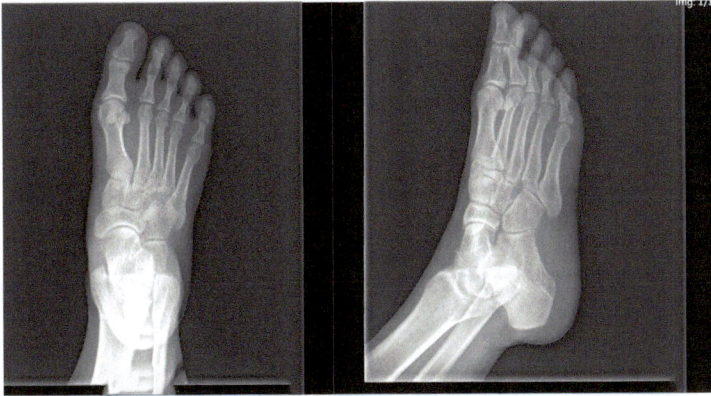

图 6-27-1　右踝关节正侧位 X 片（2021 年 5 月 27 日）

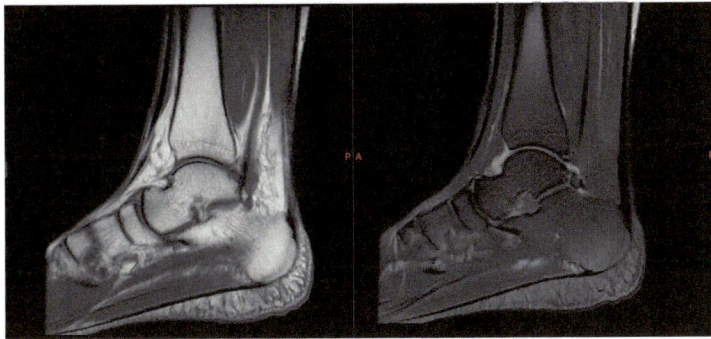

图 6-27-2　右踝关节 MRI（2021 年 5 月 27 日）

3.康复评估

（1）问诊　见表 6-27-1。

表 6-27-1　问诊

问题	回答
现阶段您的主要问题是什么	右侧踝关节疼痛，尤其是走路时右脚踝外侧痛得厉害，脚踝感觉老晃，走路不稳，总害怕再扭到了崴脚
以前扭伤过踝关节吗	扭伤过，3 年前下楼梯时摔伤过右侧踝关节，休息了半年多，后来经常发生崴脚现象，1 年前去北京某医院看了，才发现韧带损伤
做过手术吗	1 年前在北京某医院做的韧带修复手术

问题	回答
是否需要服药（镇痛、肌松、抗炎、抗抑郁等）	没有吃药，疼痛时贴过外敷的膏药
什么时候疼？能判断疼痛性质吗	平时不疼，走路时在某个姿势脚踝有撕扯感，有时有刺痛的感觉，我不敢走快了，尤其是快走、下楼梯时疼得厉害；我还经常感觉腿使不上力气，后跟那个位置也有拉扯感（图6-27-3）
什么时候疼痛缓解	休息的时候就不疼了
疼痛对您的生活造成多大影响	日常上下班通勤、体育锻炼、爬山、旅游等活动会受影响

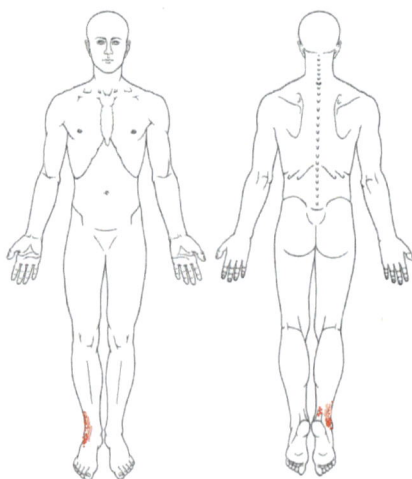

图 6-27-3 疼痛体图

（2）客观评估

1）关节活动度与肌力 见表 6-27-2、表 6-27-3。

表 6-27-2 关节活动度

关节活动	主动		被动	
	左侧	右侧	左侧	右侧
背屈	17	13	20	16
跖屈	45	38	50	43
内翻	30	20	30	24
外翻	18	20	22	22

表 6-27-3　肌力

肌肉 / 肌群	左侧	右侧（患侧）
屈膝肌群	5	5⁻
伸膝肌群	5	5⁻
踝背屈肌	5	4
踝跖屈肌	5	4
踝内翻肌	5	4
踝外翻肌	5	4

2）特殊检查　踝关节抽屉试验（−）；距下关节侧方应力试验（−）。

3）姿势评估　患者膝过伸、右侧股骨轻度内旋、胫骨外旋，踝关节轻度外翻（图 6-27-4、图 6-27-5）。

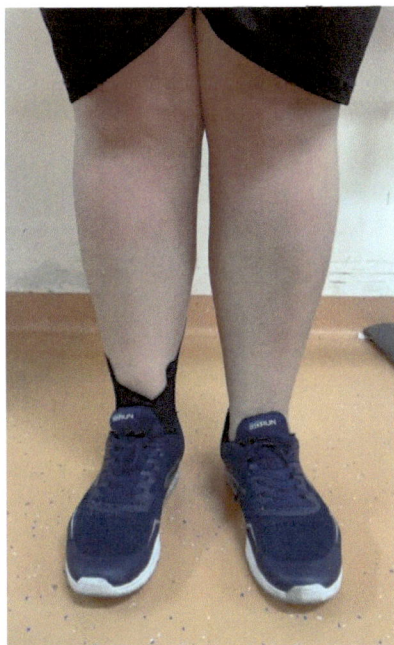

图 6-27-4　姿势评估①　　　　图 6-27-5　姿势评估②

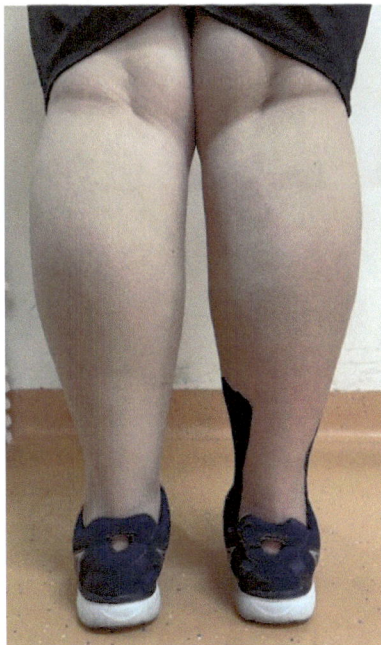

4）Maryland 足功能评价[美国矫形外科足功能协会（AOFAS）]　80/100——良（表 6-27-4）。

表 6-27-4 足功能评价

项目	内容	得分/总分
①疼痛	轻度疼痛，日常生活或工作能力变化轻微	35/45
②行走距离	轻度受限	8/10
③稳定性	偶尔打软腿	3/4
④支撑工具	不需要支撑工具	4/4
⑤跛行	轻度	3/4
⑥穿鞋	只能穿平底、有带子的鞋子	7/10
⑦上下楼梯	需要扶楼梯扶手下楼	4/4
⑧对地面的要求	需要在平整的路面行走	2/4
⑨外观	正常，无畸形	10/10
⑩活动度与健侧对比	轻度减少	4/5

三、临床与功能诊断

（1）临床诊断 踝扭伤；陈旧性韧带损伤。

（2）功能诊断 踝关节不稳，活动时踝关节疼痛；下肢肌力、肌耐力、平衡协调和本体感觉功能下降；步行能力下降。

四、康复治疗方案及转归

1. 主要功能障碍归纳

（1）负重行走时患者右侧踝关节轻度疼痛，VAS 评分 5 分，休息时疼痛可缓解。

（2）踝关节周围肌力及肌耐力下降。

（3）踝关节稳定性下降，平衡协调和本体感觉功能下降。

（4）日常生活功能轻度受限，步行能力下降。

2. 康复目标

增加踝关节周围肌力，提高关节稳定性，加强平衡协调及本体感觉功能训练，改善步态，提升步行能力，回归生活、回归社会。

3.康复治疗方案：

（1）第一阶段治疗（第1周）　在进行肌力训练和静态平衡训练之前，使用肌内效贴扎技术为患者踝关节提供支持，增加踝关节稳定性。使用三条Ⅰ型贴布，事先量好所需胶布的长度，用剪刀将胶布边缘剪光滑。

1）第一条胶布　以外踝为起点向内踝方向作用于腹侧关节囊内的韧带，首先使足处于中立位，使用50%弹性胶布的张力固定腹侧关节囊，注意胶布的起始端和终末端不施加胶布的弹性张力。

2）第二条胶布　也是从外踝开始与第一条胶布交叉沿足底向内踝拉，同样使足处于中立位，胶布的最大张力从跟骨向内踝的方向，为了增加旋后运动的限制，可以在横向方向上进行矫正性牵拉。这样胶布的锚点加强了外侧关节囊的稳定性，同样需要注意的是胶布末端不施加张力固定。

3）第三条胶布　从外踝开始以半"8"字环绕至内踝，同样使足处于中立位。与第二条不同的是，这条不在锚点位于跟骨的位置施加拉力，而是利用足底筋膜的张力，使用70%的弹性胶布的张力固定，可以借助筋膜的张力用最大拉力调整足外翻的角度，胶布末端不施加张力固定（图6-27-6、图6-27-7）。

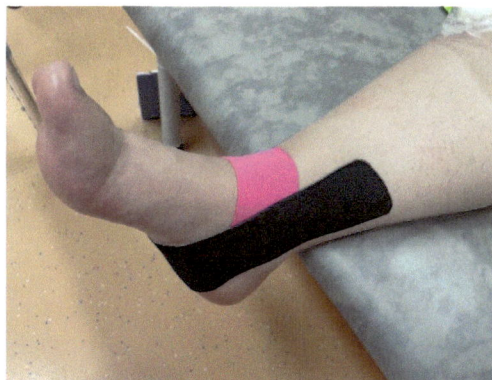

图 6-27-6　踝关节贴扎①　　　　　图 6-27-7　踝关节贴扎②

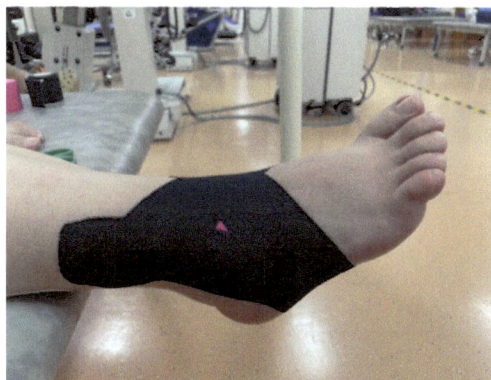

4）贴扎完成后带患者进行静态平衡训练　在平衡杠内进行双足前后重心转移训练，一组5次，每次30 s；单足支撑屈膝半蹲训练，一组5次，每次30 s；单足支撑下提踵训练，一组5次，每次30 s。

5）治疗后反应　第一天患侧下肢肿胀，冰敷后肿胀消退，第二天训练时肿胀明显减轻。

（2）第二阶段治疗（第2周）　此阶段的目标是降低再次扭伤的风险，注重本体感觉训练；提高局部的负重能力，结合日常生活所需进行足部功能训练。在训练前依然为患者按第一阶段治疗时的贴扎方案进行贴扎。

1）具体训练内容

①横跳、纵跳训练：患者双脚站在地面上，分别横着跳、竖着跳，建议每组8～10次，每天3～5组。

②错步训练：患者错步沿直线向前走，左脚向右前方迈、右脚向左前方迈。该动作既可增强患者的下肢力量，又挑战患者的平衡能力，患者前进3～4 m为一组，每天重复5～8组。

③触地训练：患者单脚站立在水平地面上，双手分别触摸前、左、右、左上、右上的位置，感到稳定后，可以在支撑足下增加一个软垫，继续重复上述动作，做完五个方位为1组，每天重复3～5组。

2）治疗后反应　患者在进行贴扎后活动时无任何不适，并且运动表现比未贴扎时动作更敏捷，躯干在完成动作时更平稳。

4. 转归

住院2周后出院，踝关节周围肌力进步明显，可长距离步行。

五、案例分析/物理诊疗思路分析

该患者踝关节不稳的原因主要考虑以下几点。

（1）踝关节损伤后，其周围的韧带结构破坏而引起的生物力学问题，即下肢对位对线不良，关节运动范围发生的细微改变引起了下肢整条运动链的改变，这也是踝关节二次损伤风险提高的原因。

（2）损伤后神经肌肉控制失调，本体感觉功能下降。因此，踝关节的稳定性要有下肢稳定的肌肉力量与良好的本体感觉来保证，这样才能维持关节的稳定，从而使肢体平衡协调功能得以提高。

（3）肌内效贴产生的压力刺激皮肤机械感受器，传递更多的关节位置和运动等信息，从而增强本体感觉。同时，肌内效贴也有保护韧带和肌腱的作用，有助于患者增加踝周稳定，提高运动表现。

六、知识延伸

（1）在踝关节轻度扭伤时，韧带仅被轻微拉伸，但可完全恢复。在中度扭伤中，韧带被严重拉伸并部分撕裂，虽然会痊愈，但可能会松脱。严重扭伤时，韧带首先被拉伸，然后完全撕裂。愈合后通常松脱。在严重的扭伤中，软骨受伤的可能性大大提高。约有80%的患者距腓前韧带出现撕裂，20%的患者距腓前韧带和跟腓韧带撕裂。距腓后韧带撕裂较为罕见。

原来的慢性踝关节不稳术后康复策略包括了较长的石膏制动时间，近年的研究逐渐提出术后早期甚至术后立即负重的观点。目前很多学者建议，若全镜下修补，第2天即可在保护下负重行走，以预防手术修复或重建后踝关节过于僵硬。目前，手术逐渐呈现微创化和践行快速康复理念的趋势。关节镜下手术不仅减少了手术的创伤，而且可以同时处理其他关节内病变，有利于尽早进行术后康复。

（2）在使用肌内效贴进行康复训练后，患者的运动表现有明显的提高，尤其是在一些功能性目标的达成方面有显著效果。踝关节不稳的患者因神经肌肉控制能力下降，运动表现下降明显，从而大大增加了二次损伤的风险。而肌内效贴产生的压力刺激皮肤机械感受器，可传递更多的关节位置和运动等信息，从而增强本体感觉。尽管目前很多文献对肌内效贴扎技术治疗慢性踝关节不稳定患者踝关节的运动觉、感觉统合和自主动态姿势控制能力的功效存在一定争议，但较为肯定的是，贴扎技术为踝关节稳定和保护患者在一些特定的动作中避免受伤提供了帮助，在常规功能训练基础上结合肌内效贴治疗利于进一步改善其功能障碍且即刻效应十分明显。

七、参考文献

[1] 马昕. 慢性踝关节不稳的争议问题 [J]. 中华医学杂志，2021，101（37）：2934-2939.

病例 28　治疗性贴扎在慢性非特异性腰痛患者中的应用

腰痛（LBP）是指以腰骶关节为中心，从第 4 腰椎到骶骨（广义还包括第 2～3 腰椎和双侧骶髂关节及相邻近组织）的不适感，病变由损伤、一个或多个病理学进程刺激所致，因此症状可涉及臀部和下肢。根据美国和英国于1993—1994 年颁布的 LBP 临床指南，腰痛分为三类：根性疼痛综合征、特异性腰痛（如肿瘤、结核、感染、骨折性腰痛）、非特异性腰痛（NLBP）。NLBP始发于腰部，既没有神经根受累，也没有严重潜在疾患的 LBP，临床中遇到的LBP 患者大部分是 NLBP。NLBP 病因复杂，往往出现多种病因交织在一起的情况，导致准确诊断困难。NLBP 占总 LBP 的 85% 以上。

治疗性贴扎技术，是治疗师运用治疗性贴布（可拉长 30% 的贴布，图6-28-1），在需要衬底贴布（图 6-28-2）的前提下，以限制一些活动，帮助矫正姿势或生物力学问题，以限制疼痛部位活动范围为目的进行的一种贴扎技术。治疗性贴扎技术中的减压贴利用贴布的物理作用将局部软组织减压，可以缓解局部疼痛，适用于缓解慢性腰痛患者的常见症状（如坐骨神经痛等）。除了减轻局部疼痛，治疗性贴扎技术根据贴扎方向的不同，还可以达到促进肌肉或抑制肌肉的作用，可以很好地放松紧张短缩的肌群，并激活薄弱的肌群，非常适用于脊柱两侧肌肉不协调的腰痛患者。

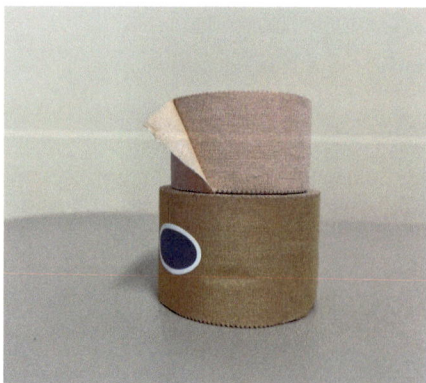

图 6-28-1　治疗性贴布（可拉长贴布）

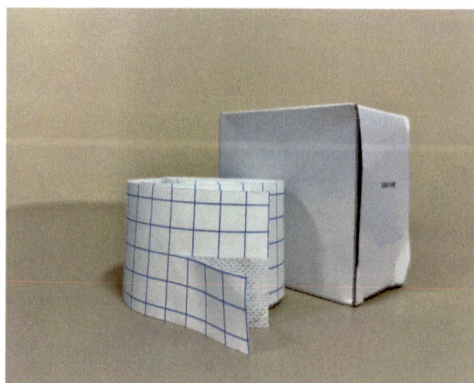

图 6-28-2　治疗性贴布（衬底贴布）

一、病史

姓名：马××；性别：男；年龄：39岁；职业：中学教师。

（1）主诉　腰背部及右臀部疼痛3 d。

（2）病残史　患者于2021年9月10日换床单时突然出现腰痛伴右臀部疼痛，发病后未停止工作和生活，3 d后疼痛加剧，卧床休息2 d后疼痛明显缓解，随后又重返工作岗位，2 d后疼痛再次加剧。2021年9月18日就诊于当地医院骨科门诊，予以X线、MRI检查，诊断为"L_4/L_5椎间盘膨出"，给予药物治疗效果良好但疼痛反复发作。2021年10月20日为求进一步治疗就诊于我院康复科。

（3）既往史　平素体健，无食物、药物过敏史；1年前右膝内侧副韧带撕裂后行非手术治疗；无服药史；超重25年（BMI 26.7 kg/m^2）。

（4）家族史　否认家族遗传病史。

二、检查评估

1. 入院查体

青年男性，行走入治疗室，疼痛未严重影响步态。腰部肌肉略萎缩，双侧竖脊肌不等高，左侧竖脊肌略高于右侧（图6-28-3）；立位体前屈双手触及髌骨下15 cm处（图6-28-4）；$L_4 \sim L_5$棘突及椎旁压痛（+），叩击痛（-），放射痛（-）；双下肢无感觉异常，无放射性疼痛和麻木；腰部疼痛，VAS评分4分；右臀部疼痛，VAS评分4分。双下肢肌力及肌耐力正常。大小便正常。双膝、踝阵挛（-），双侧Babinski征（-）。

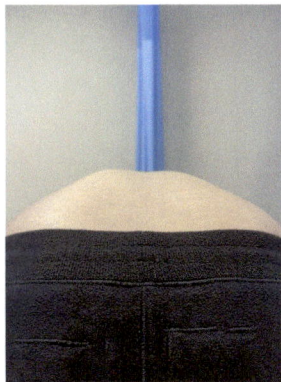
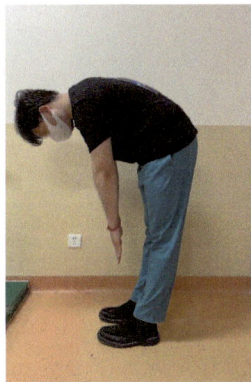

图6-28-3　双侧竖脊肌不等高　　图6-28-4　立位体前屈

2.辅助检查

腰椎正侧位 X 线片示 L_4/L_5 椎间盘轻度膨出，腰椎生理曲度存在，腰椎轻度退行性改变。

3.康复评估

（1）问诊　见表 6-28-1。

表 6-28-1　问诊

问题	回答
现阶段您的主要问题是什么	左侧腰部疼痛、VAS 评分 4 分；右侧臀部疼痛、VAS 评分 4 分（图 6-28-5）
做什么动作会缓解症状	卧床休息后症状缓解，效果明显，但疼痛反复发作
早晨、白天、晚间症状是否有所变化	晨起症状最轻，长时间站立后加重
双脚有无力感吗	没有
走路有踩棉花感吗	没有
最近有明显体重变化吗	没有
大小便正常吗	正常
是否接受过其他治疗	偶服镇痛药，没有进行过物理治疗

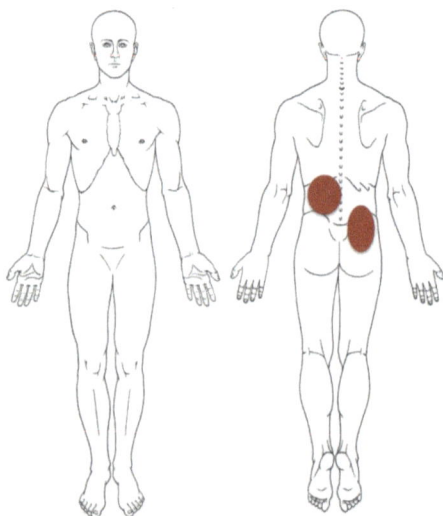

图 6-28-5　疼痛体图

（2）客观评估

1）肌力和关节活动度　腰部肌力及臀周肌力无明显减弱，腰部及臀周耐力由于疼痛无法精确检查；腰椎前屈受限、骨盆后倾受限。

2）平衡、步态检查　平衡及步态无异常。

3）特殊检查　直腿抬高标准测试（＋），直腿抬高加强测试（－），SLUMP试验（－），4字试验（－），梨状肌紧张试验（＋）。

4）触诊　$L_4 \sim S_1$棘突及椎旁压痛，无叩击痛，无放射痛，腰部左侧肌肉组织压痛明显；腰背部肌肉紧张，左侧略高于右侧；右臀部有明显压痛。

5）日常生活活动能力　疼痛时影响正常工作，不疼痛时可正常工作和生活。

三、临床与功能诊断

（1）临床诊断　腰椎间盘膨出，左膝关节内侧副韧带撕裂。

（2）功能诊断　左侧腰部及右臀部疼痛。

四、康复治疗方案及转归

1. 主要功能障碍归纳

（1）左侧腰部疼痛，VAS评分4分；疼痛性质，钝痛；疼痛深浅，表浅。

（2）右侧臀部疼痛，VAS评分4分；疼痛性质，钝痛；疼痛深浅，表浅。

（3）腰椎前屈受限，前屈时腰背肌肉紧张弹性差。

（4）骨盆后倾活动度稍差。

2. 康复目标

（1）缓解腰部及右臀部疼痛。

（2）改善异常体态，恢复正常肌肉协同模式。

3. 康复治疗方案

根据患者疼痛性质及康复评估结果，予以肌肉放松技术配合治疗性贴扎治疗。2021年10月20日治疗情况如下。

1）治疗前　患者左侧腰部及右侧臀部痛，VAS评分4分，激惹性不高，略感腰背部僵硬。

2）技术选择

①腰椎旁肌肉放松，横向放松腰椎旁左侧肌肉，按压放松右侧臀肌并进行右侧臀肌的牵伸。

②激活腰椎旁右侧和左侧臀肌，进行俯卧跪位肘关节支撑的四点支撑训练（注意做此动作时，收下颌防止颈椎后伸，核心肌群持续发力防止骨盆前倾腰椎后伸，图6-28-6）；伸直右侧上臂并前屈右侧上肢，屈曲左膝并后伸左侧髋关节（图6-28-7），10次1组，做3组。

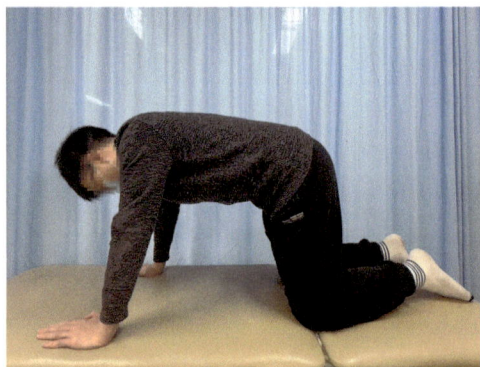

图 6-28-6　四点支撑训练①　　　　图 6-28-7　四点支撑训练②

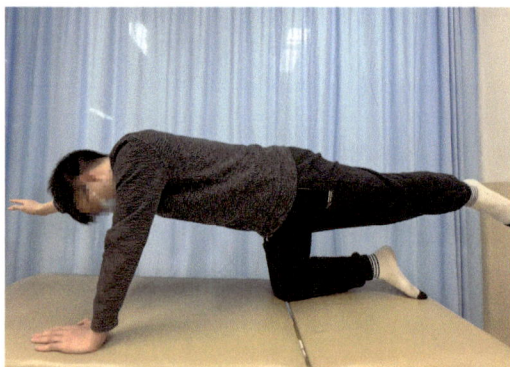

③治疗性贴扎：放松腰椎左侧竖脊肌（垂直竖脊肌方向进行治疗性贴扎，图6-28-8），臀肌及坐骨神经出口减压贴（利用贴布的拉力方向对臀肌及坐骨神经出口进行抬高及减压的贴扎，图6-28-9）。

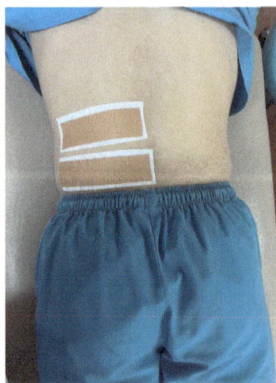

图 6-28-8　治疗性贴扎①　　图 6-28-9　治疗性贴扎②

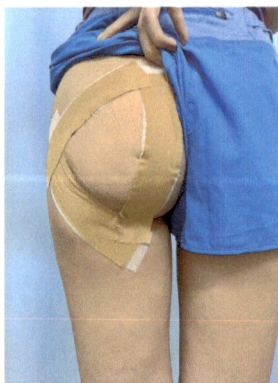

3）治疗后反应　患者疼痛基本消失，腰部疼痛，VAS评分4分→0分；臀部疼痛VAS评分4分→1分；立位体前屈，双手可触及髌骨下30 cm。

4）家庭作业　关注疼痛变化趋势；自行牵伸右侧臀肌，1组/6秒，做3组（图6-28-10）；每天进行2次四点支撑训练，10次1组，做3组。

4. 转归

患者1次肌肉放松配合治疗性贴扎治疗后左侧腰部及右侧臀部疼痛基本消失，现可独立正常工作生活，并不诱发疼痛。对患者进行宣教：平时避免跷二郎腿，避免长时间单侧下肢负重站立，注意进行腰部及臀部的肌肉力量训练及牵伸训练，未来可进行系统的姿势控制及核心力量训练。

五、案例分析/物理诊疗思路分析

1. 患者腰及下肢疼痛分析

根据患者疼痛区域、疼痛特点和伴发症状，疼痛性质归类为伤害感受性疼痛。

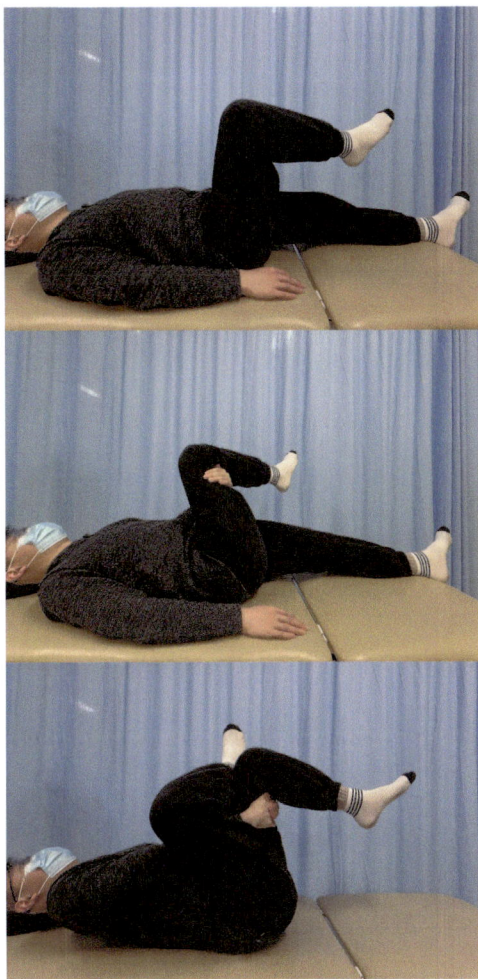

图6-28-10　家庭作业

2. 康复治疗方法选择

针对该患者功能障碍特点予以临床推理（图6-28-11）。

根据临床推理结果，拟选择肌肉放松与牵伸技术配合治疗性贴扎进行治疗。

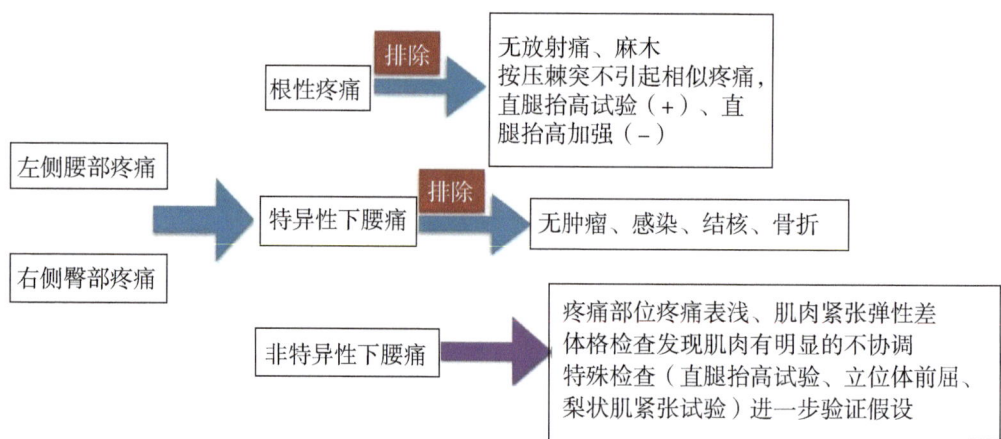

图 6-28-11　临床推理

3. 诊断性治疗

制订治疗方案前，治疗师对该患者进行双侧腰部肌肉和右侧臀肌的放松。患者即刻感觉症状大部分缓解且立位体前屈双手可接触到更低的位置，验证了临床假设，即患者的疼痛来源是紧张的左侧腰部肌肉和右侧臀部肌肉。

4. 诊疗思路

根据诊断性治疗结果，治疗师对患者进行紧张肌群的放松和无力肌群的激活，随后患者疼痛缓解明显；再对患者进行左侧腰部肌肉放松贴扎（垂直竖脊肌方向）、右侧腰部肌肉促进贴扎（平行竖脊肌方向）、臀肌及坐骨神经出口减压贴扎，以维持训练效果，并在治疗后进行姿势控制的宣教。患者疼痛消失，临床症状及功能性移动能力明显改善。

六、知识延伸

1. 伤害感受性疼痛

伤害感受性疼痛是因有害刺激作用于躯体或脏器组织，使该结构损伤而导致的疼痛。伤害感受性疼痛与实际发生的组织损伤或潜在的损伤相关，是机体对损伤所表现出的生理性痛觉神经信息传导与应答的过程。

伤害感受性疼痛包括躯体痛和内脏痛。躯体痛通常表现为钝痛、锐痛或压迫性疼痛；内脏痛通常表现为定位不够准确的弥漫性疼痛和绞痛。

2.梨状肌紧张试验

患者仰卧于检查床上，将患肢伸直，做髋关节内收、内旋动作，如坐骨神经有放射性疼痛，再迅速将患肢外展、外旋，疼痛随即缓解，即为梨状肌紧张试验（＋）。此为梨状肌综合征、梨状肌紧张、坐骨神经出口紧张的常用检查方法。

3.治疗性贴扎的效应机制

（1）生物力学效应 利用不同的贴扎方式可达到关节支持、关节重新对位、生物力学纠正、软组织或关节减压的作用。

（2）神经肌肉效应 通过与肌肉平行的贴扎方式达到促进肌肉收缩的作用，通过与肌肉垂直的贴扎方式达到抑制肌肉收缩的作用。

（3）心理学效应 治疗性贴扎有效期可维持48 h至7 d，相当于"把治疗师的手带回家"，进一步维持训练效果。

病例 29 肌内效贴扎在上交叉综合征患者中的应用

上交叉综合征，也称近端或肩带交叉综合征，是由颈肩部对角线方向排列（"X"形）的相关肌肉功能失衡所造成的一种症候群。体态上表现为头前倾（颈椎生理曲度减小或变直），圆肩含胸驼背（胸椎后凸增加）的不良姿势（图6-29-1）。

上交叉综合征是典型的肌肉功能失衡表现，康复治疗方向主要是放松紧张和短缩肌群，激活薄弱肌群，纠正姿势，改变运动模式。治疗性贴扎技术可以很好地延长康复训练效果，随时提示患者纠正姿势，达到更好的康复效果。

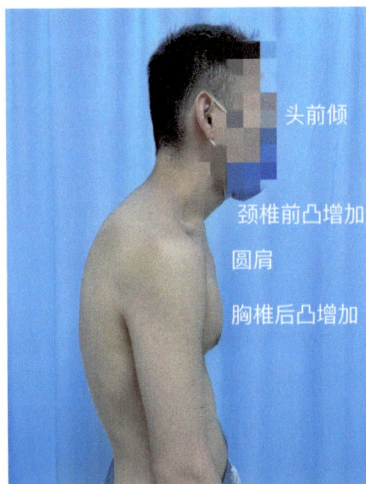

图 6-29-1 不良姿势

一、病史

姓名：李××；性别：女；年龄：32 岁；职业：公务员。

（1）主诉　肩颈背部疼痛伴随上肢麻木 2 周。

（2）病残史　患者于 2021 年 10 月 8 日加班伏案工作后出现肩颈部疼痛，当天于当地美容院进行肩颈按摩后稍有缓解，10 月 10 日伏案工作后再次出现肩颈部疼痛并伴随背部疼痛及右侧上肢麻木等症状。10 月 13 日就诊于当地医院骨科，予以颈部 X 线检查后显示"颈椎生理曲度变直，其余各椎体、椎间隙及小关节未见确切异常"，诊断为"颈型颈椎病"。后服用洛索洛芬钠并外用氟比洛芬凝胶贴膏但效果不佳。为求进一步康复治疗于 2021 年 10 月 23 日就诊于我院。

（3）既往史　平素体健；无食物、药物过敏史；无其他手术史。

（4）家族史　无明显家族遗传病史可查。

二、检查评估

1. 入院查体

青年女性，生命体征平稳，情绪稳定。前面观察患者双侧肩关节不等高，右侧略高于左侧（图 6-29-2）；侧面观察患者头部前倾、肱骨头前移且右侧肱骨头较左侧前移明显（图 6-29-3、图 6-29-4）；后面观察患者双侧肩胛骨前突，右侧前突较左侧更加明显并伴随肩胛骨上提（图 6-29-5）；C_2～C_7、T_1～T_5 棘突及椎旁压痛（＋），叩击痛（－），放射痛（－），双侧肩颈部及右上肢疼痛及麻木，左肩 VAS 评分 4 分、右肩 VAS 评分 6 分。双上肢肌力、耐力、关节活动度、深浅感觉无异常。压颈试验（－），Hoffmann 征（－），臂丛神经牵拉试验（＋），Adson 深呼吸试验（＋）。

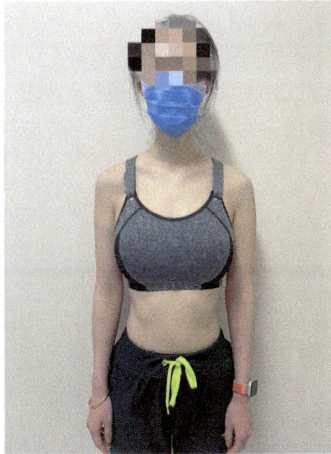

图 6-29-2 前面

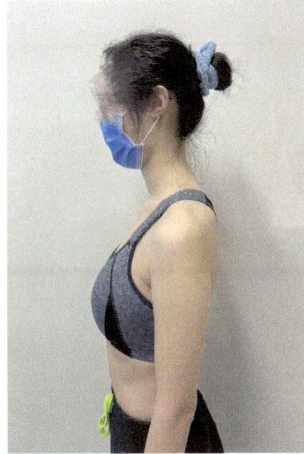

图 6-29-3 侧面（左）

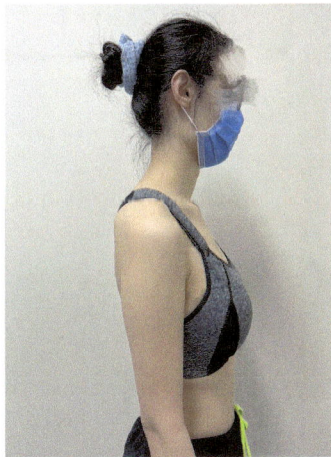

图 6-29-4 侧面（右）

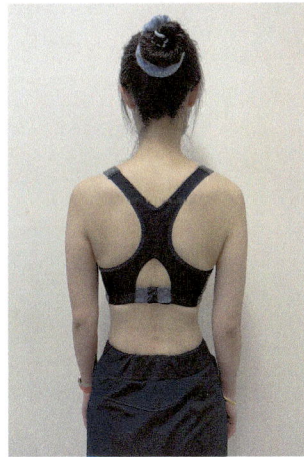

图 6-29-5 后面

2.康复评估

（1）问诊　见表 6-29-1。

表 6-29-1　问诊

问题	回答
现阶段您的主要问题是什么	左侧肩颈背部疼痛，VAS 评分 6 分；右侧肩颈背部及上臂疼痛麻木，VAS 评分 6 分（图 6-29-6）
做什么动作会加重或缓解症状	使用电脑会加重，平躺休息会减轻

问题	回答
早晨、白天、晚间症状是否有所变化	有，早晨减轻，白天逐渐加重
双上肢、双下肢有无力感吗？大小便较原来正常吗	没有无力感，大小便正常
最近有严重的体重减轻么	没有
是否需要服药（镇痛、肌松、抗炎、抗抑郁等）	服用洛索洛芬钠
是否接受过其他治疗	按摩、外用膏药均有疗效但效果不佳

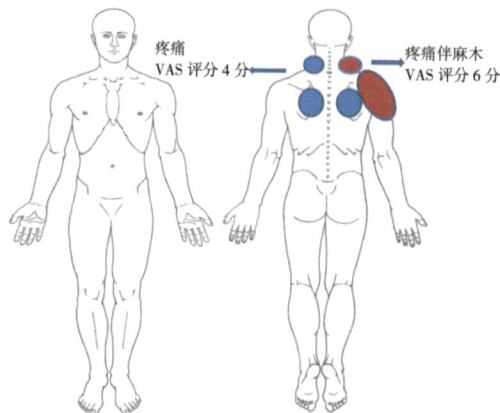

图 6-29-6　疼痛体图

（2）客观评估

1）肌力及关节活动度　颈部、双上肢肌力及关节活动范围正常，双侧肩胛骨主动下压及后缩较差。

2）特殊检查　压颈试验（－），Hoffmann 征（－），臂丛神经牵拉试验（＋），Adson 深呼吸试验（＋）。

4）触诊　$C_2 \sim T_5$ 棘突旁周围压痛无放射痛，肩胛骨内侧缘压痛；上斜方肌、斜角肌、胸锁乳突肌、胸小肌肌腹有压痛且肌肉紧张无弹性。

5）日常生活活动能力　因疼痛影响工作质量、睡眠质量，日常生活不需要帮助。

三、临床与功能诊断

（1）临床诊断　颈型颈椎病、上交叉综合征。

（2）功能诊断　肩颈背部疼痛伴右上肢麻木。

四、康复治疗方案及转归

1. 主要功能障碍归纳

（1）左侧肩颈背部疼痛，VAS评分6分；右侧肩颈背部及上臂疼痛麻木，VAS评分6分。

（2）肩胛骨活动受限。

（3）颈肩背部肌肉功能失衡。

（4）体态异常。

2. 康复目标

（1）缓解肩颈背部疼痛及麻木。

（2）恢复肩颈背部肌肉控制能力。

（3）改善体态。

3. 康复治疗方案

根据患者疼痛性质及姿势评估的结果，予以治疗性贴扎技术配合肩颈部控制训练对患者进行治疗。

（1）第1次治疗（2021年10月23日）

1）治疗前　患者双侧肩颈背部疼痛，右侧较左侧更严重并伴随麻木，上斜方肌紧张无弹性；双侧肱骨头前移，右侧更明显；肩胛骨呈上提、前突状态，右侧更加明显。

2）技术选择

①手法放松紧张的双侧胸小肌、上斜方肌、胸锁乳突肌、斜角肌；治疗性贴扎，抑制双侧上斜方肌（垂直上斜方肌方向，图6-29-7），促进双侧下斜方肌（平行下斜方肌方向，图6-29-8），纠正双侧肱骨头前移（图6-29-10）。

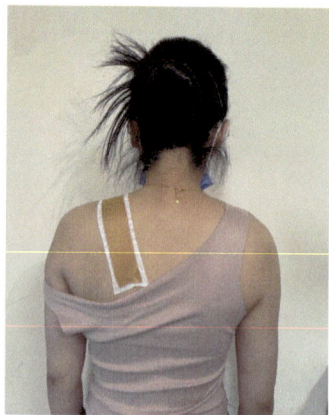

图 6-29-7　抑制上斜方肌　　图 6-29-8　促进下斜方肌　　图 6-29-9　纠正肱骨头
前移

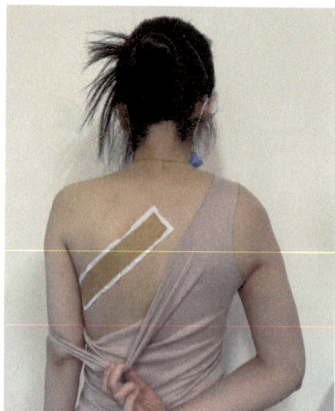

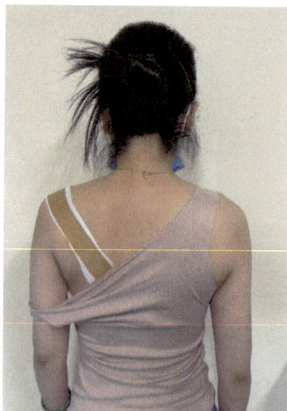

②颈深屈肌的激活（颈部深层屈肌位于颈椎的前方，它的功能是把头往回缩，防止过度前倾），颈椎后缩（内收下颌，图 6-29-10）：靠墙，头部摆正，下颌内收，头部、颈椎整体水平向后移动，直到"双下巴"出现，在动作末端保持 6 s 为 1 次，做 5 次。

③肩胛骨的下压后缩训练，双臂置于桌面上，嘱患者进行肩胛骨下压和后缩，治疗师可辅助患者进行，帮助患者感知肩胛骨的下压和后缩动作（图 6-29-11）。

3）治疗后反应　双侧颈肩背部疼痛缓解，VAS 评分 6 分→2 分；左右侧疼痛几乎无差异，右侧肩颈及上臂麻木消失。

4）家庭作业　关注疼痛变化趋势（注意几小时后是否有疼痛再现），当疼痛加重时，再次进行颈深屈肌激活及肩胛骨下压后缩训练。

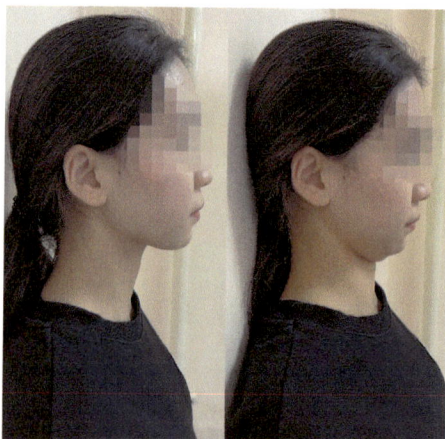

图 6-29-10　激活颈深屈肌
（第 1 次治疗）

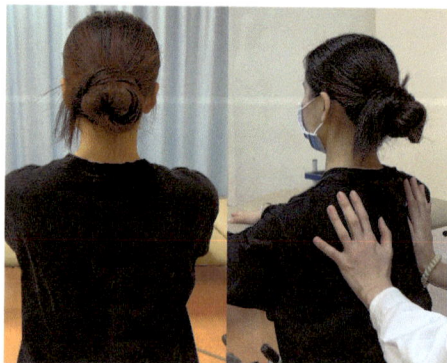

图 6-29-11　肩胛骨下压后缩训练

（2）第 2 次治疗（2021 年 10 月 26 日）

1）治疗前　第 1 次治疗后疼痛缓解，VAS 评分 6 分→2 分；治疗后回家看手机（治疗后 5 h 左右）发现症状加重，VAS 评分 2 分→4 分，但未出现麻木症状；自行完成家庭作业训练后，VAS 评分 4 分→2 分；10 月 25 日晚洗澡拆除贴布后休息，疼痛无明显变化，VAS 评分 2 分；10 月 26 日上午伏案工作 3 h 疼痛加重，VAS 评分 2 分→5 分；右上臂出现轻微麻木，自行完成家庭作业后疼痛缓解，VAS 评分 5 分→3 分。

2）技术选择

①手法放松紧张的双侧胸小肌、上斜方肌、胸锁乳突肌、斜角肌；治疗性贴扎，抑制上斜方肌（左侧同上次治疗，右侧增至两条贴布，图 6-29-12），促进下斜方肌（左侧同上次治疗，右侧增至两条贴布，图 6-29-13），纠正肱骨头前移（同上次）。

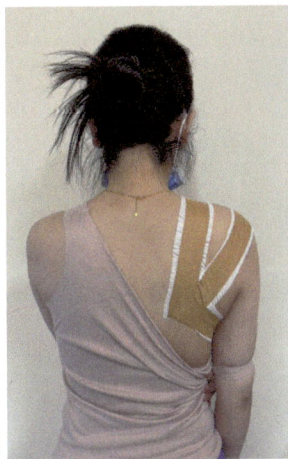

图 6-29-12　抑制
上斜方肌（增加贴布）

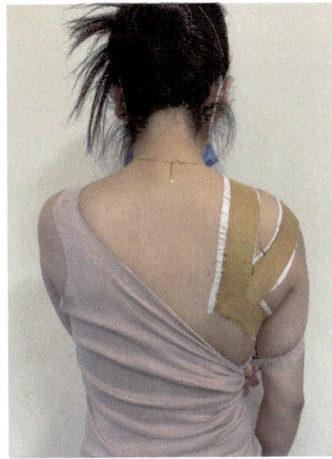

图 6-29-13　促进下斜方肌
（增加贴布）

②颈深屈肌激活，颈椎后缩及旋转：治疗师在患者枕后施加阻力，患者头部摆正，下颌内收，头部、颈椎整体水平向后移动推动治疗师的手，直到"双下巴"出现，保持向后推力的同时进行颈部向左、向右的缓慢旋转（45°即可），左右旋转一次为 1 组，做 6 组（图 6-29-14）。

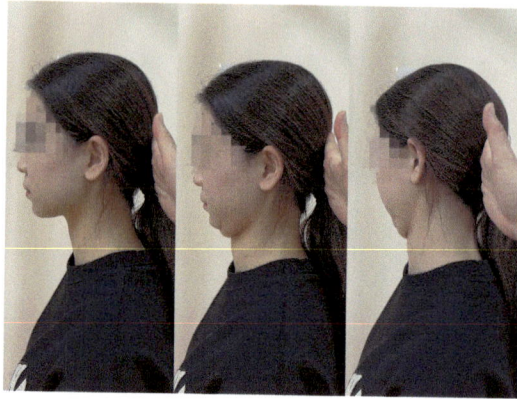

图 6-29-14　激活颈深屈肌（第 2 次治疗）

③抗阻肩胛骨的下压后缩训练：双臂置于桌面上，嘱患者进行肩胛骨下压和后缩；治疗师可在患者肩胛骨内侧靠下部分施加阻力，嘱患者抗阻进行肩胛骨的下压和后缩动作（图 6-29-15）。

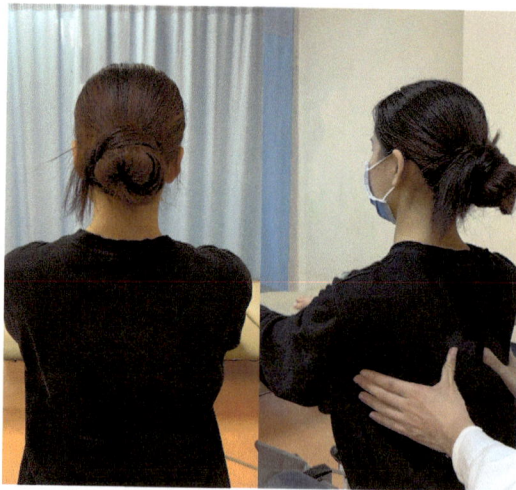

图 6-29-15　抗阻肩胛骨下压后缩训练

3）治疗后反应　治疗后即刻 VAS 评分 3 分→1 分，左右侧疼痛几乎无差异，右侧肩颈及上臂麻木消失。

4）家庭作业　关注疼痛变化趋势（几小时后疼痛是否再现）；关注自己的姿势，当出现头前倾或耸肩等动作时，再次进行颈深屈肌激活训练、肩胛骨下压后缩训练。若疼痛加重，自行牵伸胸小肌、斜方肌，并进行颈深屈肌激活训练、肩胛骨下压后缩训练。

（3）第3次治疗（2021年10月31日）

1）治疗前 第2次治疗后疼痛缓解，VAS评分3分→1分；治疗后回家看手机及工作时注意姿势控制及完成家庭作业，疼痛未加重反而缓解，VAS评分1分→0分，并且未出现麻木症状；48 h摘除贴布后，家庭作业（肩胛骨控制训练）中右侧肩胛骨的动作完成情况较差，但未引起疼痛加重；10月27日至10月30日，每日伏案工作将近6 h，在关注姿势控制和完成家庭作业后，右侧肩颈偶感疼痛但无麻木，VAS评分1分。

2）技术选择

①手法放松紧张的双侧胸小肌、上斜方肌、胸锁乳突肌、斜角肌；治疗性贴扎，抑制上斜方肌（只处理右侧，贴一条），促进下斜方肌（只处理右侧，贴一条），纠正肱骨头前移（只处理右侧，贴一条）。

②颈深屈肌的激活，颈椎后缩及旋转：治疗师在患者枕后施加阻力，患者头部摆正，下颌内收，头部、颈椎整体水平向后移动推动治疗师的手，直到"双下巴"出现，保持向后推力的同时进行颈部向左、向右缓慢旋转（45°即可），左右旋转一次为1组，做6组。

③俯卧位肩胛骨控制训练：患者俯卧于地上，缩下颌，额头贴地面，动作过程中注意不要借用下背部的力量（图6-29-16）。由双侧肩关节外展90°起始，屈肘将手臂靠近身体，肩胛骨向下拉向后缩，呈"W"形结束（图6-29-17）。

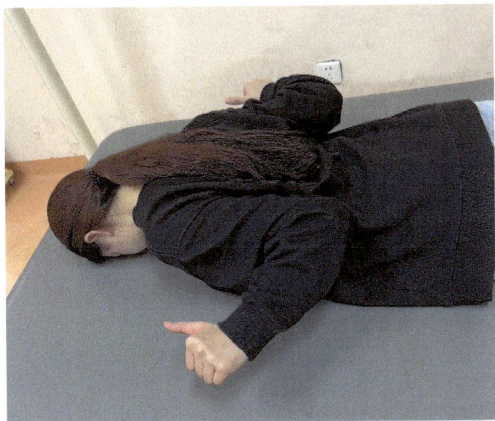

图6-29-16 俯卧位肩胛骨控制训练①

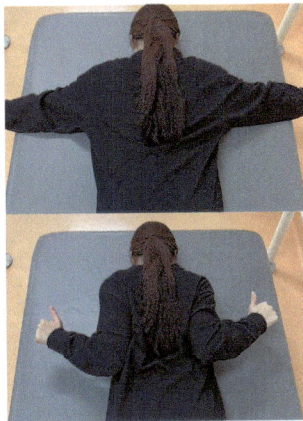

图6-29-17 俯卧位肩胛骨控制训练②

3）治疗后反应　治疗后即刻VAS评分1分→0分，疼痛消失并不伴随麻木。

4）家庭作业　关注疼痛变化趋势，关注自己的姿势，当出现头前倾或耸肩等动作时，再次进行颈深屈肌激活训练、肩胛骨下压后缩训练。若疼痛加重，自行牵伸胸小肌、斜方肌，并进行颈深屈肌激活训练、肩胛骨下压后缩训练。

（4）第4次治疗（2021年11月7日）

1）治疗前　原有症状消失。

2）对患者进行再次评估

①体态：前面观察患者双侧肩关节等高（图6-29-18）；后面观察患者双侧肩胛骨前突，左右侧无明显差异（图6-29-19）；侧面观察患者头部前倾缓解、肱骨头前移缓解（图6-29-20、图6-29-21）。

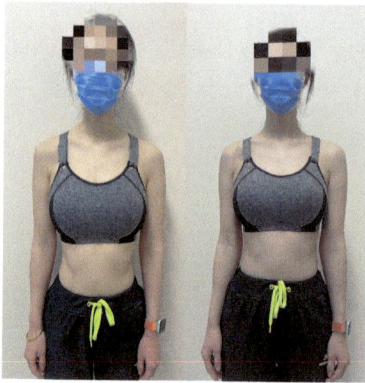

图6-29-18　前面

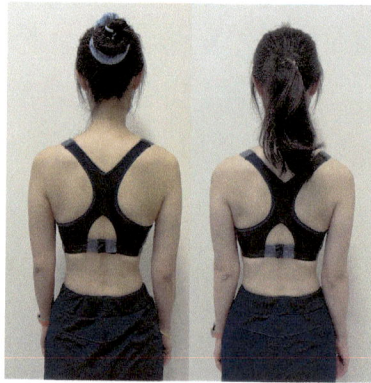

图6-29-19　后面

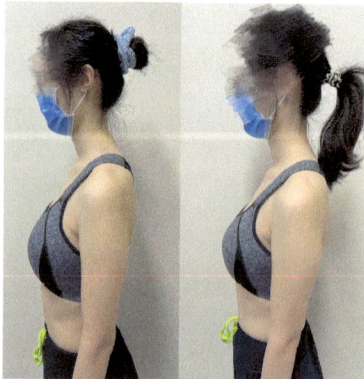

图6-29-20　侧面（左侧）

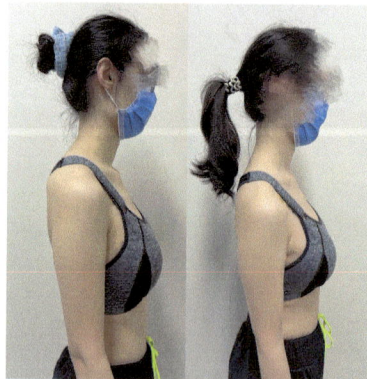

图6-29-21　侧面（右侧）

②触诊：$C_2 \sim C_7$、$T_1 \sim T_5$ 棘突及椎旁压痛（-），叩击痛（-），放射痛（-）；双侧肩颈部及右上肢疼痛及麻木消失。

③特殊检查：压颈试验（-），Hoffmann 征（-），臂丛神经牵拉试验（-），Adson 深呼吸试验（-）。

五、案例分析/物理诊疗思路分析

1. 患者肩颈背部疼痛分析

根据临床 X 线检查、患者体态、患者疼痛区域、疼痛特点和伴发症状，将疼痛性质归类为伤害感受性疼痛。

2. 康复治疗方法选择

针对该患者功能障碍特点予以临床推理（图 6-29-22）。

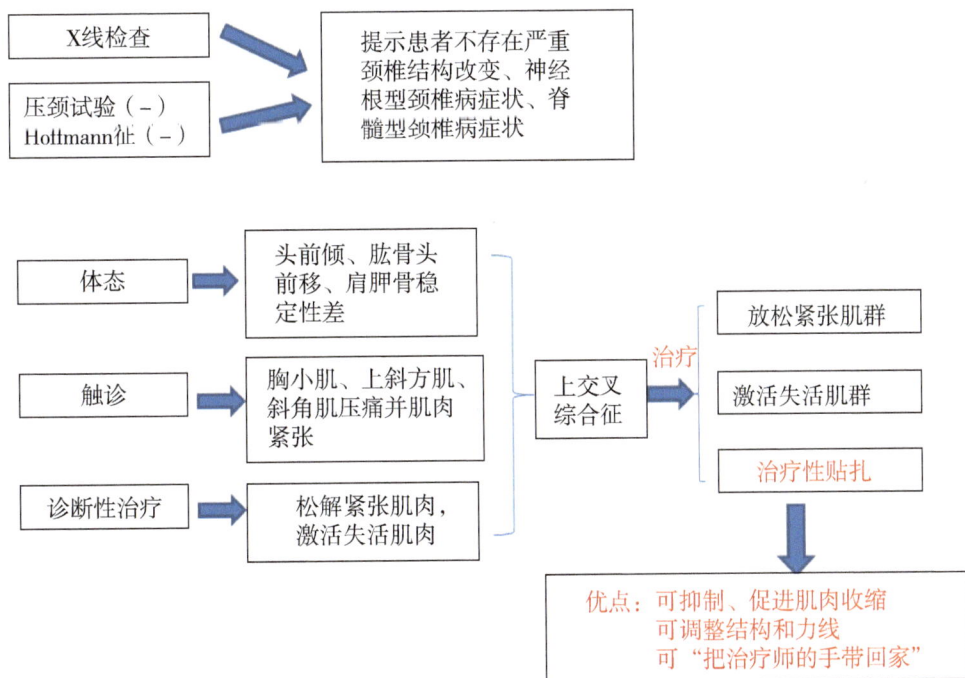

图 6-29-22　临床推理

根据临床推理结果，治疗性贴扎技术对此患者有其他技术无可替代的优势。

3. 诊疗思路

根据诊断性治疗结果，制订该患者治疗方案，并在治疗过程中不断调整手法及贴扎方式，使患者疼痛及麻木消失，临床症状明显改善。

六、知识延伸

1. 引起上交叉综合征的相关肌肉

（1）过度紧张的肌肉　包括上斜方肌、肩胛提肌、胸锁乳突肌、斜角肌、胸大肌、胸小肌。

（2）过度无力的肌肉　包括颈部深层屈肌、中下斜方肌、前锯肌。

2. Adson 深呼吸试验

Adson 试验又称斜角肌压迫试验。患者取坐位，将头转向检查者一侧，检查者将手放在患者桡动脉搏动处并感受其基础搏动，然后嘱患者深吸气并将头部下颌向患侧尽力旋转；检查者感受桡动脉搏动压力的变化并观察患者症状是否加重。该试验可以发现由于斜角肌或其他结构异常造成的锁骨下动静脉的臂丛神经压迫，因此在与颈部特殊检查共同实施时，有助于进一步了解症状形成原因。

斜角肌的紧张可导致胸廓出口变窄。胸廓出口是锁骨下动静脉和臂丛通往上肢的必经之路，这时身体会表现出颈肩部酸痛并向上肢放射，上肢麻木感异常。所以胸廓出口综合征易与神经根型颈椎病相混淆。

第七章
淋巴引流技术的临床应用

病例 30 淋巴引流技术在乳腺癌术后淋巴水肿治疗中的应用

徒手淋巴引流技术（MLD）是由丹麦哲学博士和物理治疗师 Emil Vodder 创立，后经德国医师 Johnny Asdonk 发展成体系的一种徒手治疗淋巴水肿的技术。徒手淋巴引流技术是通过基本手法作用于皮肤和皮下浅表组织的各种液体和淋巴结构，引导淤积的淋巴液通过正常的淋巴管和淋巴通路进入静脉系统，减少组织间液聚集，使肢体围度恢复正常或接近正常，并防止再产生积液。目前，MLD 被广泛运用于原发性和继发性淋巴水肿、静脉性淋巴水肿、脂肪水肿，以及术后或创伤后急性淋巴水肿、复杂性局部疼痛综合征等多种疾病的治疗。

一、病史

姓名：郭××；性别：女；年龄：52 岁；职业：售货员。

（1）主诉 右侧乳腺癌改良根治术后肢体肿胀。

（2）病残史 患者于 2021 年 2 月被诊断为右侧乳腺癌，于 2 月 9 日在全身麻醉下行右侧乳腺癌改良根治术。术中病理显示高级别导管内癌、局灶呈浸润性导管癌Ⅱ级伴大汗腺样分化。后续持续进行4周期AC化疗、4周期TH化疗、6周期靶向治疗。2021年8月开始出现右上肢进行性肿胀，近期水肿情况加剧，为求进一步康复治疗就诊于我院。

（3）既往史　平素健康状况良好。无高血压、糖尿病、高脂血症、冠心病病史，无脑血管疾病史，无哮喘史。

（4）家族史　否认家族性遗传病史，否认家族传染性疾病史。

二、检查评估

1. 入院查体

患者为中年女性，右侧乳腺癌术后。查体右侧乳房缺失，右侧胸壁可见长约18 cm的手术瘢痕，愈合良好，瘢痕质软，无增生。乳房各象限压痛（－），未触及肿块或结节，右上臂、前臂及手部肿胀明显，前臂背侧局部皮肤变硬、组织纤维化，Stemmer征（＋）、Pitting征（－）。

2. 辅助检查

（1）乳腺彩色多普勒超声检查　右乳切除术后，左乳局部导管扩张。

（2）双上肢静脉彩色多普勒超声检查　双上肢腋静脉、肱静脉、尺静脉、桡静脉管腔结构显示清晰，管壁光滑，未见明显异常。

（3）肝功12项、肾功5项、离子7项　正常。

3. 康复评估

（1）问诊　见表7-30-1。

表7-30-1　问诊

问题	回答
您的上肢水肿是什么时候开始出现的	8月份开始出现，当时情况并不严重，抬高肢体后可自行缓解
现在肢体肿胀的程度如何	现在两侧肢体围度差异较大且抬高肢体后肿胀不能消除，皮肤弹性变差、变硬
早晨、白天、晚间症状是否有所变化	无明显变化
现在上肢有没有疼痛存在	夜间会有疼痛，右侧肢体有明显沉重感

问题	回答
疼痛对睡眠有影响吗	偶尔影响睡眠
水肿情况是否影响了您的工作和日常生活	右手是利手，影响了正常的生活和工作
您目前的心理状况如何	存在焦虑情况
肢体肿胀是否接受过治疗	没有在医院接受过治疗，自己有时会进行自我按摩

（2）水肿评估

1）水肿部位　右上臂、前臂及手部。

2）类型　继发性水肿。

3）分期　Ⅱ期（根据国际淋巴协会淋巴水肿分期标准）。

4）肢体围度　见表 7-30-2。

表 7-30-2　肢体围度（2021 年 10 月 9 日）　　　　　单位：cm

部位	虎口	腕横纹	腕上10 cm	腕上15 cm	腕上20 cm	肘横纹	肘上10 cm	腋横纹
右（患侧）	22	19	27.5	31.5	34	34	36	36
左	20	15.5	21	24.2	26	25.8	30.5	32
差值	2	3.5	6.5	7.3	8	8.2	5.5	4

5）专项查体　Stemmer 征（＋），Pitting 征（－）。

（3）皮肤弹性　见表 7-30-3。

表 7-30-3　皮肤弹性（2021 年 10 月 9 日）

部位（背侧）	Freq/Hz		Decr		Stiff /（N/m）	
	左	右	左	右	左	右
虎口	15.2	16.1	0.98	2.58	192	259
腕上 15 cm	16.6	20.3	1.17	2.88	235	409
肘上 10 cm	13.7	15.7	1.24	2.66	265	330

注：Freq：阻尼振动频率，代表张力；

　　Decr：对数衰减值，代表弹性；

　　Stiff：动态刚度，代表硬度。

（4）其他评估

1）上肢关节主被动活动度

①右上肢肩、肘、腕及手部关节被动活动轻度受限。

②肩关节各方向主动运动、屈肘、手指主动抓握活动受限。

2）肌力　右上肢肌力4级。

3）日常生活活动能力　日常生活基本自理。

4）BMI　23.8 kg/m^2。

三、临床与功能诊断

（1）临床诊断　右侧乳腺癌。

（2）功能诊断　右上肢乳腺癌相关淋巴水肿，日常生活活动能力下降。

四、康复治疗方案及转归

1. 主要功能障碍归纳

（1）右上臂、前臂及手部肿胀，轻度纤维化。

（2）肩关节主动运动、手指主动运动轻度受限。

2. 康复目标

（1）缓解右上臂、前臂及手部肿胀及纤维化。

（2）提高ADL能力。

3. 康复治疗方案

根据患者水肿评估结果，予以徒手淋巴引流治疗。

（1）第1周治疗（2021年10月11日、10月13日、10月15日）

1）治疗前　患者右上臂肿胀较严重，存在纤维化，肩关节活动度受限。

2）技术选择

①对患者肢体轻抚进行放松，在颈部使用定圈法刺激迷走神经及锁骨上淋巴结。

②采用定圈法激活对侧腋窝、对侧前胸淋巴结，激活并通过前腋窝间吻合区将淋巴液从受阻侧引导向正常侧；随后激活并利用水肿侧腋窝–腹股沟吻合区采用旋转式和定圈法将阻塞的淋巴液向同侧腹股沟淋巴结引流；再采用铲式

手法依次进行上臂、前臂和手部的淋巴引流。

③用铲式手法从远端逐级向上将阻滞淋巴液引导至对侧腋淋巴结、同侧锁骨上淋巴结、水肿侧腹股沟淋巴结。

④在皮肤僵硬存在纤维化的区域，重点联合使用皮褶压缩技术或手镯按摩技术，但一定要注意施加力度在疼痛阈值以下。

⑤每次治疗 60 min，分区域进行重点治疗，避免健康淋巴管负担过大，每次治疗结束后进行低弹力绷带治疗，维持效果。治疗时，注意对患者情绪进行疏导。

3）治疗后　患肢肿胀肉眼可见减轻，患者自述右臂有明显的轻松感，肩关节活动度有所改善。

4）家庭作业

①自我右上肢淋巴引流治疗、低弹力绷带治疗。

②上肢消肿运动，仰卧位上举右侧上肢，跟随呼吸进行手指抓握运动。

③上肢灵活性运动，双侧肩关节各方向主动运动。

④上肢肌力训练。

⑤注意皮肤和指甲的护理，保持清洁和湿润。

5）肢体围度　见表 7-30-4。

表 7-30-4　肢体围度（2021 年 10 月 15 日）　　　　　单位：cm

围度对比	虎口	腕横纹	腕上 10 cm	腕上 15 cm	腕上 20 cm	肘横纹	肘上 10 cm	腋横纹
左	20	15.5	21	24.2	26	25.8	30.5	32
右（患侧）	22	19	27.5	31.5	34	34	36	36
第 1 周	21	18	26	29	32	32	34	35

6）皮肤弹性　见表 7-30-5。

表 7-30-5　皮肤弹性（2021 年 10 月 15 日）

部位（背侧）	Freq/Hz		Decr		Stiff /（N/m）	
	左	右	左	右	左	右
虎口	15.7	15.9	0.95	2.45	197	330
腕上 15 cm	16.6	18.4	1.20	2.67	233	280
肘上 10 cm	14.7	15.1	1.19	2.58	259	292

（2）第2周治疗（2021年10月18日、10月20日、10月22日）

1）治疗前　患者右上臂肿胀，纤维化程度较上周有所改善，肩关节活动度受限。

2）技术选择

①进行肩颈准备技术和患侧上肢长轴按摩，放松皮肤、肌肉、筋膜，激活相应淋巴结。

②按照肩、上臂、前臂、手部的顺序进行引流。在上臂外侧采用泵送技术和定圈法从外上髁开始向肩部泵送，采用定圈法在肘窝上下5 cm范围内进行治疗。

③采用铲式技术在前臂由远至近进行引流。同时在纤维化的部位联合采用皮褶压缩技术或手镯按摩技术进行松解。

④每次治疗时间45 min，重点进行肘关节附近纤维化及淋巴引流，治疗结束后进行低弹力绷带包扎。

3）治疗后　患肢肿胀肉眼可见减轻，纤维化程度减轻、皮肤出现褶皱，患者自述右臂有明显的轻松感，关节活动度改善。

4）家庭作业

①自我右上肢淋巴引流治疗、低弹力绷带治疗。

②上肢消肿运动、上肢灵活性运动、上肢肌力训练。

③注意皮肤和指甲的护理，保持清洁和湿润。

5）肢体围度　见表7-30-6。

表7-30-6　肢体围度（2021年10月22日）　　　　　单位：cm

围度对比	虎口	腕横纹	腕上10 cm	腕上15 cm	腕上20 cm	肘横纹	肘上10 cm	腋横纹
左	20	15.5	21	24.2	26	25.8	30.5	32
右（患侧）	22	19	27.5	31.5	34	34	36	36
第1周	21	18	26	29	32	32	34	35
第2周	20	18.3	25.6	27	30	30.3	32.5	34

6）皮肤弹性　见表 7-30-7。

表 7-30-7　皮肤弹性（2021 年 10 月 22 日）

部位（背侧）	Freq/Hz		Decr		Stiff /（N/m）	
	左	右	左	右	左	右
虎口	15.6	15.4	1.08	1.33	195	235
腕上 15 cm	16.3	17.2	1.18	2.58	219	376
肘上 10 cm	15.1	14.7	1.20	2.45	253	280

（3）第 3 周治疗（2021 年 10 月 25 日、10 月 27 日、10 月 29 日）

1）治疗前　患者右上臂肿胀、纤维化较之前明显改善、双侧肢体围度差异性减小、肩关节活动度轻度受限。

2）技术选择

①进行腹式呼吸，放松身体同时激活深部淋巴结。

②开始激活头颈部及肩部淋巴结、对侧腋窝淋巴结和同侧腹股沟淋巴结。按照肩、上臂、前臂、手部的顺序激活淋巴结并排空局部淋巴液。

③采用铲式手法从前臂远端逐级向上将阻滞淋巴液引导至对侧腋淋巴结、同侧锁骨上淋巴结、水肿侧腹股沟淋巴结。

④同时在局部纤维化的位置联合采用皮褶压缩技术或手镯按摩技术进行松解。

⑤每次治疗 30 min，同时逐渐向患者进行自我淋巴引流教学，治疗结束后进行低弹力绷带包扎。

3）治疗后　患肢肿胀肉眼可见减轻，患者自述右臂有明显的轻松感，各关节活动度基本正常。

4）家庭作业

①自我右上肢淋巴引流治疗、低弹力绷带治疗。

②上肢消肿运动、上肢灵活性运动、上肢肌力训练。

③注意皮肤和指甲的护理，保持清洁和湿润。

5）肢体围度　见表 7-30-8。

表 7-30-8　肢体围度（2021 年 10 月 29 日）　　　　　单位：cm

围度对比	虎口	腕横纹	腕上 10 cm	腕上 15 cm	腕上 20 cm	肘横纹	肘上 10 cm	腋横纹
左	20	15.5	21	24.2	26	25.8	30.5	32
右（患侧）	22	19	27.5	31.5	34	34	36	36
第 1 周均值	21	18	26	29	32	32	34	35
第 2 周均值	20	18.3	25.6	27	30	30.3	32.5	34
第 3 周均值	20	17	24	26.5	28.7	29	32	33

6）皮肤弹性　见表 7-30-9。

表 7-30-9　皮肤弹性（2021 年 10 月 29 日）

部位（背侧）	Freq/Hz		Decr		Stiff /（N/m）	
	左	右	左	右	左	右
虎口	14.7	14.0	0.98	1.09	192	233
腕上 15 cm	15.1	16.6	1.24	2.45	223	355
肘上 10 cm	14.6	18.4	1.18	2.13	262	227

（4）第 4 周治疗（2021 年 11 月 1 日、11 月 3 日、11 月 5 日）

1）治疗前　双侧肢体围度差异小，右上臂仅存在轻微肿胀，肢体沉重感减轻。

2）技术选择

①进行腹式呼吸及抚摸肢体，采用定圈法激活颈部、对侧腋窝、对侧前胸淋巴结、水肿侧腹股沟淋巴结。

②采用泵送式手法，通过前后通路将肩部淋巴液从受阻侧引导向对侧腋淋巴结、同侧锁骨上淋巴结。

③采用铲式手法从远端逐级向上，将阻滞淋巴液引导至对侧腋淋巴结、同侧锁骨上淋巴结、水肿侧腹股沟淋巴结。

④同时在局部纤维化的位置联合采用皮褶压缩技术或手镯按摩技术进行松解。

⑤每次治疗 30 min，向患者进行自我管理宣教，每日应进行至少 2 次简单的自我 MLD 和呼吸训练，以改善和维持第一阶段的治疗效果。同时嘱患者定期进行复查。

3）治疗后　患者的水肿情况能够得到控制，不再加重，日常生活能力得到改善。

4）家庭作业

①自我淋巴引流治疗、上肢消肿运动、上肢肌力训练、低弹力绷带治疗。

②可以参加轻度有氧运动，如步行、骑行、游泳等。每周保证有氧活动时间在 150 min 以上。

5）肢体围度　见表 7-30-10。

表 7-30-10　肢体围度（2021 年 11 月 5 日）　　　　单位：cm

围度对比	虎口	腕横纹	腕上 10 cm	腕上 15 cm	腕上 20 cm	肘横纹	肘上 10 cm	腋横纹
左	20	15.5	21	24.2	26	25.8	30.5	32
右（患侧）	22	19	27.5	31.5	34	34	36	36
第 1 周	21	18	26	29	32	32	34	35
第 2 周	20	18.3	25.6	27	30	30.3	32.5	34
第 3 周	20	17	24	26.5	28.7	29	32	33
第 4 周	20	17	23	26	28	28.5	32	33

6）皮肤弹性　见表 7-30-11。

表 7-30-11　皮肤弹性（2021 年 11 月 5 日）

部位（背侧）	Freq/Hz		Decr		Stiff /（N/m）	
	左	右	左	右	左	右
虎口	15.9	14.3	1.18	1.14	203	228
腕上 15 cm	15.4	16.1	1.21	2.52	237	309
肘上 10 cm	16.1	15.7	1.17	2.24	266	263

4. 转归与随访

（1）经过 12 次治疗后，患侧水肿消退情况较好，后期进行定期随访即可（表 7-30-12）。

（2）治疗后第 1、第 3 个月复查右侧肢体肿胀程度未加重，日常自我锻炼与自我淋巴引流可维持治疗后的程度，有时存在小范围浮动，可继续进行自我管理。

表 7-30-12　肢体围度汇总对比　　　　　　　　　单位：cm

围度对比	虎口	腕横纹	腕上 10 cm	腕上 15 cm	腕上 20 cm	肘横纹	肘上 10 cm	腋横纹
左	20	15.5	21	24.2	26	25.8	30.5	32
右（患侧）	22	19	27.5	31.5	34	34	36	36
第 1 周	21	18	26	29	32	32	34	35
第 2 周	20	18.3	25.6	27	30	30.3	32.5	34
第 3 周	20	17	24	26.5	28.7	29	32	33
第 4 周	20	17	23	26	28	28.5	32	33
1 个月后随访	20	17	23	26	28.5	29	32	33
3 个月后随访	20	17	23	26	28.5	28.5	32	33

五、案例分析/物理诊疗思路分析

1. 患者肢体肿胀分析

患者进行右侧乳腺癌改良根治术，切除乳腺组织及下方的胸大肌筋膜及 I 区、II 区腋窝淋巴结，淋巴通路受到破坏，淋巴回流受阻。可诊断为乳腺癌相关淋巴水肿。

2. 康复治疗方法选择

根据患者情况采取综合消肿处理。临床推理见图 7-30-1。

右侧乳腺癌改良根治术

右上臂、前臂及手部肿胀

Stemmer征（＋）

Pitting征（－）

组织纤维化、皮肤变硬

⟹ 乳腺相关淋巴水肿Ⅱ期

综合消肿治疗CDT

淋巴引流　　压力治疗　　消肿运动　　皮肤和指甲护理

治疗4周后，肿胀缓解且可控，转入自我管理阶段

定期复查

肿胀可控　　　　　　肿胀复发

自我MDL　　低弹力绷带治疗

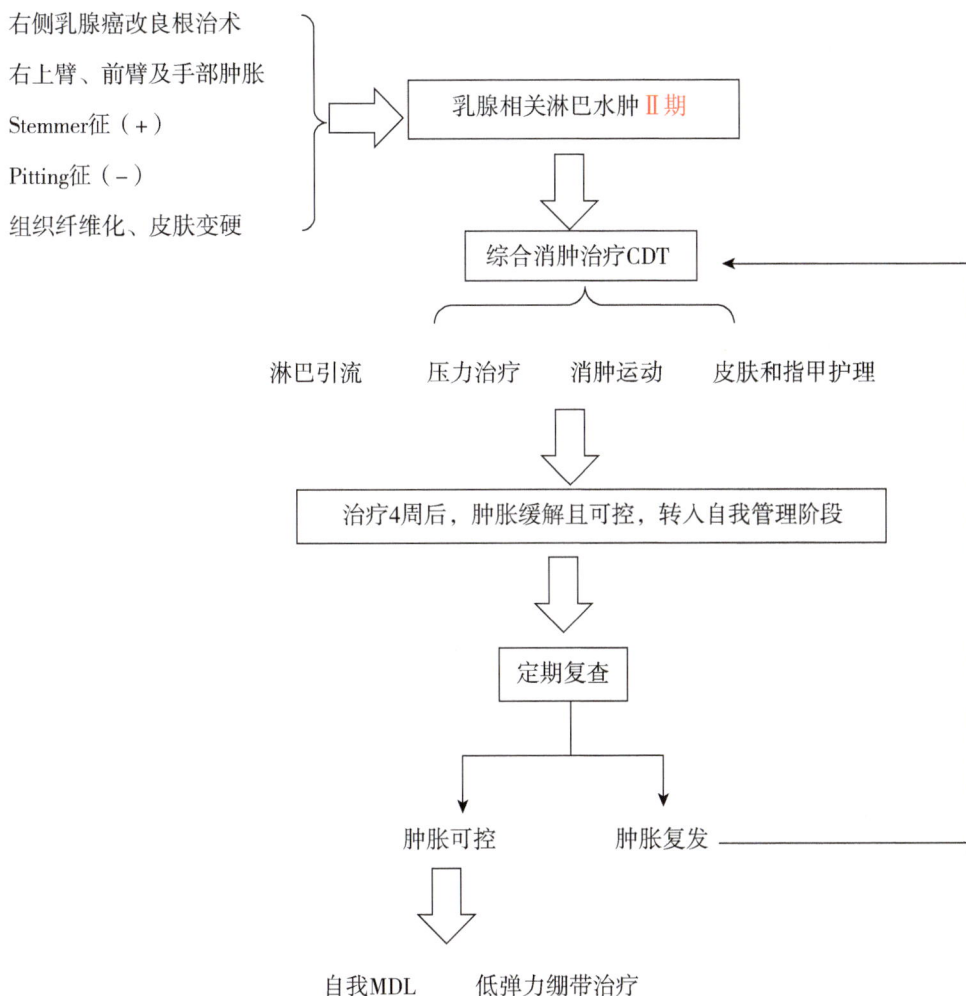

图 7-30-1　临床推理

3. 诊疗思路

开始治疗时不断试探寻找充足、健康的淋巴引流区域，包括对侧躯干上象限和同侧躯干下象限，此时可并不直接治疗肿胀肢体。当肢体出现消肿迹象时，开始处理肿胀肢体，每次着重处理某一区域的淋巴引流，加速肿胀缓解的速度。同时，在治疗早期就要对患者进行自我管理宣教，教授简单的自我 MDL 方法和消肿运动，并进行低弹力绷带治疗。

当肿胀程度缓解后进入自我管理阶段，嘱患者进行定期复查。每天坚持自我 MDL、有氧运动、压力治疗、皮肤护理。如能维持和改善强化阶段的成果，

水肿可能会进一步减轻。若水肿频繁复发或肢体围度增加，应重新接受治疗。

六、知识延伸

1. 国际淋巴协会淋巴水肿分期标准　国际淋巴协会淋巴水肿分期标准将淋巴水肿分成 4 期。

0 期：潜伏期或亚临床阶段。在该阶段，由于手术或放化疗，患者的淋巴液运输受损，但测量患侧肢体的体积并没有发生异常，也没有明显的临床症状出现。该阶段可以持续数月甚至数年。

Ⅰ期：富含蛋白的淋巴液在结缔组织中积聚，可以看到明显的肢体肿胀，若抬高肢体，肿胀可以暂时消退。可能会有凹陷性水肿（Pitting 征），是淋巴水肿发病的早期征象。

Ⅱ期：仅靠抬高上肢很难减轻水肿，组织开始纤维化，导致肢体变硬；随着脂肪和纤维堆积，凹陷性水肿逐渐消失。

Ⅲ期：典型特征是淋巴滞留性象皮肿。此时脂肪沉积和组织纤维化更加严重，按压不会出现凹陷性水肿，皮肤由于营养异常出现色素沉着，皮肤上可能会出现疣状增生，感染愈加频发。

2. Stemmer 征和 Pitting 征

（1）Stemmer 征　是被普遍认可的淋巴水肿特异性体征，用拇指和示指捏起被试的手指或足趾根部皮肤。若可以提起皮肤，则 Stemmer 征为阴性；如难以捏起皮肤则为阳性。

（2）Pitting 征　是另外一种常用的淋巴水肿筛查体征。用手指指腹持续用力按压肿胀部位 10 s 左右，松开手指会在肢体留下暂时性凹陷。一般处于淋巴水肿Ⅰ级后期或Ⅱ级早期的患者会表现出 Pitting 征。

3. 针对组织纤维化的特殊手法

（1）反向运动技术（图 7-30-2～图 7-30-4）　运用于面积较大的纤维化区域。具体操作：双手相对成钻石状，拇指与示指尖端相互接触，其中一只手斜向远离另一只手的方向移动，用切向压力移动皮肤组织，减少钻石形状的表面积直至最小，回到初始位置在对角线方向重复操作。在无痛范围内进行，直至该组织硬度降低。

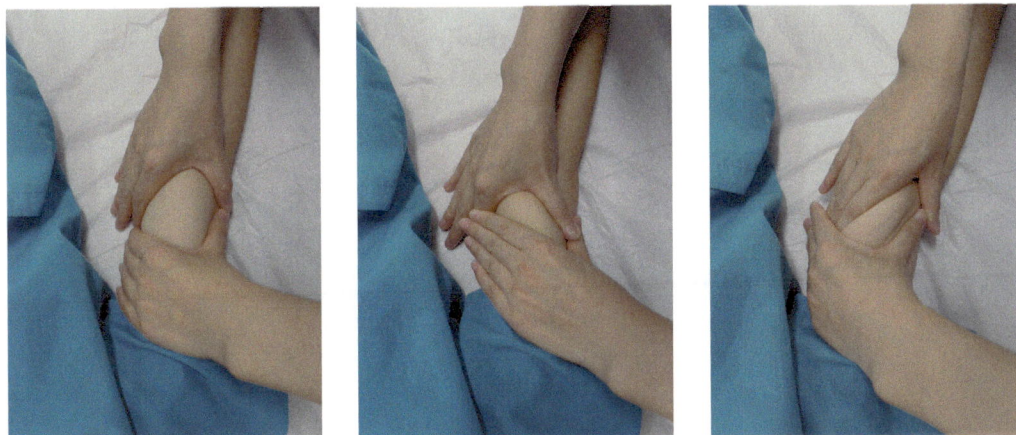

图 7-30-2　反向运动技术①　　图 7-30-3　反向运动技术②　　图 7-30-4　反向运动技术③

（2）皮褶压缩技术（图 7-30-5、图 7-30-6）

运用于面积较小的纤维化区域。起始手法与泵式手法相同，但是以压缩拇指和其他指尖之间的皮褶结束。用另一只手的拇指挤压皮褶，压力与组织纤维化成正比，但要保持在痛阈以下。在局部重复操作，直至组织硬度降低。

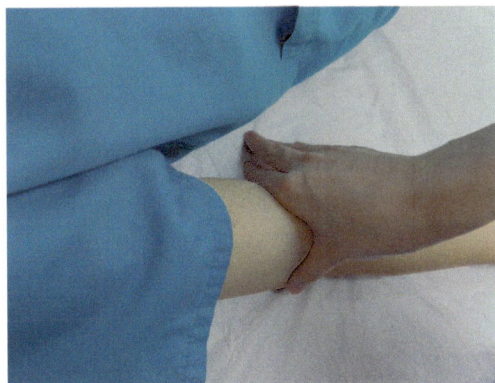

图 7-30-5　皮褶压缩技术①　　　　　图 7-30-6　皮褶压缩技术②

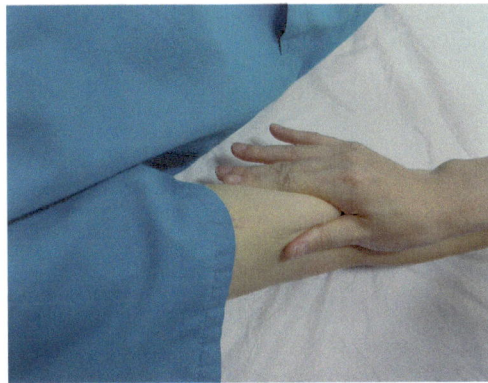

（3）手镯按摩技术（图 7-30-7、图 7-30-8）　运用于四肢纤维化区域。两手相对，拇指、示指指尖相接触，形成一个像手镯的环形，施加一定压力将双手拉近，逐渐缩小"手镯"的直径。双手向肢体近端移动，以使纤维组织中组织液产生移动为结束。在同一区域重复进行。

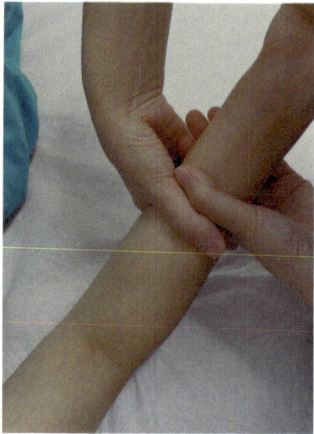

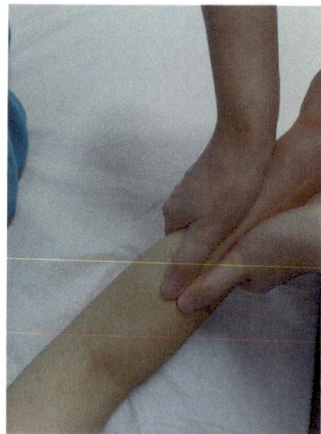

图 7-30-7　手镯按摩技术①　　图 7-30-8　手镯按摩技术②

病例 31　淋巴引流技术在脑卒中肩手综合征治疗中的应用

淋巴引流技术是基于淋巴系统解剖学的专门手动治疗，是近年进入国内康复领域的新技术。该技术是一种基于人体淋巴系统分布及淋巴循环途径，沿着特定方向在皮肤上移动的轻柔按摩治疗技术。其通过不同手法增加淋巴管转运、淋巴结重吸收功能，改善血流动力学，有助于阻止组织间液及淋巴液回流，从而达到消肿的目的。

一、病史

姓名：刘××；性别：男；年龄：68 岁；职业：工人（已退休）。

（1）主诉　左侧肢体活动不利，感觉异常，伴左手疼痛肿胀 2 月余。

（2）病残史　患者于 2020 年 9 月 7 日游泳时突发言语不清、左侧肢体无力，伴左侧肢体麻胀感。无意识丧失、饮水呛咳和大小便障碍。急诊送至 A 医院行头部 CT，提示右侧脑桥出血，出血量约 4.5 mL，给予控制血压、甘露醇脱水降颅压治疗。后为求进一步康复治疗于 11 月 13 日转至我院。

（3）既往史　有高血压病史。

（4）家族史　否认家族遗传病史。

二、检查评估

1. 入院查体

老年男性，生命体征尚平稳。体温36.8℃，脉搏78次/分，呼吸19次/分，血压132/74 mmHg。神志清楚，高级皮质功能粗测未见异常。双侧瞳孔等大、等圆，直径3 mm，对光反应灵敏，眼球运动自如，无复视。双侧鼻唇沟对称，伸舌居中。左上肢肌张力Ashworth分级1⁺级；左下肢近端肌力4级，远端0级；左下肢肌张力Ashworth分级1级，腱反射（++）。左侧Babinski征（+），脑膜刺激征（−）。

2. 辅助检查

（1）双上肢深静脉超声　左上肢腋静脉血栓形成。

（2）左肩关节MRI　①左冈上肌肌腱变性；②肩峰下、三角肌下滑囊、喙突下滑囊积液；③肱二头肌长头肌腱腱鞘滑囊炎；④冈上肌、冈下肌、肩胛下肌损伤；⑤左肩关节腔积液；⑥左肩锁关节骨性关节炎。

3. 康复评估

（1）问诊　见表7-31-1。

表 7-31-1　问诊

问题	回答
现阶段您的主要问题是什么	左手水肿伴疼痛
水肿是什么时候开始出现的	2020年9月7日发病后偶尔出现，多发生在输液后和日间
水肿的发展速度是快还是慢	快
水肿是持续性的还是间断性的	2020年11月13日后由间歇性发展为持续性
水肿是否伴有疼痛？哪种疼痛	有疼痛，刺激性疼，活动时更疼
是远端水肿还是近端水肿	远端水肿
夜间水肿是否减轻	有轻微减轻
水肿位置的皮肤是否出现异常？有没有颜色改变	水肿位置皮肤发白、发亮

（2）客观评估

1）分期　左侧处于肩手综合征Ⅰ期。

2）SHS评分标准　评分6分。

3）双侧肿胀程度对比　见表7-31-2。

表7-31-2　双侧肿胀程度（2020年12月7日）　　　　单位：cm

部位	8字缠绕	手腕	手背	拇指	示指	中指	无名指	小指
右手	47	19	22	8	7.5	7	6.5	6.5
左手	48.5	20.8	23	8.8	8.7	8.7	8.5	7

4）水肿分级　4分（0＝无水肿；2＝轻度；4＝中度；6＝严重水肿）。

5）关节活动度　左侧前臂旋后受限、掌指关节（MP）、近端指间关节（PIP）、远端指间关节（DIP）活动度受限（表7-31-3）。

表7-31-3　关节活动度（2020年12月7日）

部位	方向	右	左
肩关节	外展	0°～170°	0°～120°
	外旋	0°～90°	0°～30°
前臂	旋后	0°～90°	0°～60°
拇指	MP屈曲	0°～50°	0°～40°
	IP屈曲	0°～80°	0°～50°
手指	MP屈曲	0°～90°	0°～70°
	PIP屈曲	0°～100°	0°～80°
	DIP屈曲	0°～90°	0°～40°

6）肌张力　左上肢肌张力Ashworth 1$^+$级，左下肢肌张力Ashworth 1级。

7）疼痛　左肩VAS评分3分（关节活动时存在疼痛）。

8）Brunnstrom　左上肢2期，左手2期，左下肢3期；上肢Fugl-Meyer评定量表10分。

9）平衡　坐位平衡3级，立位平衡1级。

10）感觉　左侧肢体深、浅感觉减退。

11）日常生活活动能力　功能独立性量表（FIM）86分。

三、临床与功能诊断

（1）临床诊断　脑出血（左侧偏瘫），高血压（1级，高危），左肩关节痛。

（2）功能诊断　左手明显肿胀；左侧手指关节活动受限；左肩关节疼痛；日常生活活动能力下降。

四、康复治疗方案及转归

1. 主要功能障碍归纳

（1）左手明显肿胀，水肿分级4分。

（2）左侧手指关节活动度受限。

（3）左肩关节疼痛，VAS评分3分。

2. 康复目标

（1）减轻左手肿胀。

（2）改善关节活动度。

（3）减轻疼痛。

3. 康复治疗方案

根据患者肿胀程度及诊断性治疗结果，予以淋巴引流技术治疗。

（1）第1周治疗（2020年12月7日至12月11日）

1）治疗前　患者左手肿胀明显，水肿评分4分；左手指关节活动受限，左肩关节疼痛VAS评分3分。

2）技术选择　首先激活双侧颈部淋巴结，压力约30 mmHg，频率每次约1 s，再向终池、腋窝淋巴结等区逐步激活淋巴管道，按照从近端到远端，再从远端至近端的顺序进行淋巴引流。徒手引流治疗每日1次，每次10 min。

3）治疗后反应　治疗后患者反映疼痛有减轻，VAS评分3分→2分；肿胀减轻，水肿评分4分→3分；关节活动度改善。

4）家庭作业　良肢位摆放。日常生活中注意不要过度牵拉左手及手腕，以防引起炎症反应，导致水肿。避免采用左侧上肢进行静脉滴注。避免左手受伤。

（2）第2周治疗（2020年12月14日至2020年12月18日）

1）治疗前　患者左手肿胀，水肿评分3分；左手指关节活动受限，左肩关节疼痛，VAS评分2分。

2）技术选择　第1周治疗结束后患者肿胀和疼痛有明显改善，说明徒手淋巴引流技术有效，本周增加治疗时间。徒手引流治疗每日1次，每次20 min。

3）治疗后反应　治疗后患者反映疼痛有减轻，VAS评分2分→1分；肿胀减轻，水肿评分3分→2分。关节活动度改善。

4）家庭作业　良肢位摆放。每天康复训练结束后，患者取卧位。左侧上肢抬高，家属可适当向心性轻抚左侧肢体10 min，以促进肿胀消退。耸肩每组10个，共3组。

（3）第3周治疗（2020年12月21日至12月25日）

1）治疗前　患者左手肿胀，水肿评分2分；左手指关节活动受限；左肩关节疼痛，VAS评分1分。

2）技术选择　经过2周治疗，患者手部肿胀消退明显，疼痛基本消失。此阶段减少徒手淋巴引流治疗频次，改为每周2次，增加弹力绷带维持现有结果。

3）治疗后反应　治疗后患者反映疼痛有减轻，VAS评分1分→0分；肿胀减轻，水肿评分2分→1分（表7-31-4）。关节活动度改善（表7-31-5）。

表7-31-4　双侧肿胀程度（2020年12月25日）

部位	8字缠绕	手腕	手背	拇指	示指	中指	无名指	小指
右手	47	19	22	8	7.5	7	6.5	6.5
左手	48	19.5	22	8.3	7.8	7.9	7	6.5

表 7-31-5 关节活动度（2020 年 12 月 25 日）

部位	方向	右	左
肩关节	外展	0°～170°	0°～140°
	外旋	0°～90°	0°～45°
前臂	旋后	0°～90°	0°～70°
拇指	MP 屈曲	0°～50°	0°～50°
	IP 屈曲	0°～80°	0°～60°
手指	MP 屈曲	0°～90°	0°～80°
	PIP 屈曲	0°～100°	0°～90°
	DIP 屈曲	0°～90°	0°～50°

4）家庭作业 卧位下，垫高左侧上肢，进行辅助下肩前屈、肘关节屈伸、腕关节屈伸、握拳及伸展训练，每组 10 个，共 3 组（可与轻抚相结合）。

4. 转归

经过 3 周治疗，患者手部肿胀消退明显，水肿评分 1 分；疼痛消失，关节活动度改善，可积极配合康复治疗师的功能训练。此后通过每周 1～2 次的徒手淋巴引流治疗维持现有结果。

五、案例分析/物理诊疗思路分析

1. 诊疗思路

患者脑卒中后，由于交感神经张力过高，淋巴管直径减小，回流减少。手法淋巴引流可抑制交感神经的作用，减轻水肿、疼痛，改善功能。

2. 康复治疗方法选择

预先处理近端（颈部、肩胛骨、腹部）→邻近正常淋巴结→水肿象限→肢体近端→肢体远端。

在肿胀期，可采用徒手淋巴引流技术治疗淋巴水肿，根据治疗效果和反馈适当增加或减少治疗时间。消肿后的维持期，可采用多种方法巩固优化现有结果，如弹性绷带、皮肤护理、功能训练等。

六、知识延伸

1. 肩手综合征的临床表现

（1）第Ⅰ期（早期）　患手骤然出现肿胀：水肿以手背最为明显，包括掌指关节和手指。手的颜色发生变化，呈粉红或淡紫色，尤其是患臂垂于体侧时更明显。手温热，有时呈潮湿状，指甲较健侧白或无光泽。关节活动度受限：手被动旋后受限，并常感腕部疼痛；腕背伸受限：当被动增加背伸活动度及做手负重活动时，均可出现疼痛；掌指关节屈曲明显受限：看不见骨性隆凸；手指外展严重受阻：双手越来越难以交握到一起；近端指间关节强直肿大，只能微屈，也不能完全伸直，若被动屈曲，则出现疼痛；远端指间关节伸直位不能或只能微屈，若被动屈曲则出现疼痛并受限。

（2）第Ⅱ期（后期）　若早期没有进行正确的治疗，症状会越来越明显，疼痛加重，直至不能忍受任何对手和手指的压力。X线检查可发现骨质的变化。在背侧腕骨连接区的中部，出现明显坚硬的隆凸。

（3）第Ⅲ期（末期或后遗症期）　未治疗的手变成固定的典型畸形，水肿和疼痛可完全消失，但关节活动度则永久丧失。

2. 肩手综合征疗效评价标准

采用尼莫地平法计算公式：好转率=（治疗前积分－治疗后积分）/治疗前积分×100%。痊愈：症状、体征消失，主要检测指标基本正常，好转率为90%～100%；显效：症状、体征大部分消失，主要检测指标明显改善，67%＜好转率＜90%；有效：症状、体征部分消失，主要检测指标部分改善，33%＜好转率＜67%；无效：症状、体征无明显变化或恶化，主要检测指标无改善或加重，好转率＜33%。

3. 徒手淋巴引流技术

4种MLD基本手法：定圈法、泵送法、旋转法和铲送法。

（1）定圈法　目的是在纵向和横向被动拉伸浅表淋巴管，以增强它们的舒缩性（图7-31-1）。可以用单手或双手操作。当双手操作时，可拇指交叉，使之形成不同大小的圆圈。

（2）泵送法　主要目的是通过在组织上交替压迫和放松促进淋巴生成。可用单手或双手操作，小范围区域使用两根手指操作（图7-31-2）。

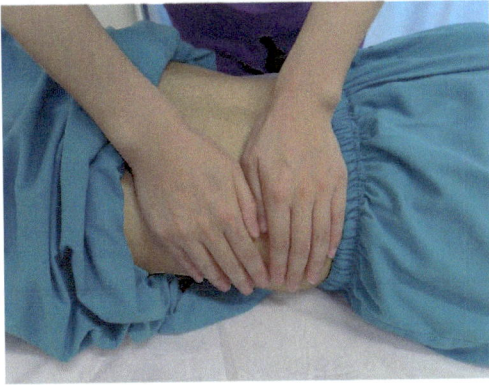

图 7-31-1 定圈法

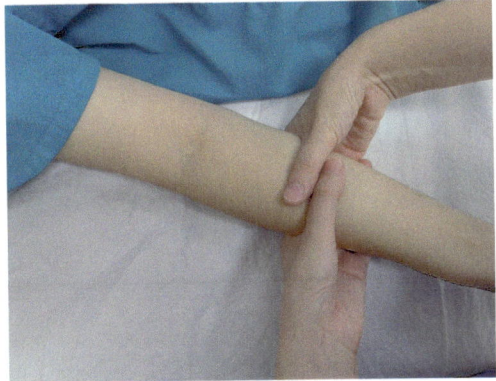

图 7-31-2 泵送法

（3）旋转法 此法适用于治疗宽阔区域（如躯干），其目的是促进淋巴的生成和转运（图 7-31-3～图 7-31-5）。

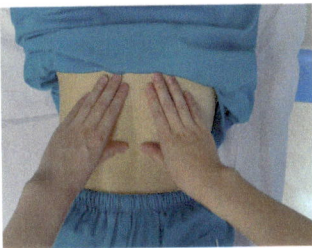

图 7-31-3 旋转法①

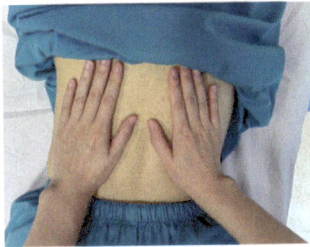

图 7-31-4 旋转法②

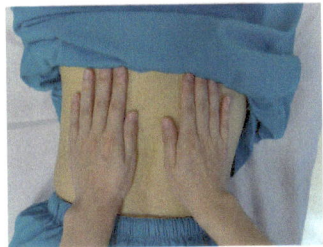

图 7-31-5 旋转法③

（4）铲送法 此法的主要目的是四肢引流。考虑到浅表淋巴管受到刺激时，引流方向及皮肤毛细血管网中淋巴流动的方向是由远端向近端，因此必须使肢体前侧朝向治疗师（图 7-31-6～图 7-31-8）。

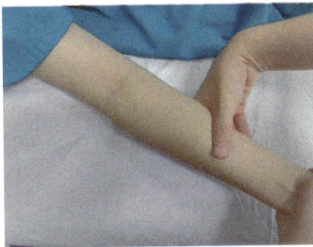

图 7-31-6 铲送法①

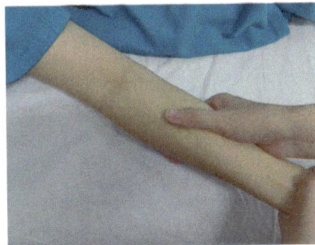

图 7-31-7 铲送法②

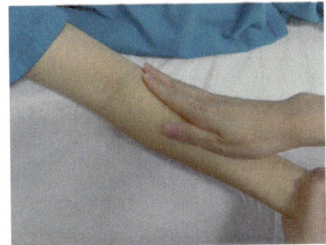

图 7-31-8 铲送法③

第八章
注射技术、感觉统合治疗与球囊扩张技术的临床应用

病例 32　富血小板血浆注射技术在膝骨关节炎患者中的应用

　　膝骨关节炎（KOA）是一种临床常见的慢性退行性关节疾病，以关节软骨退行性改变、关节周围继发性骨质增生及滑膜炎症等为主要病理特征。该病多发于中老年人，是导致其活动困难甚至残疾的重要原因。流行病学调查显示，我国症状性 KOA 的患病率约为 8.1%，且随着年龄的增长而增加。临床治疗早期 KOA 常采用非甾体抗炎药口服、透明质酸（HA）或皮质类固醇药物关节腔注射、中药熏洗、功能锻炼等方法。这些方法均具有一定的疗效，但对损伤软骨的修复作用甚微且长期疗效欠佳。因此，探索能够有效修复损伤软骨、抑制软骨退变的治疗方法尤为重要。富血小板血浆（PRP）是自体外周循环血离心后得到的高于正常生理水平的血小板制剂，其含有大量生长因子和炎性调节因子，主要通过促进软骨细胞增殖、促进软骨基质形成、抑制炎症因子表达及促进骨髓间充质干细胞增殖分化发挥治疗 KOA 的作用。近年来，将其用于治疗

KOA 的临床研究逐渐增多。

一、病史

姓名：谢××；性别：女；年龄：49 岁；职业：公务员。

（1）主诉 双膝关节疼痛 2 年，加重 2 周。

（2）病残史 患者于 2 年前无明显诱因出现双膝关节疼痛、活动受限，口服药物治疗后效果不明显，于当地医院行 X 线检查，提示双膝骨关节炎。近 2 周双膝疼痛加重，为求进一步治疗来我院就诊，门诊以"双膝骨关节炎"收入我院。

（3）既往史 2006 年外伤致左膝外侧半月板损伤，2007 年 10 月于武汉 A 医院行左膝外侧半月板切除术；2010 年于武汉 B 医院行子宫肌瘤切除术。

（4）家族史 无明显家族遗传病史。

二、检查评估

1. 入院查体

双侧膝关节呈内翻畸形，皮温不高，双膝关节内侧间隙压痛，双侧髌周压痛（+），双侧髌骨活动度尚好，双侧浮髌试验（-），双侧过屈试验（+），双侧侧方应力试验（+），双侧抽屉试验及 Lachman 征（-），双膝麦氏征（-），双下肢肌张力不高，双下肢肌力下降。髋周肌力（R/L）5$^-$级/5$^-$级，膝周肌力（R/L）4$^-$级/4$^-$级，踝周肌力（R/L）5$^-$级/5$^-$级；膝关节活动度（R/L）0°～120°/0°～120°，双下肢肢端血供好，双下肢感觉正常；下蹲不行，上下楼梯需扶扶手。

2. 辅助检查

双膝正侧位 X 线片示双膝骨关节炎，左侧重。

3. 康复评估

（1）双膝关节静息疼痛，左 VAS 评分 6 分、右 VAS 评分 3 分。

（2）步行时疼痛加重，左 VAS 评分 8 分、右 VAS 评分 4 分。

（3）双下肢肌力下降。

（4）双膝关节屈曲活动度受限。

（5）步态异常，左侧负重相短、左膝屈伸运动不充分。

（6）ADL 功能部分受限（蹲便、上下楼梯等）。

三、临床与功能诊断

（1）临床诊断　双膝重度骨关节炎，左膝外侧半月板切除术后。

（2）功能诊断　双膝关节疼痛，日常生活活动能力下降，社会参与能力下降。

四、治疗方案及转归

1. 康复目标

（1）缓解双膝关节疼痛。

（2）提高功能性移动能力及 ADL 能力。

2. 治疗方案

根据患者疼痛性质及诊断性治疗结果，予以 PRP 治疗及康复治疗。

（1）第 1 次 PRP 治疗（2020 年 11 月 20 日）

PRP 诊疗室用于 PRP 患者诊疗，禁止可能感染或传染的患者在诊疗室治疗。保持安静，保持环境清洁卫生，闲杂人员禁止入内。

1）进行 PRP 诊疗，诊疗室提前进行紫外线空气消毒。

2）诊疗过程严格遵循无菌操作。

3）PRP 制备（图 8-32-1、图 8-32-2）。

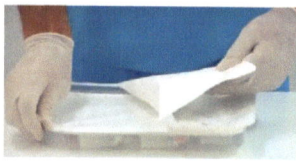

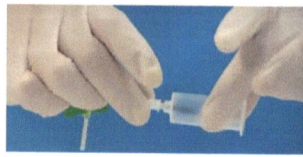

①打开外层吸塑包装　　②将蝴蝶采血针与蓝色头固定器连接　　③进行静脉穿刺

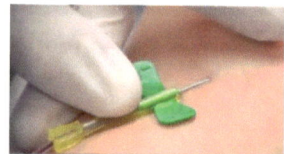

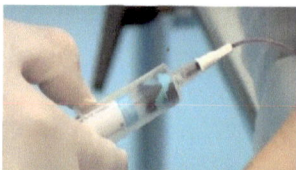

④将采血管与固定器连接，采血管将自动采集所需体积的血液　　⑤轻轻地将采血管反复倒置几次，使抗凝剂与血液混匀　　⑥关闭采血针，将蝴蝶采血针及连接器处理掉

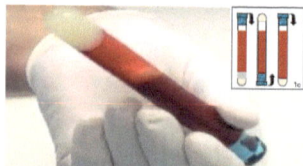

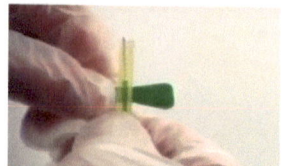

图 8-32-1　PRP 制备准备事项

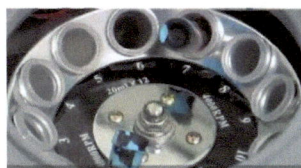

①确保离心机保持平衡

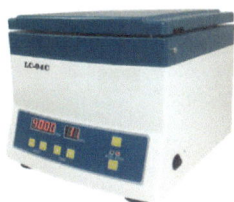

②设置离心机参数
（10 min，3220转）

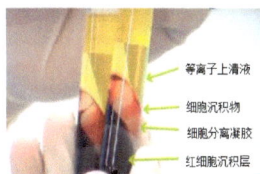

等离子上清液
细胞沉积物
细胞分离凝胶
红细胞沉积层

③静置5 min，从离心机中
取出制备管

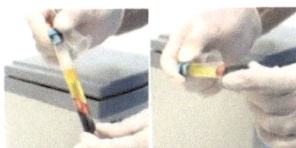

④轻轻地反复倒置采血管，每
支采血管可获得4～5 mL PRP

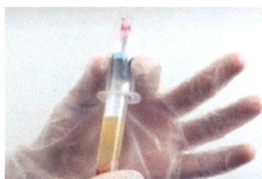

⑤将红色头无菌转换器
与采血管连接

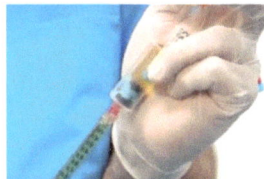

⑥将无菌转换器另一头与注射器
连接，收集所需PRP

图 8-32-2　PRP 制备方法

4）选取膝关节内侧或外侧关节间隙作为进针点，严格消毒、铺巾后进行
PRP 关节腔注射。

5）诊疗结束后，主治医师负责诊疗室的清洁和物品归位。

6）诊疗结束后，诊疗室予以锁闭，保护财产安全；诊疗室内物品专用，
禁止挪用。

（2）第 2 次（2020 年 11 月 27 日）、第 3 次（2020 年 12 月 3 日）PRP
治疗

1）治疗前　第 1 次治疗后，患者膝关节有局部发胀感，持续约数小时，
未见其他不适，关节疼痛即刻无改善；约 1 周后，患者感膝关节疼痛较前有减
轻，步行时 VAS 评分：左 4 分，右 2 分。

2）治疗后　患者仍有膝关节局部发胀感，膝关节疼痛持续减轻。第 2 次
治疗 1 周后，步行时 VAS 评分：左 3 分，右 1 分；第 3 次治疗约 1 周后，步行
时 VAS 评分：左 1 分，右 0 分。

（3）康复治疗

1）理疗　双膝关节予以超短波、脉冲磁疗、红光照射治疗、蜡疗及中频
电疗。

2）PT

①胫股关节松动技术：改善关节囊的紧张度，松解关节内粘连，减轻关节腔内压力，扩大关节活动度。

②以提高躯干控制能力及下肢力量为目的的康复治疗技术：加强患者对躯干、骨盆的控制能力，如床上的单双桥运动锻炼躯干肌肉的力量和控制（图8-32-3、图8-32-4）；加强双下肢大肌群的肌肉力量及耐力，尤其是髋外展肌和股四头肌，以提高关节的稳定性，减轻关节内负荷（图8-32-5～图8-32-8）；改善关节活动度，提高患者下蹲能力。

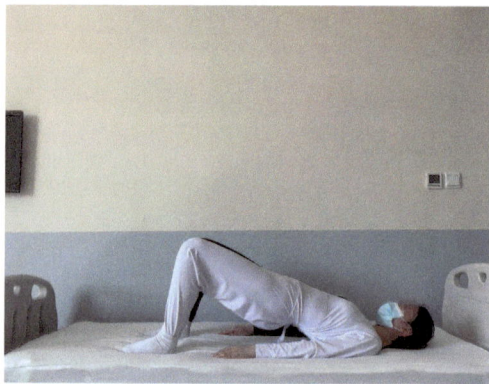

图 8-32-3　双桥运动

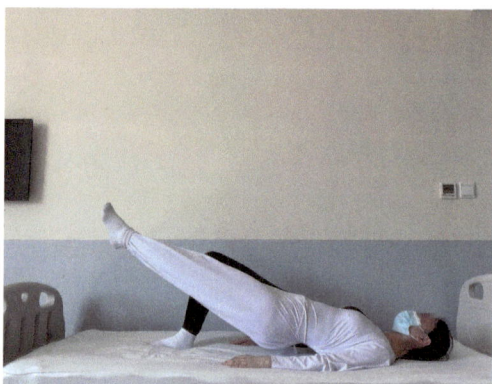

图 8-32-4　单桥运动

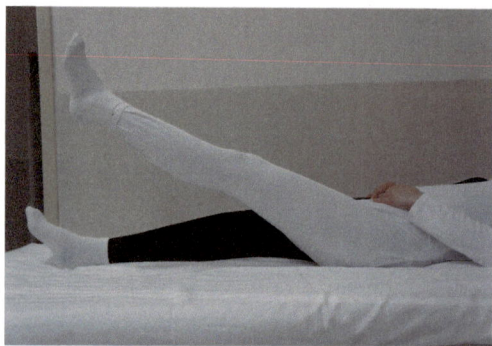

图 8-32-5　髋周肌力训练①

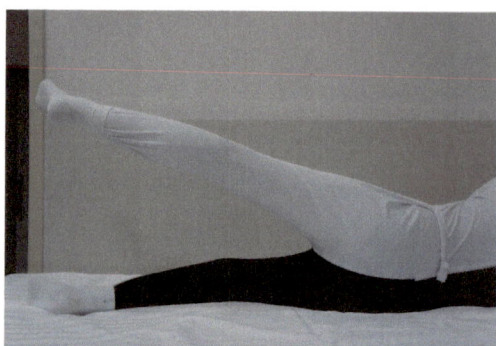

图 8-32-6　髋周肌力训练②

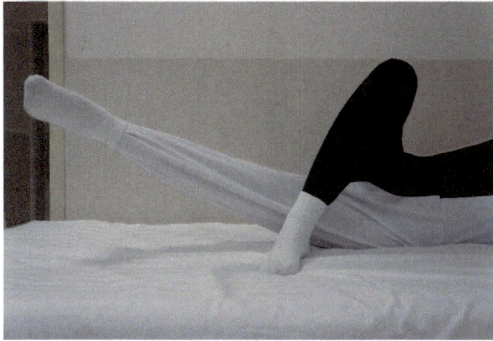

图 8-32-7　髋周肌力训练③

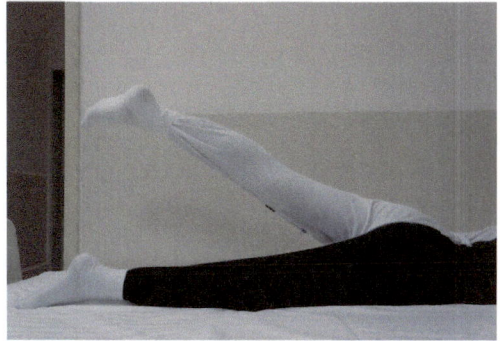

图 8-32-8　髋周肌力训练④

③以改善平衡、步行能力为目的的康复治疗技术：通过改变立位支撑面质地来进行平衡能力和本体感觉的训练；负重及重心转移训练；水中步行训练；步行前准备训练及步行训练。

3.转归

患者经过 3 次 PRP 治疗、约 3 周的理疗及 PT 治疗后，双膝关节疼痛显著减轻，VAS 评分：左 1 分，右 0 分；双膝关节屈曲活动度较前扩大（R/L）；0°～130°/0°～130°；患者肌力较前稍有提高，日常生活能力（蹲便、上下楼梯）较前改善。

五、案例分析

膝骨关节炎名为炎症，实际上是一种有炎症因素的退行性疾病，累及细胞及细胞外基质，导致结构和功能的丧失，伴有软骨的破坏及骨的重塑，使构成滑膜关节的所有组织受累——关节软骨、软骨下骨、髌远端骨、滑膜、韧带、关节囊及跨越关节的肌肉；常见的症状是缓慢发展的关节疼痛、僵硬、肿胀甚至畸形，影响患者的日常生活活动。此患者膝关节内侧疼痛为典型的内侧间室膝骨关节炎症状，负重时疼痛加重，可引起患者膝关节屈伸活动度受限、肌肉收缩受抑制，从而引起肌力下降，下蹲、步行、上下楼梯等 ADL 功能受限。骨关节炎是一种退行性病变，是由年龄增长、肥胖、劳损、创伤、关节先天性异常、关节畸形等多种因素引起的。此患者骨关节炎发病不仅与年龄增长有关，与其膝关节创伤病史也密切相关。

膝骨关节炎的治疗遵循阶梯化原则，根据病情发展程度的不同，可分为非手术治疗和手术治疗。非手术治疗主要包括药物治疗、康复治疗和 PRP 注射疗法。病程早期可以使用非甾体类消炎镇痛药联合物理因子治疗，以减轻炎症反应、缓解疼痛，并加强关节周围肌肉力量的训练，提高关节稳定性。同时还可以进行 PRP 注射治疗，促进软骨的修复，减轻炎症。部分膝关节炎患者也可通过使用定制的矫形鞋垫，改善下肢力线不良来缓解疼痛症状。

但当疾病已经发展到晚期，症状反复发作，并出现关节畸形，影响日常生活活动，经过长时间、多方法的非手术治疗无明显效果时，需要积极进行手术治疗。手术治疗根据病情特点及严重程度，可以分为矫形手术（胫骨高位截骨术、股骨远端截骨术等）、单髁关节置换术、全膝关节置换术等。

此患者 49 岁，属于中年人，工作及生活要求较高，自身对非手术治疗要求强烈，未接受过系统的非手术治疗，给予物理因子治疗、PT 及 PRP 联合治疗：物理因子治疗可促进局部血液循环，减轻关节内炎症程度，放松紧张的肌肉，激活失用的肌肉，缓解疼痛；PT 治疗可扩大关节活动度，增强躯干稳定性和双下肢肌力，改善平衡及本体感觉功能，提升步行、下蹲、上下楼等 ADL能力；PRP 注射可促进关节内软组织修复，促进受损软骨生长，减轻疼痛。上述治疗方法减轻了患者症状，改善了其关节功能，效果明显。

六、知识延伸

富血小板血浆为从全血中提取出来的血小板浓缩液，含高浓度的血小板、白细胞和纤维蛋白，用于组织修复。血小板激活后可释放多种生长因子，包括PDGF、TGF、IGF、VEGF 和 EGF 等 30 余种；白细胞可清除机体局部病原体，增强抗感染能力；纤维蛋白能在局部构建组织修复所需的三维结构，包裹血小板和白细胞，防止它们流失，为修复细胞的爬行提供支架。PRP 能将自身修复能力调动出来，为生物体自身修复所用，加速人体的自然愈合过程，提高组织修复效果。PRP 按白细胞浓度高低，可分为两种。

（1）含有高浓度白细胞的富血小板血浆　简称 L-PRP（含有少量红细胞），主要用于骨修复、难愈合创面等临床治疗。

（2）不含或含有低浓度白细胞的富血小板血浆　简称 P-PRP（不含红细

胞），更适合运动损伤、美容外科应用（图 8-32-9）。

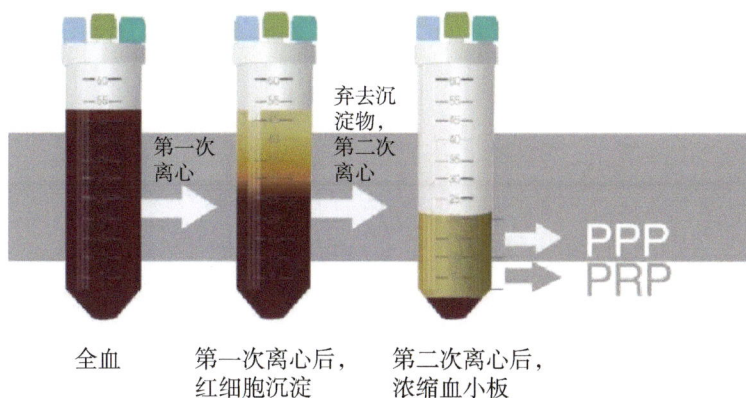

图 8-32-9　贫血小板血浆（PPP）与 PRP

病例33　肉毒毒素注射技术在四肢瘫痪患者中的应用

痉挛是一种感觉、运动控制障碍，表现为间歇性或持续性的肌肉不随意激活。其特征是速度依赖性的肌张力增高并伴随腱反射亢进，是由肌肉牵张反射亢进所致，也是上运动神经元损伤的表现之一。很多上运动神经元损伤患者都存在严重的痉挛症状。特别是严重的异常痉挛模式的存在，使患者无法行走、转移困难，出现异常姿势与平衡障碍，严重影响日常生活活动能力及生活质量，也给治疗带来了极大的阻碍。肌肉痉挛经常出现在脑卒中、脑性瘫痪、颅脑损伤、脊髓损伤和多发性硬化等疾病中。

痉挛的治疗方法有很多，包括肉毒毒素注射治疗、药物治疗、物理治疗、矫形器治疗、中国传统治疗方法和外科手术治疗等。对于存在局灶性痉挛的患者，肉毒毒素治疗最为常用，因其作用效果好而不良反应小等特点得到了广大医务人员及患者的好评。

一、病史

姓名：赵××；性别：男；年龄：40岁；职业：公务员；利手：右利手。

（1）主诉 右侧肢体活动不利10余年，四肢活动不利1年余。

（2）病残史 患者10余年前工作中无明显诱因出现右侧肢体活动不利，于A医院就诊，诊断为"脑血管狭窄"，予以脑血管支架植入术，术后遗留右侧肢体偏瘫。1年前，患者在工作中摔倒，伴有言语不清，于B医院就诊期间行脑血管造影检查，诊断为"烟雾病"，建议其行手术治疗。患者为行手术就诊于C医院，于2018年10月9日行"右脑硬膜颞浅动脉血管贴附术"。术后患者意识障碍进行性加重，术后第3天患者突发呼吸困难，意识丧失，伴高热，转入该院ICU予以气管插管机械通气、冰毯降温等治疗，头CT检查示脑内多发梗死灶，诊断为脑梗死、颅内感染、肺部感染，予以抗炎、补液、营养神经、抗血小板等治疗；于2018年11月2日局麻下行气管切开术，术后间断脱机。现患者生命体征平稳，意识呈睁眼昏迷状态，留置胃管、尿管，四肢肌张力明显增强。为进一步治疗四肢痉挛来我院，以"痉挛性四肢瘫"收入院。

（3）既往史 否认高血压、糖尿病、高脂血症、冠心病和哮喘病史。有脑血管疾病史。

（4）家族史及个人史 否认家族性遗传病史。生于原籍，无疫区旅居史；吸烟史10余年，平均10支/日；饮酒史10年，100 mL/d。

（5）其他 否认重大心理创伤史。居住于楼房，有电梯。

（6）患者家属康复意愿 缓解四肢痉挛，方便日常护理。

二、检查评估

1. 专科查体（视频8-33-1～视频8-33-2）

发育正常，营养中等，全身皮肤黏膜无黄染，浅表淋巴结未触及肿大，双肺呼吸音粗，未闻及干湿啰音，心音有力，心率80次/分，律齐，各瓣膜听诊区未闻及病理性杂音，腹平软，肝脾未触及，脊柱、四肢无畸形。

视频 8-33-1
查体①

视频 8-33-2
查体②

2. 神经科查体

神志呈昏迷状态，可自主睁眼，气管切开状态，认知力检查不能配合。右颞顶部可见手术切口瘢痕，愈合良好，双侧瞳孔等大、等圆，直径约 2.5 mm，直接及间接对光反射均灵敏，眼球各向活动不完全，双侧鼻唇沟基本对称，鼻饲状态，余颅神经查体不能配合。四肢肌力检查不能配合，双上肢屈曲痉挛状态，改良的 Ashworth 评定：肌张力 1⁺级，双下肢肌张力 2 级，双足下垂内翻畸形。双侧肩关节、肘关节、腕关节、髋关节、膝关节、踝关节被动活动受限。双侧肱二头肌、肱三头肌、桡骨骨膜反射亢进，双侧跟腱反射亢进，双侧踝阵挛（+）。双侧 Babinski 征（+）。

3. 影像学检查

（1）头颅 CT（2019 年 4 月 12 日）　①右侧大脑半球大面积脑梗死，开颅减压术后改变，右侧锥体束变性；②左侧额叶陈旧性梗死灶；③脑白质变性；④老年性脑改变（图 8-33-1）。

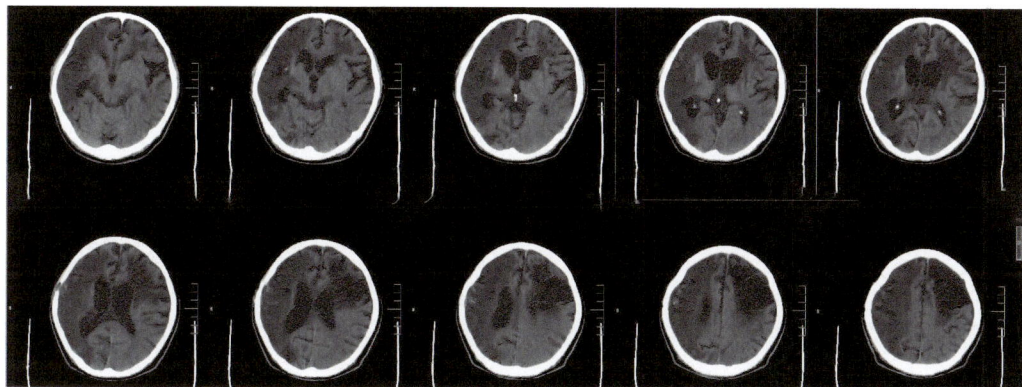

图 8-33-1　头部 CT

（2）头颅磁共振 3D-ASL（2019 年 3 月 25 日） 双侧额颞顶枕叶供血区血脑流量减低（视频 8-33-3）。

视频 8-33-3
3D-ASL

4.康复评估

中年男性，呈昏迷状态，可自主睁眼，气管切开状态；认知功能评价：MMSE 筛查记忆力、计算力、定向力、注意力等无法检查。运动功能评定：四肢肌力检查不能配合，双上肢屈曲状态，肌张力 1^+ 级，双下肢肌张力 2 级，双足下垂内翻畸形；双侧肩关节、肘关节、腕关节、髋关节、膝关节、踝关节被动活动受限；坐位平衡 0 级，立位平衡 0 级；Holden 步行能力：0 级；ADL 评定：穿衣、进食、转移、行走不能，日常生活完全依赖，改良 Barthel 指数 0 分。

三、临床与功能诊断

（1）临床诊断 ①脑梗死。②气管切开术后拔管困难。③烟雾病（脑底异常血管网病）术后。

（2）功能诊断 ①痉挛性四肢瘫（中枢性四肢瘫）。②意识障碍。③日常生活能力重度功能障碍。④社会参与能力丧失 。

四、康复治疗方案及转归

1.康复目标

（1）短期目标 缓解肌肉痉挛，减少日常护理难度。

（2）长期目标 减少并发症，回归家庭。

2.康复治疗计划

（1）局部给予 A 型肉毒毒素注射治疗 患者四肢均有痉挛，以双下肢踝关节为著，具有 A 型肉毒毒素注射指征，排除禁忌证后，给予患者 A 型肉毒毒素治疗（视频 8-33-4、视频 8-33-5）。注射方式：超声配合电刺激引导。注射部位：双侧腓肠肌、比目鱼肌及胫骨后肌；剂量：腓肠肌 100 U、比目鱼肌 100 U、胫骨后肌 100 U，每

视频 8-33-4
肉毒毒素注射①

块肌肉分两点注射。

（2）PT治疗

1）以改善四肢关节活动范围为目的的康复治疗技术　①改善四肢关节活动，降低四肢的肌张力，改善肌肉挛缩，维持和扩大关节活动范围。②头颈部的关节活动范围训练，维持坐位下头颈姿势。③电动起立床训练，通过调整踏板位置，牵伸跟腱，改善踝关节活动范围。

视频 8-33-5
肉毒毒素注射②

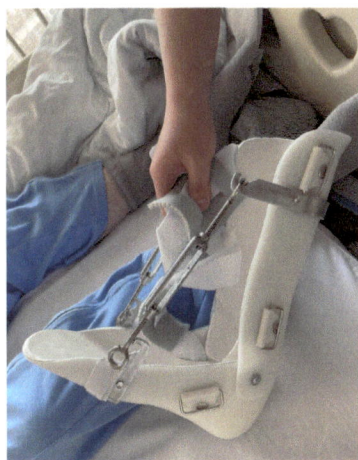

2）以改善坐位平衡为目的的康复治疗技术　①逐渐摇高床头，让患者适应长坐位姿势，预防体位性低血压。②逐渐过渡到端坐位。③床与轮椅间转移训练。

（3）矫形器的使用（图8-33-2、图8-33-3）　A型肉毒毒素注射后通过使用足踝矫形器达到长时间牵伸跟腱的作用，每次戴2 h，休息1 h，注意矫形器与皮肤接触处皮肤情况的检查。

图 8-33-2　足踝矫形器　　　图 8-33-3　戴矫形器

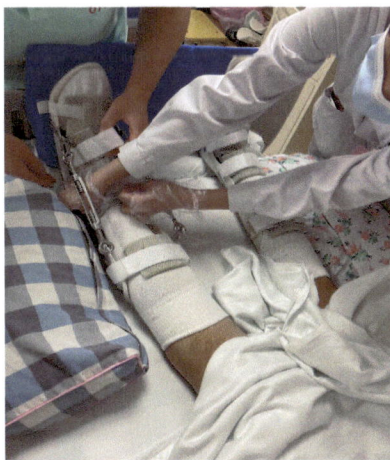

（4）家属健康宣教　良肢位摆放指导；转移指导；矫形器使用指导；安全性指导。

3.患者转归

局部进行A型肉毒毒素注射后，患者按照康复计划进行康复治疗4周，短期康复目前完成。患者四肢肌张力降低，痉挛缓解，双足可达功能位，可在高靠背轮椅上取短时间坐位（视频 8-33-6、视频 8-33-7）。

视频 8-33-6
注射后①

视频 8-33-7
注射后②

五、案例分析

该患者脑梗死诊断明确，临床症状以意识障碍、肢体痉挛、肢体运动功能障碍为主，患者此次入院主要解决的问题为肢体痉挛问题。病灶位于双侧大脑半球，累及双侧锥体束，与双侧颈内动脉末端、大脑前动脉及大脑中动脉起始部慢性进行性狭窄或闭塞有关；患者存在意识障碍、肢体痉挛、运动功能障碍及日常生活活动能力障碍等。因患者病程较长，肢体的痉挛和挛缩问题造成家属及护工护理及体位转移困难，康复治疗方案首选给予局部 A 型肉毒毒素注射治疗以缓解痉挛、降低肌张力。注射治疗后，通过康复手法牵伸、矫形器的使用等方式扩大关节活动范围，改善挛缩状态。康复治疗过程中，注重患者体位转移训练及坐位平衡训练，加强核心控制能力训练，使患者逐渐适应轮椅坐位。患者四肢关节均有痉挛和挛缩情况，康复治疗过程中注意牵伸手法的力度，缓慢牵伸，避免出现软组织损伤的情况。患者有广泛的皮质损害，注意减少运动负荷，避免诱发癫痫。另外，在康复治疗过程中，特别要重视与患者家属及长期照顾者的沟通及健康宣教，结合功能情况及患者家属主观愿望，共同制订康复治疗目标，取得共识，使患者家属在治疗过程中能够充分配合，发挥最大主动性。

六、知识延伸

1. 痉挛状态患者康复目标

痉挛管理的目标为减少痉挛对患者的影响，预防继发并发症。这需要包括医师、物理治疗师、作业治疗师、矫形师、护士、轮椅工程师在内的多学科团队的合作。首要的步骤即与患者及其照顾者协商，明确和统一治疗的目标。根据患者活动、照顾的需求及接受物理治疗的便利性调整干预措施。痉挛治疗的目标：①减轻疼痛和不适；②改善姿势；③促进坐立、站立和步行；④减轻护理负担；⑤改善手掌、腋下和腹股沟等部位的卫生状况；⑥改善个人形象，提高患者自尊心；⑦预防并发症，如压力性溃疡。

痉挛和挛缩的鉴别对指导治疗十分重要。药物干预对痉挛有效，但非药物干预对挛缩的作用更大。英国国家卫生与临床优化研究所（NICE）多发性硬化指南推荐将物理治疗作为所有痉挛患者的管理方法，而痉挛所致疼痛、不适、独立性丧失和活动受限可用药物干预。

2. 痉挛的非药物干预措施

（1）牵伸和夹板 手法牵伸，常作为家庭管理项目之一，曾为痉挛管理的重要部分。然而，牵伸对痉挛和挛缩的效果并无证据支持。一项纳入 4 项临床试验、共 161 名受试者的 meta 分析显示，牵伸对痉挛无显著性作用。夹板对肢体的长时间牵伸效果优于手法牵伸。

（2）姿势管理和站立 姿势管理指管理姿势的对线，预防和减少患者的挛缩和痉挛，包括患者坐位、站立和卧床时维持身体的对线。站立床可令患者长时间处于直立姿势，为髋、膝、踝关节提供支持。一项纳入 6 名多发性硬化患者的交叉性研究显示，每天 30 min、持续 3 周的站立床训练，可增加踝关节的运动范围。另一项纳入 8 名脊髓损伤患者的小型临床试验显示，站立训练可减轻痉挛（改良 Ashworth 评分）。

（3）运动训练 肌力训练可改善运动控制和功能，与传统观念相反，肌力训练并不会加重痉挛。一项纳入 15 个随机对照试验的 meta 分析显示，肌力训练可促进脑卒中患者的肌力和活动，而不加重痉挛。强壮的躯干、骨盆和肩胛带肌肉，可为精确控制肢体远端运动提供稳定性。运动训练可避免患者发生骨质疏松，避免被动运动受限。强制性诱导治疗是一种训练患侧肢体时限制健侧肢体运动的技术。一项纳入 10 名患者的临床试验显示，该技术可减轻改良 Ashworth 评分的痉挛程度。另一项纳入 7 名慢性脊髓损伤患者的小样本研究，采用减重运动平板训练步行，也可减轻改良 Ashworth 评分的痉挛程度。

（4）其他物理仪器治疗 临床上常用一些物理仪器治疗（如体外冲击波治

疗、全身振动、低频电刺激、重复经颅磁刺激、经颅直流电刺激等）减轻痉挛。但一项纳入 9 个随机对照研究、共 341 名受试者的 Cochrane 综述显示，这些非药物性仪器对多发性硬化患者痉挛的治疗，仅重复经颅磁刺激呈现出低水平证据。因此，此类物理仪器疗法在作为痉挛的推荐治疗之前，还需要进一步评估。

病例 34　孤独症谱系障碍的感觉统合治疗

感觉统合（SI）是一个信息加工过程，是指大脑将从各种感觉器官传来的信息进行多次组织分析、综合处理，做出适当的反应，使机体和谐有效地生活、学习，即组织来自身体及环境的感觉的过程，使得身体能在环境中有效率地运用。感觉统合是儿童发育的重要基础。感觉统合发育的关键期在 7 岁以前。

感觉统合障碍（SID）是指大脑不能有效组织处理个体所接收到的感觉讯息，导致机体无法产生适应性行为，最终影响身心健康，出现一系列的行为和功能障碍。所有感觉系统都可能发生感觉统合障碍。主要表现方式包括感觉调节障碍、感觉辨别障碍与运用能力障碍。

感觉统合治疗（SIT）是一种改善大脑感觉加工能力的治疗方法。治疗人员基于感觉统合理论，为感觉统合失调儿童组织有意义的治疗活动，使其在获得所需要的感觉信息后做出适当的反应。

一、病史

姓名：小军；性别：男；年龄：5 岁；利手：右利手。

（1）主诉　沟通时无目光接触，呼名无反应，不会和别的小朋友一起玩，喜欢一个人在屋子里走来走去，情绪暴躁易激惹。

（2）病史　患儿 2 岁时因语言发育迟缓就诊于当地医院，经 Gesell 发育量表评估为语言行为重度发育迟缓，个人、社交及适应行为均为极重度发育迟缓，精细运动轻度发育迟缓，粗大运动正常，经儿童孤独症评定量表（CARS）评估得 45 分，最终被诊断为孤独症谱系障碍，于当地医院进行为期两年的康复治疗，为追求进一步康复收入我院。入院后完善相关检查，根据患者自身特点及康复需求，对其进行康复功能评定及 PT、OT、言语治疗（ST）、感觉统合等全面康复干预。

（3）家族史　患者姑姑为先天性心脏病房间隔缺损（ASD）患者，不排除遗传因素。

（4）父母康复意愿　儿童呼名有反应，可听从简单指令。

二、检查评估

1. 查体

体温 36.5 ℃，脉搏 92 次 / 分，呼吸 25 次 / 分。五官正常，气管居中，心肺未见明显异常，腹软，肝脾未触及。神经系统检查：生理反射存在，病理反射未引出。

2. 辅助检查

婴幼儿适应行为评估量表：12 分；儿童孤独症评定量表：51 分；儿童神经发育评估：48 分；感觉统合能力评定：重度失调。

3. 临床异常行为观察

（1）社交障碍　回避他人目光，难以理解他人的情绪和想法；不依恋父母，不能和父母建立亲密关系，呼名无反应；喜欢独自玩耍和发呆，不愿也不懂得和其他小朋友玩耍。

（2）言语障碍　语言简单，只能说爸爸、妈妈、爷爷、奶奶等简单双词句，理解认知能力差，不能与他人进行语言交流。

（3）刻板、单一行为　喜欢不停地玩手指，喜欢把积木摆成一整排，脾气暴躁易激惹，喜欢在房间里跑来跑去，喜欢自言自语。

三、诊断

1. 初步诊断

孤独症谱系障碍。

2. 诊断依据

儿童存在明显的交流及社会交往障碍；兴趣狭隘，并且存在明显的刻板行为；无法用单纯的发育迟缓解释上述症状；上述症状在儿童发育早期已经存在；上述症状严重限制了儿童日常生活能力的发展。

3. 鉴别诊断

（1）发育迟缓　患儿存在明显的言语、社交及认知等发育落后，与发育迟缓有相似之处，但该患儿同时存在明显的社交及兴趣狭窄和刻板行为，与发育迟缓不符，故可排除。

（2）注意力缺陷多动症　患儿存在注意力不集中、多动，与注意力缺陷多动症有相似之处；但是该患儿同时存在社会交往及交流障碍和刻板行为，与注意力缺陷多动症不符，故可排除。

四、感觉统合评估

根据家长访谈、患儿行为临床观察及儿童感觉统合能力评估量表结果发现：幼儿的感统能力严重失调，前庭、本体觉、口腔功能等都有不同程度的障碍，对幼儿的学习和生活均有很大的影响。具体问题分析如下。

1. 前庭觉迟钝

喜欢爬到高处往下跳；走路的时候基本上都是往前快速跑，从来不会好好走；荡秋千的时候，喜欢大幅度高频率地荡动；喜欢旋转；注意力不集中，喜欢乱跑。

2. 本体觉迟钝

喜欢爬楼梯、爬柜子，母亲叙述在家里可以连续爬两个小时；喜欢啃东西，如啃玩具、桌角等；力量不知道轻重，喜欢扔东西等。

3. 触觉过防御

不喜欢别人触碰；不喜欢穿袜子、衣服；不喜欢盖被子等。

4. 其他

患儿还存在口腔防御，如排斥刷牙、严重挑食；听觉过度敏感，不喜欢关门声，较轻微的声音有时候可引起较为强烈的反应，如大喊大叫、捂耳朵等。

五、感觉统合治疗计划

1. 干预处方

训练强度：5～6个课题；训练时间：每次 30 min；训练频率：4 次/周。

2.目标制订

（1）短期目标　2周内熟悉治疗室的环境；可独立在旋转的秋千上将彩虹球扔进距离1m的球池里；呼名有反应。

（2）长期目标　可独立完成简单的带有两步指令的游戏，如先从梯子上下来，再穿过独木桥；可适应集体课嘈杂的环境，课程间不大喊大叫、不乱跑。

3.感觉统合训练

（1）一对一训练

1）环境适应训练（1～2周）　前1～2周主要训练患儿适应环境和治疗师，结合患儿兴趣，设计感统游戏。

①前庭觉和本体觉的大运动训练：根据患儿喜欢荡秋千、喜欢旋转、乱扔东西等特点，可借助秋千、彩虹球和套圈，让患儿坐在旋转的秋千上，往套圈里面扔彩虹球，每次动作完成后，及时给予鼓励或夸奖。根据患儿喜欢乱跑、爬高和注意力不集中的特点，可以选择爬梯、彩虹球和积木，让患儿先越过积木跑到球池里拿小球，再爬到梯子上，将彩虹球放到爬梯顶端。为增加前庭觉辨别能力，可选择俯卧、仰卧或坐在大笼球上（图8-34-1）。

②触觉方面训练：在训练开始和快结束时，可以选择用Bobath球对患儿深度按压，对其进行触觉刺激的同时，还可以调节患儿情绪。改善患儿的触觉防御，选择球池活动（图8-34-2）。

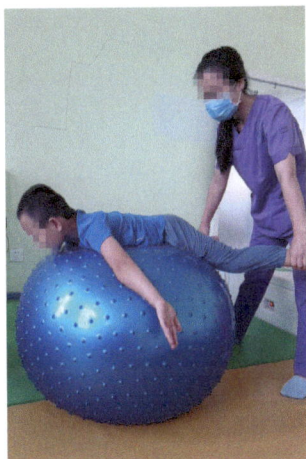

图8-34-1　俯卧大笼球　　　　图8-34-2　球池活动

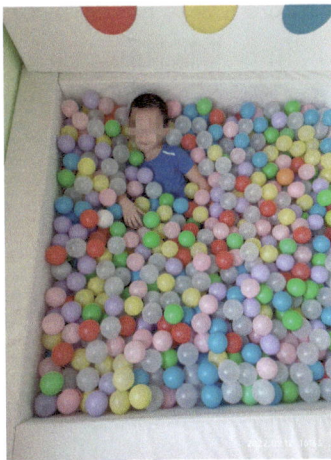

2）带有简单指令的感统训练（10～11周） 待患儿熟悉环境及治疗师后，可对其进行一些带有简单指令、规则性的感统游戏训练。

①前庭觉和本体觉的大运动训练：因患儿存在力量大小和方向控制方面的问题，可以选择滑板、滑梯、彩虹球，将彩虹球放在滑梯前端，让患儿趴在滑板上从滑梯上滑下来，在滑行的同时捡起地面上的彩虹球，或将彩虹球撒放在地面上，让患儿趴在滑板上通过双手控制滑板的方向和速度，捡起小球扔进球池里。为增加本体感觉辨别和前庭辨别能力，可选择让患儿趴在平衡台上，观察儿童双手的姿势、头部倾斜的情形，以了解其在倾斜时如何处理不安感（图8-34-3）。

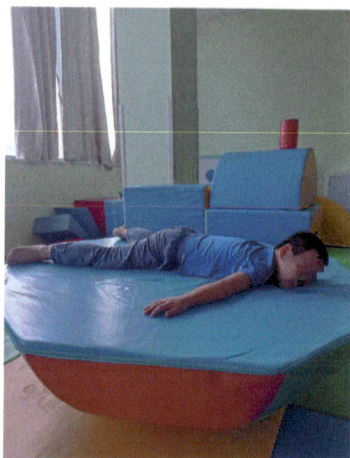

图8-34-3 摇晃平衡台

②触觉方面的训练：让患儿在软地垫上双手抱头，向左右两个方向翻滚，在左右两边可放上孩子喜欢的玩具，让孩子通过翻滚，拿到自己喜欢的玩具。

（2）集体课训练 因患儿存在注意力不集中、情绪暴躁易激惹、听觉和触觉过防御问题，待患儿逐渐熟悉治疗室环境后，可对其增加一对多集体课训练。

1）多感官训练 在训练室内通过播放一些较为轻柔的音乐，提供颜色丰富的画面投影，如患儿喜欢鱼，可投放海洋世界，吸引患儿注意力，指导其主动用手触碰投影里面的鱼，并引导患者主动说出画面里的内容，调整其情绪。

2）集体课游戏训练 因患儿存在触觉防御和注意力不集中的问题，可在集体课中让孩子们一起玩踢球游戏或手拉手一起过平衡木游戏（图8-34-4）。

（3）家庭指导 因患儿存在口腔过防御、挑食、不喜欢盖被子和穿衣服、家庭过度保护等方

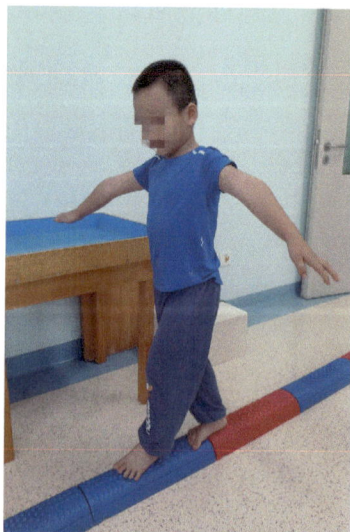

图8-34-4 过平衡木游戏

面问题，可对患儿照顾者进行日常生活感觉统合能力训练指导。根据患者口腔过度防御，可指引家长在饮食中多添加一些不同口腔刺激的食物，如冷的、热的、硬的或软的，减少孩子零食的摄取量，缓解儿童挑食状况。教授照顾者一些在家庭里也能进行的感觉统合游戏，让患儿在家里也能得到充分的感觉统合刺激。在患儿训练期间，和家长保持良好的有效沟通，从家庭干预和科室训练两个方面促进患儿感觉统合发展。

（4）注意事项　因患儿有易怒、易激惹及听觉防御的特点，前期训练过程中语气要平和，训练室不要过于嘈杂；对患儿设计感统游戏时，要结合患儿自身的兴趣、患儿的自身功能状况和家长的意愿三个层面展开；游戏设计切忌枯燥乏味，要积极调动患者的兴趣点，诱导其主动参与；游戏设计应同时包含前庭觉、本体觉、触觉多个感觉刺激。

（5）患者转归

1）前庭觉　课间可以安静地坐下来保持 10 min 听老师讲故事；自我无目的的旋转行为减少；可扶着平衡木两端扶手，穿过平衡木；集体课上发脾气、大喊大叫的频率降低。

2）本体觉　可以自主控制自身的力量和方向，将小球或其他物品投掷到固定的地点；可以双手控制滑板滑行的方向和速度，滑行到固定位置。

3）触觉　可接受不同口感的食物，挑食状况减轻；集体课上可接受别的小朋友的触碰，可和别的小朋友一起参与游戏。

（6）下一步治疗计划与目标　从两步指令过渡到三步指令；可以安静坐下来，注意力保持 15 min；在集体课中可主动与别的小朋友一起合作参与游戏。

六、案例分析

根据儿童感觉统合能力评估量表结果，该儿童存在感觉统合障碍，并且主要表现在前庭觉迟钝、本体觉迟钝及触觉迟钝；同时，患儿有易怒、易激惹及听觉防御的特点。针对以上主要障碍，分别通过一对一和集体课的形式对患儿进行相应的感统治疗。康复过程中，应注重以儿童为中心，治疗师必须清楚活动目标，重点是提供适当的感觉刺激并控制感觉输入的量，给儿童做出适当反应的时间和机会，及时表扬。要以儿童的反应调整活动，尊重儿童，而并非指导儿童如何做出反应；协助儿童建立自然的情绪及自信心，用耐心培养儿童的兴趣。同时讲究针对性原则，即治疗师根据儿童的问题和能力有的放矢地组织治疗性活动。还应注意，感觉统合治疗的器材要能提供多样的刺激，能组合出不同的活动或在一个活动中提供多种刺激。活动的内容、时间、频度及难度必须适合儿童的能力水平，让其觉得"有点难又不太难"；活动必须能激发儿童的兴趣，促使其主动尝试各种活动，让儿童成功地做出适应性反应，享受成功带来的快乐，促进儿童发育。

七、知识延伸

1. 感觉统合与儿童发育

感觉统合是一种与生俱来的神经功能，是儿童发育的重要基础。在感觉统合从低级到高级、从原始到成熟的逐步发展和演变的自然过程中，儿童各方面的功能也随之同步发展。依据感觉统合与儿童发育过程，大脑学习的发展历程可以分为四个阶段。

第一阶段：感觉通路的建立。

第二阶段：感觉动作的发展。

第三阶段：知觉动作技能的发展。

第四阶段：认知学习的产生。

2. 感觉系统

感觉统合包括触觉、本体觉、前庭觉、视觉、听觉、嗅觉、味觉等各种感觉的统合。其中，触觉、本体觉、前庭觉三大感觉系统是生存所需要的最基本且最重要的三大主干感觉系统。

（1）触觉系统　触觉感受器位于皮肤内。触觉失调包括触觉反应过高（触觉防御）、过低（触觉迟钝）、触觉辨别障碍、动作运用障碍。

（2）本体觉系统　本体感受器位于肌肉、肌腱和关节内。本体失调包括本体觉反应低下、本体觉寻求、本体觉辨别障碍、本体觉防御（如扶站负重时哭闹）、重力不安全感（前庭 – 本体觉失调）、动作运用障碍。

（3）前庭觉系统　前庭感受器位于内耳，包括三对互成直角的半规管及与之相通的球囊和椭圆囊，感觉头部任何位置的变化。前庭觉失调包括：前庭反应过高（前庭防御即重力不安全感、对运动厌恶反应）、过低（前庭迟钝）；前庭分辨障碍；动作运用障碍。前庭觉功能失调可以影响多种感觉系统，如声音定向（听觉系统）、左右大脑功能的分化和发展（本体觉系统）、视空感（视觉系统）等。

（4）视觉系统　视觉感受器位于视网膜。视觉障碍包括：视觉防御、视觉迟钝、视觉寻求、眼球运动基本技能障碍、视觉分辨障碍、大脑对视觉信息的解读障碍。

（5）听觉系统　听觉感受器是位于内耳的耳蜗。听觉障碍：听觉反应过高、听觉反应低下、听觉寻求、听觉辨别障碍、听觉滤过能力障碍、听觉记忆能力障碍。

病例 35　球囊扩张技术在吞咽障碍患者中的应用

导管球囊扩张技术是 20 世纪 80 年代中期发展起来的介入技术，其操作简单，损伤小。此种治疗技术使用适当型号的球囊导管，经鼻孔或口腔插入食管，在食管入口处，用分级注水或注气的方式充盈球囊，通过间歇性牵拉环咽肌，激活脑干与大脑的神经络调控，达到扩张治疗的作用，从而恢复吞咽功能。现已发展为经口、经鼻两种途径扩张，有主动和被动扩张之分，具有诱发吞咽动作、训练吞咽动作协调性、强化吞咽肌群力量、刺激咽喉部及环咽肌感觉、扩大环咽肌直径的作用。

一、病史

姓名：张××；性别：男；年龄：52 岁；职业：退休。

（1）主诉　吞咽困难伴步态不稳 3 周。

（2）病残史　患者于 2020 年 11 月 5 日夜间约 10 点在歌厅出现头痛，意识清醒，无头晕、肢体活动障碍、吞咽及言语障碍，无视物模糊或视物成双，自行开车回家后睡觉休息。次日（11 月 6 日）晨起，患者出现行走右偏，可自行行走，吞咽及言语均正常，无其他不适，由家人送至当地医院行头颅 CT 示：脑内散在缺血灶及腔隙灶、颅内多发动脉硬化，给予非手术治疗。11 月 7 日患者出现吞咽困难、饮水呛咳，予其留置胃管；行走向右偏较前加重，需人扶持行走，出现头晕、视物成双、视物模糊，无恶心呕吐、肢体抽搐等不适，继续以内科药物治疗。11 月 9 日行头颅 MRI 示：延髓右侧急性小梗死、左侧外囊区腔隙灶、脑内少许缺血性白质病变（改良 Fazekas scale 1 级）；头颅 MRA 示：左侧椎动脉未见显示，所见颅内动脉粗细均匀，左侧大脑后动脉局部狭窄。经治疗，患者行走较前稳健，仍存在吞咽困难及饮水呛咳。现为求进一步康复收入我科。

（3）既往史　高血压病史 20 余年，最高达 220/110 mmHg，目前服用苯磺酸氨氯地平片 5 mg，每日 1 次，血压控制在 140/90 mmHg 左右；2013 年被诊断为 2 型糖尿病，目前使用甘精胰岛素注射液 20 U，每晚 1 次；2020 年 3 月发生脑梗死，未遗留后遗症。

二、检查评估

1. 入院查体

中年男性，生命体征尚平稳。神志清楚，计算力、记忆力、定向力减退。嗅觉、视力、视野粗查正常，眼底未查。双侧瞳孔等大、等圆，直径 3 mm，对光反应灵敏，霍纳征（−）。双眼姿正常，眼球运动自如，无复视，未见眼球震颤，右侧眼裂较左侧小。双侧角膜反射灵敏，双侧咀嚼对称有力。双侧皱额闭眼对称正常，右侧鼻唇沟浅，伸舌居中，咽反射减弱，饮水呛咳，悬雍垂居中，双侧转头耸肩对称有力。右侧面部、左侧肢体针刺觉减退。四肢肌力 V 级，肌张力正常。双侧腱反射对称引出；未引出吸吮反射、强握反射及掌颌反射。双侧 Babinski 征、Chaddock 征（−）；双侧 Hoffmann 征（−），双侧 Rossolimo 征（−）。颈无抵抗，双侧 Kernig 征（−），Brudzinski 征（−）。双侧指鼻试验、跟膝胫试验、快速轮替试验稳准，双踝阵挛（−）。

2. 辅助检查

（1）头颅 CT（2020 年 11 月 6 日于北京某医院）　脑内散在缺血灶及腔隙灶、颅内多发动脉硬化、鼻窦炎。

（2）头颅 MRI（2020 年 11 月 9 日于北京某医院）　延髓右侧急性小梗死、左侧外囊区腔隙灶、脑内少许缺血性白质病变（改良 Fazekas scale 1 级）。

（3）头颅 MRA（2020 年 11 月 9 日于北京某医院）：左侧椎动脉未见显示、所见颅内动脉粗细均匀，左侧大脑后动脉局部狭窄。

3. 康复评估

（1）构音及吞咽功能评估

1）患者言语交流能力尚可，音量较低，音质正常，MPT 15 s，龇牙、噘嘴、咂唇尚可，右侧面部肌力较差，伸舌居中，舌运动灵活性及协调性较差，下颌活动尚可。

2）患者经鼻饲管进食、饮水，经口进食有梗阻感，经口饮水呛咳，咳大量白色泡沫状痰，咽反射减弱，软腭上抬可，吞咽动作启动尚可，喉上抬稍差，反复唾液吞咽试验正常（4 次），洼田饮水试验示吞咽功能 4 级。

（2）吞咽造影（2020 年 11 月 27 日）　经口进食稠糊状、浓流质、稀流质和水，口腔运送能力可，吞咽动作启动延迟，软腭上抬可，喉上抬尚可，环咽肌开放明显受限，食物呈线状通过环咽肌，吞咽后可见会厌谷和梨状窝多量食物残留，多次吞咽后仍有多量残留，稀流质食物可见渗漏，可疑误吸，患者呛咳。

（3）内镜吞咽功能检查（2020 年 11 月 27 日）　鼻腔、咽腔黏膜光滑，软腭及咽喉部无明显器质性病变，会厌谷、梨状窝可见黏稠分泌物潴留，双侧声带光滑，右侧声带活动较差，声门闭合尚可。经口进食稠糊状食物 3 mL，口腔期尚可；吞咽动作启动尚可，吞咽后可见会厌谷、梨状窝、食管入口处大量食物残留；多次吞咽后仍有多量残留，可见渗漏，浓流质食物 3 mL 可见误吸，患者呛咳。

三、临床与功能诊断

（1）临床诊断　脑梗死、高脂血症、2 型糖尿病、高血压 3 级（极高危）。

（2）功能诊断　吞咽障碍、运动性构音障碍。

四、康复治疗方案及转归

1. 主要功能障碍归纳

（1）咽反射减弱，吞咽动作启动延迟。

（2）环咽肌失弛缓。

2. 康复目标

（1）缓解环咽肌失弛缓。

（2）经口进食饮水无呛咳。

3. 康复治疗方案

根据患者吞咽功能评估结果，予以吞咽障碍间接训练及球囊导管扩张治疗。

（1）第 1 周治疗（2020 年 11 月 30 日至 12 月 4 日）

1）间接训练　冰刺激、门德尔松手法、Shaker 训练等。

2）导管球囊扩张治疗　准备 14 号乳胶球囊导尿管、水、10 mL 注射器，提前注水确认球囊完好无损，抽水备用。按照鼻饲管操作常规将导管经鼻孔插入食管，检查口腔，排除导管进入口腔，嘱患者发"i"音并将导管鼻腔端放入水中，排除导管插入气管，确定导管进入食管并完全穿过环咽肌后，向导管注水 2 mL 使球囊扩张，将导管缓慢向外拉出，感受阻力，使用上升法逐渐增加球囊注水量，当球囊注水 3 mL 向外拉出时，可感受到明显阻力，持续保持 1 min 左右后拉出，迅速抽出球囊中的水，注水 3 mL 反复操作 4 次后，注水量增加为 3.5 mL，另行 2 次扩张治疗。

3）治疗过程中密切关注患者有无不适，如鼻黏膜疼痛、打喷嚏等，扩张后给予地塞米松 + α - 糜蛋白酶 + 庆大霉素雾化吸入，防止黏膜水肿。

（2）第 2 周治疗（2020 年 12 月 7 日至 12 月 11 日）

1）间接训练　冰刺激、门德尔松手法、Shaker 训练等。

2）导管球囊扩张治疗　扩张方法同前，球囊注水量为 3.5～6.5 mL。

3）治疗过程中密切关注患者　无特殊不适，扩张后继续给予地塞米松 + α - 糜蛋白酶 + 庆大霉素雾化吸入治疗。

（3）第 3 周治疗（2020 年 12 月 14 日至 12 月 18 日）

1）间接训练　冰刺激、门德尔松手法、Shaker 训练等。

2）导管球囊扩张治疗　扩张方法同前，球囊注水量为 6.5 ～ 8.5 mL。

3）治疗过程中密切关注患者　无特殊不适，扩张后继续给予地塞米松 + α – 糜蛋白酶 + 庆大霉素雾化吸入治疗。

（4）第 4 周治疗（2020 年 12 月 21 日至 12 月 25 日）

1）间接训练　冰刺激、门德尔松手法、Shaker 训练等。

2）导管球囊扩张治疗　扩张方法同前，球囊注水量为 8.5 ～ 10 mL。10 mL 注水量维持扩张 2 d。

3）治疗过程中密切关注患者　无特殊不适，扩张后继续给予地塞米松 + α – 糜蛋白酶 + 庆大霉素雾化吸入治疗。

4. 转归

（1）构音及吞咽功能评估（2020 年 12 月 25 日）

1）患者言语交流能力尚可，音量较低，音质正常，MPT 22 s，龇牙、噘嘴、咂唇尚可，右侧面部肌力较差，伸舌居中，舌运动灵活性及协调性较差，下颌活动尚可。

2）患者经口进食、饮水，规范指导下无明显呛咳，吞咽梗阻感基本消失，咳痰现象明显改善，咽反射减弱，软腭上抬可，吞咽动作启动尚可，喉上抬稍差，反复唾液吞咽试验正常（4 次），洼田饮水试验示吞咽功能 2 级。

（2）吞咽造影（2020 年 12 月 28 日）　经口进食稠糊状、浓流质、稀流质和水，口腔运送能力可，吞咽动作启动明显增快，软腭上抬可，喉上抬尚可，环咽肌开放明显改善，大部分食物可通过环咽肌，吞咽后仍可见会厌谷和梨状窝有一定量食物残留，再次吞咽后残留物明显减少。全程未见明显渗漏、误吸及呛咳。

五、案例分析/吞咽障碍诊疗思路分析

脑干目前被认为是继皮质及皮质下的第二个吞咽中枢所在地。脑干内，吞咽中枢存在于延髓背侧区及延髓腹侧区，损伤后主要导致咽期吞咽功能障碍，如环咽肌失弛缓、误吸等。本例患者为脑梗死恢复期，病灶部分包括右侧延髓，吞咽低级中枢受损，吞咽功能障碍表现及评估结果均与上述情况相符合。

吞咽造影及内镜吞咽功能检查表现为典型的环咽肌失弛缓。此外，内镜检

查示患者鼻腔、咽腔、喉腔均未见明显器质性病变，患者康复愿望强烈，治疗配合度好。综合上述因素，给予患者导管球囊扩张治疗，通过间歇性牵拉环咽肌，激活脑干与大脑的神经网络调控，从而恢复吞咽功能。患者的球囊注水量从 3 mL 逐渐增加至 10 mL，环咽肌失弛缓明显缓解，吞咽功能明显改善，再次行吞咽造影检查后拔除鼻饲管。

六、知识延伸

1. 环咽肌失弛缓

环咽肌是食管上括约肌的重要组成部分，其功能性开放不完全或完全不能开放而造成的吞咽障碍称为环咽肌失弛缓（CPD）。神经系统疾病、肌源性疾病、头颈部疾病（头颈部肿瘤等）、特发性功能障碍等均可导致 CPD，因环咽肌功能性开放不完全或完全不能开放，造成吞咽障碍。脑卒中患者环咽肌功能障碍发病率为 4%～10%，其中脑干卒中患者 CPD 发病率可高达 50%，33% 的头颈部肿瘤患者于放疗后出现 CPD。

目前的研究表明，CPD 的发病机制主要为延髓以上中枢神经病变导致延髓吞咽中枢模式发生器对环咽肌的抑制作用减弱，引起环咽肌功能活跃或反射亢进，导致 CPD 发生。CPD 主要的功能障碍表现为：①舌骨喉复合体上抬减弱，对环咽肌的外部牵引力下降；②环咽肌本身张力升高，放松不完全；③食团下行压力不足。环咽肌的开放程度与吞咽反射和作用于环咽肌的外部牵引力有关。

2. 环咽肌失弛缓的诊断

CPD 的诊断依靠详细的病史和各种检查，包括吞咽造影检查（VFSS）、食管测压和肌电图检查。目前 CPD 的诊断依据为：① VFSS 见食物不能进入食管，或进入食管后流线变细或有中断，食物滞留在环状软骨后方和梨状隐窝，患者反复多次尝试吞咽无果且可出现误吸或鼻咽反流，或可见环咽肌切迹；②食管测压可见吞咽过程中食道上括约肌（UES）压力升高或 UES 放松失败；③肌电图示环咽肌抑制性停顿消失。

3. 环咽肌失弛缓的治疗

除了常规吞咽康复训练（如 Shaker 训练、姿势代偿策略等），还包括常见的治疗策略（包括扩张术、肉毒毒素注射和环咽肌切开术）。

CPD 扩张的有效性和安全性已得到证实。国外多使用柱状气囊导管，国内主要使用球囊扩张，以 14 ～ 16 号硅胶导尿管应用较多，本例患者即采用了此种方法。

目前肉毒毒素注射治疗 CPD 的适应证和禁忌证尚无指南或一致意见，主要用于康复训练、球囊扩张等疗效不佳，有手术禁忌证或不愿接受环咽肌切开术的患者。与其他治疗方式相比，肉毒毒素注射的优点为：①微创，可采用局部麻醉或不用麻醉；②并发症发生率低；③简单易行；④费用较低；⑤可重复注射。缺点是效果维持时间相对较短，且患者选择、最佳注射剂量等均未明确。

环咽肌切开术主要分为经颈环咽肌切开术和内镜下环咽肌切开术，手术并发症包括咽食管瘘、喉返神经损伤、纵隔炎和肺炎，环咽肌切开术可使 UES 压力降低 50%，疗效确切，但创伤大，操作难度大，并发症相对较多。

第九章
无创神经调控技术应用

病例 36　经颅磁刺激在帕金森病运动功能康复中的应用

重复经颅磁刺激（rTMS）是新近发展起来的无创神经刺激技术，目前广泛应用于神经康复。经颅磁刺激的作用原理是刺激线圈内通过脉冲电流产生强大的瞬变磁场；磁场产生电场，感应电流平行作用于脑组织刺激神经元产生一系列生理、生化反应。其作用可以影响到动作电位、神经递质、神经生长因子、神经可塑性等。宏观上，可以通过诱发电位观察到其对大脑皮质兴奋性的改变、影像学技术观察到其对大脑血流的改变。其可以促进神经功能重塑。

一、病史

姓名：王××；性别：男；年龄：64岁；职业：退休。

（1）主诉　自觉肢体僵硬7年，运动迟缓3年，加重2月余。

（2）病残史　患者于7年前（2011年）无明显诱因出现左腿拖步，自觉肢体僵硬。5年前（2013年）无明显诱因出现左手运动迟缓，自觉全身僵硬，就诊于 A 医院行头颅磁共振，诊断为"帕金森综合征"，予多巴丝肼 62.5 mg，每日 3 次口服，后自行停用。3 年前（2015 年）患者出现肢体僵硬，写字越写越小，洗脸不便，行走缓慢，走路起步困难，转身、过门口、过电梯口时迈步困难，步态变小，侧方摔倒 4～5 次，就诊于 B 医院，诊断为"帕金森综合征"，口服盐酸普拉克索半片（0.125 mg），每日 2 次，自行停用。患者 2 年前（2016年）就诊于 C 医院，行多巴丝肼试验，运动缓慢，起步困难及行动迟缓明显改善，诊断为"帕金森综合征"，予多巴丝肼 125 mg，每日 3 次；盐酸普拉克索 0.125 mg，每日 2 次；甲钴胺片 0.5 mg，每日 3 次；辅酶 Q10 10 mg，每日 3 次，服用药物后自觉效果良好。半年前（2017 年 10 月）自觉上述症状加重，出现言语含糊，声音变小，起步困难，起步时步幅小，有粘地感觉，睡眠周期短，夜间偶有肢体抖动，再次就诊于 C 医院，调整为多巴丝肼 187.5 mg，每日 3 次；盐酸普拉克索 0.375 mg，每日 3 次；米氮平 7.5 mg，每晚 1 次，改善帕金森症状及睡眠。5 个月前（2017 年 11 月）曾就诊于我院行康复治疗，经治疗自觉步态改善明显；约 2 个月前患者自觉上述症状加重，出现言语含糊，声音变小，起步困难加重。目前，患者言语含糊，起步困难，步幅小，脚掌有粘地感，行动迟缓，平衡差，易摔倒，外出需人监护，为进一步康复，于 2018 年 5月 14 日入院。

（3）既往史　冠状动脉粥样硬化病史 8 年，口服阿司匹林肠溶片 0.1 g，每日 1 次；瑞舒伐他汀钙片 5 mg，每晚 1 次；心悸时含服复方丹参滴丸 10 粒。2016 年于 C 医院住院期间发现左额顶脑膜瘤，2017 年复查较前无明显变化。

（4）家族史　否认家族遗传病史。

二、检查评估

1. 入院查体

体温 36.8 ℃，脉搏 74 次 / 分，呼吸 20 次 / 分，卧位血压 128/79 mmHg，立位血压 120/70 mmHg。心、肺、腹查体未见异常。神志清楚，轻度构音障碍，定向力、计算力、记忆力基本正常，情感反应正常，无妄想、幻觉及虚构。颅神经：双侧瞳孔等大、等圆，直径 3 mm，对光反应灵敏，眼球各方向运动正常。鼻唇沟对称，伸舌居中，咽反射正常。运动系统：四肢肌张力正常，加强试验（－）。四肢主被动关节活动度正常。双侧肱二、三头肌反射、膝反射（＋＋），双侧跟腱反射（＋）。未引出吸吮反射、强握反射及掌颌反射。左侧肢体肌力 5⁻ 级，右侧肢体肌力 5 级。双侧病理征（－）。脑膜刺激征（－）。双侧指鼻试验、跟膝胫试验尚稳准，闭目难立征（－）。双手无静止性、姿势性震颤，左侧快速轮替试验较右侧慢，左脚拍地较右脚幅度小，速度慢且存在停顿，后拉试验（＋），启动和转弯时存在冻结步态。感觉系统：四肢深、浅感觉，复合感觉正常。

2. 康复评估

（1）问诊　见表 9-36-1。

表 9-36-1　问诊

问题	回答
现阶段影响您的主要问题是什么	在转弯、启动、狭窄室内、进出电梯或室外环境中会发生冻结，情绪越紧张越明显，一直需要人监护，防止跌倒
哪种情况下可以缓解	在宽阔的环境下直线行走会缓解
一天中的症状跟服用帕金森病药物有无关系	一天服用 3 次药物，三餐前 1 h 服用，服用后大约 1.5 h 冻结症状可以缓解，冻结次数减少，但服药前 1 h 会加重，走路困难

（2）客观评估　①MMSE 评分，29 分。②汉密尔顿焦虑量表，4 分；汉密尔顿抑郁量表，4 分。③H-Y 分期，3 期；UPDRS-Ⅲ（关），36 分，UPDRS-Ⅲ（开），32 分。④多巴丝肼激发试验，7：30（服药）冻结步态 4 分，8：00（服药后半小时）冻结步态 4 分，8：30（服药后 1 h）冻结步态 2 分，9：00（服药后 1.5 h）冻结步态 2 分，9：30（服药后 1.5 h）冻结步态 2 分。⑤10 m 步行试验（关），23.85 s；10 m 步行试验（开），9.8 s。⑥TUG（关），44.93 s；TUG（开），21.92 s。⑦帕金森冻结步态问卷，22 分。⑧认知-运动双任务测试，冻结步态加重。⑨日常生活活动能力（Barthel 指数），进食 10 分，洗澡 5 分，梳妆洗漱 5 分，穿衣 10 分，控制大便 10 分，控制小便 10 分，上厕所 5 分，床椅转移 10 分，行走 10 分，上下楼梯 5 分，总分 80 分。

三、临床与功能诊断

（1）临床诊断 帕金森综合征、冠状动脉粥样硬化性心脏病。

（2）功能诊断 平衡障碍，步行障碍，日常生活活动能力下降。

四、康复治疗方案和转归

1. 主要功能障碍归纳

（1）启动和转弯、复杂环境有冻结步态，属于多巴丝肼反应型，影响转移、移动功能。

（2）适应性肌力和心肺功能下降。

（3）日常生活活动能力下降。

2. 康复目标

（1）减少冻结的次数。

（2）增强肌力和心肺功能。

3. 康复治疗方案

根据患者冻结步态的特征，给予综合性治疗方案。

（1）试验性 rTMS 治疗 ①静息运动阈值（RMT）被测量为在 10 次连续试验中至少有 5 次试验产生至少 50 μV 的运动诱发电位所需的最低刺激强度，然后将 rTMS 刺激强度设置为该 RMT 的 100%。②在 SMA 刺激中，线圈位于顶点前 4 cm 的中线上（国际 10-20 脑电图系统中的 Cz）。③每个区块由 15 个持续时间为 25 Hz 的脉冲组成，串间隔为 10 s，由 4 个区块组成，持续时间大约 10 min（图 9-36-1 为一个区块）。在药物作用状态下进行治疗（图 9-36-1）。

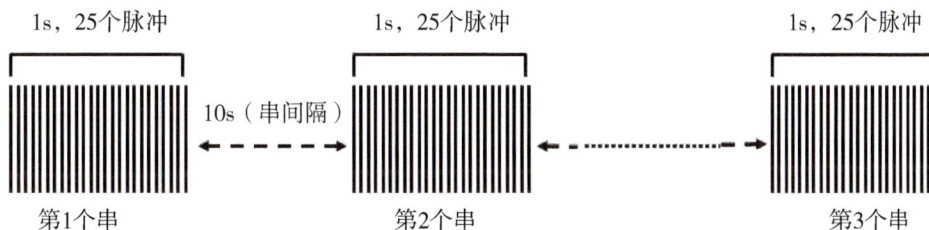

图 9-36-1 区块示意

治疗前、治疗后即刻，进行 TUG 测试，治疗前 26.12 s、治疗后 20.45 s。提示干预有即时效果。

（2）转弯训练　通过口令引导，转大弯，依靠左右脚重心转移和移动左右脚完成转弯动作，5 min。

（3）节律性步行训练　通过内源性注意和外源性听觉、视觉提示策略改善冻结步态，包括启动时的高抬腿策略，走路过程中的自我喊口号、使用激光手杖策略，5 min。

（4）辅助环境步行训练　模拟家庭常见的环境，进行步行训练，指导患者克服冻结步态。

（5）音乐治疗　在聆听、哼唱过程中全方位地放松身心，在此基础上加以步态训练，增强患者对步幅、步长等的控制力。

（6）心肺运动训练　以四肢联动为训练工具，进行心肺功能训练，训练强度达到目标心率：50%～60% 最大心率（220- 年龄），训练时间 20～30 min，前面包括 5 min 热身。根据患者疲劳状态确定训练的时间。

4. 转归

经过 21 d 康复训练+rTMS 治疗，患者冻结步态明显好转，表现在冻结次数减少、冻结时间减少、步行能力改善（表 9-36-2）。

表 9-36-2　转归

项目	评估内容	治疗前	治疗后
rTMS+PT	UPDRS- Ⅲ（开）	32 分	23 分
	10 m 步行试验	9.8 s	7.96 s
	TUG	21.92 s	16.42 s
	冻结步态问卷	22 分	18 分

五、案例分析/物理诊疗思路分析

（1）帕金森病是合并有多种功能障碍的疾病，包括原发性和继发性。此患者以冻结步态为突出表现，并影响日常生活活动和社会参与。冻结步态分为多巴胺反应型、多巴胺抵抗型、多巴胺诱导型。此患者经过多巴丝肼激发试验证明此冻结步态为多巴胺反应型。此患者冻结步态的其他特征：①对视觉、听觉外部提示和内源性注意有效、双任务加重冻结步态，运动自动化节律受损。干预方式：视觉、听觉外部提示和内源性注意策略。②激动、紧张、狭小空间或转弯时加重，其可能与边缘系统相关。干预方式为音乐治疗，缓解紧张情绪。③自动化节律受损与步行自动化脑网络异常有关（图9-36-2为正常步行的神经网络图示）。

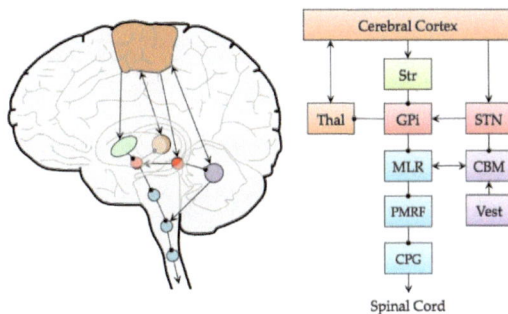

CBM—小脑；CPG—中枢模式发生器；GPi—内侧苍白球；MLR—中脑运动区；PMRF—脑桥延髓网状结构；STN—丘脑底核；Str—纹状体；Thal—丘脑；Vest—前庭神经核。

图9-36-2　正常步行的神经网络

（引自：LEWIS S J，SHINE J M. The next step： a common neural mechanism for freezing of gait[J]. Neuroscientist，2016，22：72-82.）

（2）冻结步态产生的神经网络机制：受损的皮质丘脑和皮质纹状体系统导致苍白球抑制性输出增加。在反应冲突增加的情况下，STN的谷氨酸能输入往往会增加这种情况，导致两个核之间出现5～7 Hz的振荡。STN的活动也会导致小脑输出受损。根据冻结步态产生的神经网络机制，皮质是容易干预的部位，对此干预可能会改善冻结步态。

六、知识延伸

1. 补充运动区（SMA）

SMA位于下肢运动区前面。最近的解剖学研究表明，SMA由两个不同的部分组成：与前额叶皮质相连的前SMA（嘴侧），以及直接与运动皮质、背侧运动前皮质和脊髓相联系（尾侧SMA区）。在运动过程中，SMA参与运动准备、动作的启动和选择、运动学习、抑制、动作控制和动作结果的监测；SMA 参与了感觉运动整合背后的认知过程，其作用可能是将个体行为形成一个连续的过程；在步行过程中，SMA 通过移动重心来参与预期姿势调节。

2. 冻结步态

2008 年，美国国立卫生研究院（NIH）将冻结步态定义为"主观上想行走，但出现短暂性迈步不能或步伐前移显著不足"。常见于帕金森病，也可见于原发性冻结步态、帕金森叠加综合征、血管性帕金森综合征等。发病时间和严重程度相关，也可见于疾病早期。冻结步态分为运动缺乏冻结、原地下肢抖动、慌张小碎步。

3. rTMS 对于帕金森病冻结步态的干预策略

SMA、优势半球 M1 高频重复经颅磁刺激。

病例 37　经颅直流电刺激在重度脑损伤患者促醒中的应用

意识是指机体对自身和外界的感知与理解的功能，包括水平的高低、范围的大小、内容正确与否等。正常清醒意识状态的维持有利于脑干网状上行激活系统、丘脑中继整合、皮质功能的正常运行。意识障碍实际是一种症状而非单一疾病，众多疾病皆可出现意识障碍的症状，具体来说患者可表现昏睡、昏迷、意识模糊和谵妄等。严重的脑损伤可致患者长期昏迷，被称为"植物人"，即患者持续性地处于植物状态。

我国每年新增 7 万～10 万人，总数达 30 万～50 万人。长期处于该状态，治疗费至少每年 300 亿～500 亿元，给家庭和社会带来巨大负担。该症已不只是医疗问题，还涉及道德伦理、法律、经济，乃至成为人类社会发展问题。传统观念认为，"植物人"等于"活死人"。其实，随着医学科学技术的发展，有相当一部分的"植物人"是可以促醒的。昏迷的患者，如果全身症状稳定，可进行一定的昏迷促醒治疗。

促醒治疗方案包括药物治疗、高压氧治疗、康复治疗、传统医学治疗、各种神经调控治疗等。正中神经电刺激（MNS）是一种周围神经电刺激治疗技术，属于神经调控治疗技术领域。MNS信号通过体表正中神经－脊神经－颈髓－脑干－丘脑－皮质区的逐层激发与兴奋，最终唤醒受抑制的神经元及上行网状激活系统（ARAS），缩短患者昏迷时间，减少致残率，从而提高生活质量。近十年来，国外学者在上述综合治疗的基础上加用神经电刺激治疗颅脑损伤后昏迷患者，疗效肯定。1996年，自日本学者Yokoyama首次报道周围神经（正中神经）电刺激脑外伤后植物状态患者以来，经周围神经电刺激治疗成功的病例数逐年增多。该方法操作简单，无创伤性，价格低廉，因此适合广泛使用。周围神经电刺激目前应用最多的是正中神经电刺激。关于正中神经电刺激对颅脑损伤昏迷患者促苏醒的机制，推测如下：①电刺激后脑血流量增多；②神经递质量的改变；③激活脑干网状结构上行性激动系统。

一、病史

姓名：贾××；性别：男；年龄：28岁；利手：右利手。

（1）主诉　意识不清伴四肢活动不利20余天。

（2）病残史　20余天前（2018年4月24日）下午4点患者无明显诱因突发抽搐、意识不清，不能唤醒，四肢活动不利，右侧可见少量不自主运动，左侧肢体未见任何活动，患者无大小便失禁、恶心、呕吐症状，因当时在A医院住院，行头部CT未见出血，考虑癫痫不能除外，给予对症治疗（具体药物及剂量不详）后症状无缓解。4月25日凌晨复查头部CT提示"右侧额叶血肿并破入脑室，大脑中线向左侧偏移"，急诊给予"颅内血肿清除＋去骨瓣减压术"。术后给予促醒、降颅压（具体药物及剂量不详）等对症治疗。术后患者呈昏迷状态，住院期间患者反复出现发热，考虑肺部感染、尿路感染，给予气管切开、呼吸机辅助呼吸、抗感染（具体药物及剂量不详）等对症治疗，病情稳定后出院。目前，患者处于昏迷状态，四肢活动不利，家属为求进一步治疗就诊于我院。

（3）既往史　有高血压病史2月余，未服药，现患者血压在正常范围内。发现大脑动脉瘤病史2月余，于2018年4月18日在A医院行"动脉瘤夹闭术"。

否认糖尿病、冠心病等重大疾病史，否认肝炎、结核及其他传染病史。否认外伤、输血史，否认其他手术史，否认药物及食物过敏史。

（4）家族史及个人史　否认家族性遗传病史。生于原籍，无疫区旅居史；无吸烟、饮酒史。

（5）其他　否认重大心理创伤史。

（6）患者家属康复意愿　意识恢复，生活自理。

二、检查评估

1. 专科查体

发育正常，营养中等，全身皮肤黏膜无黄染，浅表淋巴结未触及肿大，双肺呼吸音粗，未闻及干湿啰音，心音有力，心率80次/分，律齐，各瓣膜听诊区未闻及病理性杂音，腹平软，肝脾未触及，脊柱四肢无畸形。神经科查体：昏迷状态，格拉斯哥（GLS）评分为8 T分，气管切开，言语功能无法检查，定向力、计算力、记忆力无法检查，情感反应无法检查，妄想幻觉及虚构无法检查。脑神经：嗅觉检查不能配合，视力视野检查不能配合，眼底未见异常。双眼右侧凝视，眼球运动检查不能配合。双侧瞳孔直径约3 mm，等大等圆，对光反应灵敏。面部感觉检查不能配合，双侧咀嚼检查不能配合。双侧皱额闭眼检查不能配合，示齿检查不能配合，左侧鼻唇沟浅。听力检查不能配合。伸舌检查不能配合，咽反射无法检查。双侧转颈力、耸肩力无法检查。感觉系统：四肢深、浅感觉，复合感觉无法检查。运动系统：全身皮肤无明显破溃及红肿，四肢肌肉轻度萎缩，双肩关节无明显半脱位，双侧跟腱轻度挛缩。疼痛刺激下左侧肢体未见运动，右侧肢体可见运动。四肢肌张力低。双侧腹壁反射正常。左侧肱二、三头肌反射减弱，右侧正常；左侧桡骨膜反射减弱，右侧正常；左侧膝反射减弱，右侧正常；左侧跟腱反射减弱，右侧正常。未引出吸吮反射、强握反射及掌颌反射。双侧 Hoffmann 征（－）。双侧 Rossolimo 征（－）。左侧 Babinski 征（＋），右侧（－）。左侧 Chaddock 征（＋），右侧（－）。颈无抵抗，双侧 Kernig 征（－），Brudzinski 征（－）。指鼻试验、跟膝胫试验、快速轮替试验检查不能配合，双侧踝阵挛（－）。

2.影像学检查

（1）颅脑 MRA（2018 年 4 月 24 日，A 医院）　右侧大脑中动脉瘤夹闭术后表现（图 9-37-1）。

（2）颅脑 CT（2018 年 4 月 25 日，A 医院）　右侧额叶血肿并破入脑室，大脑中线向左侧偏移（图 9-37-2）。

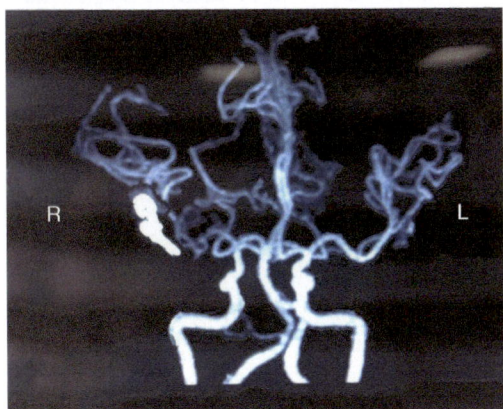

图 9-37-1　颅脑 MRA

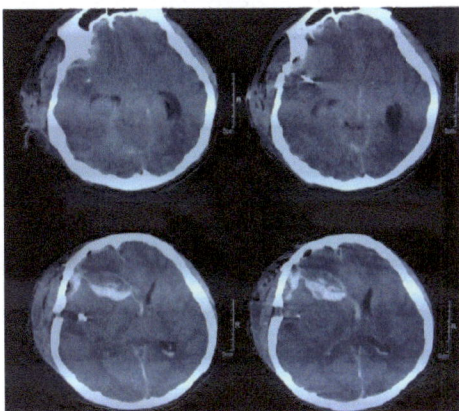

图 9-37-2　颅脑 CT ①

（3）颅脑 CT（2018 年 4 月 26 日，A 医院）　右侧额颞部去骨瓣血肿清除术后，脑室铸型（图 9-37-3）。

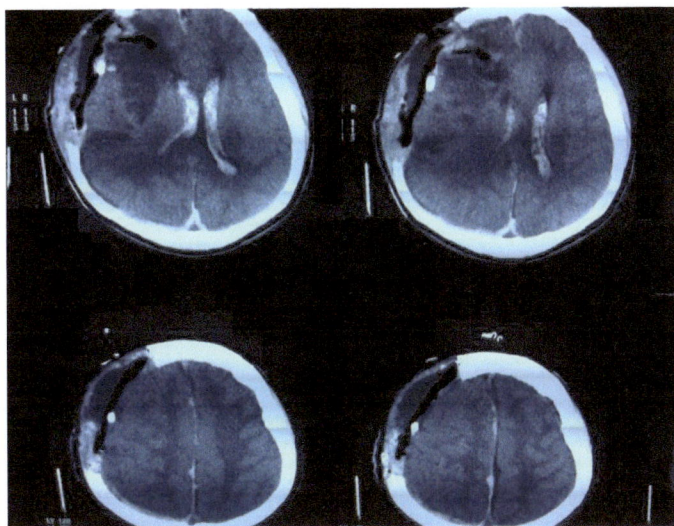

图 9-37-3　颅脑 CT ②

3. 康复评估

青年男性，昏迷状态，格拉斯哥（GLS）评分为 8 T 分，气管切开，言语功能无法检查，定向力、计算力、记忆力无法检查，情感反应无法检查，妄想幻觉及虚构无法检查；四肢肌肉轻度萎缩，双肩关节无明显半脱位，双侧跟腱轻度挛缩。疼痛刺激下左侧肢体未见运动，右侧肢体可见运动。四肢肌张力低。ADL 评定：改良 Barthel 指数 0 分，日常生活存在极严重功能障碍。社会参与能力丧失。

三、临床与功能诊断

（1）疾病诊断　①脑出血恢复期。②大脑中动脉动脉瘤夹闭术后。
（2）功能诊断　①意识障碍。②双侧肢体运动功能障碍。③吞咽障碍。④认知障碍。⑤日常生活活动能力障碍。⑥社会参与能力障碍。

四、康复治疗方案及转归

1. 康复目标

（1）短期目标　提高觉醒水平，预防各种卧床并发症。

（2）长期目标　改善肢体运动功能、言语功能、吞咽功能，提高日常生活活动能力及社会参与能力，回归家庭，回归社会。

2. 康复治疗计划

第一阶段：以促醒治疗及预防各种并发症为主。

1）保持良肢位　使患者处于感觉舒适、对抗痉挛模式，防止挛缩体位（图 9-37-4，良肢位）。

2）促醒治疗（正中神经电刺激）　利用多感官刺激疗法，建立人体生物模式、

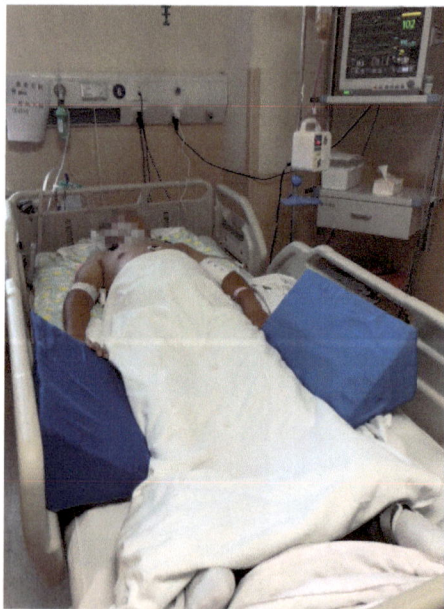

图 9-37-4　良肢位

正中神经电刺激治疗以提高觉醒能力，促进意识恢复。正中神经电刺激的刺激参数：电流强度 20 mA，频率 40 Hz，刺激时间 20 s，间歇时间 40 s，脉宽 300 μs（图 9-37-5、图 9-37-6、表 9-37-1）。

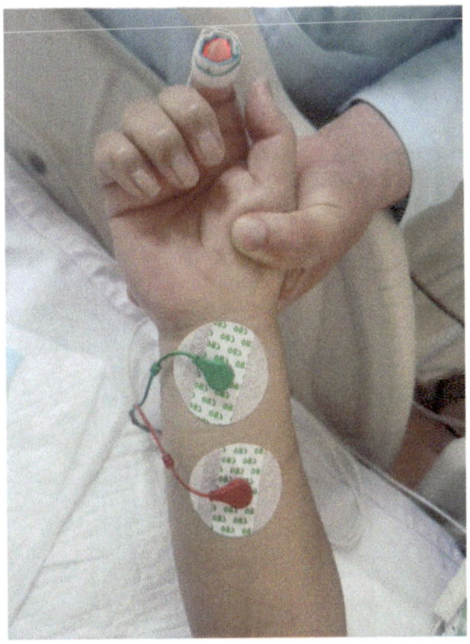

图 9-37-5　正中神经电刺激①

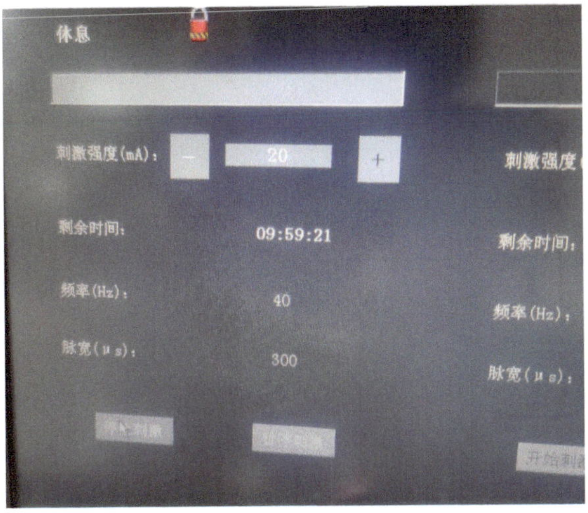

图 9-37-6　正中神经电刺激②

表 9-37-1　促醒时间表（第一阶段）

06：30～07：30	翻身、叩背、雾化吸入、床边音乐，自然光和彩色光刺激（10 min），嗅觉刺激、输液治疗、鼻饲饮食 200 mL
07：30～07：50	给予口腔护理、尿道口护理
08：00～09：00	四肢肢体循环治疗、鼻饲饮食 200 mL
09：00～09：30	吞咽训练（ST）
09：30～10：30	运动疗法、翻身、振动排痰仪治疗
10：30～11：30	正中神经电刺激治疗
11：30～12：30	口腔护理、鼻饲饮食 200 mL、音乐治疗
12：30～13：00	翻身、叩背、戴眼罩休息
13：30～14：00	雾化吸入，自然光和彩色光刺激（10 min），嗅觉刺激、电动牙刷（口腔感觉刺激 5 min）
14：00～15：00	翻身、振动排痰仪治疗、运动疗法（PT）
15：00～15：30	四肢肢体循环治疗，鼻饲饮食 200 mL

15：30～16：00	自然光和彩色光刺激（10 min），Rood 训练
16：00～16：30	翻身、叩背、鼻饲饮食 200 mL，音乐治疗
16：30～17：00	针灸治疗、按摩治疗
17：00～18：00	鼻饲饮食 200 mL，播放患者感兴趣的电视节目
18：00～21：00	雾化吸入，自然光和彩色光刺激（10 min），嗅觉刺激、电动牙刷（口腔感觉刺激 5 min）；患者家属与患者言语交流
21：00～21：30	鼻饲饮食 200 mL，翻身、叩背、口腔护理
22：00～22：30	戴眼罩休息

3）关节被动运动　四肢被动活动以维持关节活动范围，防止挛缩或关节畸形，维持肌肉及其他软组织弹性。

4）物理因子治疗　增强肌张力、兴奋运动和感觉神经，增强肢体运动功能。

5）针灸治疗　促进意识功能恢复，改善肢体功能。

6）家属健康宣教　医护人员向患者家属宣传现代医学对昏迷患者的治疗和护理方法，解除家属的心理压力，鼓励家属树立战胜疾病的信心。同时介绍关于卧床患者并发症的情况和护理方面的知识，使其密切配合医务人员做好患者的生活护理及临床观察。鼓励患者家属通过听觉、视觉、触觉等方式促进患者意识的恢复。

7）专人护理与家属护理相结合　设立由主管医师专管、责任护士负责的制度。及时制订各项护理计划，并使护理措施全面落实，家属主要参与生活上的护理。

3. 康复治疗计划调整情况

（1）第二阶段　经过 2 周治疗，患者清醒，双侧肢体出现自主活动，但独立坐位、床上翻身、坐起等活动无法自主完成，认知功能减退。患者家属康复诉求强烈，父母及爱人多人看护患者，家庭支持较好。但患者本人主动康复诉求减退，情绪状态不稳定，康复训练配合度较差。康复评估：患者神志清楚，气管切开状态，鼻饲饮食，MMSE 评分 12 分，中度认知功能障碍；右侧肢体肌力 3 级，左侧肢体肌力 2 级；四肢肌张力低；坐位平衡 0 级、立位平衡 0 级；

Holden 步行能力分级 0 级；改良的 Barthel 指数评分 20 分，存在极严重功能障碍（视频 9-37-1～视频 9-37-3）。

视频 9-37-1
第二阶段查体①

视频 9-37-2
第二阶段查体②

视频 9-37-3
第二阶段吞咽评估

1）心肺功能训练　改善心肺功能，尽早拔除气管插管，逐渐适应康复训练。

2）转移功能训练　包括床上转移、床与轮椅间转移、轮椅与坐便器间转移（图 9-37-7）。

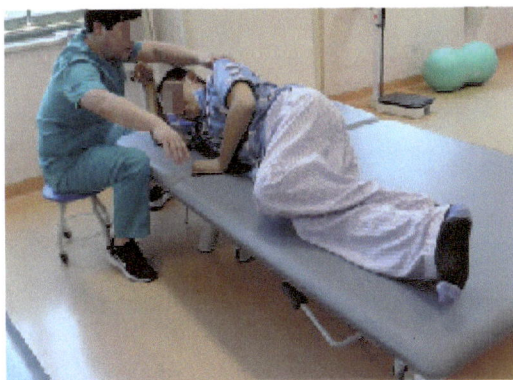

图 9-37-7　日常生活训练

3）核心肌群训练　悬吊下双下肢滞空训练，腹肌的向心收缩，腰背肌拉伸，骨盆的选择性运动（视频 9-37-4）。

4）言语及吞咽功能训练　包括吞咽障碍的行为治疗、运动性构音障碍康复训练等（图 9-37-8、视频 9-37-5、视频 9-37-6）。

视频 9-37-4
第二阶段悬吊训练

视频 9-37-5
第二阶段言语训练

视频 9-37-6
第二阶段吞咽训练

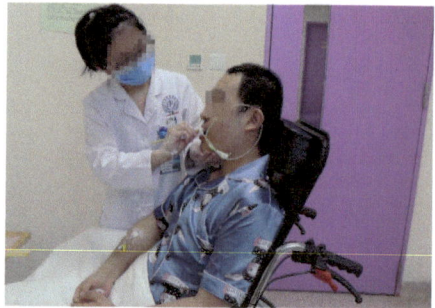
图 9-37-8　吞咽训练

5）认知功能训练　注意力训练：选择训练 – 找数训练（1～9），15 min；记忆力训练：空间记忆力、图片配对（等级三），15 min；时间定向训练（书写日期）：10 min。

6）日常生活活动能力训练　见图 9-37-9。

（2）第三阶段　患者肢体功能进一步好转，活动参与性提高，家属认识到患者情绪及认知方面问题后配合治疗师，增加患者独立性及活动参与性；患者情绪有所好转，训练配合度提高。康复评估：神志清楚，气管套管已拔除，经口饮食，

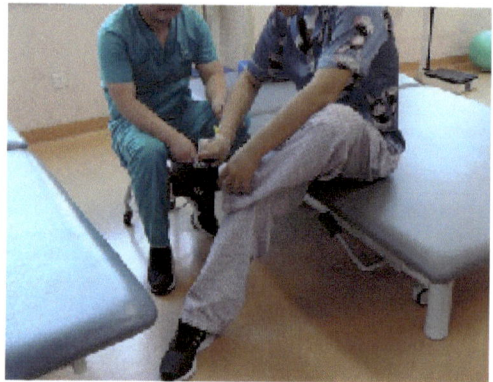
图 9-37-9　日常生活训练

无呛咳；MMSE 22 分，轻度认知功能障碍；右侧肢体肌力为 4 级，左侧肢体肌力为 3 级；四肢肌张力正常；坐位平衡 3 级、立位平衡 2 级；Holden 步行能力分级为 3 级；改良的 Barthel 指数评分为 60 分，中度功能障碍（视频 9-37-7）。

视频 9-37-7
第三阶段吞咽评估

康复治疗计划调整。

1）认知功能训练　制订认知功能训练计划，强调家属参与。

2）作业治疗　日常生活活动能力障碍，强调重建生活为本的作业治疗。

3）社会功能训练　针对社会参与能力障碍，鼓励患者通过面谈、打电话、网络视频等手段，与家人朋友、同事交流，通过看报纸、电视等媒体手段了解社会新闻动态。

4. 患者转归

患者经过 6 周的康复治疗，康复目标基本完成，出院后转入社区康复医院继续行康复功能训练，进一步改善肢体功能、认知功能，适时进行复职前评估（视频 9-37-8、视频 9-37-9）。康复评估：神志清楚，气管套管已拔除，经口饮食，无呛咳；MMSE 28 分，轻度认知功能障碍；右侧肢体肌力为 5 级，左侧肢体肌力为 4 级；四肢肌张力正常；坐位平衡 3 级、立位平衡 2 级；Holden 步行能力分级为 5 级；改良的 Barthel 指数评分为 90 分，轻度功能障碍。失语症筛查、口颜面失用及言语失用检查未见明显异常。构音功能检查：患者自发语流利，语速可，音量低，言语清晰度可，噘嘴、呡唇、龇牙可，唇力度可，左侧面部肌力减弱，伸舌居中，左右及上抬充分，舌运动灵活性及协调性稍差，最长呼吸时间 12 s，MPTs 15 s。吞咽功能检查：患者经鼻饲管进食、饮水，软腭上抬可，喉上抬欠充分，咽反射减弱，洼田饮水试验示吞咽功能 1 级，无明显吞咽障碍。标准吞咽功能评价量表（SSA）：意识水平 1 分，头与躯干控制 1 分，呼吸模式 1 分，唇的闭合 1 分，软腭的运动 1 分，喉功能 1 分，咽反射 1 分，自主咳嗽 1 分。Rosenbek 渗漏-误吸量表：1 级。

视频 9-37-8
使用健身器

视频 9-37-9
骑自行车

五、案例分析

该患者脑出血诊断明确，临床症状以意识障碍、肢体运动功能障碍、吞咽障碍、认知障碍为主。分析病灶位于脑干、放射冠区，累及部分锥体束，与大脑中动脉分支出血及动脉瘤夹闭有关；入院后经过神经康复医师评估，患者意识恢复可能性较大。排除康复禁忌证后，康复小组成员（神经康复医师、PT、ST、理疗师、音乐治疗师、康复护士）进行评定，制订康复目标及治疗方案。

初期康复治疗方案以促醒为首要目标。康复护理方面，强调良肢位摆放、支具的使用及建立以人体生物模式为基础的促醒时间表。PT、ST、理疗师、音乐治疗师根据促醒时间表合理规划，开展综合康复治疗。康复治疗 13 d 后患者神志转清，无新发并发症，肺部感染得到较好控制，经过呼吸训练后成功拔除气管插管。

第二阶段康复治疗在系统的量化评估基础上，围绕患者认知障碍、吞咽障碍、运动功能障碍展开，增加作业治疗，指导日常生活活动。康复治疗 16 d 后，患者成功拔除鼻胃管，恢复自主经口独立进食，四肢运动功能、言语功能明显改善，仍存在中度认知障碍，以注意力及时间定向障碍为著。

第三阶段康复治疗方案重点为改善认知功能、重建日常生活活动能力，以作业治疗为主导，强调家属参与。15 d 后，患者认知功能进一步改善，可在室内独立步行，日常生活基本自理，达到出院标准。出院前为患者制订了详细的出院康复指导，包括运动功能锻炼、家庭环境改造、家属参与下的认知训练、工具性日常生活能力指导及社会交往指导。建议患者转入社区行进一步康复治疗，适时进行复职前评估。患者及家属对康复治疗过程及效果满意。

六、知识延伸

脑动脉破裂导致出血性卒中，出血性卒中包括脑出血和蛛网膜下腔出血。此病例为动脉瘤术后脑实质内出血。动脉瘤破裂脑出血患者病情发展迅速，死亡率极高。

研究发现，多感官促醒护理模式是通过给予患者视觉、触觉、听觉、运动等多种感官刺激，帮助昏迷患者觉醒的有效干预措施，而且有效护理干预对于患者病情改善具有重要意义。陈丽丽等研究指出，脑功能的代偿性强，可塑性大，采取有效的综合康复训练，可防止脑卒中昏迷患者关节强直、挛缩及肢体废用综合征的发生。利用独特声音、灯光等刺激患者的听觉、视觉，易唤起同感，引起共鸣，激活本体的反射机制，引起大脑皮质的兴奋灶增加。给予肢体功能锻炼，可帮助患者恢复肢体运动能力，改善关节活动度。王瑞莉等研究结果表明，反复进行促醒治疗，有助于刺激大脑未损伤的细胞功能重组或形成新的神经通路，促进脑部神经细胞功能的恢复，改善脑细胞供血、供氧。通过自身调节加快意识的恢复，改善临床症状，降低致残率和病死率。Peri CV 等对正中神经电刺激治疗昏迷的效果进行了研究，他们的研究结果表明，正中神经电刺激可用于昏迷的促醒，治疗安全有效。促醒方案中还加入了音乐治疗。另有研究表明，音乐对大脑皮质有较广泛的激活效应，如对双侧额叶、颞叶、顶叶、小脑，以及运动、语言、记忆、情感等系统均有作用。研究者还指出，音乐对于情感相关额叶、扣带回、杏仁核、海马、中脑等结构也均有明显治疗反应。我们的患者不负众望，康复治疗 13 天后神志转清，无新发并发症，肺部感染得到较好控制，成功拔除气管插管。后期康复治疗在系统的量化评估基础上，围绕患者认知障碍、吞咽障碍、运动功能障碍展开，增加作业治疗，指导日常生活活动。给予患者标准吞咽评估及预见性护理，研究发现标准吞咽功能评估（SSA）和预见性护理是降低吞咽困难患者发病率和死亡率的重要手段。肢体功能方面，利用平衡训练仪改善其平衡功能，利用悬吊系统改善其核心肌群肌力及耐力；日常生活活动能力及社会功能方面，利用日常生活活动训练室训练，并通过模拟工作环境、购物及公园环境提高患者的社会参与能力及适应能力。

整个康复过程，通过召开康复小组会议、建立康复治疗小组沟通群等形式，商讨修改患者的康复治疗方案、调整治疗时间，以神经康复医师为主导，各治疗人员各司其职，积极发现问题、解决问题，使患者日常生活活动、肢体功能、认知功能、言语功能、吞咽功能、社会参与功能均得到改善，转入社区康复后可回归家庭、回归社会。

七、参考文献

[1] 罗萍，吴红玲 . 基于医疗技术的医养一体化护理用于高血压性脑出血的效果分析［J］. 检验医学与临床，2017，14（2）：278-280.

[2] GALLEK M J，ALEXANDER S A，CRAGO E，et al. Endothelin-1 gene polymorphisms influence cerebrospinal fluid endothelin-1 levels following aneurysmal subarachnoid hemorrhage［J］. Biol Res Nurs，2015，17（2）：185-190.

[3] 王珊珊，吴翠平，倪殿军，等 . 健康促进模式教育对高血压脑出血患者术后生活方式及行为习惯的影响［J］. 中国医药科学，2016，6（19）：109-111，151.

[4] 陈丽丽，喻锦成，林任，等.早期康复训练模式在脑卒中偏瘫患者中的实施及对患者生活能力的影响 [J].中国医学前沿杂志（电子版），2014，6（7）：151-153.

[5] 王瑞莉，安学林.心理干预联合早期康复对脑卒中后抑郁及神经功能缺损的影响 [J].卒中与神经疾病，2012，19（5）：303-305.

[6] 周末，袁冰，陈安亮，等.早期康复训练对急性脑卒中患者的治疗价值 [J].实用临床医药杂志，2014，18（11）：31-33.

[7] LEI J, WANG L, GAO G, et al. Right median nerve electrical stimulation for acute traumatic coma patients[J]. J Neurotrauma, 2015, 32（20）：1584-1589.

[8] ALTENMÜLLER E, SCHLAUG G. Neurobiological aspects of neurologic music therapy [J]. Music Med, 2013, 5（4）：210-216.

[9] 李敏，李胜活，张朝霞，等.脑卒中吞咽障碍的康复结局影响因素研究 [J].当代医学，2013，19（6）：156-157.

病例 38　经颅磁刺激在脑出血失语症患者中的应用

经颅磁刺激（TMS）是一种非侵入性神经调控技术，基于电磁感应与电磁转换原理，用刺激线圈瞬变电流产生的磁场穿透颅骨，产生感应电流刺激神经元引发一系列生理、生化反应。TMS 作用于人脑引起神经活动的改变，可检测到运动诱发电位、脑电活动变化、脑血流、代谢和大脑功能状态改变。鉴于无创性、安全、起效快、疗效明确等优势，TMS 在康复中的应用愈加广泛，不仅包括脑卒中、脑外伤相关等方面的康复，还包括帕金森病相关康复。在运动障碍、认知障碍、失语症等康复治疗方面发挥了重要作用。

《全国第三次死因回顾抽样调查报告》显示，在脑血管疾病患者中，16.6%患有失语症，国外报道为21%～38%。有失语症的患者通常比没有失语症的患者死亡率更高，参与的活动更少，生活质量更低。失语症是一种获得性言语综合障碍，大脑局部神经受损致使患者后天习得的语言能力受损或丧失。目前，卒中后失语症尚无公认有效的药物治疗。主要治疗手段仍是言语训练，但起效缓慢，效率偏低，难以达到满意的治疗效果。经颅磁刺激是近年治疗失语症的新型手段，在言语训练的基础上增加 TMS 治疗，使失语症康复达到较为理想的效果。

一、病史

姓名：张 ×× ；性别：女；年龄：27 岁；职业：银行职工。

（1）主诉　脑出血后言语不利 3 个月。

（2）病残史　患者 3 个月前（2018 年 1 月 12 日）于 15：30 工作中，因情绪激动出现视物不清，头痛伴呕吐，呕吐物为胃内容物，就医途中出现意识不清，不能唤醒。至 A 医院行头颅 CT 提示：左侧颞叶、丘脑出血并破入脑室，量约 50 mL。当即行内镜下颅内血肿清除术，术中出血 20 mL。术后意识转清，饮食、大小便正常，右侧肢体活动不利，思维混乱，语言理解与表达障碍，至 B 医院行康复训练后肢体功能恢复。目前仍有执行指令困难的情况，记忆力、计算力差，听理解差，言语表达困难，为求进一步言语康复就诊于我科。

（3）既往史　平素体健。未婚未育。

（4）家族史　否认家族遗传病史。

二、检查评估

1. 入院查体

（1）高级脑功能　神志清醒，言语流利，MMSE 25 分，定向力、计算力粗测正常，记忆力减低，存在轻度右侧忽略，情感反应正常，无妄想、幻觉及虚构。

（2）失语症筛查　口语理解正答率：一步指令 100%，两步指令 75%，三步指令为 0。

（3）书面语理解正答率　单词 100%，句子为 0。

（4）口语表达正答率　命名 100%，复述 25%，描述 100%。

（5）书面语表达正答率　书写 50%，描写 50%。

（6）手语理解与表达正答率　均为100%。

（7）口颜面失用与言语失用检查　未见异常。

（8）构音功能检查　患者自发流利性言语，言语清晰度好，音质、音调、音量正常，MPT 20 s，最长呼气时间15 s。龇牙、噘嘴、咂唇、示齿范围正常，双侧面部及翼内外肌肌力5级，唇力度正常。伸舌居中，左右及上抬范围充分，舌运动灵活性与协调性可。下颌活动正常。

2. 辅助检查

颅脑CT（2018年1月12日，A医院）：左侧丘脑及颞顶叶出血并破入脑室（图9-38-1～图9-38-3）。

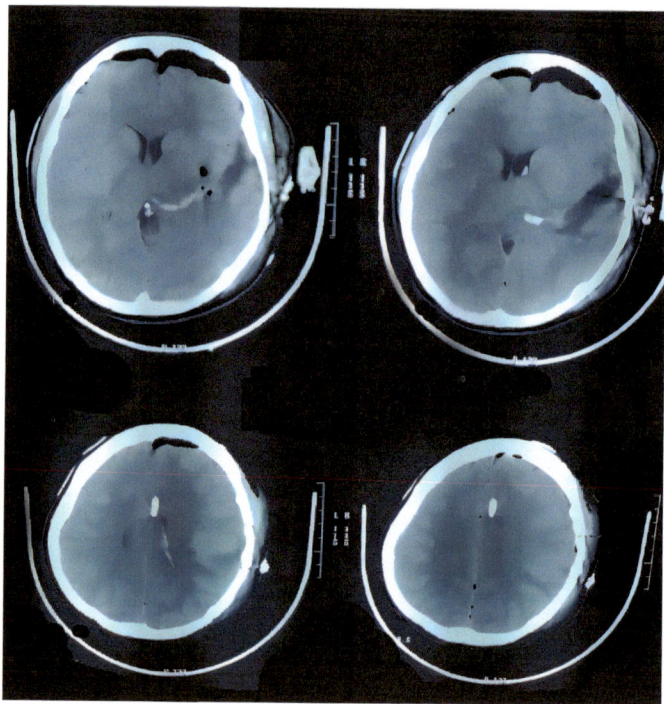

图9-38-1　颅脑CT①

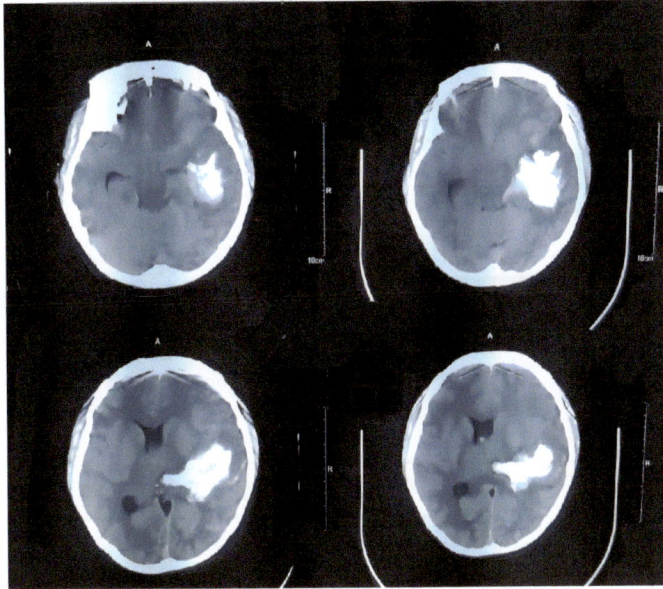

图 9-38-2　颅脑 CT ②

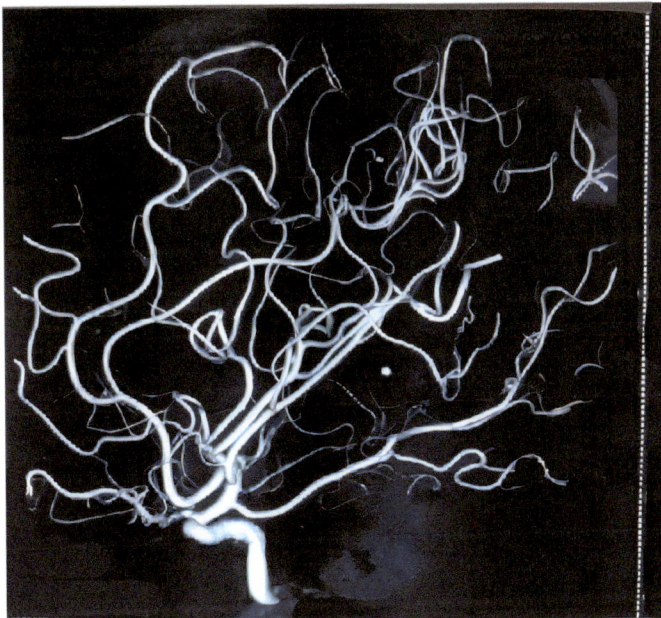

图 9-38-3　颅脑 CT ③

3. 康复评估

（1）问诊　见表 9-38-1。

表 9-38-1　问诊

问题	回答
现阶段您的主要问题是什么	与他人交流时，有时不能完全理解他们的话语，特别是别人说话内容包含数字相关的东西，且有时找不到合适的话来表达自己的想法
什么情况下会缓解症状	别人说话语速降低后理解的内容可增多
阅读报纸等书面资料有困难吗	无
书写有困难吗	大部分字会写，但有的复杂字和英语单词忘了
操作电脑有问题吗	键盘使用不熟练，打字速度明显下降
做过手术吗	内镜下颅内血肿清除术
觉得记忆力等认知能力有下降吗	记忆力还可以，但数字推理这样的题做不了
目前日常生活可自理吗	基本生活可自理，但购物、出行、理财等活动需爸爸妈妈辅助

（2）客观评估　汉语标准失语症检查。

1）听理解　名词理解 80%，动词理解 60%，句子理解 30%，口头命令 40%。

2）说（复述、命名、说明）　复述，名词 100%，动词 100%，句子 30%；命名 80%；动作说明 50%；画面说明 20%；漫画说明 20%；列举 25%。

3）读（出声读、阅读）　出声读，名词音读 70%，动词音读 40%，句子音读 40%；阅读，名词文字的理解 70%，动词文字的理解 40%，句子文字的理解 40%，文字命令 20%。

4）写（抄写、描写、听写）　抄写，名词 100%，动词 100%，句子 40%；描写，命名书写 40%，动作描写 30%，画面描写 20%，漫画描写 0；听写，名词 40%，动词 20%，句子 20%。

5）计算　可完成 70%。

6）合并问题　右侧忽略。

（3）BDAE 严重程度分级　2 级，在听者的帮助下，可以进行熟悉话题的交谈，但对陌生话题常常不能表达出自己的思想，使患者与检查者都感到言语交流有困难。

三、临床与功能诊断

（1）临床诊断　脑出血。

（2）功能诊断　①失语症；②认知功能障碍；③日常生活活动能力：中度功能缺陷；④社会参与能力下降。

四、康复治疗方案及转归

1.康复目标

（1）短期目标　提高句子听理解、复述、画面说明，以及朗读、阅读理解水平。

（2）长期目标　日常交流无障碍，阅读书写无障碍，回归社会。

2.康复治疗计划

（1）听

1）听理解训练　听长句、短文做是或非反应或回答问题；将听到的长句和图匹配；执行口头命令。

2）阅读理解训练　图文匹配训练、句子理解训练、短文训练、执行文字指令训练。

（2）说

1）复述训练　重点行句子复述训练。对材料的内容和背景熟悉程度、陌生词汇的多寡、发音清晰度、语速的快慢、逻辑的清晰程度，遵循先易后难的原则。

2）命名训练　物体或身体部位命名、通过功能介绍命名、分类命名训练。

3）说明训练　动作说明、画面说明、漫画说明训练。

（3）读

1）阅读理解训练　词的辨识和理解，视觉匹配作业、词理解作业；句子的辨识和理解，词与短语匹配训练、执行文字指令训练、找错训练、问句理解训练；语段和篇章的理解。

2）朗读训练　灵活应用教读、陪读、延迟读、自行读等。

3）跟读训练　遵循由短到长、由简单到复杂、由慢到快的原则。

（4）写

1）临摹与抄写阶段　看图抄写、分类抄写、选择抄写。

2）提示书写阶段　按提示要求组织文字。

3）自发书写阶段　便条书写、信件书写、作文、抄写、描写、听写训练。

（5）计算　口算、笔算、加减乘除运算、四则运算、应用解题、计算购物清单。

（6）康复新技术　每天 2 次经颅磁刺激。上午刺激 BROCA 区（H）：目外眦（D）与耳屏（E）连线中点（F）的垂线，与外侧裂交点处（G）向上 1 cm（H）；下午刺激 WERNICKE 区（J）：乳突（I）向上与外侧裂交点处（J）。

刺激参数设置为刺激强度 10 Hz，治疗持续 20 d。每次治疗包括 1000 个 TMS 脉冲，分为 10 次进行，每次持续 10 s，间隔 60 s，刺激强度为 90% 的相对运动阈值。治疗使用带有 8 字线圈的英国 Magstim 公司 R^2 型号 TMS 设备。刺激强度为相对静息状态运动阈值，运动阈值为静息状态下能够诱发右手第一骨间背侧肌处 > 50 μV 峰值的最小 TMS 脉冲强度（图 9-38-4）。

3. 中期评估

1）听理解　名词理解 90%，动词理解 80%，句子理解 50%，口头命令 70%。

2）说（复述、命名、说明）　复述：名词 100%，动词 100%，句子 50%；命名 100%；动作说明 80%；画面说明 50%；漫画说明 40%；列举 45%。

3）读（出声读、阅读）　出声读：名词音读 100%，动词音读 100%，句子音读 60%；阅读：名词文字的理解 100%，

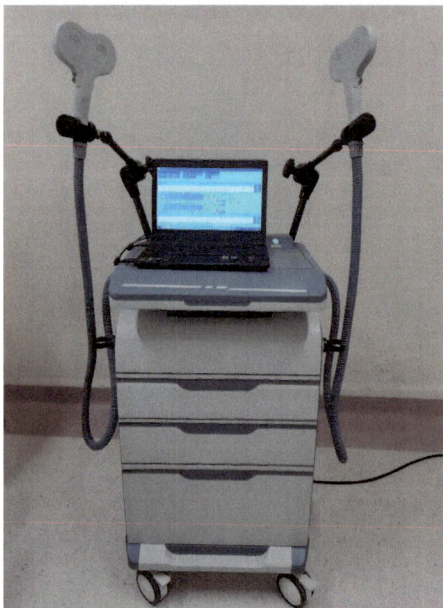

图 9-38-4　TMS 设备

动词文字的理解 100%，句子文字的理解 60%，文字命令 50%。

4）写（抄写、描写、听写）　抄写：名词 100%，动词 100%，句子 60%；描写：命名书写 60%，动作描写 50%，画面描写 30%，漫画描写 40%；听写：名词 80%，动词 60%，句子 60%。

5）计算　可完成 75%。

6）合并问题　右侧忽略。

BDAE 严重程度分级：3 级，在仅需少量帮助或无帮助下，患者可以讨论几乎所有的日常问题，但由于言语和（或）理解能力的减弱，使某些谈话出现困难。

4. 康复治疗计划调整情况

（1）理解训练　重点进行句子水平听理解训练、阅读理解训练。

（2）表达训练　重点进行句子水平复述训练、跟读训练、书写训练。

（3）家庭指导　加强日常交流训练。

5. 末期评估

1）听理解　名词理解 100%，动词理解 100%，句子理解 100%，口头命令 90%（图 9-38-5）。

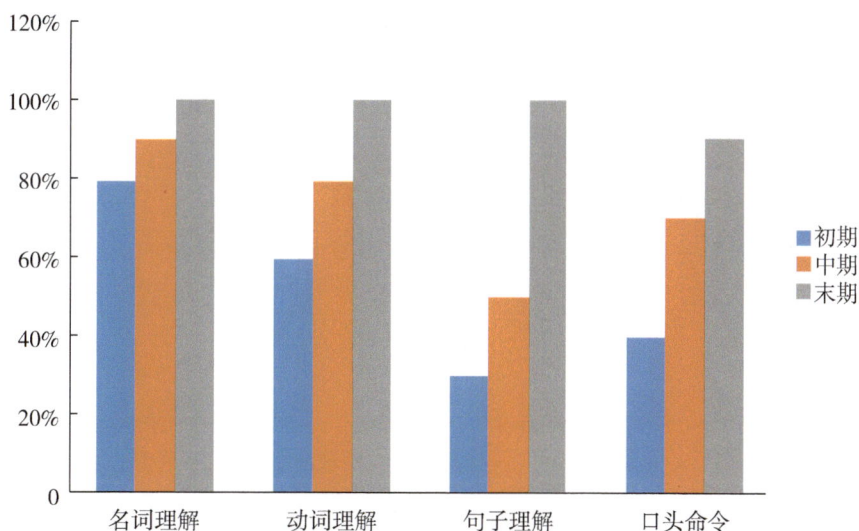

图 9-38-5　听理解康复效果前后对比

2）说（复述、命名、说明）　复述：名词 100%，动词 100%，句子 80%
（图 9-38-6）；命名 100%；动作说明 100%；画面说明 80%；漫画说明 80%；
列举 60%（图 9-38-7）。

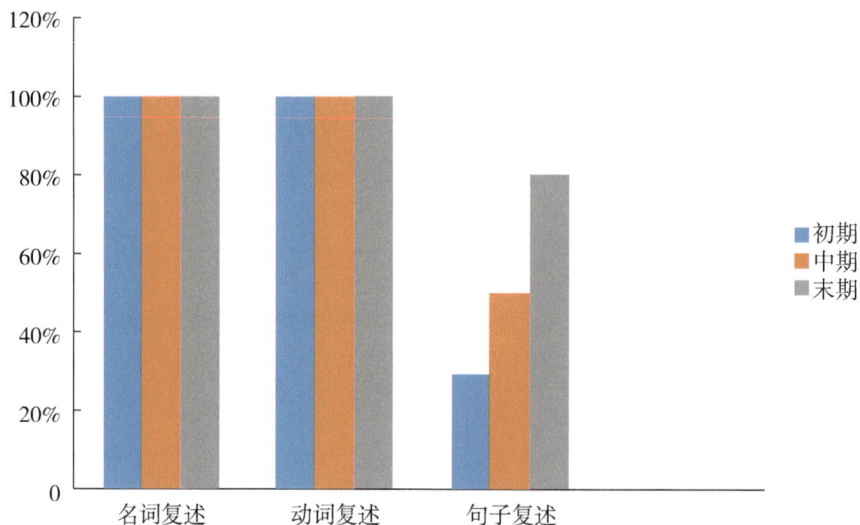

图 9-38-6　复述康复前后对比

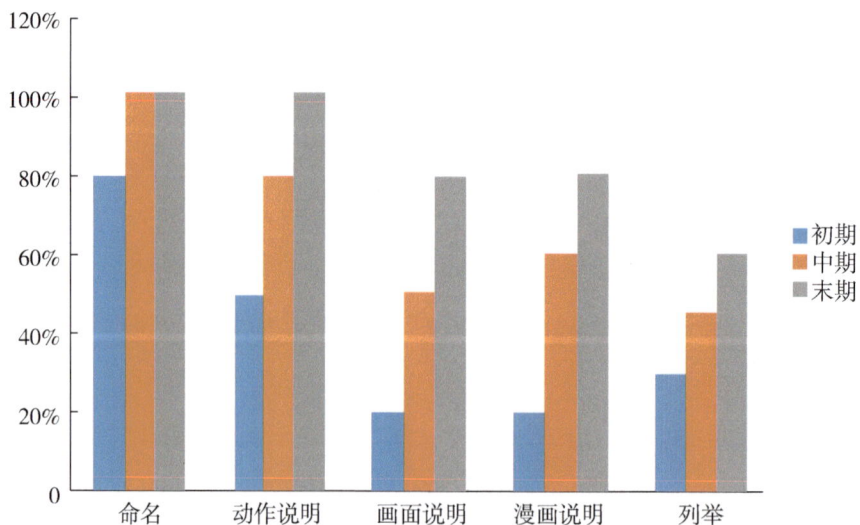

图 9-38-7　康复效果前后对比

3）读（出声读、阅读） 出声读：名词音读 100%，动词音读 100%，句子音读 80%（图 9-38-8）；阅读：名词文字的理解 100%，动词文字的理解 100%，句子文字的理解 100%，文字命令 100%（图 9-38-9）。

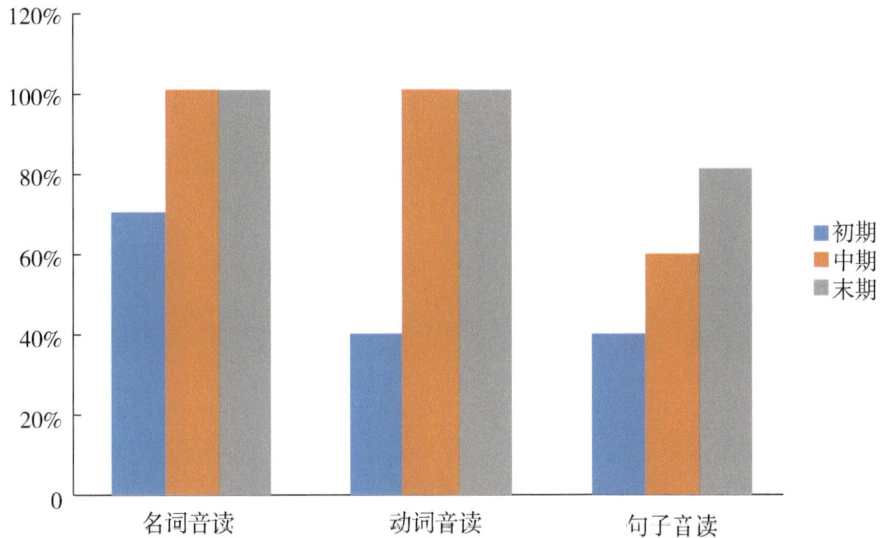

图 9-38-8 出声读康复效果前后对比

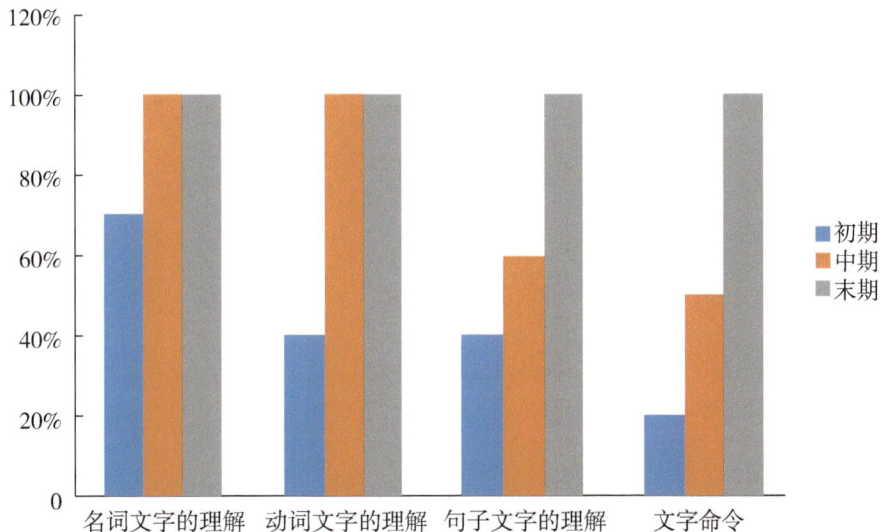

图 9-38-9 阅读康复效果前后对比

4）写（抄写、描写、听写）　抄写：名词 100%，动词 100%，句子 80%（图 9-38-10）；描写：命名书写 80%，动作描写 70%，画面描写 50%，漫画描写 60%（图 9-38-11）；听写：名词 100%，动词 80%，句子 80%（图 9-38-12）。

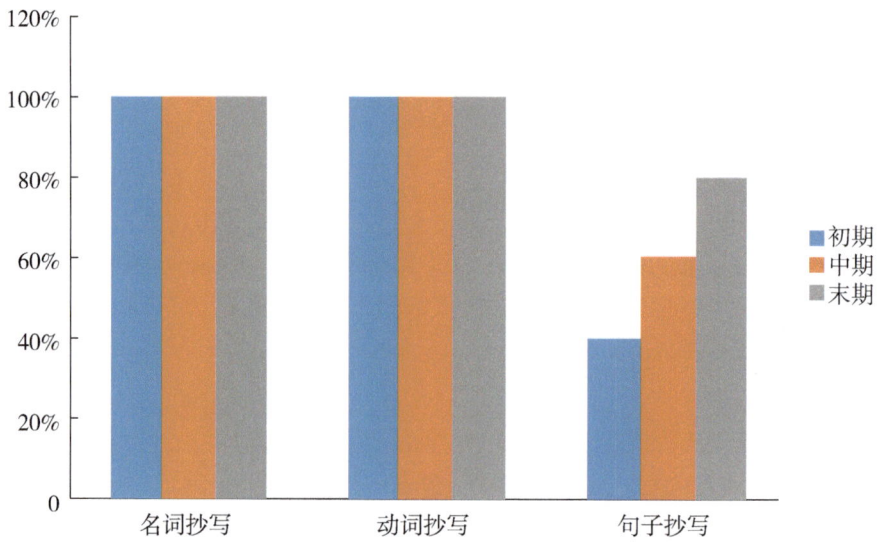

图 9-38-10　抄写康复效果前后对比

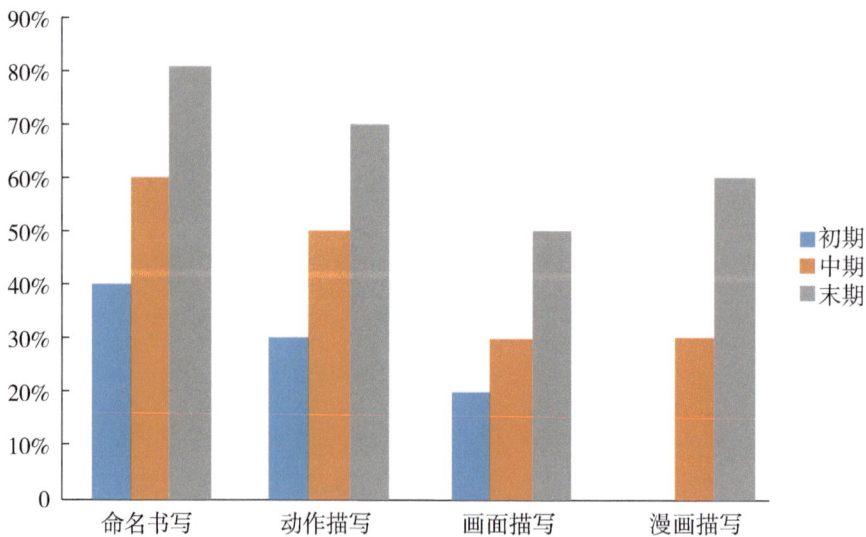

图 9-38-11　描写康复效果前后对比

5）计算　可完成 80%（图 9-38-12）。

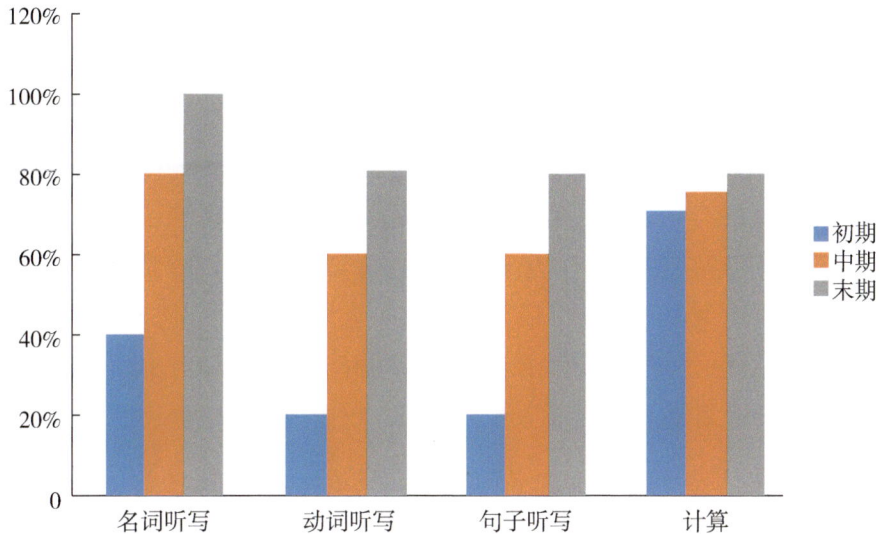

图 9-38-12　听写与计算康复效果前后对比

6）合并问题　右侧忽略。

BDAE 严重程度分级：4 级，言语流利，可观察到理解障碍，但思想和言语表达尚无明显限制。

6. 出院指导

（1）患者康复目标基本完成。出院后转入社区康复医院继续行康复功能训练，进一步改善语言功能，适时进行复职前评估。

（2）指导患者纠正右侧视野缺损，避免患者日常生活活动中受到伤害，辅助患者日常生活活动自理。

（3）鼓励患者主动参与日常交流；家属做到多引导、少辅助，提高患者语言理解与表达能力。

（4）可进行简单工作，早日回归社会。

五、案例分析

该患者脑出血诊断明确，临床症状以失语症、认知功能障碍为主，分析病灶以位于左侧颞顶叶、丘脑为主，患者既往无高血压病史，结合患者血管检查结果，考虑与动脉瘤破裂有关；患者存在失语症及认知功能障碍等问题；早期康复训练时不仅要从听、说、读、写及计算功能方面进行训练，也要关注言语训练如何与认知训练相结合。患者听理解及口语表达均存在障碍，因此经颅磁刺激采用 Broca 区及 Wernicke 区交替刺激，上下午各一次的刺激方式进行治疗。患者较年轻且为银行职员，有回归工作的需求，因此康复训练过程中需增加电脑打字、阅读群消息、发工作通知等内容，便于患者出院后回归工作。另外，患者存在轻度右侧忽略，与患者及家属交谈后了解患者想工作时自己开车。治疗过程中，一方面尽可能恢复患者语言功能，另一方面也需要改善患者右侧忽略的问题，最终达到提高日常生活活动能力及工作能力的目的。该患者期望自己能独立工作及生活，但考虑其言语表达及听理解均存在障碍，书面语组织能力仍有下降，尽管患者对动名词理解及漫画说明、动作说明等已经有了明显改善，但句子水平理解及表达功能仍欠佳，建议患者出院后转入社区康复医院继续行康复功能训练，进一步改善语言功能，适时进行复职前评估。另外，鼓励患者主动参与日常交流，家属做到多引导、少辅助，从而帮助其提高语言理解与表达能力。康复训练过程中结合功能情况及患者主观愿望共同制订康复治疗目标，取得共识，使患者及家属在治疗过程中能够充分配合，发挥最大主动性。

六、知识延伸

1. 失语症康复目标

失语症的康复目标，从疾病的严重程度上分为以下三种：①轻度失语康复，主要目的是改善患者的语言和心理障碍，适应职业的需要，大部分的患者基本上能恢复正常的工作、生活；②中度失语康复，目的是发挥残存的能力及改善功能，适应日常交流活动，达到日常生活自理的交流水平；③重度失语康复，目标是尽可能发挥残存的能力以减轻家庭负担，一般都达不到日常生活自由交流的水平。在给患者制订康复目标时，需结合患者年龄、教育程度、职业、家庭情况等因素进行综合判断，制订出适合每个患者的康复目标。

2. TMS 治疗失语症的机制

生理状态下双侧大脑半球存在交互抑制机制，其目的是保持双侧脑功能的平衡。大脑左侧半球损伤后，这种平衡被打破，左侧大脑半球的抑制减弱，导致右侧大脑半球兴奋性相对增加，这不利于语言恢复。TMS 是一种无创、在颅外对中枢神经进行干预的电生理调控技术，一般根据皮质刺激的频率进行划分。研究表明，高频 rTMS 作用于患侧脑区（左侧大脑半球）及低频 rTMS 作用于健侧脑区（右侧大脑半球）对脑卒中后语言功能的恢复是积极有利的。因为高频率 rTMS 有易化局部神经细胞的作用，使大脑皮质的兴奋性增加；低频率 rTMS 有抑制局部皮质神经细胞的作用，使皮质的兴奋性下降，从而使大脑皮质发生可塑性改变，在神经系统具有可塑性的前提下，大脑言语代偿区神经网络能够重建，进而恢复患者的言语功能。

3. 失语症康复原则

（1）进行全面康复评定　在进行康复治疗前，首先应进行全面评定，明确患者的障碍种类及程度。语言治疗师提高对失语症患者脑功能的损伤和认知水平的了解，区分失语症类型，能够更加有针对性地提高康复效果。结合患者认知评估情况，患者存在思维障碍及右侧忽略等障碍，因此对患者进行全面评定，能够给患者提供更全面的康复治疗。

（2）清楚失语症患者病情的复杂性、康复的困难性　总体而言，失语症患者一般是多种障碍共存、有许多预后影响因素的，特殊职业及高学历患者对康复预期较高，甚至有些患者不能接受丧失功能和能力，合并情绪问题。所以，在选择康复方案和实施时，应结合患者职业、其他功能障碍特点等问题进行个性化康复训练，并及时对患者进行心理疏导，使患者对康复训练充满信心。

（3）综合各种因素确定康复目标　应综合考虑患者年龄、身体状况、患者及家属期望、康复评定结果及可利用的医疗和社会资源确定康复目标。充分调动患者的主观能动性也是评价康复潜能的一个指标。康复的主观能动性低的患者比主观能动性高的患者康复潜能小。

（4）强调任务导向性锻炼、简化康复程序　由有经验的多学科康复团队实施康复以确保最佳的康复效果。应采取任务导向性锻炼，简化康复程序，重点进行基本日常交流训练，尽快恢复生活自理能力。

（5）坚持康复治疗连续性　康复治疗是一个从急性期至后遗症期的连续过程，既要注意急性期预防性康复、恢复期促进恢复的康复，又要注意后遗症期的维持和适应性康复。在患者恢复工作后，要及时观察患者工作中遇到的问题，针对影响工作效率的障碍点及时给予康复指导，确保康复训练能够延续到工作中。

（6）充分利用辅助交流器具　使用辅助器具（如交流板、语音输入器、文字转换器等）有利于失语症患者尽早与外界交流沟通等。

（7）TMS治疗失语症原则　目前的研究表明，rTMS可改善失语症患者的语言功能，促进大脑语言功能网络重组，且rTMS不良反应较少，但部分损伤较严重的患者对某些方案rTMS治疗效果不佳。有关失语症患者类型及选择哪个刺激部位、TMS治疗脑卒中后失语症的最佳介入时间、如何将研究结果更好地指导临床实践以取得更好的治疗效果等尚无定论。不过，相信rTMS有望成为失语症患者康复的新福音。

病例39　经颅磁刺激在缺血缺氧性脑病康复中的应用

缺血缺氧性脑病（HIE）是由于机体循环系统或呼吸系统的障碍，导致脑部供氧不足，不能达到脑组织代谢所需要的最低水平，从而造成脑组织的弥漫性损害，可分为新生儿缺血缺氧性脑病和非新生儿缺血缺氧性脑病。新生儿HIE大多因脐带绕颈、羊水异常等导致胎儿窘迫，或在分娩中、出生后由于窒息等原因导致。其中，妊娠高血压综合征、妊娠期贫血、胎盘异常、产程异常、羊水污染、妊娠期糖尿病、产前检查不规范、新生儿窒息、胎儿窘迫均是新生儿HIE发病的危险因素；而非新生儿HIE大多由其他原因所致，如一氧化碳中毒、突发呼吸心搏骤停、呼吸循环衰竭、窒息、脑血管意外、脑外伤、电击伤、中毒、过敏性休克、高血糖酮症酸中毒昏迷、羊水栓塞、热射病等。

HIE患者可遗留各种功能障碍，包括意识、认知、情绪、吞咽、言语、大小便、运动功能及平衡等，严重影响患者日常生活活动能力（ADL）和生活质量。大部分患者处于植物状态或留有认知功能障碍、痫性发作和运动障碍，只有1/3有良好的神经功能。

目前的康复方案包括药物治疗、低温疗法、高压氧疗法、运动康复、言语吞咽康复和认知康复等。药物治疗包括纳洛酮、神经节苷脂等营养神经药物；甲钴胺或腺苷钴胺等改善周围神经损伤的药物；苯妥英钠、喹硫平等抗癫痫药物；盐酸多奈哌齐、盐酸美金刚、石杉碱甲、尼莫地平等改善认知功能的药物；5-羟色胺再摄取抑制药；奥氮平等改善情绪和精神症状的药物。急性期患者可给予亚低温治疗和高压氧治疗。中医治疗包括针灸、按摩等。认知障碍治疗包括计算机辅助认知功能训练、经颅磁刺激等；语言障碍治疗包括标准失语症治疗和构音障碍治疗，同时根据患者情况对非流利性失语症患者辅以经颅磁刺激治疗、音乐治疗；吞咽障碍治疗包括间接训练，如冰刺激、电刺激等，或直接训练；运动和平衡障碍治疗包括物理疗法、作业疗法、平衡训练和悬吊训练；情绪和精神障碍治疗包括心理咨询和行为矫正治疗。

一、病史

姓名：王××；性别：男；年龄：45岁；利手：右利手。

（1）主诉　认知及四肢运动功能障碍8个月。

（2）病残史　患者8个月前（2021年1月14日）晚7点左右突发头晕、四肢无力，随后出现意识不清，第二日被同事发现时呼之不应，身边有呕吐物，无肢体抽搐，无大小便失禁，颜面部皮肤呈现樱桃红色，颜面部、四肢及躯干部可见散在压伤。由120送至A医院，入院后查一氧化碳血红蛋白，结果示弱阳性，诊断为"一氧化碳中毒、吸入性肺炎"，给予气管插管、抗感染、镇静、醒脑、补液、抗凝等对症治疗（具体不详）后，患者渐清醒，病情渐平稳。给予高压氧、肢体功能训练、认知功能训练，患者认知、肢体功能渐好转。2021年2月12日患者无明显诱因再次出现认知、肢体功能减退，伴大小便失禁，给予激素冲击治疗及综合康复治疗后有所好转。之后进一步于B医院行高压氧、PT、OT康复治疗及营养神经等对症治疗。目前患者记忆力、计算力仍差，四肢运动功能差。为进一步治疗，门诊以"中毒性脑病"收入院。患者自患病以来，精神、饮食、睡眠一般，大便、小便可，体重增加5 kg。

（3）既往史　平素健康状况良好。

（4）家族史与个人史　否认家族遗传病史。生于原籍，无疫区旅居史；无长期大量吸烟、饮酒史。

（5）其他　否认重大心理创伤史。病前为工厂工人。居住于平房，无电梯。

（6）患者及家属康复意愿　日常生活基本自理。

二、检查评估

1. 专科查体

发育正常，营养中等，全身皮肤黏膜无黄染，浅表淋巴结未触及肿大，双肺呼吸音粗，未闻及干湿啰音，心音有力，心率76次/分，律齐，各瓣膜听诊区未闻及病理性杂音，腹平软，肝、脾未触及，脊柱四肢无畸形。神经科查体：神清，定向力、计算力、记忆力差，情感反应欠佳，情绪稳定，吐字尚清晰，言语欠流利。嗅觉、视力视野无法检查，眼底未查。霍纳征（−）。双侧瞳孔等大、等圆，直径约3 mm，对光反射存在，双眼运动自如，无眼震，双侧角膜反射灵敏，张口无偏斜，双侧咀嚼对称有力。双侧鼻唇沟对称，伸舌不偏。左肢肌力4级、右肢肌力4级，四肢腱反射活跃，双侧Hoffmann、Babinski征未引出，感觉检查不配合，指鼻试验、跟膝胫试验欠稳准，存在速度慢、辨距不良。

2. 影像学检查

双侧额叶皮质下、双侧放射冠及半卵圆中心见多发斑片状对称性稍长T1、稍长T2信号。脑室扩张。脑沟、裂、池增宽，中线结构居中。双侧额叶皮质下白质、双侧放射冠及半卵圆中心对称性异常信号，考虑缺血性白质病变（图9-39-1～图9-39-4）。

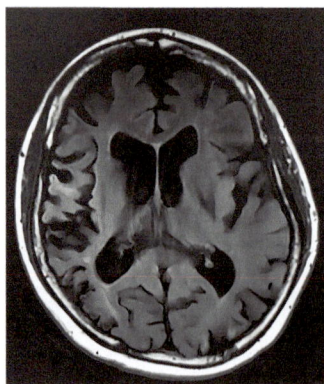

图 9-39-1　影像学检查①　　图 9-39-2　影像学检查②

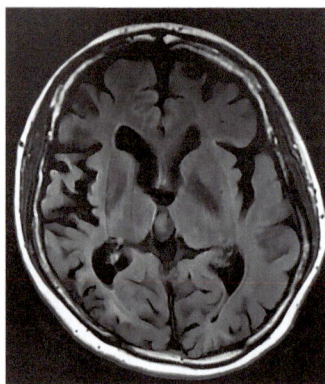

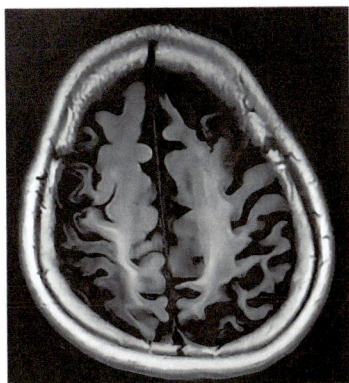

图 9-39-3 影像学检查③　　图 9-39-4 影像学检查④

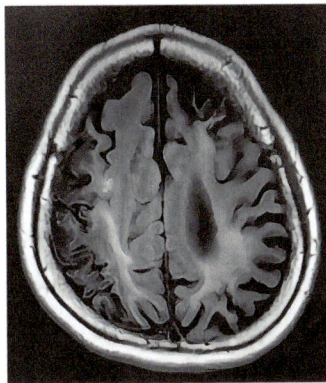

3.康复评估

中年男性，神志清楚，情绪稳定，听理解力正常，交流减少；认知功能评定：简易精神状态检查量表（MMSE）总分 15 分，定向、连续 100-7 部分、回忆、写字、画图等失分；蒙特利尔认知评估量表（MoCA）总分 12 分，交替连线测试、命名、注意、重复、抽象、延迟回忆、定向失分；短时空间记忆 5/2。口语表达欠流利；右利手。双侧运动功能评定：Brunnstrom 分期，右上肢、手、下肢分别为Ⅳ期、Ⅳ期、Ⅳ期；左上肢、手、下肢分别为Ⅳ期、Ⅳ期、Ⅳ期。Fugl-Meyer 运动功能评定：88 分，提示中度运动功能障碍；改良 Ashworth 分级：双侧肌张力增高，1^+～2 级；坐位平衡 2 级，立位平衡 2 级；Berg 平衡评价量表：41 分，平衡功能较好，可独立步行；Holden 步行能力：3 级，需 1 人在旁监护或用言语指导，但不接触身体；手功能：实用手；ADL 评定：修饰、如厕、床椅转移、平地行走需辅助，日常生活部分依赖设施帮助，改良 Barthel 指数 60 分。

三、临床与功能诊断

（1）临床诊断　①缺血缺氧性脑病。②一氧化碳中毒。③一氧化碳中毒迟发性脑病。

（2）功能诊断　①认知功能障碍。②肢体运动功能障碍。③日常生活活动能力中度功能缺陷。④社会参与能力下降。

四、康复治疗方案与转归

1. 康复目标

（1）短期目标　防止并发症、提高下肢步行能力至 Holden 4 级，能独立完成修饰、如厕、床椅转移，改善注意、记忆、计算、思维和执行。

（2）长期目标　在监护下可独立室外步行，日常生活自理。

2. 康复治疗计划

（1）认知训练

1）计算机辅助认知训练（六六脑）　①时间定向训练：辨认日历、复述日期、抄写日期；②注意力训练：注意维持及注意广度训练；③记忆训练：瞬时记忆及记忆广度训练；④计算训练：朗读数字及抄写数字；⑤思维训练：生活常识及功能训练；⑥家庭作业：监督下行舒尔特方格训练，带患者抄写数字，多交流生活起居常识（图 9-39-5～图 9-39-7）。

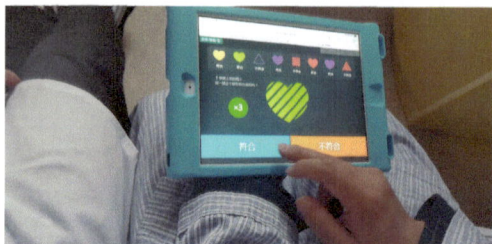

图 9-39-5　计算机辅助认知训练①

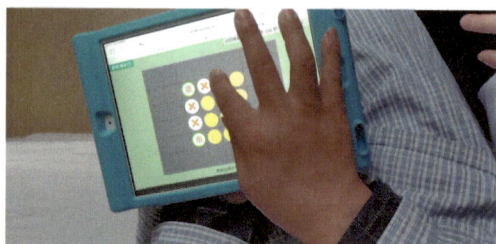

图 9-39-6　计算机辅助认知训练②

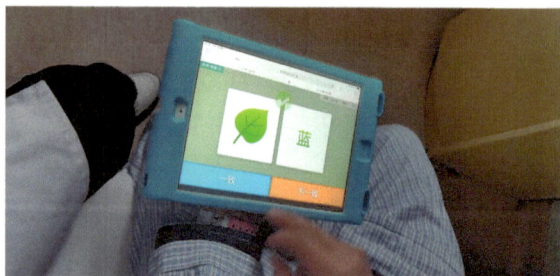

图 9-39-7　计算机辅助认知训练③

2）重复经颅磁刺激治疗　MgliterPro30 磁刺激仪、8 字形线圈、背外侧前额叶，10 Hz，90% 运动阈值，持续时间 2 s，间隔时间 8 s，总脉冲 1200 个，每次 10 min，每日 1 次、左右交替各做 1 次，14 d 为 1 个周期（图 9-39-8）。

（2）OT训练　①穿衣、进食、如厕、床–轮椅转移等基础日常生活活动能力训练；②双手协调性训练；③步行训练。

（3）物理因子治疗　中频电疗、超声波疗法、脑循环功能治疗。

（4）传统康复治疗　中医药及针灸治疗。

（5）高压氧治疗　每日1次（压力1.6 ATA，稳压吸氧1 h，加减压各15 min），14 d为1个周期。

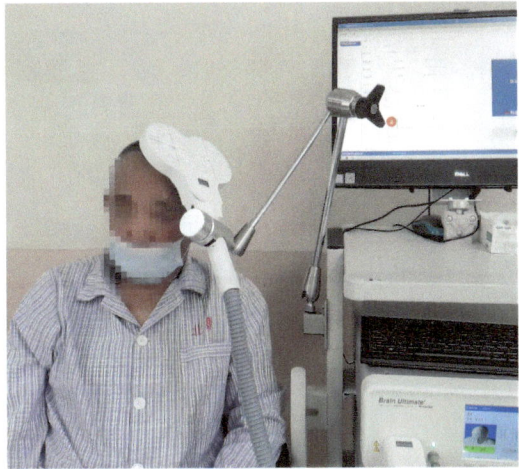

图9-39-8　重复经颅磁刺激治疗

（6）家属健康宣教　让患者及长期照顾者了解功能障碍康复重点，鼓励患者积极、主动参与治疗，督促患者完成延续性康复任务；转移、步行过程中注意预防跌倒，自我训练时注意避免劳累，鼓励患者多参与日常生活活动；注意患者的情感变化，及时疏导患者情绪；多与患者交流生活起居常识、辨认时间、阅读书籍和看新闻。

3. 康复治疗计划调整情况

（1）患者经过4周治疗，患者整体认知和运动状况改善

1）MMSE总分提高3分，MoCA总分提高4分，时间、地点定向功能正常，注意力维持时间可达到15～20 min；可完成简单加减法，2个以上数字的加减法、简单乘除法无法完成；短时空间记忆改善，顺背提高至6、倒背提高至4；六六脑认知训练做题正确率提高，由10%提高至30%。

2）双侧肢体运动功能评定　Brunnstrom分期：右上肢、手、下肢分别为Ⅳ期、Ⅳ期、Ⅳ期，左上肢、手、下肢分别为Ⅳ期、Ⅳ期、Ⅳ期；Fugl-Meyer运动功能评定：90分；改良Ashworth分级：双侧肌张力1级，坐位平衡3级，立位平衡3级；Berg平衡评价量表：45分，平衡功能较好，可独立步行；Holden步行能力：4级；手功能：实用手；ADL评定：如厕、平地行走需辅助，日常生活部分依赖设施帮助，改良Barthel指数90分。

（2）目前仍存在如下功能障碍　①注意力维持时间短、短时和长时记忆障

碍、复杂加减法和简单乘除法无法完成；② Holden 步行能力 4 级，上下斜坡和楼梯需要帮助，步行速度慢；③如厕、平地行走需辅助。

（3）根据患者目前功能障碍，制订下一步康复目标　①提高注意力维持时间至 25 min，短时注意提高至 7/6，能完成 4 个数字以上的加减法和简单乘除法；②改善思维和执行能力，提高耐力和步行速度；③指导如厕、平地行走、上下楼梯，提高日常生活自理能力。康复计划调整以改善认知、提高 ADL 能力和步行能力为主。

4. 患者转归

中期评定后患者按照康复计划继续康复治疗 4 周，患者康复目标基本完成。注意力维持时间 22～25 min，短时注意为 7/6，MMSE 得分 18 分，MoCA 得分 16 分；可独立完成如厕，部分辅助下平地行走，可在监护下上下楼梯。

ADL 评定：进食、洗澡、修饰、控制大小便、如厕、床椅转移可独立完成，平地行走和上下楼梯需部分帮助，日常生活部分依赖设施帮助，改良 Barthel 指数 90 分，日常生活活动能力轻度缺陷。

五、案例分析

该患者缺血缺氧性脑病诊断明确，临床症状以认知障碍、肢体运动功能障碍为主，分析病灶位于双侧额叶皮质下白质、双侧放射冠及半卵圆中心，与一氧化碳中毒影响血红蛋白携氧、释氧能力有关；患者存在认知障碍、双侧肢体功能障碍，前重后轻。认知训练恢复时间长，进展缓慢，需要长期、序贯进行，因此需注意认知训练的趣味性。注意训练是基础，在保证注意力维持时间的前提下，才可能改善计算、记忆、思维和执行等认知域。重复经颅磁刺激是新型无创神经调控技术。背外侧前额叶与认知关系密切，同时是该患者主要的功能损伤区域，故选择该区域作为刺激位点。患者为中年男性，是家庭的经济支柱，需关注其继续工作维持财务稳定的客观需求，后续的职业康复非常必要。另外，在康复治疗过程中，特别要注意患者的精神情绪心理问题，加强沟通和健康宣教，共同制订适宜的康复治疗目标，充分发挥患者及家属的主动性。

六、知识延伸

缺血缺氧性脑病会引起神经元损伤和原有的皮质传导通路功能异常，从而导致认知功能损害。大脑不同部位的损伤会引起不同的认知功能障碍，如大面积的皮质损伤引起智力减退，海马区受损引起空间记忆障碍，蓝斑、杏仁核区受损引起情感记忆障碍，顶叶损伤引起失认症等。此外，新生儿 HIE 还会导致新生儿大脑发育不成熟，造成新生儿智力低下、反应迟钝、行为异常等。HIE导致的认知功能障碍主要表现为学习障碍（阅读、拼写和算术方面）、记忆障碍、行为障碍、语言障碍、脑瘫、癫痫等。神经影像学、脑电图和生化标志物（如联合运用 miR-210、miR-374a、S100B 蛋白及血清神经元特异性烯醇化酶）已被用来评估预后和预测长期结果。

新生儿 HIE 多采用新生儿行为神经测定（NBNA）、婴儿发育的贝利量表（BSID）、韦氏智力量表（WIS）等判断认知状况。相关的药物治疗方案包括脑蛋白、胞磷胆碱、脑活素、神经节苷脂、别嘌醇、复方丹参、鼠神经生长因子、干细胞疗法、高剂量促红细胞生成素、镁剂（$MgSO_4$）、褪黑素等；非药物治疗手段包括高压氧、低温治疗、袋鼠式护理、早期家庭护理干预等。

针对非新生儿 HIE 后认知功能障碍，临床常用的评定量表包括 MMSE、MoCA、洛文斯顿作业疗法认知评定量表（LOTCA）等。药物治疗可采用盐酸多奈哌齐、盐酸美金刚、石杉碱甲、尼莫地平等。非药物治疗包括高压氧、认知康复训练、计算机辅助认知功能训练、经颅磁刺激、醒脑开窍针刺法、人脐带间充质干细胞移植等。

经颅磁刺激治疗是一项新型无创神经电刺激技术，不同频率的刺激可以对脑细胞产生促进和抑制作用。刺激不同的部位可改善认知、运动、语言、情绪、睡眠等功能障碍。认知的刺激位点多为背外侧前额叶，也有部分研究显示，刺激小脑、辅助运动区、皮质感觉运动区和语言区能改善认知功能。经颅磁刺激在 HIE 的应用较少，鉴于 HIE 患者病程较长，目前多选择背外侧前额叶高频刺激方案。

HIE 的康复时间长，难度高，康复手段有限。目前仍需更多研究来寻找更有效的针对 HIE 后的认知功能障碍治疗方法，来提高 HIE 患者的学习、工作和日常生活能力，以及减少 HIE 患者家庭的经济负担。

第十章
其他康复新技术应用

病例 40　职业康复在工伤康复中的应用

职业康复（OR）是个体化的，着重以重返工作岗位为目的，用来降低受伤风险和提高受伤职工及伤残患者工作能力的一种系统康复服务。通过康复的手段，强化躯体功能、改善心理功能、培养良好的工作行为、提高就业能力、获得并保持工作、预防再次损伤，帮助身体障碍者或伤病者就业，帮助其参与或重新参与社会。职业康复的意义在于帮助患者寻找自己在社会中的位置，并以其独立的人格和经济地位参与社会生活，从而获得经济上的收入、心理上的平衡、人格上的尊严。

一、病史

姓名：王××；性别：男；年龄：31 岁；职业：公务员。

（1）主诉　左膝关节肿胀、疼痛伴功能障碍 7 周。

（2）病残史　患者于 2021 年 1 月 16 日下午因参加单位组织的滑雪培训活动时不慎滑倒摔伤，致左膝疼痛、肿胀、不稳及活动受限，于当地医院就诊行相关影像学检查后诊断为"膝关节前交叉韧带损伤（左）"，经 10 d 非手术治疗后患肢症状无明显改善。2021 年 1 月 27 日就诊于 A 医院住院治疗，2021 年 1 月 29 日行膝关节镜下左膝前交叉韧带重建术。现患者因左膝关节肿胀、疼痛伴功能障碍为求进一步康复治疗就诊于我院，门诊以"膝关节交叉韧带损伤术后"收入院。

（3）既往史　平素健康状况良好，否认高血压、糖尿病、高脂血症、冠心病、脑血管疾病和哮喘病病史。

（4）家族史　否认家族遗传病史。

二、检查评估

1. 入院查体

患者由轮椅推入病房，扶双拐可行走，左膝外观轻度肿胀，局部皮温略高，左膝关节内外侧可见长约 3 cm 的手术切口瘢痕；左膝关节轻度内翻。左膝关节周围压痛（＋）。膝关节活动度（R/L）0°（伸）、–135°（屈）/–5°（伸）、–90°（屈）。双下肢肌张力不高，髋周肌力（R/L）5 级 /4⁻ 级，股四头肌（R/L）5 级 /4⁻ 级，小腿三头肌（R/L）5 级 /4⁻ 级，踝背屈肌（R/L）5 级 /4⁻ 级；下肢肢端血供好，足趾活动正常。

2. 辅助检查

左膝关节 MRI 平扫（图10-40-1、图10-40-2）：左膝关节术后改变，前交叉韧带移植物走形连续，胫骨未见明显前移；股骨内侧髁及胫骨外侧平台片状骨髓水肿。内外侧半月板形态及信号未见明显异常。内侧副韧带上端信号增高。膝关节周围软组织水肿，关节积液。

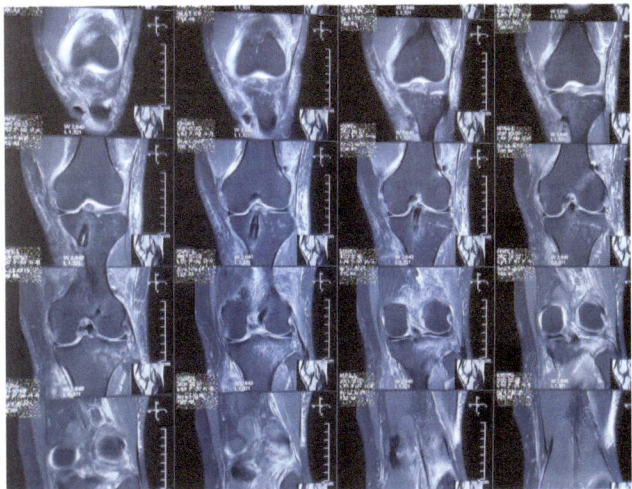

图 10-40-1　左膝关节 MRI 平扫①

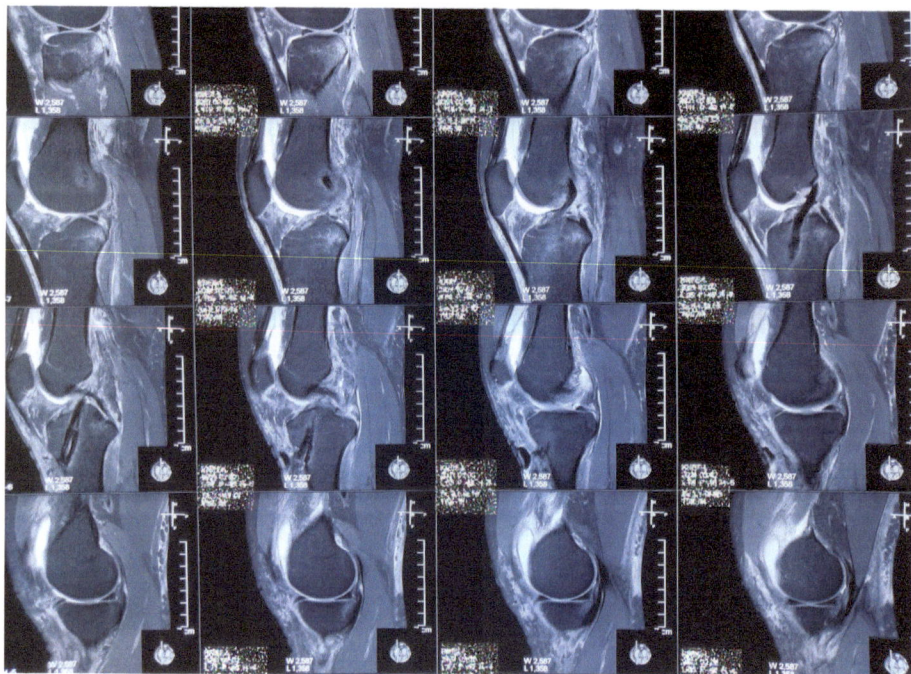

图 10-40-2　左膝关节 MRI 平扫②

三、临床与功能诊断

（1）临床诊断　左膝关节软组织损伤；左膝前交叉韧带损伤；左膝内外侧副韧带损伤。

（2）功能诊断　左膝关节周围疼痛伴功能障碍；日常生活能力下降；社会参与受限、工作受限。

四、初期评估（2021 年 3 月 1 日）

患者经 2～3 d PT 训练，基本病情稳定，可拄双拐独立步行，有重返工作岗位的意愿，随即职业康复介入，进行职业能力评估。

1. 职业能力评估

（1）工作分析　患者伤前在 ×× 市场监督管理局从事公务员的工作，每天工作 8 h，中午休息 1 h，每周休 2 d，工作期间大部分时间站立/行走，患者住 4 层，无电梯，乘坐通勤车上下班，单程需 30 min。主要工作任务如下。

1）事务性工作　1/3 的工作时间在办公室进行电脑操作、整理文件、与同事交流等事务性工作，期间大部分时间坐位。

2）外出巡查　患者负责辖区内市场监督管理工作，需外出巡查，共 2000 户，每天巡查 20～30 户，每户巡查时间 10 min 左右。

3）特殊情况　遇到特殊情况时，需按照要求 5 d 内巡查全覆盖，对 2000 户进行监督巡查。

4）相对应身体要求　①坐位（O）；②站姿/行走（C）；③上下楼梯（O）；④弯腰（O）；⑤双手操作（O）。

5）劳动强度　根据职业分类大典，个案工作属于轻体力劳动。

（2）功能性能力评估

1）躯体功能评估

①移动能力：步行 1 min 测试为 36 m，步行过程中需挂双拐，重心偏右；上下楼梯 1 min 测试 33 阶，需挂双拐，上下楼梯时一步一阶，右侧负重。

②平衡能力：睁眼单脚站立测试（L/R）27 s/30 s，左脚支撑稳定性稍差，脚尖脚跟步行 6 m 测试无法进行。

③姿势变化能力：无法完成蹲姿，连续半蹲弯腰取物再站起 10 次，用时 24 s。

④体能耐力：坐姿耐力为 > 30 min，站姿耐力为 40 min，步行耐力为 40 min，主诉长时间站立、步行较疲劳，膝关节有酸胀感，需休息。

⑤体力处理能力测试：无法进行。

⑥上肢功能：正常。

⑦其他：BTE-Evaltech 最大伸膝力量（3 次）评估（L/R）12.3 kg/21.3 kg。

2）智能评估　正常。

3）工作行为评估　个案一般工作行为良好，积极配合评估过程。

（3）工作要求与身体功能匹配　见表10-40-1。

表10-40-1　工作要求与患者身体功能匹配表（初期）

工作要求	身体功能	适配程度
患者住4层，无电梯；乘坐通勤车上下班，单程需30 min	上下楼梯1 min测试33阶，需拄双拐，右侧负重，坐位耐力：40 min；最大屈髋力量（3次）评估（L/R）13.8 kg/20.8 kg	部分符合
外出巡查时驾驶汽车（多为手动挡）	BTE-Evaltech最大伸膝力量（3次）评估（L/R）12.3 kg/21.3 kg	部分符合
工作2/3的时间站立/行走，所负责辖区内共2000户左右，每天巡查20～30户，每户巡查时间10 min左右	站姿/步行耐力（拄双拐）为40 min，主诉长时间站立、步行较疲劳，膝关节有酸胀感，需休息	不符合
外出环境路面复杂多样，对平衡要求较高	睁眼单脚站立测试（L/R）27 s/30 s，左脚支撑时稳定性稍差，且需要支具，脚尖脚跟步行6 m测试无法进行	部分符合

（4）结论　患者目前的身体功能部分符合原工作岗位任务要求。

2. 主要问题

（1）患者步行耐力欠佳且伴有疼痛，影响完成长时间步行、站立的工作任务。

（2）患者膝关节不稳，平衡能力不足，在复杂路面有再次受伤的风险。

（3）患者髋关节、膝关节力量较差，无法负重上下楼梯，影响患者完成上下楼梯通勤的工作任务。

3. 康复目标

（1）脱拐步行，且步行耐力达到30 min。

（2）左侧单脚平衡达到30 s（不需要支具）。

（3）强化髋关节、膝关节周围的力量，为上台阶做准备。

4. 职业训练方案

（1）职业功能训练

1）下肢力量训练

①髋关节（屈髋肌群、内收肌群、外展肌群）负重5 kg，15个/组，共做2～3组。

②膝关节(股四头肌等长收缩、腘绳肌)负重5 kg,15个/组,共做2～3组。

③踝关节（小腿三头肌）提踵训练15个/组,共做2～3组。

2）重心转移训练。

（2）工作模拟训练

1）2021年3月3日于监护下无障碍步行训练15 min。

2）2021年3月10日于监护下无障碍步行训练10 min,增加跨越障碍（低）步行训练5 min。

3）2021年3月17日跨越障碍（低）,步行训练15 min。

（3）家庭训练   重心转移；向上迈台：15个/组,共做2～3组；踝关节力量训练（提踵）：15个/组,共做2～3组。

五、职业康复进展及训练方案调整（2021年3月23日）

1. 康复进展

患者经过3周的职业训练,步行耐力、平衡功能、髋及膝关节周围的力量均有不同程度的提高,可正常上台阶,下台阶时仍是一步一阶,右侧负重。患者目前的身体功能大部分符合原工作岗位任务要求。目前仍存在以下主要问题。

（1）患者步行耐力欠佳且伴有疲劳感,影响完成长时间步行、站立的工作任务。

（2）患者膝关节稳定性欠佳,在复杂路面有再次受伤的风险。

（3）患者膝关节力量较差,无法负重下楼梯,影响患者完成上下楼梯通勤的工作任务。

（4）训练过程中,发现患者存在不良工作姿势,回归工作有诱发颈椎、腰椎疾病的风险。

2. 康复目标更改

（1）脱拐步行且步行耐力达到60 min,适应外出需求。

（2）强化膝关节周围的力量及稳定性,为下台阶做准备。

（3）学习工间操（八段锦）,改善不良姿势。

3.职业训练方案调整

（1）职业功能训练

1）下肢力量训练

①髋关节（内收肌群、外展肌群）负重 20 kg，15 个/组，共做 2～3 组。

②膝关节（股四头肌、腘绳肌）负重 15 kg，15 个/组，共做 2～3 组。

2）背部力量训练　负重 10 kg，15 个/组，共做 2～3 组。

（2）工作模拟训练

1）模拟外出复杂路面环境，增加跨越障碍（高）、上台阶、斜坡、不稳定路面行走等 30 min。

2）办公室人体工效学教育。

3）工间操（八段锦）10 min（图 10-40-3）。

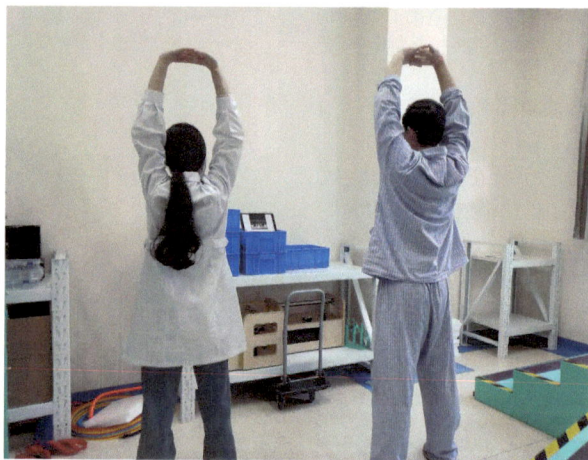

图 10-40-3　八段锦

4.家庭训练

花园散步，上台阶训练。

六、末期评估（2021 年 4 月 15 日）

1.职业能力评估

（1）功能性能力评估

1）躯体功能评估

①移动能力：步行 1 min 测试为 70 m，步态基本正常，上下楼梯 1 min 测

试 88 阶，可正常上下台阶。

②平衡能力：睁眼单脚站立测试（L/R）30 s/30 s；闭眼单脚站立测试（L/R）30 s/30 s，闭眼支撑时身体轻微摇晃，脚尖脚跟步行 6 m 测试，用时 19 s。

③姿势变化能力：无法完成蹲姿，连续半蹲弯腰取物再站起 10 次，用时 23 s。

④体能耐力：坐姿耐力为 > 30 min，站姿耐力为 60 min，步行耐力为 60 min，主诉长时间站立、步行有轻度疲劳感。

⑤体力处理能力测试：左/右手提举 20 kg/20 kg 物体前行 6×2 m。

⑥上肢功能：正常。

⑦其他：BTE-Evaltech 最大伸膝力量（3 次）评估（L/R）17.6 kg/20.3 kg。

2）智能评估　正常。

3）工作行为评估　个案一般工作行为良好，积极配合评估过程。

（2）工作要求与身体功能匹配　见表 10-40-2。

表 10-40-2　工作要求与身体功能匹配表（末期）

工作要求	身体功能	适配程度
患者住 4 层，无电梯；乘坐通勤车上下班，单程需 30 min	上下楼梯 1 min 测试 88 阶，可正常上下台阶	基本符合
外出巡查时驾驶汽车（多为手动挡）	BTE-Evaltech 最大伸膝力量（3 次）评估（L/R）：17.6 kg/19.3 kg	基本符合
工作 2/3 的时间站立或行走，所负责辖区内共 2000 户左右，每天巡查 20～30 户，每户巡查时间 10 min 左右	站姿/步行耐力为 60 min，主诉长时间站立、步行有轻度疲劳感	部分符合
外出环境路面复杂多样，对平衡要求较高	睁眼单脚站立测试（L/R）：30 s/30 s，闭眼单脚站立测试（L/R）：30 s/30 s，脚尖脚跟步行 6 m 测试：19 s	基本符合

（3）结论　患者目前的身体功能基本符合原工作岗位任务要求。

2. 出院建议

（1）返回工作单位后，与单位协商，调整工作任务，减少外出巡查的时间。

（2）加强右下肢力量、耐力、稳定性的训练。

（3）避免长时间坐位，采取交替性工作姿势，每半个小时起身进行工间操（八段锦、颈椎操等）。

七、案例分析/诊疗思路

该患者左膝前交叉韧带损伤，致左侧下肢运动功能障碍，评估时应考虑其对通勤、工作姿势、工作任务（是否需外出）等的影响。患者住4层，无电梯，乘坐通勤车上下班，单程需30 min，工作姿势无弯腰、下蹲等变换；但工作需外出巡查，外出路面环境较为复杂且巡查时间占大部分工作时间。在出现特殊情况时，巡查时间会更加集中，对患者步行/站立耐力、平衡能力、移动能力要求较高。患者存在平衡功能障碍、运动功能障碍、步行/站立耐力下降、髋关节膝关节周围力量下降，膝关节稳定性、灵活性下降，应对突发情况的反应能力不足、受伤风险较大。早期康复训练时需强化下肢力量、耐力及稳定性的训练，同时需要注意控制训练难度。康复训练过程中，注重髋关节周围的力量、膝关节的稳定性及步行/站立的耐力。为使患者能够适应外出复杂的路面环境，治疗师在治疗室设置无障碍步行训练，增加跨越障碍的步行训练，增加上下台阶、斜坡、不稳定平面的步行训练等不同难度的模拟训练，通过模拟不同的路面环境，循序渐进地提高患者的移动能力。另外，在康复训练过程中，发现患者存在不良的生活习惯及工作姿势，有导致颈椎、腰椎疾病的风险，于是增加了办公室人体工效学的宣教，以及工间操的学习，使患者意识到良好的工作姿势及习惯的重要性。患者比较年轻，重返工作岗位的期望较强烈，主观能动性较好，所以应更加重视家庭作业。结合患者的功能情况及兴趣爱好，制订家庭作业，使患者能够更好地完成训练，保持训练效果。

八、知识延伸

1. 职业康复的流程

见图 10-40-4。

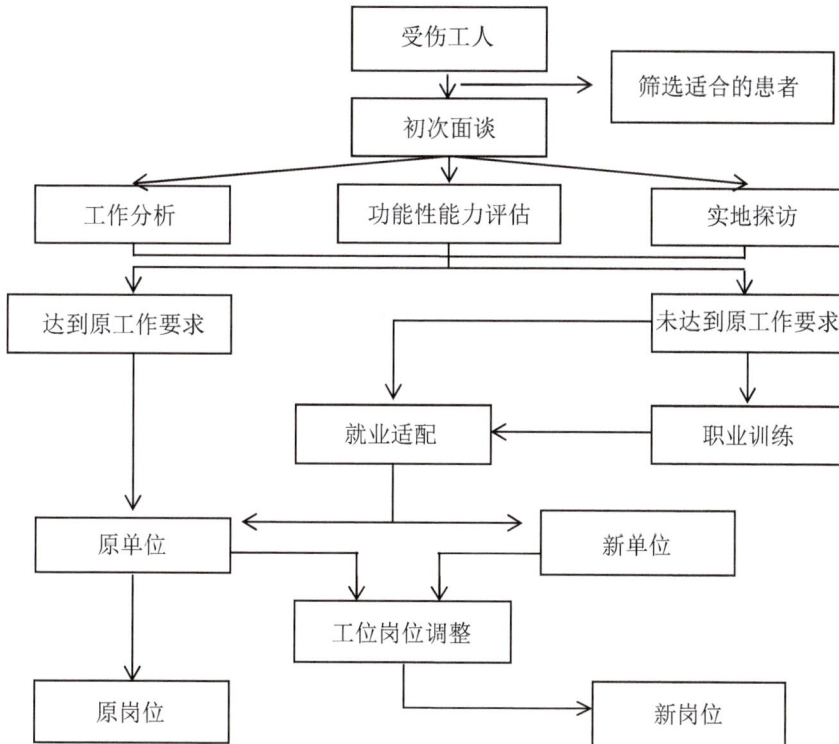

图 10-40-4　职业康复流程

2. 工作分析

（1）定义　工作分析是收集工作岗位信息的方法，可以找出组成一份工作的各种细节，以及包含的相关知识、技巧和工人完成工作任务所需的能力。可根据工人身体功能、工作范畴、机器/工具、物料和产品、工人的才智和性格特征之间的关系，系统地分析一份工作。

（2）工作分析的目的

1）逐步分解指定的工作任务。

2）找出指定工作的主要工作要求。

3）确定导致人体工效学方面压力的原因。

4）分析改良设备的需要、工作方法或工作场所，使患者工作更加安全有效。

（3）工作分析的方法

1）GULHEMP 工作分析系统。

2）中华人民共和国职业分类大典。

3）O'net 新一代网上工作分析信息系统。

4）美国职业分类大典（DOT）工作分析系统。

5）工人的工作描述（图 10-40-5）。

时间	8 h，中午休息1h	8~10 h，偶尔加班	10 h以上，经常加班
交通	步行/自行车	开车	公共交通
主要工作任务	具体的工序耗时	工作姿势	体力操作
工作中使用的工具	大型器械	操作类工具	
环境	道路平坦、不滑	道路平坦、湿滑	道路不平坦、不滑	道路不平坦、湿滑

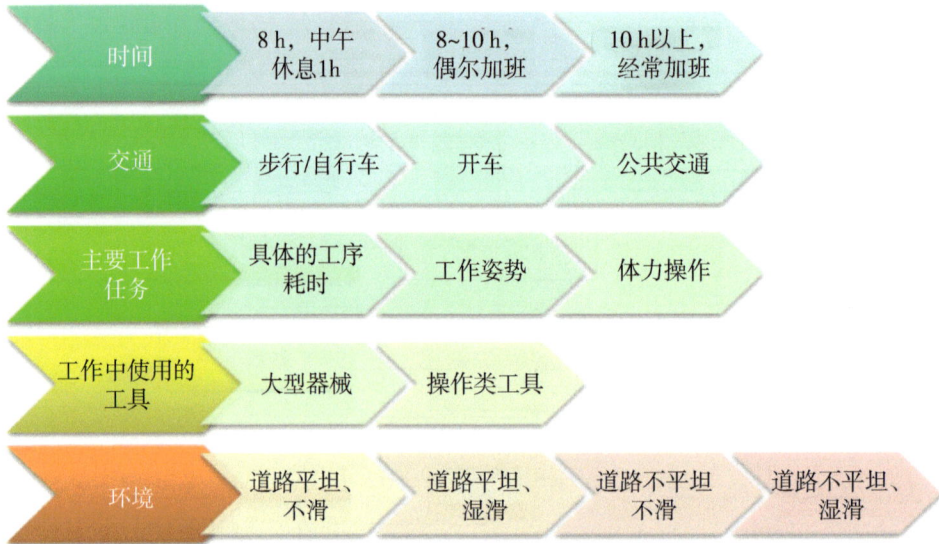

图 10-40-5　工人的工作描述

6）现场工作分析。

3. 功能性能力评估

功能性能力评估是指评估个体功能能力状况的一个系统过程，其主要测试个体功能能力水平与特指的工作或某一工作任务两者间相匹配的程度，从而得出个体能够从事某一工作时所需要的躯体功能水平。功能性能力评估主要包括以下内容。

（1）躯体功能的评估

1）活动能力（移动、平衡）。

2）负重能力（体力处理）。

3）耐力（工作耐力）。

4）运动协调能力（姿势维持、变换）。

5）上肢功能（力量、耐力）。

（2）智能评估　①注意力；②记忆力；③交流能力；④执行任务的能力；⑤解决问题的能力；⑥学习能力等。

（3）工作行为评估　①仪表；②出席率；③守时；④自信心；⑤对管理的反应；⑥工作动机。

4. 职业康复工作的原则

（1）以个案为中心的原则　职业康复服务主题的个案，专业人员应该始终把个案的利益放在首位。尊重个案的知情选择权，尊重其自主权和个人尊严。个案有选择和终止服务的权利。专业人员的任何计划或决定都必须与个案协商，并且是在得到其本人同意的情况下做出的。

（2）客观的原则　专业人员所做的职业评定结果必须是真实且客观的，职业服务计划的制订与实施也要切合个案本人和职业场所的实际情况。

（3）保密的原则　充分尊重个案的隐私权，在服务过程中专业人员应与个案建立一种相互信任的关系。未经个案许可，专业人员不得公开个案的个人信息。

（4）公平的原则　专业人员应平等对待每一位接受服务的个案，不因个案的背景不同而在服务态度和水准上有所区别。

（5）个性化的原则　职业康复计划的制订必须是根据每个个案的特点、能力、潜力，以及残疾的情况而制订，应做到服务个性化。

（6）多元化的原则　根据个案的兴趣和能力倾向，尽量为个案提供多元化的选择，使职业环境要求与个案的特点达到最大程度的契合；并且，职业康复对个案提供的服务也应是全方位的。

病例 41　音乐治疗在 PTSD 患者中的应用

音乐治疗是以音乐的实用性功能为基础，按照系统的治疗程序，应用音乐或音乐相关体验作为手段治疗疾病或促进身心健康的方法。音乐一直被用作一种疗愈的力量来减轻疾病和痛苦。创伤事件是不可改变的，但音乐却能够改变患者对这些事件的体验。音乐治疗的方法有很多种，如接受式、再创造式、创作式及即兴式，具体包括聆听、演奏、歌唱、音乐创作、舞美设计、音乐投射和音乐联想等。其中，音乐是一种强有力的感觉刺激形式和多重感觉体验；不同的音乐可以使人产生不同的生理反应，体现在心率和脉搏、血压、皮肤电位反应、肌肉电位和运动反应、内分泌和体内活性物质及脑电波等方面。不同的音乐可以引起不同的情绪反应，同时音乐也是一种独特的交流形式。

音乐治疗是一个在治疗过程中借助音乐科学性的系统干预过程，其中包括治疗前的评估、短期治疗目标和长期治疗目标的设定。治疗过程中，音乐的各种活动形式、患者与音乐治疗师之间的协调配合，才是在良好治疗关系的基础上取得成效的治疗保障。

一、病史

姓名：康××；性别：女；年龄：34岁；职业：公务员。

（1）主诉　①肢体平衡性较差；②视物模糊；③睡眠质量差；④记忆力较差；⑤情绪低落；⑥创伤事件遗忘。

（2）病残史　患者在2021年2月13日下午2时左右乘坐私家车时（当时坐于驾驶位后方）被后方行驶车辆撞击，头部（顶部）及右侧胸部撞击前方椅背，伤后患者昏迷约30 min。伤时具体情况记不清，伤后无恶心、呕吐，无肢体抽搐，无大小便失禁，伤时额顶正中有活动性出血，耳、鼻无出血等。患者被急救车送至A医院急诊，行头部CT、胸部CT等相关检查后提示：额叶脑挫裂伤、外伤性蛛网膜下腔出血、右侧第九肋骨骨折、右侧血气胸、右肺挫伤、尿潴留、肝功能异常。到院后患者出现嗜睡，患者头皮挫裂伤明显，给予清创缝合等处理后收入院治疗。入院后给予药物治疗，后患者神志逐渐转清。好转后于我院行康复训练。目前患者精神一般，情绪低落，易哭泣，有时视物成双，头晕、头痛，四肢活动无力，睡眠一般。

（3）既往史　平素健康状况良好，否认高血压、糖尿病、高脂血症、冠心病、脑血管疾病和哮喘等病史。

（4）家族史　否认家族遗传病史。

二、检查评估

1. 专科查体

青年女性，起病急，精神萎靡，情绪低落，易哭泣，易敏感，神志清楚。发育正常，营养中等，急性面容，表情淡漠，自主体位，查体欠合作。全身皮肤黏膜无黄染，无皮疹、皮下出血、皮下结节，毛发分布正常，皮下无水肿，无肝掌、蜘蛛痣。全身浅表淋巴结无肿大。头颅无畸形、压痛、包块，顶部可见缝合后瘢痕长约 10 cm，对合良好，无渗出。无眼睑水肿，结膜正常，眼球正常，巩膜无黄染，瞳孔等大、等圆，对光反射正常。外耳道无异常分泌物，乳突无压痛。嗅觉无异常。口唇无发绀，口腔黏膜光滑，齿龈正常，咽部黏膜正常，扁桃体无肿大。颈软无抵抗，颈动脉搏动正常，颈静脉无怒张，肝颈静脉回流征（−），气管居中，甲状腺正常，无压痛、震颤、血管杂音。胸廓无畸形，胸骨无压痛，乳房双侧对称。呼吸运动正常，呼吸规整，肋间隙正常，语颤双侧对称。双肺叩诊清音，双肺呼吸音粗，未闻及干湿啰音，无胸膜摩擦音。心前区无异常隆起，心尖搏动正常，心浊音界正常，心率 76 次/分，律齐，各瓣膜听诊区未闻及病理性杂音，无心包摩擦音。腹部平坦，无腹壁静脉曲张，腹部柔软，无压痛、反跳痛，无肌紧张，腹部无包块。肝、脾肋下未触及，Murphy 征（−），双肾区无叩击痛，移动性浊音（−）。肠鸣音正常，4次/分。肛门及外生殖器未查。脊柱正常生理弯曲，四肢活动自如，无畸形、下肢静脉曲张、杵状指（趾），关节正常，下肢无水肿。

2. 康复评估

（1）认知功能评定 MMSE 筛查记忆力、计算力、定向力、注意力有下降，无妄想、幻觉及虚构。

（2）运动功能评定 四肢分离运动正常，无关节疼痛，无活动受限，肌张力正常，坐位平衡 2 级，立位平衡 2 级，Holden 步行能力 5 级，双侧肢体深、浅感觉检查正常。

（3）日常生活活动能力（ADL）评定 功能受限，日常生活部分自理，社会参与能力下降。

（4）心理功能评定 根据《精神障碍诊断与统计手册》（DSM-5）对创伤后应激障碍（PTSD）的诊断标准，该患者 PTSD 的应激源为直接经历创伤事件，且在后期得知亲人在创伤事件中死亡。侵入性症状为接触到唤醒创伤记忆的内部或外部的刺激源后，产生强烈和持久的困扰情绪。回避能够引发与创伤相关记忆的想法、情绪或身体感受，认知和情绪的消极变化表现为无法回忆起创伤的重要情节、夸大地责备是自己或他人造成的创伤，生理唤醒和反应性改变表现为持续警觉，或好像每个地方都危机四伏（过度警觉）。存在睡眠障碍，且症状持续1个月以上，症状导致的困扰明显影响不同生活领域的功能（如社交、职业）。排除该患者的症状是由于药物、物质滥用或其他疾病引起的，以上符合PTSD的诊断标准。除此之外，焦虑自评量表（SAS）49分，正常；抑郁自评量表（SDS）54分，抑郁状态；生活事件冲击量表（ISE-R）30分，有创伤反应。

三、临床与功能诊断

（1）临床诊断　PTSD，脑外伤恢复期。

（2）功能诊断　抑郁状态，日常生活能力中度功能缺陷，社会参与能力下降，双侧肢体运动功能障碍。

四、康复治疗方案及转归

1. 主要功能障碍归纳

（1）坐位平衡2级，立位平衡2级。

（2）日常生活部分自理，社会参与能力下降。

（3）睡眠障碍。

（4）抑郁自评量表（SDS）54分，抑郁状态。

（5）生活事件冲击量表（ISE-R）30分，有创伤反应。

2. 康复目标

（1）短期目标　3周内提高患者积极情绪体验，改善抑郁状态，配合运动训练改善肢体运动功能，提高上肢精细运动功能。

（2）长期目标　内在情绪状态稳定，日常生活自理，融入社会。

3. 康复治疗方案

根据患者创伤后心理状态及PTSD诊断性治疗结果，予以音乐治疗。

（1）第一阶段治疗（2021年3月15日至5月12日）

1）治疗前　认知能力下降，中度抑郁状态，中度创伤反应，上肢肌力下降，坐、立位平衡2级。

2）技术选择　乐器识别，乐器演奏，音乐放松训练，安全岛技术，耳虫技术。

3）治疗后反应　认知功能有所提升，特别是短时记忆力与注意力；上肢肌力明显提高，手指精细化运动加强；内在情绪状态逐步稳定。

4）家庭作业　识记不同的乐器种类，睡前聆听放松类的乐曲。

（2）第二阶段治疗（2021年5月13日至7月27日）

1）治疗前　轻度抑郁状态，中度创伤反应，坐、立位平衡2级。

2）技术选择　安全岛技术，耳虫技术，音乐同步再加工，音乐想象，乐曲弹唱，歌曲讨论。

3）治疗后反应　由于对创伤事件的反应，患者情绪波动较大，多哭泣，治疗后患者的内心力量增强，抑郁状态已消除。其降低了患者对创伤事件的消极情绪体验和不良躯体反应，改变了患者的认知，促进了患者创伤后的改善。

4）家庭作业　聆听放松类的乐曲，增加与家人的互动交流。

（3）第三阶段治疗（2021年7月28日至9月12日）

1）治疗前　轻度创伤反应，独处时情绪波动较大，回归家庭与社会的信心不足。

2）技术选择　音乐同步再加工，音乐想象，积极资源强化技术，支持性音乐心理治疗。

3）治疗后反应　消除了患者对创伤事件的消极情绪体验和不良躯体反应，以及认知改变，刺激患者现有的积极资源，促进了患者在内在情绪和人际方面的适应性和自我成长，使患者更好地融入社会生活。

4.患者转归　患者经过三个阶段的音乐治疗后，PTSD所带来的消极心理状态和不良躯体反应基本消除，现能够生活自理，肢体平衡已无大碍，认知功能障碍也得到了很好的康复。患者自述目前情绪状态和肢体功能都无特别的不适感，可以正常地回归家庭与工作岗位。

五、案例分析

该患者 PTSD 诊断明确，临床症状以心理功能障碍、肢体运动功能障碍为主，分析病情与创伤性事件有着直接的关系。主要表现：患者反复发生闯入性的创伤性体验重现（病理性重现）、梦境；持续的警觉性增高；持续的回避；对创伤性经历的选择性遗忘；对未来失去信心。在早期的音乐治疗康复训练中，不仅要注重患者由于 PTSD 而引起的心理功能障碍，也要关注患者肢体运动功能障碍的音乐治疗。在音乐治疗的康复过程中，注重患者的肢体运动功能障碍可快速有效地使患者与治疗师建立基本的信任关系，在对其肢体运动功能进行音乐活动训练的同时，为后期心理功能障碍的干预打下良好的基础。另外，治疗过程中，无论是各阶段的不同乐曲还是各种乐器的选择，都应遵循患者的喜好，从而使患者更加自主地进行音乐康复治疗。同时，PTSD 患者特殊的心理状态或心理功能是需要治疗师在整个治疗过程中格外关注的，音乐治疗对于 PTSD 心理功能障碍的临床干预有以下几个阶段：平复情绪与状态、暴露创伤和系统脱敏、整合干预。第一阶段音乐治疗师以积极的体验为基础，合理有效地使用各种可以提高患者积极体验情绪与状态的方法，促进患者自我情绪体验和自我康复能力的提升。第二阶段音乐治疗师帮助患者在音乐的作用下对创伤事件的记忆进行干预和系统脱敏，使患者在创造性的想象中转变对创伤记忆的痛苦体验。第三阶段治疗的主要目的是帮助创伤后应激障碍患者重新融入社会。在此过程中，音乐治疗需要针对患者的创伤事件，分析患者不同的心理冲突、性格特点，帮助其改变错误认知，加快患者的康复进程。

六、知识延伸

1. PTSD 的常见症状

创伤后应激障碍患者所表现出来的症状有较强的个体特性，不尽相同，但最常见的症状包括：①身体疼痛；②噩梦或闪回；③抑郁或焦虑；④社会性退缩；⑤回避；⑥压抑；⑦情感麻木；⑧过度警觉；⑨惊跳反应；⑩易怒；⑪罪恶感和羞耻感；⑫ 行为改变；⑬ 情绪波动；⑭ 分离障碍。

2. PTSD 的分类

（1）根据创伤事件的性质和发生时间分类

1）Ⅰ型创伤　创伤事件为孤立性事件且发生在成年期，如遭遇意外事故、自然灾害、战争、造成残疾的疾病、虐待、强奸等。创伤处理起来相对简单，一般对当事人的人格影响较小，预后较好。但是如果创伤事件过于严重，也可能使创伤受害者的人格受到明显影响。

2）Ⅱ型创伤　创伤事件为多发性事件且发生在童年期，如童年期经常发生的身体和情感虐待、性虐待或持续的校园暴力等。这类创伤对人格的影响较大，造成的伤害可能相对深远和持久。现代脑成像技术发现，这类创伤可以导致大脑组织的改变，如海马体萎缩、前扣带回和额叶体积萎缩等。此类创伤通常需要较为长程的治疗。

3）Ⅲ型创伤　创伤事件为多发性事件，发生在童年期且造成了明显的人格障碍。这种类型创伤的受害者从小持续地经受严重的精神、躯体和性虐待，人格的发展受到严重扭曲。成年后适应社会及人际关系困难，存在较为明显的社会功能障碍。最为常见的是反社会型人格障碍、分裂型人格障碍和边缘型人格障碍。Ⅲ型创伤的治疗非常困难，预后不佳，通常需要经过数年的心理干预才能得到一定的改善。

（2）根据造成创伤的原因分类

1）人为性创伤　由人类伤害造成的精神创伤，如虐待、强奸、凌辱、绑架、抢劫等。此类创伤会导致受害者对特定人群，甚至所有人群产生恐惧感、敌意或不信任感。其结果就是受害者的人际关系和社会功能受到损害，导致社会生活、工作关系、婚姻关系等重要的社会关系困难，给当事人带来长期的痛苦和困扰。严重的人为性创伤有可能导致抑郁症、焦虑症、恐惧症、双相情感障碍、精神分裂症等与人际和社会功能有关的精神疾病，或成为这些精神疾病的诱发因素。在心理治疗的过程中，对治疗师的不信任和心理投射会导致难以建立好的治疗关系，进而延长疗程或影响疗效。人为性创伤的心理治疗在很大程度上依赖与治疗师建立良好的治疗关系和治疗师充分的共情能力。

2）非人为性创伤　由于自然灾害、意外事故、严重疾病等非人为原因造成的精神创伤。这类创伤对受害者的明显影响就是使其失去安全感，从而给其正常的生活带来困扰。例如，经历过交通事故的人不敢乘坐交通工具，经历过火灾、地震或洪水的幸存者惶惶不可终日等。非人为性的创伤通常不会明显影响社会和人际关系。相反，缺乏安全感常常会促使当事人寻求紧密的人际关系，以获得安全感。但是这种情况也可能造成一定程度的过度依赖或人格退行。很多自然灾害的幸存者由于得到了社会和他人的帮助和救助，对社会和他人心存感激，在后来的日子里热衷于帮助他人，回馈社会，进而形成很好的人际关系。但是，创伤依然给他们带来了困扰。由于严重缺乏安全感，一些受害者有可能形成神经性疾病，如焦虑、失眠、神经衰弱、强迫症、恐惧症和疑病等。当事人的认知功能正常，但是无法控制自己的神经性反应，所以改变认知的治疗思路通常很难奏效。但音乐治疗往往比较有效，因为音乐对人的神经反射具有直接作用。

3. 音乐治疗临床干预方式

音乐治疗的临床应用范围广阔。在不同的场所，音乐治疗的方式、方法、形式、作用、目的都可能有所不同。例如，对正常学生和残障学生在教育场所中的音乐治疗与在各类医院中的音乐治疗在方式、方法、形式、目的上会有很大区别。另外，不同理论取向的音乐治疗也会在形式、方法、目的等方面有很大的差异。

（1）心理治疗的方式 包括在所有的个体或集体场合中，以解决情绪或人际问题为目的而使用音乐或音乐治疗的方式。

1）治疗性音乐 个体通过使用音乐来达到保持自我健康，或促进情绪、精神、生理等方面的自我成长的目的。

2）支持性音乐心理治疗 治疗师通过各种音乐活动的体验刺激治疗对象现有的积极资源，以促进治疗对象在情绪或人际方面的适应性或自我成长。

3）内省性音乐心理治疗 治疗师通过各种音乐活动的体验，和在治疗过程中建立起来的治疗关系来促使治疗对象对自身情感生活或人际问题进行内省，进而引发治疗性的心理改变。

（2）医学的方式 包括所有在综合医院里以预防、治疗或康复为目的而使用音乐或音乐治疗的方式。

1）医疗中的音乐 在药物治疗或手术治疗之前、过程中或之后使用音乐来影响患者的生理、精神或情绪状态。

2）医疗中的音乐治疗 音乐治疗师在药物或手术治疗之前、过程中或之后，使用音乐体验及治疗关系来影响患者的生理、精神和情绪状态，以达到帮助患者适应疾病治疗过程和康复过程的目的。

（3）康复的方式　包括所有以促进心理、生理和精神健康或以康复为目的而使用的声音、音乐或音乐治疗的方式。

1）声音康复　利用声音的频率振动来促进精神和生理健康状态。

2）音乐康复　利用音乐的体验来促进精神和生理健康状态。

3）康复音乐治疗　利用音乐的体验及治疗关系来促进精神和生理健康状态。

（4）活动的方式　包括所有在临床治疗中以各种活动为基本手段来达到治疗性改变的方式。

1）音乐活动治疗　治疗师通过音乐活动和操作来帮助治疗对象学习和发展适应性的知识、能力和行为。

2）康复性音乐治疗　治疗师通过各种音乐体验和在治疗中建立起来的治疗关系帮助那些由于疾病或创伤造成生理或心理缺陷的患者，尽可能使他们的生理和心理功能恢复到以前的水平。

病例 42　内脏筋膜手法在功能性便秘患者中的应用

内脏松动术是一种作用于机体解剖学特定位置的轻柔的手法治疗，目的是促使受损的内脏和结缔组织的生理活动恢复到健康状态，潜在提高器官功能及身体结构的完整性。Jean-Pierre Barral 是该技术的创始人。

内脏松动术侧重于内脏器官、环境及其他结构和生理功能障碍的潜在影响，关注内脏效应对躯体的影响及其与运动时关节的动态、肌肉如何附着和神经支配之间的联系。通过解决局部问题，进而解决整个身体的问题；通过移动和释放腹部和骨盆筋膜的紧张，促进器官的正常及自然运动，改善其生理功能；同时激发自然愈合机制，潜在地提高器官系统的功能及机体结构完整性，消散压力的负面影响，增强整体健康和对疾病的抵抗力。内脏松动术主要包括由整脊疗法而来的 3 种治疗方法：功能性方法、回弹效应和引导法。

一、病史

姓名：李××；性别：女；年龄：71岁；职业：退（离）休人员。

（1）主诉 间断排便困难3年余，加重半年。

（2）病残史 患者3年前开始出现便意减少，以及排便费力，经常需要借助手法帮助或药物才能排出，每周排便1～2次，大便干硬成球状，深褐色，无脓血。无明显腹痛、腹胀；无发热、畏寒。患者自发病以来精神、食欲欠佳。近半年来，感觉症状加重，体重下降3kg。于2021年10月11日入住我院进行治疗。

（3）既往史 高血压病史5年余，否认糖尿病、高脂血症、冠心病、脑血管疾病和肿瘤等病史。

（4）手术外伤史 无。

（5）家族史 否认家族性遗传病、家族性传染病病史。

二、检查评估

1. 入院查体

体温36.5℃，脉搏70次/分，呼吸16次/分，血压124/74mmHg。皮肤黏膜无苍白，毛发无稀疏，甲状腺不大，腹部膨隆、稍硬，未及包块，无腹壁静脉曲张，无压痛，未及反跳痛、肌紧张。肝脾肋下未及，Murphy征（－），双肾区无叩击痛，移动性浊音（－）。肠鸣音正常，4次/分。肛门直肠指诊：直肠黏膜光滑，未触及肿物、直肠脱垂，未触及粪块，做提肛和排便动作时肛门括约肌运动无明显异常。

2. 辅助检查

血常规、粪便常规、粪便潜血试验未见异常。结肠镜检查结果：肠道准备极差，肠腔内粪便多，影响观察。肠镜顺利到达回肠末端：未见异常。缓慢退镜观察：回盲瓣被大便覆盖无法观察。阑尾开口呈新月形。所见部分升结肠、肝曲、横结肠、脾曲、降结肠、乙状结肠及直肠黏膜光滑、血管网清晰，未见溃疡及隆起性病变。结肠传输测试时间延长，排空造影无明显异常。

3. 康复评估

（1）问诊　见表 10-42-1。

表 10-42-1　问诊

问题	回答
您便秘多长时间了	3 年多
3 年间是否经常出现精神紧张、工作或生活压力大的情况	很少
3 年间您是持续性便秘、偶尔会出现便秘还是腹泻便秘交替出现	持续性便秘
一般多久排便 1 次？每次排便需要多长时间？排便是否费力	3～4 日 1 次，每次 30～60 min，排便费力
便秘时大便是否有黏液、脓血？粪便是什么样子的？排便的量是多还是少	粪便没有黏液或脓血，干硬呈球状，量多
有无腹痛、腹胀、恶心、呕吐等不适	无
平时的饮食习惯是什么样的	主食以面食为主，搭配蔬菜、肉食，水果吃得少些
是否贫血，体重有无明显变化	不贫血，3 年来体重下降 3 kg
之前有没有看过医师，是否服用过泻剂辅助排便	没有看过医师，没有服用过泻剂，有时会手法辅助排便
有无服用镇痛药、麻醉药、抗抑郁药、抗胆碱能药物及钙通道阻滞剂等	无
有无高血压、糖尿病等疾病	无
有无手术及外伤史	无
家里人有无结直肠肿瘤病史	无

（2）量表评估

1）慢性便秘严重度评分量表（CSS）　20 分（便秘）。

2）Bristol 粪便性状量表　1 型，坚果状。

3）胃肠道生活质量指数（GIQLI）　83 分，胃肠道生活质量下降。

4）医院焦虑抑郁情绪测量表（HAD 量表）　A，4；D，0；无抑郁或焦虑。

4. 客观评估

（1）触诊　盲肠，乙状结肠活动受限。

（2）原动律检查　节律运动振幅减小。

（3）能动律检查　大肠张力低下。

三、临床与功能诊断

（1）临床诊断　慢传输型便秘。

（2）功能诊断　排便障碍。

四、康复治疗方案及转归

1. 主要功能障碍归纳

肠动力不足，肠功能下降。

（1）康复目标　4～8周肠功能恢复，排便正常、规律。

（2）康复治疗方案　根据患者评估及诊断性治疗结果，予以内脏松动术治疗。

1）第一次治疗（2021年10月13日）

①治疗前：患者排便费力，需要手法辅助，每次需要30～60 min，每周排便1～2次，粪便呈硬邦邦的小块状。

②技术选择：盲肠、结肠的直接技术；胃肠多功能仪电刺激。

③治疗后反应：胃肠蠕动明显，排便不需手法辅助，每次30～40 min，每周4次，大便多个小块黏一起，呈香肠状。

④家庭作业：a.调整饮食，每天摄入膳食纤维20～30 g，饮水1.5～2.0 L；b.适量运动，每天步行20～30 min，每日早晚各1次；c.建立良好的排便习惯，晨起或餐后2 h内尝试排便。

2）第二次治疗（2021年10月20日）

①治疗前：患者排便困难，每次需要30～40 min，每周排便3～4次，粪便稍硬有裂痕呈香肠状。

②技术选择：肝曲、脾曲的综合技术；干扰电疗法。

③治疗后反应：排便变顺畅，每次需要10～20 min，每周排便6次，粪便变软但表面不光滑，呈香肠状。

④家庭作业：增加a.提肛运动，20次/组，3组/日；b.腹式呼吸，20次/组，3组/日。

3）第三次治疗（2021年10月27日）

①治疗前：患者排便偶有阻力，每次需要10～20 min，每周排便6～7次，粪便变软但表面不光滑。

②技术选择：大肠的广泛性强化技术；生物反馈治疗。

③治疗后反应：排便通畅，每次 5～6 min，每周 6～7 次，粪便质地较软且表面光滑，呈香肠状。

④家庭作业：增加 a. 提踵收腹训练，20 次/组，3 组/日；b. 仰卧直腿屈膝运动，20 次/组，3 组/日。

2. 患者转归

患者连续 3 次治疗后，排便正常，基本规律。

五、案例分析/物理诊疗思路分析

患者排便次数减少，排便费力，有时需要手法帮助，极少有腹痛、腹胀，肛门直肠指诊无明显异常，结肠传输试验延长，可判定为慢性传输性便秘。

1. 康复治疗方法选择

针对患者功能障碍特点予以临床推理（图 10-42-1）。

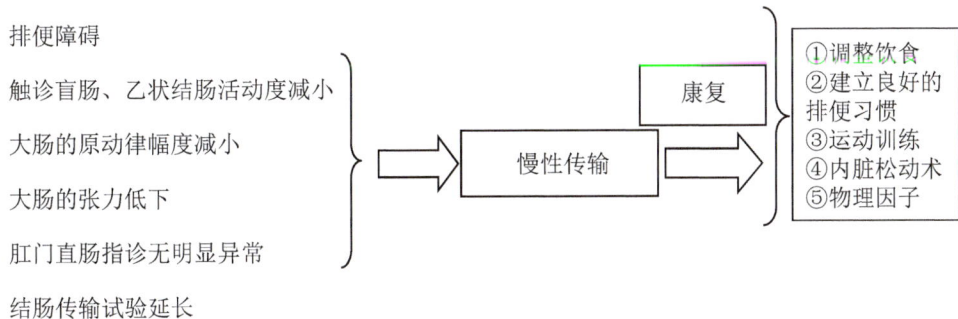

图 10-42-1　临床推理

2. 诊疗思路

根据诊断性治疗结果，制订该患者内脏松动术治疗方案，并在治疗过程中配合饮食调整、运动训练，依据患者的治疗反馈，不断调整手法的部位及强度，直到患者排便正常，基本规律。

六、知识延伸

1. 功能性便秘诊断标准（罗马Ⅳ）

（1）关键点　评估便秘症状时，最理想的是停用缓泻剂及其他可引起便秘的药物和补充制剂。必须包括下列 2 项或 2 项以上。

25% 以上的排便感到费力；25% 以上的排便为干粪球或硬粪（Bristol 粪便性状量表 1～2 型）；25% 以上的排便有不尽感；25% 以上的排便有肛门直肠梗阻/堵塞感；25% 以上的排便需要手法辅助（如用手指协助排便、盆底支持）；每周自行排便（SBM）少于 3 次；不用泻剂时很少出现稀便。

不符合肠易激综合征的诊断标准。

诊断前症状出现至少 6 个月，近 3 个月符合以上诊断标准。

以研究为目的时，如患者符合阿片引起的便秘（OIC）的诊断标准，就不应诊断功能性便秘，因为难以区分阿片的副作用和其他原因引起的便秘。但临床医师要注意功能性便秘和阿片引起的便秘二者可重叠。

（2）功能性便秘的临床分型及特点

1）慢性传输型便秘　排便次数减少，缺乏便意或粪质坚硬；肛门直肠指检时无粪便或触及坚硬粪便，而肛门外括约肌的缩肛和排便功能正常；影像学或实验室检测提示有全胃肠或结肠传输时间延缓或结肠动力低下，缺乏出口梗阻型便秘的证据。

2）出口梗阻性便秘　排便不尽感、排便费力或排便量少，有便意、肛门、直肠坠胀感；肛门指诊时，直肠内存有不少泥样粪便，排便时肛门外括约肌呈矛盾性收缩；全胃肠或结肠传输通常正常，多数标志物可储留在直肠内，肛门直肠动力学检测或排粪造影，耻骨直肠肌电图显示功能异常，如盆底肌失协调、直肠感觉阈值异常等。

3）混合型便秘　在这一型中，慢性传输型与出口梗阻型的特点同时存在。

2. 原动律与能动律

（1）原动律　脏器本身具有内源性、自动性的节律运动，称之为原动律。不需要任何外在因素，人体脏器就能进行独立节律运动，这种节律运动非常缓慢且振幅极小，几乎无法察觉。

（2）能动律　就是脏器在膈肌运动的影响下产生的生理节律运动。

3. 内脏松动术的机制

内脏松动术关注的是内脏的生理律动。律动贯穿整个技术，能动律和原动律是所有脏器都存在的，并且各自都不同。但是任何脏器受限或其他组织所引发的粘连，不论影响多小，最终都将会导致该脏器的能动律或原动律失常。因为这些脏器活动的微小改变，在膈肌每天的推动下重复千万次，不仅会对脏器本身产生影响，而且会危及相连的结构。内脏松弛术就是通过对内脏的直接技术或间接技术，直接或间接地作用到内脏上，来恢复脏器的正常律动，达到改善脏器功能的目的。

病例 43　水治疗技术在脑卒中患者中的应用

水疗康复是一种独具特色的物理治疗技术，兼具物理因子与运动治疗的特性。水疗康复历史悠久，种类多样，随着主动康复理念的普及推广，水中运动治疗开始成为现代水疗康复的主流技术，并在神经发育学疗法、运动再学习理论、脑的可塑性理论等影响下逐步形成理论和技术体系。

水中运动治疗是指在水环境中进行的运动治疗，通过浸于水中执行有针对性的治疗动作，充分利用水的物理特性，发挥水疗的主动及被动治疗效应，改善患者的身体结构和功能、活动及参与能力。水的温度、机械及化学特性作用于人体各个系统引发的一系列生理效应，可起到许多有利于康复的治疗作用。例如，水的温热作用对循环系统带来的血流动力学改变有助于促进血液循环，水产生的浮力对肌肉骨骼系统的支持效应有助于进行减重训练，水环境产生的静水压对胸廓的压迫效应有助于进行呼吸肌强化训练。水中运动治疗还可附加浸浴治疗的效应。效应主要包括缓解疼痛和痉挛、消除水肿、维持和扩大关节活动度、增强肌力和耐力、增强心血管功能、提高有氧运动能力、改善平衡及协调能力与姿势控制能力、强化运动再学习、提高功能性活动能力、降低训练损伤风险、促进身心放松、缓解焦虑和抑郁、调节心理状态、缓解疲劳、优化运动表现、促进参与水中娱乐活动等。

一、病史

姓名：李××；性别：女；年龄：50 岁；利手：右利手。

（1）主诉　左侧肢体活动不利 1 月余。

（2）病残史　患者于 2020 年 4 月 7 日无明显诱因突发左侧肢体活动障碍，

伴有头痛、恶心，但未吐出。急诊于当地医院，行头颅 CT 示"右侧基底节区出血"，予以对症支持、营养神经等非手术治疗。患者症状渐稳定，肢体功能渐恢复。现患者生命体征平稳，仍有左侧肢体活动不利，为求进一步康复收入我院。入院后完善相关检查，给予对症治疗，同时进行康复评定、PT、OT、水中治疗、物理因子治疗等全面康复干预。

（3）既往史　有高血压病史 12 年，未规律服药，血压最高 220/110 mmHg，本次发病后体检示"高脂血症"。

（4）家族史及个人史　出生并生长于北京，无疫区旅居史，否认放射线及毒物接触史。

（5）患者康复意愿　独立步行，日常生活自理，回归工作岗位。

二、水治疗专科康复评估

见表 10-43-1。

表 10-43-1　水治疗专科康复评估

1. 一般情况

生命体征：心率 80 次/分　呼吸 19 次/分　血氧饱和度 99 %　血压 140/85 mmHg

| 恐水： | ☑无 | □有 |
| 水中运动经历： | □无 | ☑有 |

2. 认知心理

意识：	□昏迷	□嗜睡	□昏睡	□谵妄	☑正常
认知：	☑正常	□障碍 _____			
心理：	□ NT	☑正常	□障碍 _____		
睡眠：	□ NT	☑正常	□ PSQI _____		

3. 皮肤与营养

营养：BMI 指数：___27___ kg/m² 　□ NT 　☑正常 　□偏瘦 　□肥胖

皮肤：☑无异常 　□破损 　□切口 　□瘢痕 　□皮肤温度异常 　□皮肤颜色异常

　　　其他：_____

管道：☑无 　□鼻饲管 　□尿管 　□气管插管 　□ PICC 　其他：_____

围度：上肢：　□无异常 　□萎缩/☑水肿 左手有轻度肿胀

　　　下肢：☑无异常 　□萎缩/□水肿：_____

续表

4. 心肺功能

呼吸模式：　☑正常呼吸　□浅快呼吸　□深慢呼吸　□矛盾呼吸　□其他：____

心肺适能：　□ NT____　☑无异常____□异常____

5. 运动功能

（1）整体功能评估　左侧肢体 FMA 评分上肢 21 分，下肢 17 分，总分 38 分，Ⅰ级运动障碍，辅助手 C。可见肩肘部分联合运动，左手粗大运动（抓握）及精细运动（指尖捏、侧捏）均不能完成

（2）水中评估　WOTA2 评分：35 分

（3）关节活动度　□ NT　☑正常　□受限____

（4）肌力　上肢：左□正常　☑下降　右□正常　□下降

　　　　　　下肢：左□正常　☑下降　右□正常　□下降

① MMT：左侧上肢近端肌力 2 级，左手握力 1 级，左下肢近端肌力 3 级、远端肌力 2 级

②牛津肌力分级（水中改良版）：左侧上肢近端肌力 2 级；左下肢近端肌力 2^+ 级、远端肌力 2 级

（5）肌张力　□ NT　□正常　☑异常　MAS 评分左侧上肢伸肌张力 1^+ 级，屈肌张力 1 级，下肢肌张力 1^+ 级

（6）感觉　浅感觉：□.NT □正常　☑减退　□消失　□过敏

　　　　　深感觉：□ NT □正常　☑减退　□消失　□过敏

（7）平衡　□ NT　□正常：　☑异常：坐位平衡 3 级，立位平衡 2 级，Berg 评分：36 分

（8）协调　□ NT　□正常：　☑异常：左侧指鼻试验、快速轮替试验均不能完成，跟膝胫试验速度较慢

（9）步行能力　Holden 步行 3 级，偏瘫步态。负重及支撑期：患侧骨盆旋前不足，对侧骨盆下降，髋关节略外旋，膝关节过伸，首次着地期全足底着地，支撑期踝内翻；足蹬离动作差；骨盆侧移差。摆动期：患侧骨盆抬高，髋关节屈曲不充分，髋内收内旋不能，膝关节伸展不充分，踝内翻。

（10）其他评估

①疼痛　□无　　□ NT　☑有

A. 部位　左肩　　N. 性质 □刺痛　☑牵涉痛 □钝痛 □其他：

D. 深度　　☑浅层 □深层

S. 程度（VAS 评分）　3 分　活动时疼痛加重 □否　☑是：左肩外旋末端伴疼痛

②疲劳：Borg 指数 2 分

③挛缩：　　□无　　☑有　　备注：左跟腱挛缩

④麻木：　　□无　　☑有　　备注：左侧面部

⑤ CRPS：　☑无　　□有（□ CRPS Ⅰ型 / □ CRPS Ⅱ型）

6. 活动能力

转移：　□ NT　☑独立完成 □辅助

ADL：　□正常　☑异常　FIM 评分：80 分日常生活轻度依赖

7. 辅助检查

颅脑 CT（2020 年 4 月 7 日）：右侧基底节区出血（量约 10 mL）

三、临床诊断

（1）脑出血恢复期（右基底节区）。

（2）高血压3级（极高危）。

四、水治疗功能障碍、方案及转归

1. 初期主要功能障碍

（1）左侧肢体运动功能障碍：左上肢 FIM 评分 21 分，左下肢 FIM 评分 17 分。

（2）左肩半脱位一横指，伴有疼痛及肿胀。

（3）左侧肢体肌力差；上肢近端肌力 1 级、远端肌力 1 级；下肢近端肌力 3 级、远端肌力 1 级。

（4）左侧肢体肌张力增高，MAS 评分左上肢 1$^+$ 级、下肢 1$^+$ 级。

（5）平衡功能障碍，立位平衡 2 级。

（6）左侧肢体深浅感觉减退。

（7）偏瘫步态、Holden 步行 3 级。

（8）日常生活活动能力，轻度依赖，FIM 评分 80 分。

2. 水中治疗康复目标

（1）近期目标（4 周） 缓解左手肿胀，缓解左侧跟腱挛缩，诱发左侧上肢主动运动，强化下肢分离运动，提高患者立位平衡从 2 级到 3 级，纠正偏瘫步态。

（2）远期目标 独立步行，生活完全自理，回归社会。

3. 水治疗康复治疗计划

（1）水中运动训练

1）水中体位 分别处于治疗师辅助下仰卧位、站立位、坐位。

2）浅水区治疗

① Halliwick 训练：使患者尽快适应水中运动池环境，诱发左上肢运动训练，强化左下肢分离运动训练，降低肌张力。

首先对患者进行心理调适；然后采用坐位，从左上肢辅助运动开始训练；再让患者佩戴颈圈、浮力腰带，取仰卧位，在治疗师辅助下做上肢滑行、双侧交替踢水动作。借助辅具进行膝关节控制训练及下肢稳定性训练（图 10-43-1、图 10-43-2）。

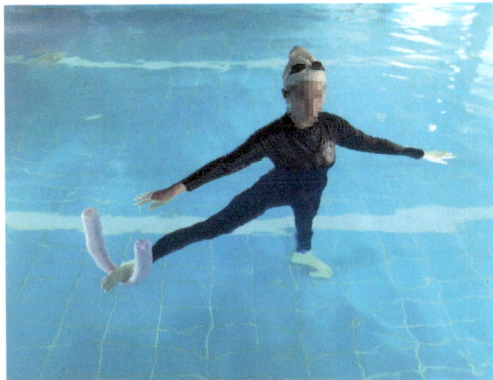

图 10-43-1 膝关节控制训练

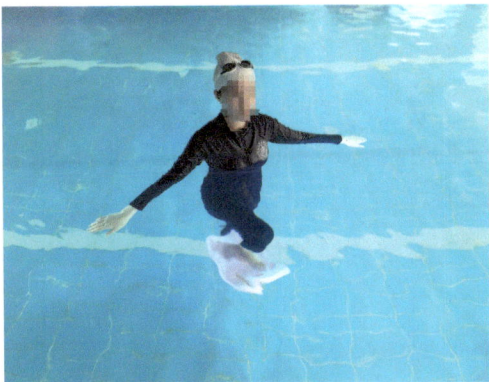

图 10-43-2 下肢稳定性训练

②Bad Ragaz 训练：用于矫正足内翻，诱发上肢主动运动，强化下肢分离运动，提高下肢肌力。

A. 双侧交换模式训练

等张：屈曲 - 内收 - 外旋合并膝屈曲；等长：伸直 - 内收 - 外旋合并膝伸直（图 10-43-3）。

等张：屈曲 - 外展 - 内旋合并膝屈曲；等长：伸直 - 外展 - 内旋合并膝伸直（图 10-43-4）。

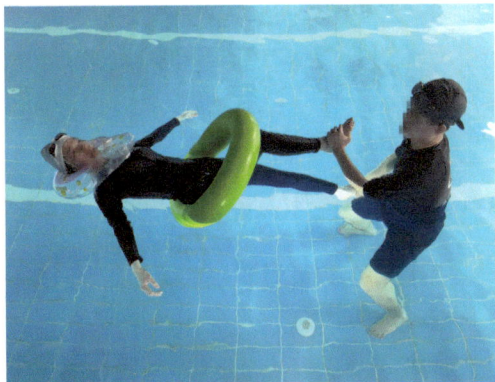

图 10-43-3 双侧交换模式训练①

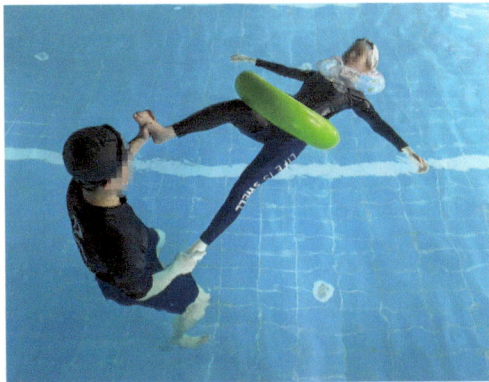

图 10-43-4 双侧交换模式训练②

等张：伸直 - 内收 - 外旋合并膝屈曲；等长：屈曲 - 内收 - 外旋合并膝伸

直（图 10-43-5）。

等张：伸直 - 外展 - 内旋合并膝屈曲；等长：屈曲 - 外展 - 内旋合并膝伸直。

等张：屈曲 - 外展 - 内旋合并膝屈曲；等长：伸直 - 外展 - 内旋合并膝伸直。

B. 双侧对称模式训练

等张：屈曲 - 外展 - 内旋合并膝伸直与躯干旋转。

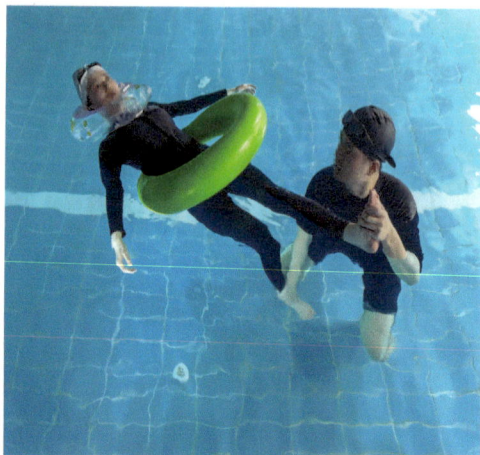

图 10-43-5　双侧交换模式训练③

等张：伸直 - 内收 - 外旋合并膝与躯干伸直。

C. 上肢模式训练

等张：外展 - 外旋 - 屈曲；等张：内收 - 内旋 - 伸直（图 10-43-6）。

③ Watsu 技术：解左肩疼痛动作，降低左侧肢体肌张力，放松减压动作。

A. 马鞍摆位，治疗师使用水指压手法作用于患者左肩及肩胛骨训练。

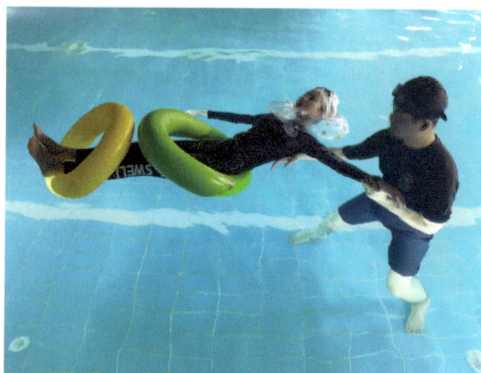

图 10-43-6　上肢模式训练

B. 远（近）端腿与躯干旋转：使用摇篮摆位，治疗师可释放近（远）端腿并带动（近）端腿产生躯干的旋转动作。

每日 1 次，每次 15～20 min，水温 35 ℃。

（2）水中步行浴槽治疗

①向前行走：水深 1200 mm；速度 1.0 km/h；步长 50 cm。

②侧向行走：水深 1100 mm；速度 1.0 km/h；步长 50 cm。

每日 1 次，每次 10～20 min，水温在 35 ℃左右。

水中步行浴槽训练可借助水的浮力抵消部分重力，促进患者正常步态恢复。

（3）人工碳酸浴治疗　采用人工高浓度二氧化碳浸泡治疗：pH 为 5.0，浸泡左手，每日每次 15 min，促进末梢血液循环，加快体内液体代谢，缓解肿胀、疼痛。

（4）Hubbard 槽浴治疗　水温 39 ℃左右，3/4 水量，使涡流气泡作用在患者全身，从而促进左侧肢体感觉恢复，缓解疼痛，每日 1 次，每次 10～20 min。

（5）注意事项　以上训练内容及时间应根据患者当日身体状态进行调整。

4. 患者该阶段功能转归

患者经过 4 周水中治疗，肩部疼痛 VAS 评分 3 分→1 分；手部肿胀消退；左侧跟腱挛缩消失；立位平衡达到 3 级；Holden 步行达到 4 级；左上肢 FMA 评分 44 分，左下肢 FIM 评分 31 分；上肢近端肌力 3 级，远端肌力 2 级；下肢近端肌力 4 级，远端肌力 2 级；左侧肢体肌张力 MAS 评分由 1$^+$ 级降到 1 级；日常生活基本自理，FIM 评分 112 分。

5. 中期主要功能障碍

（1）左侧肢体明显运动功能障碍　左上肢 FMA 评分 44 分，左下肢 FIM 评分 31 分。

（2）左肩半横指脱位，伴有疼痛 VAS 评分 1 分。

（3）左侧肢体肌力差；上肢近端肌力 3 级，远端肌力 2 级；下肢近端肌力 4 级，远端肌力 2 级。

（4）左侧肢体肌张力增高，MAS 评分左上肢 1 级、下肢 1 级。

（5）左侧肢体深浅感觉减退。

（6）偏瘫步态，Holden 步行 4 级。

（7）日常生活基本独立，FIM 评分：112 分。

6. 下一阶段水中治疗康复目标

（1）近期目标（4 周）　减轻疼痛，促进左上肢分离运动，强化下肢分离运动，提高步行能力。

（2）远期目标　独立步行，生活完全自理，回归社会。

7. 水中治疗康复计划调整

（1）水中运动训练

1）水中体位　处于治疗师辅助下仰卧位、站立位。

2）水区治疗

① Halliwick 训练：促进左上肢分离运动，强化左下肢分离运动训练，降低肌张力，增加一些旋转控制的练习，促进躯干肌控制能力，增强核心肌力、水

中立位平衡。

首先患者采取仰卧位，在治疗师辅助下训练合并旋转控制动作稳定性与动作幅度（图10-43-7）、横向旋转控制训练核心稳定性（图10-43-8）、横向旋转控制训练肌肉力量与稳定性（图10-43-9）及通过各种旋转控制，训练包含核心稳定性的非自主反应动作（图10-43-10）。站立位患者使用辅具进行上肢功能训练（图10-43-11）。

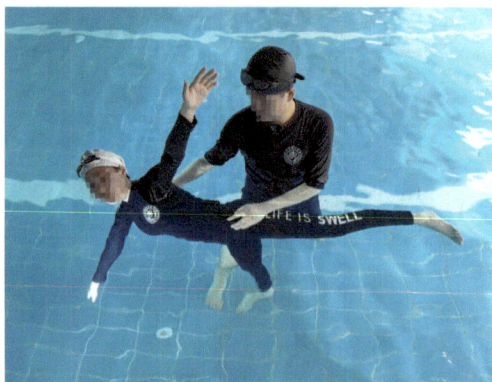

图10-43-7　合并旋转控制

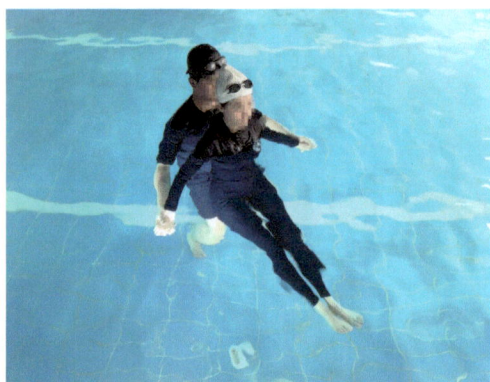

图10-43-8　横向旋转控制训练①

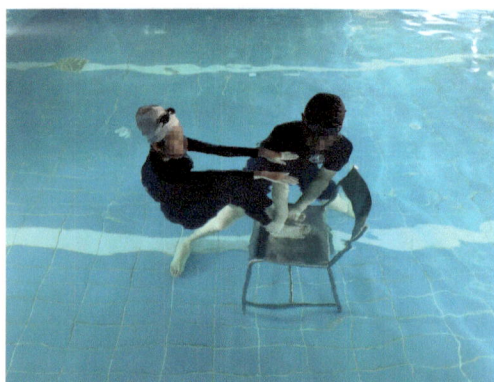

图10-43-9　横向旋转控制训练②

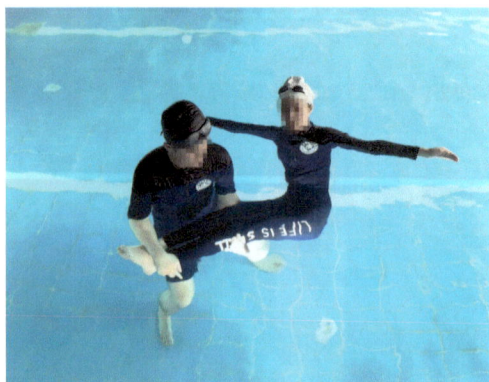

图10-43-10　训练核心稳定性的
非自主反应动作

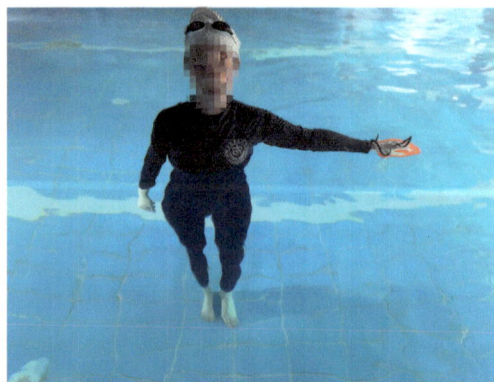

图10-43-11　借助辅具进行上肢功能训练

② Bad Ragaz：用于矫正足内翻，强化躯干训练，建立左侧肢体正常运动模式。

A. 双侧对称模式训练

等张：屈曲 – 外展 – 内旋合并膝伸直与躯干旋转。

等张：伸直 – 内收 – 外旋合并膝与躯干伸直。

B. 上肢模式训练

等张：外展 – 外旋 – 屈曲。

等张：内收 – 内旋 – 伸直。

③ Watsu 技术：解左肩疼痛动作，降低左侧肢体肌张力，放松减压动作。

A. 马鞍摆位，治疗师使用水指压手法，作用于患者左肩及肩胛骨。

B. 远（近）端腿与躯干旋转：使用摇篮摆位，治疗师可释放近（远）端腿并带动（近）端腿产生躯干的旋转动作。

④水中踏车训练：正向踏车 5 min，反向踏车 5 min；强化患者下肢力量训练。

⑤每日 1 次，每次 30～40 min，水温在 35℃左右。

（2）步行浴槽

①向前行走：水深 900 mm；速度 2.0 km/h；步长 65 cm。

②向后或侧向行走：水深 900 mm；速度 1.0 km/h；步长 50 cm。

③每日 1 次，每次 20 min，水温在 35℃左右。

④治疗作用：纠正异常步态。

（3）Hubbard 槽治疗　水温在 39℃左右，3/4 水量，使涡流气泡作用在患者全身，从而促进左侧肢体感觉恢复，缓解疼痛，每日 1 次，每次 10～20 min。

注意事项：以上训练内容及时间应根据患者当日身体状态进行调整。

8. 患者转归

中期评定后患者按照水治疗康复计划继续治疗 5 周，康复目标基本完成。左侧肢体运动功能：左 FMA 评分上肢 50 分，左下肢 FIM 评分 33 分，左手达辅助手 A。左下肢肌力近端 5 级，远端 4 级，踝背屈 3 级。偏瘫步态及平衡明显改善，Holden 步行能力达到 5 级。日常生活能力 FIM 评分为 124 分。此阶段患者功能恢复迅速，下一步重点为回归社会进行有针对性的训练。

五、案例分析

患者脑出血诊断明确，分析病灶位于右基底节区。患者存在的主要症状是偏身运动障碍、偏身感觉障碍。早期康复训练时，不仅要注重运动功能恢复，也要关注感觉功能康复。水治疗过程中，主要促通患侧肢体分离运动，改善动态立位平衡功能，纠正偏瘫步态及提高步行能力；同时，加强患手主动参与精细运动训练；利用 Hubbard 槽的涡流机械冲击作用，促通患侧肢体感觉的恢复。另外，在康复治疗过程中，特别要注意患者的精神情绪心理问题，重视与患者及照顾者的沟通及健康宣教，结合功能情况及患者主观愿望共同制订康复治疗目标，取得共识，使患者及家属在康复过程中能够充分配合，发挥最大主动性。

六、知识延伸

1. 水中指压按摩疗法（Watsu）

由加利福尼亚州 Harbin 温泉疗养院的 Harold Dull 发明。Dull 称 Watsu 是在水中融合了指压按摩疗法的技法。Watsu 法最常被认为属于肌肉再教育疗法，因为其将特殊病损（通常是紧张的肌肉和关节）作为明确治疗目标，很少考虑运动控制模式。然而，Watsu 中前庭刺激的成分是典型的神经疗法促进技术。神经功能障碍的患者最常表现为软组织限制，其次是关节活动范围减小。这些障碍限制了对生物力学有益的身体姿势和运动，消极影响功能恢复。肌肉组织变短增加了运动的阻力，同时加重了肌张力障碍和自主运动紊乱。Watsu 法可以提高身体紧张部分的灵活性，还能够减少神经功能障碍中脊髓水平兴奋增高引起的肌肉收缩。这个疗法对初始治疗阶段尤其有效，使患者在做更主动训练时做好准备以较少的限制方式运动。治疗神经功能障碍时有特殊的动作，包括近腿旋转、腿推和折叠。

2. Bad Ragaz 泳圈训练法（BRRM）

该法起源于 20 世纪 30 年代的瑞士 Bad Ragaz。此技术近年不断完善并显著受到本体神经肌肉促进技术（PNF）的影响，被许多临床机构作为治疗技术。BRRM 被治疗师用于指导患者通过特殊的运动增加肌力和关节活动范围，有主动活动和被动活动，包括上肢、下肢和躯干，也可以做单侧和双侧运动。双侧运动中，一些是对称性的（身体两侧向一个方向移动），另一些是非对称性的

（每侧向不同的方向移动）。BRRM 在神经功能障碍患者的应用中，主要针对自主运动不足、无力和关节活动范围减少。很多神经功能障碍的患者缺少稳定身体多个部分的能力，甚至不能在水中平地支撑。因此，治疗师需提供躯体漂浮支撑器具以保证安全。对自主运动不足的患者，重点做关节的平滑运动；相反，快速、抗阻运动主要用于提高肌力。自主运动不足的患者在肌肉收缩后难以放松肌群，这非常常见。拮抗肌群的收缩妨碍了运动顺序，导致关节周围肌肉的共同活化僵硬，限制向任何方向的运动。调整 BRRM 技术，被动向患者肌肉长期收缩的方向运动，产生拮抗肌群的自主收缩。治疗师随着患者慢慢掌握交互抑制控制技能（能够自主放松拮抗肌群），逐渐减少关节的辅助。最终，患者掌握平顺的运动技能和与身体相互配合。BRRM 类似于神经疗法治疗易化技术，鼓励在特定动作中提高技能，并利用促进技术强化运动。

3. Halliwick 理念

20 世纪 30 年代，James MoMillan 在英国 Haliwick 女子学校发明了 Halliwick 水疗法，此理念基于水流动力学和人体发育理论。最初训练方法（十步法）用来指导游泳，但十步法中很多动作和巧妙理论（符合逻辑的水中训练方法）被治疗师们应用到康复干预上。通常指导学习游泳，每个患者指派一个指导者。该法将一对一的患者指导转变成一对多的形式，通常每组患者配 4～6 名指导者。常常利用游戏训练患者的技能，强化此种训练方法的原理。然而，在具体治疗训练中，通常由患者自己把握水中的活动内容。Halliwick 法最常被看作一种神经疗法易化康复技术，应用了分离原则。治疗师和指导者利用游泳动作易化运动模式，需要详细分析动作难易程度和手把手指导的安排训练动作。特别是治疗师在训练初期安排简单的动作，手把手指导患者正确地完成动作。随着患者技术的提高，治疗师减少对其的辅助，逐渐进阶到更难的动作水平。通过改变患者体位和治疗师操作技术使训练动作越来越难。最终，当患者熟练掌握动作后，治疗师在患者身体周围制造水的湍流以增强其技巧，巩固训练效果。在神经功能障碍患者中的应用：以伸肌运动模式为主的患者能够在向前的垂直转动动作中获益，这个动作帮助患者主动控制屈肌肌群并抑制伸肌肌群，通过静态平衡控制训练获得的技巧能力可以持续保持，并改善功能性活动中的姿势稳定性。

病例 44 谐振技术在缓解小腿三头肌肌张力中的应用

在医学史上，振动疗法早已存在，古希腊时期就得到简单的应用，当时的医护人员运用手动训练器将振动刺激传至患部以改善机体功能。对偏瘫患者进行振动刺激治疗时，人们发现振动刺激能引起不随意肌收缩，并且首次提出"张力性振动反射"这一概念。1970 年，人们发现局部振动刺激肌肉和肌腱能够引起肌肉收缩力量的增加。此外，中医推拿的"拍法""振法""抖法"亦是振动疗法应用于康复治疗的体现。

脑卒中后肌肉痉挛一直是严重影响患者日常生活活动能力恢复和康复治疗的难点。迄今为止，临床还没有对脑卒中后肌肉痉挛患者进行治疗的有效方法。找到一种副作用小、危险性小的治疗方法，是偏瘫后肌肉痉挛患者的一致需要。谐振治疗可对缺乏神经支配的肌肉组织进行外源性干预，使相关肌肉组织细胞通过谐振恢复到原初状态，尽可能维持相关组织细胞的原有功能状态，进而影响神经肌肉的强度、协调性和移动性。谐振治疗仪使用方法简单，便于操作，无创伤性，易于患者接受。

一、病史

姓名：贾××；性别：男；年龄：81 岁；身高：168 cm；体重：70 kg；BMI：24.8 kg/m^2；利手：右手。

（1）主诉 右侧肢体活动不利伴言语不清 4 月余。

（2）现病史 患者于 2021 年 4 月 17 日凌晨无明显诱因突发右侧肢体活动不利，头痛剧烈伴恶心，无意识不清、大小便失禁、视物旋转，查颅脑 CT 提示基底节区脑梗死。为求进一步康复治疗来我院。现患者生命体征平稳，无发热，偶有咳嗽、咳痰，气管封管状态，留置胃管，大小便正常。

（3）既往史 有高血压、糖尿病及冠状动脉支架植入；否认肝炎结核及其他传染病史。否认手术、外伤、输血史。否认药物及食物过敏史。

（4）社会信息

1）家庭成员　妻子、儿子。

2）主要责任人　妻子。

3）日常生活陪护人　护工、妻子。

4）生活环境　城市，居住在 3 楼（有直梯）。

（5）其他情况

1）Ns　无。

2）OT　上肢被动关节活动度训练、主动肌力训练。

3）ST　吞咽训练。

（6）康复愿望　日常生活基本自理，可进行社区步行（可接受使用辅具）。

二、康复评估

1. 整体状态

患者在护工的帮助下乘坐轮椅进入 PT 大厅，体态均匀，身体重心偏向健侧（左侧），身体前倾，双上肢摆放于前侧桌板上，双下肢自然放置于轮椅脚踏板上。患者认知正常，精神可，言语清晰，记忆力正常。

2. 一般生命体征

血压 123/75 mmHg；脉搏 74 次/分；呼吸 18 次/分。

3. 感觉检查

（1）浅感觉　上下肢痛、温、触觉可。

（2）深感觉　上下肢运动觉、位置觉、振动觉可。

（3）复合感觉　上下肢两点辨别觉、图形觉、皮肤定位觉可。

4. 认知评估

大致正常。

5. Brunnstrom 分期

上肢Ⅲ期；手Ⅱ期；下肢Ⅲ期。

6. 病理反射

右侧：Babinski 征（－）；Chaddock 征（－）。

7. 肌张力（右侧）

右侧肘屈肌肌张力 1 级，指屈肌肌张力 1 级，伸膝肌肌张力 1 级，小腿三头肌肌张力 1^+ 级，见表 10-44-1～表 10-44-4。

表 10-44-1　等速被动测试结果①

等速测试 – 小腿三头肌（30°/s）				
重复次数：右侧 5		健侧	患侧	缺失
重复次数：左侧 5		左侧	右侧	
峰值力矩	N·m	15.2	21.8	−43.4

表 10-44-2　等速被动测试结果②

等速测试 – 小腿三头肌（180°/s）				
重复次数：右侧 5		健侧	患侧	缺失
重复次数：左侧 5		左侧	右侧	
峰值力矩	N·m	14.5	21.7	−49.4

表 10-44-3　肌电测试结果①

小腿三头肌肌电（等速 30°/s 情况下）			
重复次数：5		健侧：左侧	患侧：右侧
平均振幅	μv	2	2.89

表 10-44-4　肌电测试结果②

小腿三头肌肌电（等速 180°/s 情况下）			
重复次数：5		健侧：左侧	患侧：右侧
平均振幅	μv	3.53	4.44

8. ROM（右侧）

右侧肩关节前屈、外展受限，踝关节背屈、跖屈受限，其余关节活动度正常。

9. 平衡检查

坐位平衡 2 级，立位平衡 1 级。

10. 姿势评估

（1）静态观察

1）端坐位 患者双臂自然下垂，双手置于双膝，头部偏右，右侧肩胛骨下撤，呈含胸状，肘关节微屈，前臂旋前，双手半握拳；上部躯干向右侧屈，骨盆后倾，以此保持重心稳定；右侧髋关节外旋，双脚平放于地面。

2）站立位 双手置于体侧，右侧肩内收、内旋，肘关节伸直，前臂旋后，腕关节中立位，手指伸展；躯干右倾，重心偏向右侧，骨盆呈中立位，膝关节伸直，踝关节内翻不明显。

（2）动作观察

1）站至坐转移 可独立进行，躯干向右旋转，头向右后方，观察确认人与床的位置关系安全后，右手撑住床面，屈髋、屈膝坐下；过程中身体重心偏向右侧，右侧负重较为明显；坐下过程控制不良，躯干稍后倾。

2）步行 Holden 步行分期 1 期，身体重心偏向健侧（右侧）；右侧支撑期时间短，骨盆中立位，躯干及骨盆伸展不充分；有膝过伸，右侧支撑期重心前移困难。右侧下肢摆动期不充分，步长缩短，髋关节控制差，右侧下肢着地过程中落地位置欠准确。

11. ADL 评估（FIM）

（1）FIM 评分 60/126，中度依赖。

（2）FIM ＜ 5 分项 进食、洗澡、穿上身衣、穿下身衣、如厕、排尿管理、排便管理、转移至厕所、转移至浴盆或淋浴室、步行、上下楼梯、解决问题、记忆。

三、临床与功能诊断

1. 临床诊断

1）基底节区脑梗死。

2）心脏冠状动脉支架术后。

3）高血压。

4）糖尿病。

（2）功能诊断

1）右侧肢体运动功能障碍。

2）坐站位平衡功能障碍。

3）步行功能障碍。

4）日常生活中度依赖。

5）社会参与能力下降。

四、康复治疗方案及转归

1. 康复目标

（1）改善右侧肢体关节活动度，维持肌肉长度。

（2）促进患者分离运动产生，加强肢体控制能力。

（3）提高患者躯干稳定性。

（4）坐位平衡由 2 级到 3 级，站立平衡由 1 级到 2 级。

（5）Holden 步行 3 期。

（6）ADL 基本自理。

2. 训练计划

（1）入院宣教　疾病介绍、日常护理、防跌倒、患者积极参与治疗、禁忌动作、注意事项等。

（2）PT 训练（每日 30 min）

1）腰背肌及臀肌肌力训练　包括在臀桥双腿支撑及单腿支撑状态下抬起对侧下肢，改善患侧下肢负重功能和躯干稳定性（图 10-44-1）。

2）右侧下肢分离运动训练　包括侧卧位伸髋、髋外展训练、仰卧位下主动控制屈髋位伸膝等（图 10-44-2）。

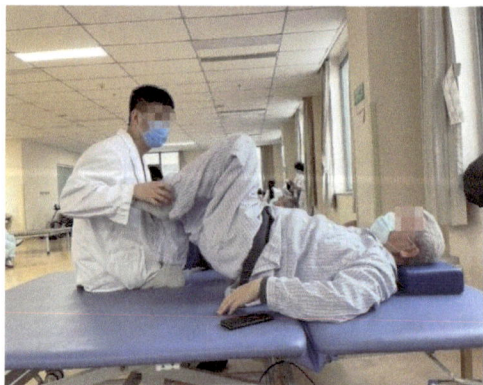

图 10-44-1　腰背肌及臀肌肌力训练

（3）提高右侧下肢负重能力　引导患者将身体重心移向右侧，嘱咐患者注意环境安全，主动向右侧转移重心（初期需要引导）。

（4）增强肩胛带稳定肌群、肩袖肌群力量　对患者肩关节进行松动，在非疼痛状态下进行全范围关节活动及主动抗阻活动。调整肩关节内收、内旋，促进肩伸展。

图 10-44-2　下肢分离运动训练

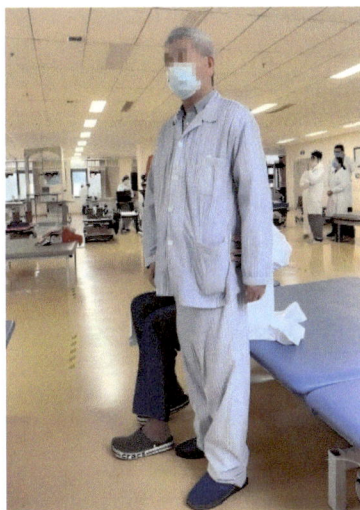

（5）提高立位平衡　上肢各个方向目标够取；给予患者外界干扰。自动态平衡，患者主动向前、后、左、右进行跨步（图 10-44-3、图 10-44-4）。

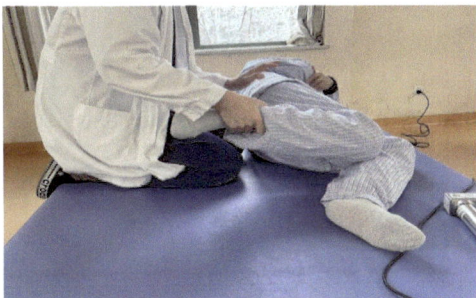

图 10-44-3　站立位转身　　　图 10-44-4　站立位跨步

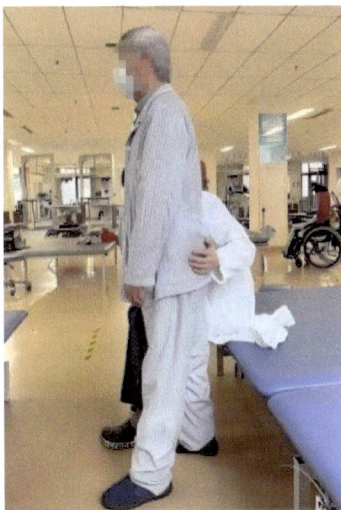

（6）辅助下步行训练　逐渐减少辅助，同时在训练中纠正患者异常姿势。

（7）提高 ADL 能力　嘱家属或陪护日常生活活动减少帮助，耐心引导患者进行穿衣、如厕、转移等活动，嘱患者积极参与。

（8）谐振训练

1）第 1 周　在 PT 训练的基础上进行全身振动训练，于每次 PT 训练后进行。训练强度：训练中患者微屈膝，双足距离与肩同宽（图 10-44-5）。振动频率为 15 Hz，每组训练 3 min，组间休息 3 min，每天共训练 3 组，每周训练 5 次。

2）第 2～3 周　训练时间不变，振动频率调至 20 Hz。

3. 治疗 3 周后患者转归

（1）右肩前屈活动度 120°，踝背屈活动度 15°，余 ROM 无明显变化。

（2）站立平衡由 1 级至 2 级，站立中双下肢负重更均匀，右侧下肢负重功能有所改善。

（3）Brunnstrom 分期上下肢无明显变化。

（4）Holden 步行 1 期→2 期，可在间断接触下步行。步行过程中仍有明显划圈步

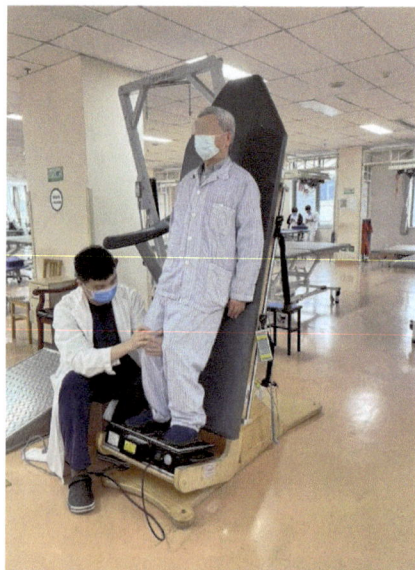

图 10-44-5　谐振训练

态、膝过伸等问题，右侧下肢（患侧）迈步时躯干后倾明显，偶有向后跌倒，经口头提醒有改善但效果不佳；步行中重心较站立状态下更偏向左侧。

（5）FIM 评分 74 分，轻度依赖，其中步行、转移等方面有所提高。

（6）肌张力的改变

见表 10-44-5～表 10-44-8。

表 10-44-5　等速被动测试结果①

等速测试 – 小腿三头肌　30°/s			
重复次数：右侧 5	健侧	患侧	缺失
重复次数：左侧 5	左侧	右侧	
峰值力矩	N·m	15.5	19.9	−28.2

表 10-44-6　等速被动测试结果②

等速测试 – 小腿三头肌　180°/s			
重复次数：右侧 5	健侧	患侧	缺失
重复次数：左侧 5	左侧	右侧	
峰值力矩	N·m	16.1	20.7	−28.6

表 10-44-7　肌电测试结果①

小腿三头肌肌电　等速 30°/s 情况下		健侧：左侧	患侧：右侧
部位		健侧：左侧	患侧：右侧
平均振幅	μv	1.80	2.51

表 10-44-8　肌电测试结果②

小腿三头肌肌电　等速 180°/s 情况下		健侧：左侧	患侧：右侧
部位		健侧：左侧	患侧：右侧
平均振幅	μv	3.25	3.99

在改良 Ashworth 评分方面，右侧小腿三头肌肌张力仍为 1⁺ 级，但在等速测试及肌电测试方面可以看到 3 周后肌张力出现了降低。

4. 训练计划的调整

（1）继续全身振动训练，振动频率保持不变，可根据患者耐受程度适当增加组数。

（2）右侧肢体分离运动训练，包括屈髋位伸膝、侧卧位下伸髋及髋外展等。

（3）提高患者站立平衡功能，可增加在步行或其他动态训练中任务的多样性，如拍球、观察其他目标等。

（4）步行训练中逐渐减少辅助，可根据站立位自动态平衡状况增减辅助程度，在不过度影响患者步行的情况下纠正步态，包括双侧负重程度、支撑期的长短、患侧下肢离地高度、躯干姿态及运动等。

（5）继续提高患者在日常生活中的参与程度，尽可能自己完成转移、步行、上下楼梯、入厕等活动，同时提高动作的安全性。

五、案例分析

患者主因基底节区梗死导致右侧肢体运动功能障碍，其中在治疗之初右侧无分离运动，主动运动不充分，同时伴有上下肢肌肉的肌张力升高，进而对平衡及步行功能产生不良的影响，如因小腿三头肌肌张力过高导致膝过伸和在步行中不能很好地将重心前移，影响行进。对下肢的主动运动而言，髋周和膝周的力量及肌肉间的协调能力对于姿势能否进行及时调整有着重要作用。这些在运动训练中已经进行了相对应的训练，然而因肌张力的问题，尝试通过牵伸进行改善，但治疗效果欠佳。全身振动是一个相对便捷改善此类问题的方式，且对步行功能的正面影响不止于对肌张力的改善。全身振动对于下肢肌力的提高和整体平衡功能的促进都有着积极影响，所以在常规运动疗法后增加了全身振动的训练。

六、知识延伸

1. 踝关节痉挛对步行的影响

踝关节跖屈痉挛是脑卒中患者常见的并发症，导致患者步态改变，平衡能力降低，跌倒的风险增加。偏瘫患者是否具有良好的步行能力直接关系到患者的独立生活能力和生存质量，尽快恢复步行能力是患者及家属最主要及迫切的康复目标。踝关节是人体步行姿势控制及稳定性的一个微调枢纽，踝关节的稳定及肌群间的协调控制可影响偏瘫患者下肢的平衡、运动能力及步行能力。痉挛性踝关节可以影响患者行走能力、步态、步长和节奏。踝关节背屈下降可能会增加摆动时间和双下肢步态周期的支持时间。踝关节跖屈肌痉挛导致足下垂，可影响步行支撑相、患侧下肢负重及摆动相患侧下肢的廓清机制，这是步行时步态出现异常及步行速度下降的主要原因。

2. 关于 WBVT 减轻痉挛的可能机制

有两种观点。"抑制假说"认为，直接针对肌肉的振动刺激会诱导 Ia 类传入神经突触前抑制，导致 Ia 类传入神经的递质释放减少，加之振动训练时的微蹲牵拉，减弱了股四头肌、跖屈肌等高张力肌群的牵张反射兴奋性，从而减少了单个突触反射的兴奋性；"占线假说"认为，振动刺激信号引起的占线现象会导致牵伸相关的神经冲动输入减少，Ia 类神经主要聚焦振动刺激信号的处理，导致高频振动信号的处理受到影响，从而引发反射性牵伸相关的神经发放冲动及自身的动作电位信号，调节肌肉状态，改善肌张力。

3. 频率的选择

所使用全身振动仪器频率在 5～30 Hz。有研究表明，在 10 Hz 和 20 Hz 的振动训练后均发现肌张力的降低，但究竟哪种频率振动训练的效果更好尚且不明。低频率振动（5～12 Hz）常用于平衡方面的训练。

病例 45　运动想象疗法在脑卒中康复中的应用

　　运动想象疗法（MIT）是指内心反复地模拟、排练运动功能活动，没有任何运动输出，根据运动记忆在大脑中激活某一活动的特定区域，从而达到提高运动功能的目的。运动想象疗法最早提出于 20 世纪 80 年代晚期至 90 年代早期。作为近年来兴起的一种辅助康复治疗方法，MIT 逐渐被临床医护人员和康复治疗师所熟悉，并应用到脑卒中后运动功能障碍康复实践中。目前公认的"运动想象"疗法改善运动学习最有力的解释依旧是心理神经肌肉理论（PM 理论）。PM 理论是基于个体中枢神经系统已储存的运动计划或"流程图"这一概念，假定在实际活动时所涉及的运动"流程图"，在"运动想象"过程中可被强化和完善，因为想象涉及与实际运动同样的运动"流程图"。想象通过改善运动技巧形成过程中的协调模式，并给予肌肉额外的技能练习机会而有助于学会或完成运动。脑损伤患者尽管存在身体功能障碍，但运动"流程图"可能仍保存完整或部分存在。任何随意运动，总是在脑内先有运动意念，然后才有兴奋冲动传出直至出现运动。脑卒中不全偏瘫肢体在运动时也总是先有运动意念，然后才有肌肉收缩和肢体运动。康复的作用之一是反复强化这一从大脑至肌群的正常运动模式，运动意念更能有效地促进这一正常运动传导通路的强化。

一、病史

　　姓名：胡 ××；性别：女；年龄：73 岁；职业：已退休。

　　（1）主诉　左肢体活动不利 2 周。

　　（2）病残史　患者 2021 年 11 月 8 日早 6 时无明显诱因出现左侧肢体活动不利伴言语不利，小便失禁，意识正常。就诊于 A 医院，头颅 MRI 示新发脑梗死，经阿替普酶溶栓后言语不利改善。为求进一步治疗及康复于 2021 年 11 月 22 日 16 时收入我院。

　　（3）既往史　高血压 26 年，最高血压 190/110 mmHg，平素规律口服氨氯地平（5 mg）降压。高脂血症 6 年，平素规律口服阿托伐他汀钙片（20 mg）降脂。心房颤动病史 9 年，长期口服琥珀酸美托洛尔（47.5 mg）稳定心率。

（4）家族史　否认家族遗传病史。

二、检查评估

1.入院查体

体温 36.5℃，脉搏 100 次/分，呼吸 22 次/分，血压 130/90 mmHg。神志清，精神差，言语清楚，饮水呛咳，睡眠可，近期体重无明显变化。左侧中枢性面舌瘫，左上肢布氏分期Ⅰ期，左手Ⅰ期，左下肢Ⅱ期；左侧肢体肌张力低下；不可独坐；双侧生理反射对称引出，病理征（−），双侧踝阵挛（−）。

2.辅助检查

MRI 影像表现右侧中脑大脑脚、基底节区、放射冠区、额颞顶岛叶皮质见斑片状异常信号（图 10-45-1、图 10-45-2）。心电图表现异位心律、心房扑动（图 10-45-3）。

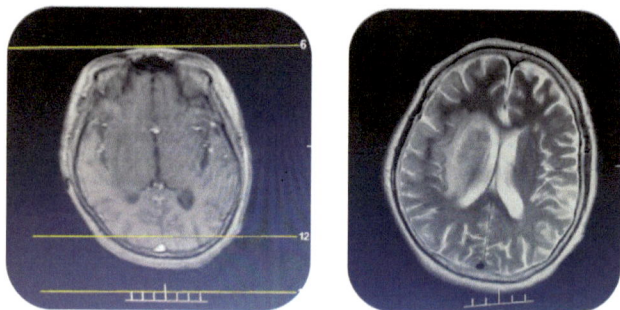

图 10-45-1　头颅 MRI ①　　图 10-45-2　头颅 MRI ②

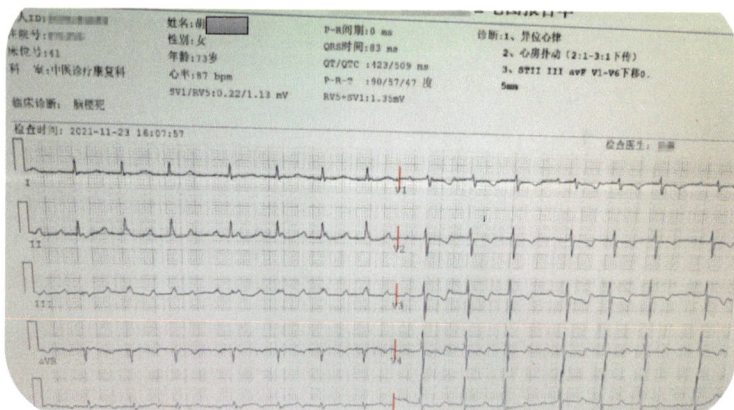

图 10-45-3　心电图

3. 康复评估

见图 10-45-4、表 10-45-1。

患者：胡 ×× 　　　　　　　　　　　　　　　　　检查日期：2021年11月26日

运动觉-视觉想象问卷

运动动作	KVIQ-20					KVIQ-10				
	视觉想象	V评分	运动觉想象	K评分	合计	视觉想象	V评分	运动觉想象	K评分	合计
颈部屈/伸	1V	5	1K	4	9					
耸肩	2V	5	2K	4	9					
肩前屈	3Vnd	4	3Knd	4	8	3Vnd	4	3Knd	4	8
屈肘	4Vd	4	4Kd	3	7					
对指	5Vd	4	5Kd	4	8	5Vd	4	5Kd	4	8
躯干前屈	6V	3	6K	3	6	6V	3	6K	3	6
伸膝	7Vnd	4	7Knd	4						
髋关节外展	8Vd	3	8Kd	3	6	8Vd	3	8Kd	3	6
脚打拍子	9Vnd	3	9Knd	3	6	9Vnd	3	9Knd	3	6
足外旋	10Vd	2	10Kd	2	4					
总分	KVIQ-20：71					KVIQ-10：34				

注：V-视觉想象；K-运动觉想象；nd-非优势侧；d-优势侧。

检查者要求受试者均按以下步骤完成V1和K1分量表中的每一条目。

◇ 受试者身体处于初始位置。

◇ 检查者先示范一项动作，受试者按照示范动作，重复执行动作1次。

◇ 受试者回到初始位置，想象刚才执行的动作，但身体实际上无运动。

◇ 想象结束后，受试者根据评分等级的评估词如"不能想象"或者"没有感受"，向检查者描述想象内容的清晰度(V1)和想象的感受强度(K1)，最后由检查者按5分制分别记录V1分数(1分=不能想象，5分=如看见一样清晰)、K1分数(1分：没有感受，5分=如执行动作一样强烈)和两项分数相加的总分(最高分：KVIQ-20=100，KVIQ-10=50)。

图 10-45-4　运动觉 – 视觉想象问卷（KVIQ）

表 10-45-1 作业构成、作业活动与环境

整体印象：患者卧床状态，神志清楚，听理解、表达可			
作业构成	运动功能	综合运动功能	Brunnstrom 分期：上肢Ⅰ期，手Ⅰ期，下肢Ⅱ期 手的实用性判断：废用手 手指机能检查：0 级
		肌张力	左侧肢体肌张力低下
		PROM	左侧肩关节被动活动受限伴疼痛（4/10） 肩前屈 0°～160°，外展 0°～150°，水平外展 0° 水平内收 0°～90°，外旋 0°～80°，内旋 0°～80° 其余关节被动关节活动度基本正常
		平衡能力	坐位平衡 0 级，立位平衡 0 级
		吞咽言语	经口进食，饮水呛咳、使用鼻饲，言语清晰
	感觉功能		左侧肢体感觉缺失
	认知功能		简易精神状态检查（MMSE）：24 分；左侧单侧忽略检查：左侧单侧忽略
	社会心理		情绪易激动，但可配合治疗，家庭和睦
	想象能力		运动觉 – 视觉想象问卷 KVIQ-20：V＋K＝71 分，KVIQ-10：V＋K＝34 分
作业活动	日常生活活动能力评定		BADL 评定：FIM 评分 45 分——重度依赖
	娱乐和休闲		唱歌、麻将
	生产性活动		无须参与
环境	住院环境		两人间，病床可移动，后背可变化角度，床旁有扶手，室内安静
	经济情况		医保支付，经济状态良好，家人支持良好

三、临床与功能诊断

（1）临床诊断　脑梗死（右侧大脑半球），左侧偏瘫、吞咽障碍、认知障碍、心房颤动。

（2）功能诊断　左侧肢体运动障碍，日常生活重度依赖，社会参与受限。

四、康复治疗方案及转归

1. 主要功能障碍归纳

（1）躯体运动功能　左侧肢体 Brunnstrom 分期：上肢Ⅰ期，手Ⅰ期，下肢

Ⅱ期；手的实用性判断：废用手；手指功能检查：0级。

（2）平衡功能　坐、立位平衡0级；心肺功能差。

（3）感觉功能　左侧肢体感觉缺失。

（4）肌张力　左侧肢体肌张力低下。

（5）左肩关节　被动活动受限，半脱位一横指。

（6）日常生活　重度依赖。

（7）认知障碍　短期记忆、计算能力和看图阅读等方面；左侧单侧忽略，在日常生活中的表现如下。

①脸偏向健侧、眼注视健侧、不能注意到患侧肢体放置位置不正确。

②与人交谈不目视对方，忽略站在其患侧的人。

③不能独立保持稳定的坐姿，坐位时躯干向健侧倾斜。

④进食时，忽略患侧（左侧）的餐具及患侧的食物。

2.康复目标

（1）维持并扩大患侧肢体PROM。

（2）提高核心稳定性，改善心肺功能。

（3）提高基础性日常生活自理能力（如床上翻身、起坐转移、穿衣等）。

（4）改善左侧单侧忽略。

3.康复治疗方案

（1）躯体功能相关训练　①被动牵伸，维持并扩大患侧肢体PROM；②渐进摇床坐起训练；③床旁端坐位平衡训练；④心肺功能训练（根据患者个人兴趣，安排唱歌、坐位下玩麻将等作业活动）。

（2）基础性日常生活指导　训练（如床上翻身、起坐、床轮椅间转移、穿衣等）。

（3）实施运动想象疗法

1）治疗前宣教　向患者介绍运动想象疗法相关知识；康复疗效的宣教；说明治疗时间安排及实施的注意事项。

2）向患者说明任务　首先由指导者进行示范，讲解有关运动想象训练的内容，要求患者认真观察，明确是偏瘫侧肢体进行"活动"，掌握正常的运动模式和感觉。

3）预习　让患者把有关动作想象一遍。

4）跟随指导者的运动想象指导语　听指导语录音进行想象练习。

5）重复训练　重复练习想象训练的动作（每次 15 min，渐进增加训练内容及频率）。

6）解决实际问题　通过反复练习学会活动技巧；把技巧转化为实用性技能，结合实际练习翻身、坐起等日常生活自理活动进行指导训练。

7）实施条件　运动想象训练需在安静的房间（病房）内进行，患者端坐于病床上，闭眼。

8）想象内容　首先进行全身放松指导训练，约 3 min（放指导语音频——想象在海边）；指导者播放指导语（放指导语音频——想象翻身坐起、想象穿衣服、想象喝水），提示患者进行间断的"运动想象"，想象自己在床上独立翻身、坐起、坐位下喝水、穿衣服等。在想象任务中，强调患者利用全部的感觉，全程约 10 min。然后用 3 min 让患者把注意力集中于自己的身体和周围环境，体会身体的感觉，注意听周围的声音。最后，指导者用声音提醒患者慢慢睁开双眼。

（4）课后自行训练　对患者和家属进行运动想象培训，自行进行训练，每次 15 min，1 次/日。

4. 治疗进展情况及转归（2022 年 1 月 26 日）

见表 10-45-2、图 10-45-5～图 10-45-7。

表 10-45-2　进展情况及转归

	综合运动功能	Brunnstrom 分期：上肢Ⅱ期，手Ⅱ期，下肢Ⅲ期；手的实用性判断：辅助手 C；手指功能检查：3 级
运动功能	肌张力	左侧肢体肌张力略增高（肘屈肌 1 级）
	PROM	左侧肩关节被动活动受限伴疼痛（1/10） 肩前屈 0°～170°，外展 0°～170°，水平外展 0°～20°，水平内收 0°～110°，外旋 0°～90°，内旋 0°～90° 其余关节被动关节活动度基本正常
	平衡能力	坐位平衡 2 级，立位平衡 1 级
感觉功能		左侧肢体感觉缺失

认知功能	简易精神状态检查（MMSE）：29分；左侧单侧忽略有所改善
想象能力	运动觉－视觉想象问卷 KVIQ-20：V＋K＝90分，KVIQ-10：V＋K＝42分
日常生活活动能力评定	BADL评定：FIM评分67分——中度依赖

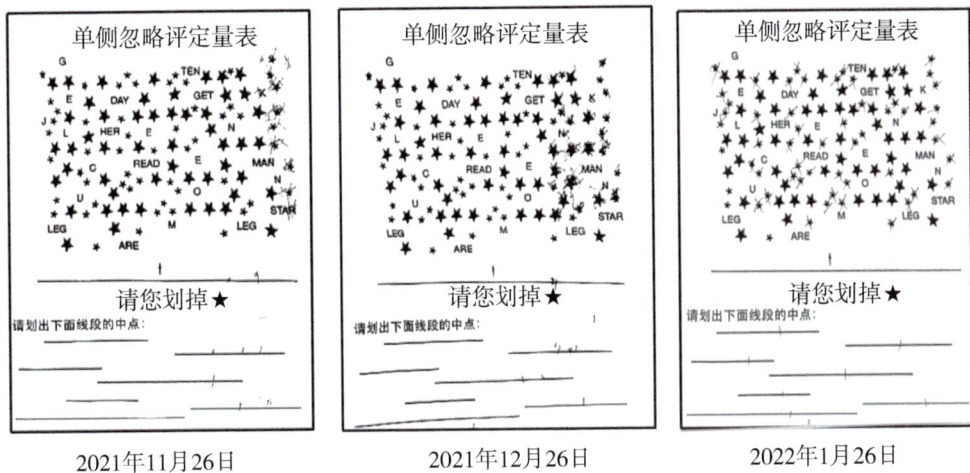

2021年11月26日　　2021年12月26日　　2022年1月26日

图10-45-5　单侧忽略评定对比

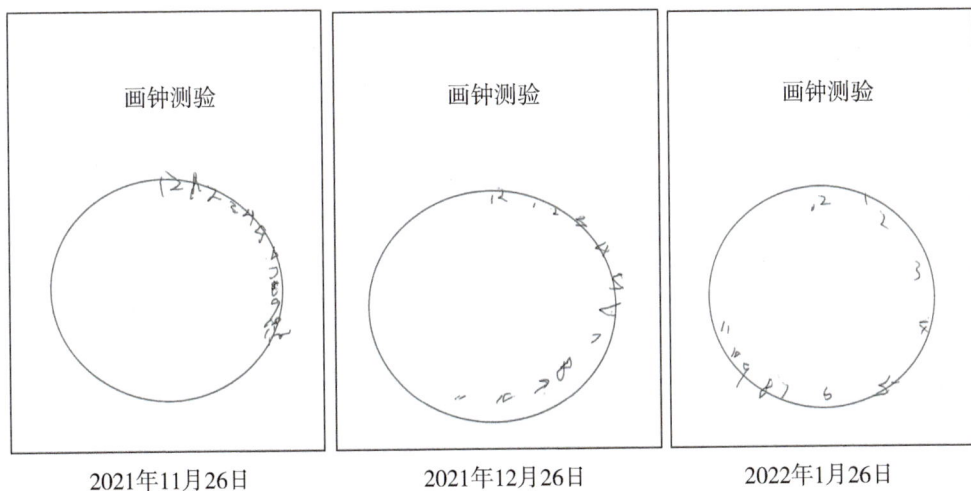

2021年11月26日　　2021年12月26日　　2022年1月26日

图10-45-6　画钟测验对比

患者：胡某某　　检查日期：2021年11月26日

运动觉-视觉想象问卷

运动动作	KVIQ-20					KVIQ-10				
	视觉想象	V评分	运动觉想象	K评分	合计	视觉想象	V评分	运动觉想象	K评分	合计
颈部屈/伸	1V	5	1K	4	9					
耸肩	2V	4	2K	4	8					
肩前屈	3Vnd	4	3Knd	4	8	3Vnd	4	3Knd	4	8
屈肘	4Vd	4	4Kd	3	7					
对指	5Vd	4	5Kd	4	8	5Vd	4	5Kd	4	8
躯干前屈	6V	3	6K	3	6	6V	3	6K	3	6
伸膝	7Vnd	4	7Knd	4	8					
髋关节外展	8Vd	4	8Kd	4	8	8Vd	4	8Kd	4	8
脚打拍子	9Vnd	4	9Knd	4	8	9Vnd	4	9Knd	4	8
足外旋	10Vd	2	10Kd	4	6					
总分	KVIQ-20: 71					KVIQ-10: 34				

V:视觉想象；K:运动觉想象；n d:非优势侧；d:优势侧。

检查者要求受试者均按以下步骤完成V1和K1量表中的每一条目。
◇ 受试者身体处于初始位置。
◇ 检查者先示范一项动作，受试者按照示范动作，重复执行动作1次。
◇ 受试者回到初始位置，想象刚才执行的动作，但身体实际上无运动。
◇ 想象结束后，受试者根据评分等级的评估词如"不能想象"或"没有感受"，向检查者描述想象内容的清晰度(V1)和想象的感受强度(K1)，最后由检查者按5分制分别记录V1分数(1分=不能想象，5分=如看见一样清晰)、K1分数(1分=没有感受，5分=如执行动作一样强烈)和两项分数相加的总分(最高分：KVIQ-20=100，KVIQ-10=50)。

患者：胡某某　　检查日期：2022年1月26日

运动觉-视觉想象问卷

运动动作	KVIQ-20					KVIQ-10				
	视觉想象	V评分	运动觉想象	K评分	合计	视觉想象	V评分	运动觉想象	K评分	合计
颈部屈/伸	1V	5	1K	5	9					
耸肩	2V	5	2K	5	9					
肩前屈	3Vnd	4	3Knd	4	8	3Vnd	4	3Knd	4	8
屈肘	4Vd	4	4Kd	5	9					
对指	5Vd	4	5Kd	4	8	5Vd	4	5Kd	4	8
躯干前屈	6V	3	6K	3	6	6V	3	6K	3	6
伸膝	7Vnd	4	7Kn3d	4	6					
髋关节外展	8Vd	4	8Kd	4	6	8Vd	4	8Kd	4	6
脚打拍子	9Vnd	4	9Knd	4	6	9Vnd	4	9Knd	4	6
足外旋	10Vd	4	10Kd	4	6					
总分	KVIQ-20: 90					KVIQ-10: 42				

V:视觉想象；K:运动觉想象；n d:非优势侧；d:优势侧。

检查者要求受试者均按以下步骤完成V1和K1量表中的每一条目。
◇ 受试者身体处于初始位置。
◇ 检查者先示范一项动作，受试者按照示范动作，重复执行动作1次。
◇ 受试者回到初始位置，想象刚才执行的动作，但身体实际上无运动。
◇ 想象结束后，受试者根据评分等级的评估词如"不能想象"或"没有感受"，向检查者描述想象内容的清晰度(V1)和想象的感受强度(K1)，最后由检查者按5分制分别记录V1分数(1分=不能想象，5分=如看见一样清晰)、K1分数(1分=没有感受，5分=如执行动作一样强烈)和两项分数相加的总分(最高分：KVIQ-20=100，KVIQ-10=50)。

图 10-45-7　运动觉–视觉想象问卷对比

　　运动想象疗法结合常规康复治疗 2 个月，患者整体运动功能有所增强；认知功能筛查正常；单侧忽略症状明显好转；在日常生活自理方面，监护下的患者可独立完成翻身、坐起、进食、穿衣、修饰，轻度辅助下可完成床至轮椅间转移。下一步治疗计划是通过运动想象疗法训练，进一步增加训练内容及频率，让患者学会更多的活动技巧，进而最大限度地提高日常生活自理能力。

五、案例分析/诊疗思路

1. 患者目前病情分析

通过患者临床症状的观察及单侧忽略的评估，确诊患者存在知觉功能障碍——左侧单侧忽略，且该症状严重影响患者康复进程。

2. 选择适当的训练方法

（1）患者为老年人，有高血压病史 26 年、心房颤动病史 9 年，运动中可出现呼吸急促、气短症状，不适宜做过度的体力活动。

（2）患者神志清楚，认知交流能力尚可，躯体运动功能差，有明显单侧忽略症状。

（3）通过运动觉－视觉想象问卷（KVIQ）的测试，患者具备一定的想象能力，符合运动想象疗法实施的前提条件。

（4）运动想象疗法可在不增加康复训练强度的情况下改善单侧忽略；可活化卒中偏瘫患者受损的运动神经网络，改善患者运动技巧形成期间的协调模式，进而帮助患者学习运动技巧，改善运动功能及日常生活自理能力；还可以增加医患沟通，增进医患关系。

因此，根据患者的具体情况，选择运动想象疗法结合常规康复治疗，目的是在改善单侧忽略的基础上，进一步提高患者运动功能及日常生活自理能力。

3. 诊疗思路

根据患者功能评定结果和现状分析，选择更恰当的治疗方法；通过宣教和试用运动想象疗法，患者表现为易于并乐于接受，依从性较高；在实施运动想象治疗的过程中，随着患者单侧忽略症状、运动功能及日常生活活动能力的改善，不断改变训练内容及训练强度；治疗以外的时间，可对患者和家属进行培训，自行进行训练，增加运动量，以增进治疗效果。

六、运动想象疗法知识延伸

1. 适应证

适用于正常人运动和脑损伤、脊髓损伤及截肢患者。

2. 禁忌证

不能听懂指导语，有明显的智力障碍、感觉性失语及不能进行运动想象的患者，也应排除混乱运动想象者，并尝试排除依从性较差者等。

3. 分类

（1）以第三人称想象：作为一名观察者，想象别人在运动，只能进行视觉想象。

（2）以第一人称想象：想象自己在运动，可以进行视觉想象和运动想象。

（3）视觉想象适合进行闭链运动，运动想象适合进行开链运动、精细运动。

4. 判断想象过程的有效性

运动想象和运动实际执行时心率和呼吸频率都是增加的，且正常情况下运动完成时间也十分接近。因此，在临床实践中可通过两种途径初步判断运动想象疗法是否适用。①自主调节的改变情况：治疗师可以根据患者想象治疗时心率或呼吸频率的增加程度进行简单评估；②心理测时法：通过想象动作和实际身体动作完成时间的差值进行评估，但此法存在较多局限和争议。

5. 运动想象疗法要求患者具备以下几个能力

（1）患者应具备一定的想象能力　运动想象能力的常用评估工具有三种，即运动想象问卷（MIQ）、运动想象清晰度问卷（VMIQ）和运动觉 – 视觉想象问卷（KVIQ）。MIQ、VMIQ 都有改良版本，较新的评价方法 KVIQ 已在健康和残疾受试者的评估上得到证实。运动想象控制能力量表则是一种常用的替代评估方法。

（2）任务的种类和熟悉程度　熟悉是运动想象疗法成功使用的前提，患者对某项活动的体验越深，"运动想象"疗法的效果越好。

（3）工作记忆　包括储存和处理信息的复杂程序，可分为视觉、言语和肌肉运动觉记忆等。工作记忆是否完整对治疗效果有重要影响。

（4）动力　动力大、焦虑少的患者运动想象疗效更好，而治疗本身可增加患者的动力和自信。因此，动力小而较焦虑的患者应鼓励加入，不应该排除。

（5）依从性　虽然已出现几种评估依从性的方法，但目前尚无有效的评估工具来排除不依从患者。尽管运动想象训练不要求出现活动，但在实际操作中，好强或急于康复的患者不停地想象肢体运动，可能导致焦虑或痉挛加重，也可能把一些不必要的因素人为地掺杂进去。因此，对脑血管病患者的依从性的激活活动要简单，应在尽量短的时间内完成，同时加强对患者的练习监督和指导，叮嘱患者注意休息。对依从性较差者，该操作比较困难，但却是有效手段。

七、参考文献

[1] 张小冬，赵燕娇，刘杨 . 运动想象疗法在单侧空间忽略患者中的应用［J］. 中华现代护理杂志，2016，22（23）：3361-3364.

[2] 李艳霞 . 运动想象疗法在卒中偏瘫患者中的应用效果［J］. 中国民康医学，2021，5：79-80.

病例 46　多重任务训练在脑卒中康复中的应用

多重任务训练是以任务导向性训练为基准，在同一时间完成预先设计的多项与治疗目标相关的任务。任务导向性训练（TOT）是通过将运动训练融入特定的任务环境中，设计适当的目标，采用分阶段式的难度调整，进而激发患者训练动机，诱导患者的外部关注，激活运动中肌肉期前收缩，同时要给予患者适当的内、外部反馈，最终改善患者运动控制的一种训练方式。任务导向性训练在脑梗死、脑出血偏瘫患者康复治疗中的应用日益广泛且取得显著疗效。在任务导向性训练过程中，患者需不断地对具体目标、环境及任务涉及的信息进行判断和整合，涉及触觉、视觉及感觉等器官功能，从而促使脑部神经对自身运动进行有效支配。在完成目标过程中患者不断得到运动情况的反馈，有利于患者调整运动模式，从而有助于形成运动程序和神经网络，促进运动功能恢复。

一、病史

姓名：陈 ××；性别：男；年龄：68 岁；职业：退休。

（1）主诉　因右侧肢体活动不利伴言语不清 18 d 入院，入院诊断：左侧大脑半球脑梗死。

（2）现病史　患者于 2021 年 12 月 2 日无明显诱因出现言语减少，四肢活动未见明显异常，次日加重，急诊送至 A 医院查头部 CT，提示左侧额叶片状低信号影，MRI 提示左侧额叶急性脑梗死。住院经抗血小板、改善循环等治疗，目前患者仍遗留言语功能障碍、肢体无力，为求进一步康复来我院治疗。

（3）既往史　有高血压病史 5 年，血压最高 170/78 mmHg，平素血压未监测；有 2 型糖尿病病史 5 年余，口服降糖药，血糖未监测；有高脂血症，无冠心病史，无哮喘史，无传染病史。

（4）社会史　退休后同妻子、儿子一家三口同住，住 3 楼，有楼梯、无电梯，主要负责做饭，带孩子。发病前经常散步、打太极，偶尔旅游，定期会同家人、朋友去爬山。

（5）工作经历　现退休在家，时间自行支配，退休前是以体力工作为主。

二、诊断和实验室检查

（1）MRA　提示左侧颈内动脉上端闭塞，左侧大脑前 A1、左侧大脑中 M1 狭窄，脑动脉硬化。

（2）胸部 CT 扫描　两肺多发微小结节，双侧胸膜局部增厚，双肾窦点状高密度影。

三、康复评定

1. 心肺系统

心率 72 次/分，血压 150/83 mmHg，呼吸频率 21 次/分。

2. 认知与沟通能力

（1）神志清，时间、地点、任务定向正常，能够完成多步指令。

（2）言语较差，口语表达欠流利。

（3）检查过程中患者基本配合，情绪稳定。

（4）短期记忆、长期记忆、注意力和听力理解正常。

3. 肌肉骨骼系统

（1）被动关节活动范围　右侧肩前屈轻微受限，其他诸关节大致正常。

（2）肌力　右侧肢体肌力均下降。

4. 上肢功能状态

（1）运动　协调运动能力减退，日常生活操作灵活性减弱，运动速度减慢。

（2）肌张力　改良 Ashworth 肌张力分级，右侧肢体肌张力 0 级。

（3）右侧 Brunnstrom 分期　上肢 V 期，手 V 期。

5. 下肢功能状态

（1）运动　下肢运动协调性减退，运动速度减慢。

（2）肌张力　改良 Ashworth 肌张力分级，左下肢肌张力 0 级。

（3）右侧下肢 Brunnstrom 分期　V 期。

6. 其他系统

有反流性食管炎，皮肤和泌尿生殖系统正常。

7. 感觉功能

（1）右上肢轻触觉、针刺觉、位置觉及运动觉均正常。

（2）右下肢轻触觉、针刺觉、位置觉、运动觉正常。

8. 协调

右上肢指鼻试验、双侧快速轮替动作完成欠稳准。跟膝胫试验完成欠稳准。

9. 平衡

（1）Berg 评分 45 分（失分项体现在站立位从地面捡物、转身向后看、原地旋转 360°、将一只脚放在凳子上、单腿站立）。

（2）静态坐位、动态坐位、静态站立、动态站立平衡可独立完成。

10. 步行

（1）在监护下，可在无障碍平地上行走 100 m 后出现疲劳。

（2）无须借助楼梯扶手，需要监护，可上下楼梯。

四、患者康复目标

在家中及小区能够独自行走，日常生活完全独立。

五、评估、干预与预后

1. 评估

（1）核心肌群力量减退，右上肢肌力、下肢肌力、耐力下降。

（2）步行时肢体运动协调性减退，日常生活任务完成欠稳准。

（3）复杂环境下步行受到影响，跨越障碍能力下降。

2. 干预

（1）廓清障碍训练　用健腿或患腿向前、向后和侧方跨越不同高度的障碍物，可拿一杯水增加难度。先训练健侧，提高健侧下肢的运动控制能力后再训练患侧。训练过程中注意重心的充分转移，各关节的对位对线（图 10-46-1 ～图 10-46-3）。

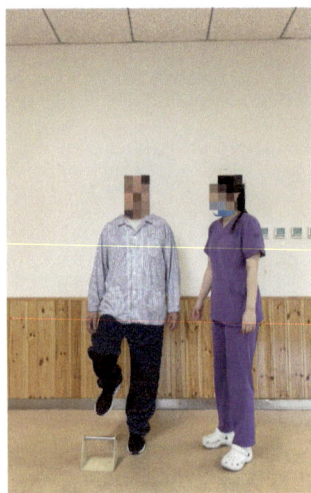

图 10-46-1　右下肢迈步
训练

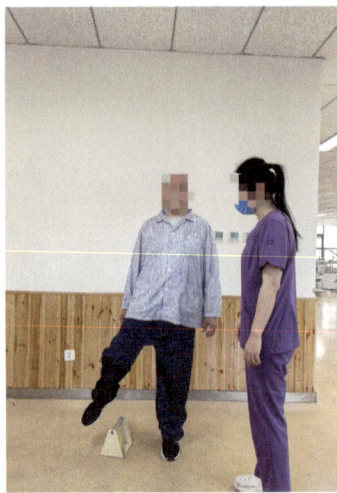

图 10-46-2　右下肢外展训练

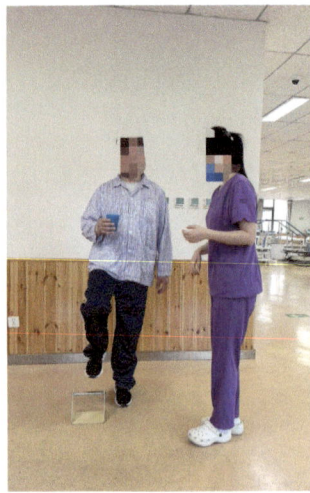

图 10-46-3　右手握杯
跨步训练

（2）站立位下单腿动态平衡训练　不同楼梯高度及坡度训练，过程中与患者交流（图 10-46-4、图 10-46-5）。

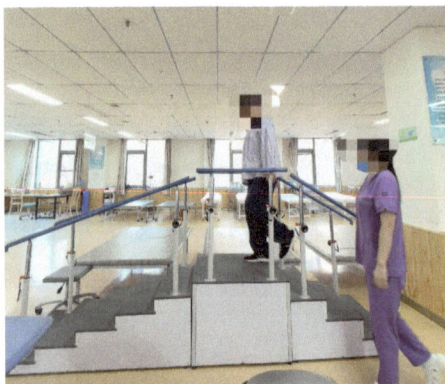

图 10-46-4　上下楼梯训练

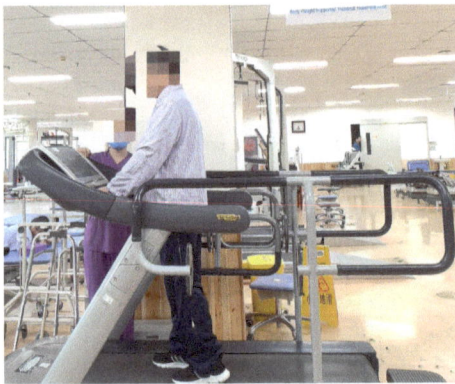

图 10-46-5　患者步行中与其言语交流

（3）站立位下双下肢协调训练　站立位下双下肢交替屈伸训练，足跟距为 10 cm（标记），患者目视前方，训练结束后两脚保持在标记内（图 10-46-6）。

（4）站立位双侧肢体动态平衡训练　踢球训练：由慢到快，单侧下肢到双侧下肢；步行过程中抛接球训练（图 10-46-7、图 10-46-8）。

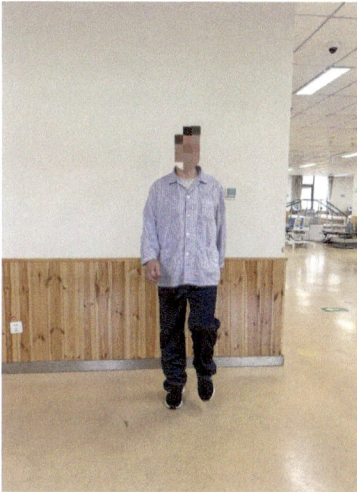

图 10-46-6　原地踏步训练　　　图 10-46-7　踢球训练

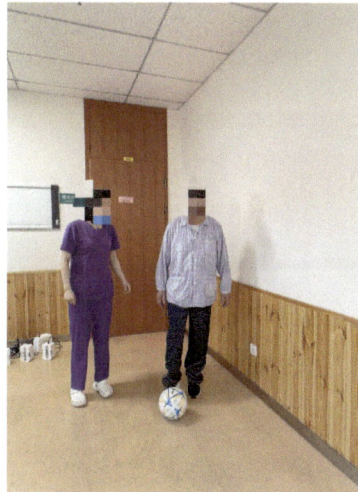

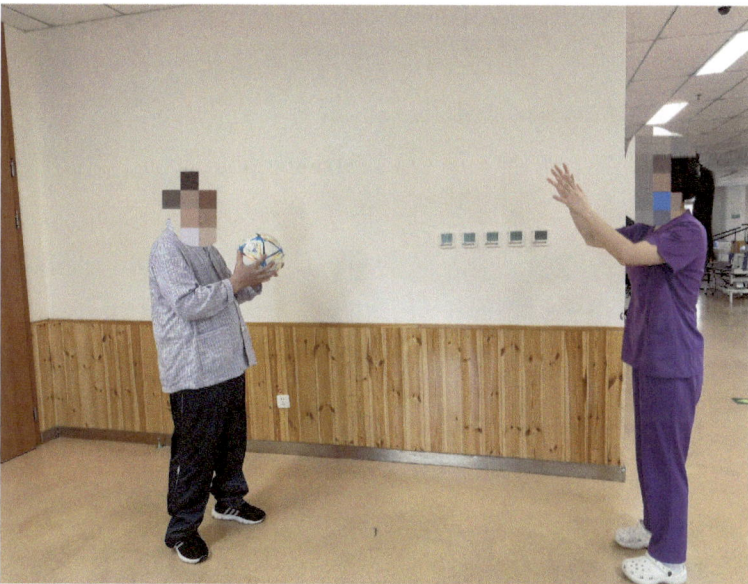

图 10-46-8　抛接球训练

3. 治疗目标

通过多重任务导向性训练过程，对于训练任务和环境的变化，以及训练强度、难度进行一个有序编排，将个体、任务、环境之间有效结合，以达到患者的恢复更接近日常生活的目的，做到真正回归家庭。

4.2 周后转归

（1）Berg 评分 50 分。

（2）Brunnstrom 分期：右侧下肢Ⅵ期，上肢Ⅵ期，手Ⅴ期。

（3）肢体肌力及耐力增强。

（4）复杂环境下步行及跨越障碍能力增强，步行时可完成其他简单日常活动。

（5）肢体协调能力增强。

5. 下一步训练重点

（1）增强肢体耐力及控制训练。

（2）增加步行过程中的复杂性，使其更接近日常生活训练。

三、案例分析

本案例为脑卒中患者，初评存在感觉、平衡、协调障碍，并且步行功能受限。患者上肢和下肢的远端功能比较好，都有良好的分离运动，可见患者神经损伤不严重。通过评估，患者主要存在协调差、肌力下降、运动控制下降等功能障碍。针对以上问题，进行了训练。由于患者功能保留较好，为了让患者尽快回归家庭、回归社会，制订了复杂的多重任务导向训练，以更加接近实际生活环境。中枢神经损伤后的功能恢复，依赖于大量的重复性、有针对性的运动训练。双任务训练基于脑的运动再学习理论与可塑性理论，通过不断训练可提高大脑皮质对复杂运动行为的综合分析能力。双任务训练可使认知资源优化分配并允许在资源分配和设置优先级方面有更大的灵活性，改善患者的多任务执行能力，从而提高自主生活能力，改善生活质量。

四、知识延伸

1. 多重任务训练优势

（1）训练内容和功能紧密结合　患者明确自己的功能障碍，将下肢力量训练和运动控制整合到有意义的任务导向性训练中，使患者在步行能力提高的同时将学会的动作直接用于日常生活中，从而直接受益。

（2）训练有趣味性和挑战性　患者的任务训练在不同阶段有着不同的训练

目标，随着控制能力的提高，不断增加其难度、复杂性，患者因能不断完成新的任务而充满信心。

2. 多重任务训练方法

多重任务训练是一个着重于综合性的治疗计划。其治疗方法设计包括：①解决、减轻或避免损伤；②建立有作用和高效率的任务相关治疗；③采用功能性目标指向性方法改变任务和环境，从而实现最大程度的参与和最小限度的残疾。在对患者进行多重任务训练的过程中，要对训练任务和环境的变化，以及训练强度、难度进行一个有序排列，合理应用生理学的超量恢复原理，不仅促进生理学反应（提高肌力、耐力），也改善步行功能性活动。训练中将个体、任务、环境有效结合，个体起主导作用；任务和环境是为了让患者步行的锻炼接近生活。

病例 47　盆底康复训练在压力性尿失禁患者中的应用

国际尿控协会（ICS）将尿失禁（UI）定义为任何尿液不自主地流出，根据体征及尿流动力学表现，进一步分为压力性尿失禁、急迫性尿失禁及混合性尿失禁 3 大类。本案例主要讨论压力性尿失禁。

压力性尿失禁的症状是患者在用力咳嗽或打喷嚏时尿液从尿道口不自主地同步流出。压力性尿失禁的尿流动力学定义为在逼尿肌无收缩情况下，伴随着腹压增高出现的尿液不自主漏出。有许多因素都与压力性尿失禁的发生有关，其中包括年龄、生育、盆腔手术或骨盆骨折史、家庭史、便秘和吸烟等。随着年龄的增大，盆底肌的松弛，膀胱颈后尿道的位置下移至盆腔外，导致腹压传导至后尿道发生障碍，同时，绝经后雌激素水平下降，尿道黏膜及黏膜下的结缔组织及血供减少，使尿道黏膜的闭合机制下降。生育可造成女性盆底肌的明显松弛，尤其是难产或第二产程明显延长者会造成膀胱底部、后尿道和盆底肌受损，使膀胱颈后尿道明显下移。盆腔器官的根治性切除术使盆底肌严重受损，造成尿道周围盆底支撑结构缺陷，同时支配尿道平滑肌括约肌的盆底神经也可能受到一定的损害，尿道括约肌去神经支配。随着年龄的增长，尿失禁的程度会越来越重，对患者生活质量的影响也越来越大。在所有年龄组中，压力性尿失禁最常见（49%），其次为混合性尿失禁（29%）和急迫性尿失禁（22%）。

尿失禁的危险因素大致可分为以下 3 类：内在的易患危险因素、妇产科的危险因素、外在的危险因素。内在的易患危险因素包括种族、家庭遗传因素、解剖结构异常、神经系统疾病。妇产科的危险因素包括妊娠、胎儿分娩、盆腔脏器脱垂、盆腔手术及放疗。外在的危险因素包括年龄、常见合并疾病（如慢性肺部疾病、糖尿病、慢性心功能不全）或行动不便、肥胖、腹压增加、药物、绝经。男性尿失禁的流行病学并没有像女性研究得那样透彻。男性尿失禁以急迫性尿失禁为主（40%～80%），其次是混合性尿失禁（10%～30%）和压力性尿失禁（< 10%）。男性尿失禁的危险因素包括年龄、下尿路症状、尿路感染、功能或认知障碍、神经源性疾病和前列腺切除术。前列腺癌根治术后发生尿失禁比较常见，发生率为 1%～40%，但经过术后 1～2 年的平台期会稳定下降。影响前列腺切除术后尿失禁的因素包括手术时年龄、前列腺切除术的类型、是否神经保留和保留膀胱颈等不同手术方法。

《压力性尿失禁诊治指南》（2017）指出，对压力性尿失禁患者进行有效的康复治疗能缓解尿失禁症状，提高日常生活活动能力和生活质量，促进其回归正常的工作和生活，减轻功能上的残疾，减轻家庭负担，节约社会资源。

一、病史

姓名：吕××；性别：女；年龄：34 岁；职业：职员。

（1）主诉　顺产后发现漏尿 1 年余。

（2）现病史　患者于 1 年余前顺产后坐起或站立时出现漏尿，行走时伴漏尿，未重视，卧床休息 1 个月，症状未见好转，产后 42 d 产科随诊提示盆底肌功能恢复差。建议进行盆底肌训练及盆底电生理治疗，患者未接受规律治疗，在家坚持自行躯干及盆底肌群肌力耐力锻炼，锻炼不规律，症状较前稍好转，可行走十几步后出现漏尿，未再就诊。目前在行走、跑跳时仍出现漏尿症状，今日为求进一步康复来我院门诊就诊。行盆底电生理检查评估明确盆底功能，行盆底肌群康复训练、盆底生物反馈治疗等盆底康复评估及治疗干预。

（3）既往史　平素体健。

（4）家族史、个人史及孕产史　否认家族性遗传病史。生于原籍，无疫区旅居史；无吸烟、饮酒史。孕1产1，顺产，伴会阴部部分撕裂，伤口缝合后愈合可。

（5）其他　否认重大心理创伤史。大学毕业后就职于医院，职业是医师，后转行为销售工作人员。居住于楼房（有电梯）。

（6）患者康复意愿　站立、行走、跑跳等运动或咳嗽时不再漏尿。

二、检查评估

1. 专科查体

发育正常，营养中等，全身皮肤黏膜无黄染，浅表淋巴结未触及肿大，双肺呼吸音粗，未闻及干湿啰音，心音有力，心率72次/分，律齐，各瓣膜听诊区未闻及病理性杂音。腹平软，肝脾未触及，肠鸣音3次/分。脊柱四肢无畸形，四肢肌力、肌张力正常，腱反射可引出，病理征（−）。泌尿外科查体：双肾区及上腹部无肿胀、包块，双肾未触及，双肾区无叩击痛，剑突下及背部未闻及血管杂音，上腹部两侧及腰部未闻及血管杂音，输尿管走行未触及异常包块，未触及压痛。膀胱区未见隆起，耻骨上无压痛，未触及胀大膀胱。耻骨上叩诊呈鼓音。尿道口位置正常，无异味，无红肿及异常分泌物，未见赘生物。阴道前壁轻微膨出，子宫脱垂评分POP-Q：Ⅰ度脱垂。会阴部感觉无异常，球海绵体肌反射正常。肛门指诊：肛门括约肌收缩存在、肌力正常，无直肠膨出。

2. 盆底电生理检查

（1）刺激阴蒂，皮层记录到动作电位，潜伏期及波幅基本正常。

（2）刺激双侧球海绵体肌及肛门括约肌，均记录到运动电位，潜伏期及波幅基本正常。

（3）鞍区皮肤交感反应测定可见运动电位，潜伏期及波幅正常。

3. 盆底表面肌电评估

见表 10-47-1。

表 10-47-1 盆底表面肌电评估报告

活动	步骤	指标	结果	参考值
前静息阶段	测试前基线	平均值	11.46 μV ↑	2～4 μV
		变异系数	0.21 ↑	< 0.2
快速收缩阶段	快速收缩	最大值	15.52 μV ↓	35～45 μV
	放松	放松时间	8.03 s ↑	< 0.5 s
紧张收缩阶段	收缩	平均值	12.00 μV ↓	30～40 μV
		变异系数	0.12	< 0.2
	放松	放松时间	9.00 s ↑	< 1 s
后静息阶段	测试后基线	平均值	8.24 μV ↑	2～4 μV
		变异系数	0.19	< 0.2

4. 尿流动力学检查

仰卧位；速度 20 mL/min。储尿期灌注过程顺利，灌注至 130 mL 出现初感觉，300 mL 出现初急迫。灌注期间多次嘱其咳嗽均出现漏尿。膀胱顺应性大致正常，逼尿肌稳定，膀胱壁光滑，未见憩室，未见膀胱输尿管反流，最大膀胱灌注容量 500 mL。排尿期可见尿液排出，膀胱颈开放，逼尿肌有收缩力，最大尿流率 16.8 mL/s，最大测量点压力膀胱压（Pves）52 cmH$_2$O，腹压（Pabd）10 cmH$_2$O，逼尿肌压（Pdet）42 cmH$_2$O，残余尿量 10 mL，静态最大尿道压 38 cmH$_2$O。印象：静态尿道压降低。

5. 康复评估

青年女性，神志清，情绪稳定，听理解力正常，交流无障碍；认知功能评价：MMSE 筛查记忆力、计算力、定向力、注意力等粗测正常；无知觉障碍。口语表达流利；右利手。骶髂关节活动受限伴轻微疼痛，VAS 评分 2 分；腹直肌分离距离约 2 指，骨盆分离试验（−）。骨盆前倾存在，髋关节、骶髂关节活动度正常（图 10-47-1～图 10-47-4）。四肢肌力 5 级，躯干肌力 2 级

（图 10-47-5），躯干四肢 ROM 粗测正常，坐位平衡 3 级，立位平衡 3 级，低跌倒风险；肌张力正常；双侧肱二头肌、肱三头肌、桡骨膜腱反射及膝腱、跟腱反射可引出，双侧 Hoffmann 征、Babinski 征（－）；双侧肢体深、浅感觉及复合感觉粗测正常；小便控制欠佳，腹压增加时尿道口有溢尿，国际尿失禁咨询委员会尿失禁问卷表简表评分（ICI-Q-SF）11 分；1 h 尿垫试验 16 g；棉签试验示尿道移动度＜ 30°，正常。大便正常。ADL 评定：交通、交往及工作受限，日常生活基本自理，改良 Barthel 指数 95 分。

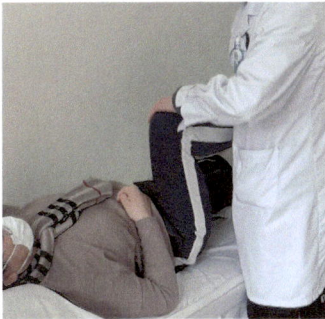

图 10-47-1　右侧髋关节屈伸 ROM 评估

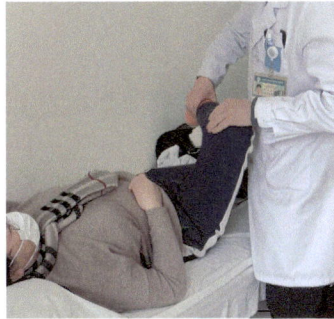

图 10-47-2　右侧髋关节外旋 ROM 评估

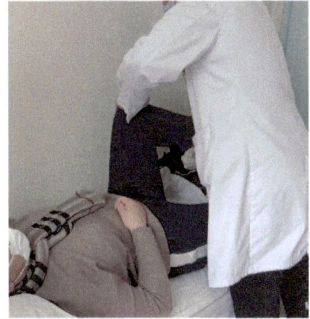

图 10-47-3　左侧髋关节活动度 ROM 评估

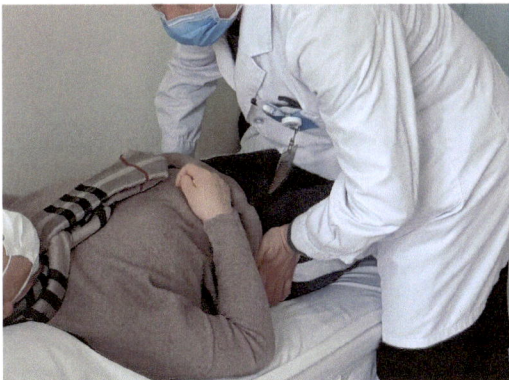

图 10-47-4　骶髂关节 ROM 评估

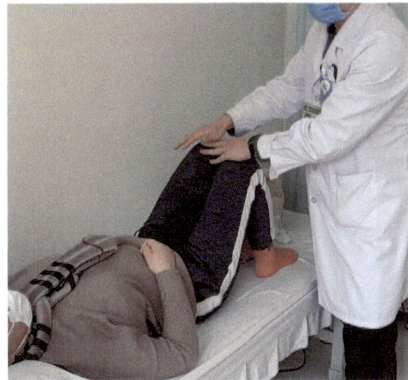

图 10-47-5　盆底核心肌力评估

三、临床与功能诊断

（1）临床诊断　压力性尿失禁（重度）；阴道前壁脱垂（Ⅰ度）。

（2）功能诊断　小便障碍（漏尿）；日常生活能力基本自理；社会参与能力下降（交通、交往、工作受限）。

四、康复治疗方案及转归

1.康复目标

（1）短期目标　4周内增强盆底肌肌力，减少漏尿次数。

（2）长期目标　增加腹压时无漏尿，回归工作及家庭。

2.康复治疗计划

（1）PT治疗

1）以提高盆底肌肉力量及控制能力为目的的康复治疗技术

①骨盆运动：站立，双手交叉置于肩上，脚尖呈90°，脚跟内侧与腋窝同宽，用力夹紧，保持5 s，然后放松5 s，重复此动作10次为1组，每次2～3组，每日2次。

②提肛运动：平躺、双膝弯曲，收缩臀部的肌肉向上提肛，持续收缩盆底肌（提肛运动）2～6 s，松弛休息2～6 s，如此反复10～15组，每天训练3～8次，持续8周或更长时间。

③收缩盆底肌：快速、有力地收缩盆底肌（2 s）并快速放松肌肉；收缩盆底肌并维持（5～10 s），然后彻底放松肌肉（5～10 s）。每日在仰卧位、坐位、双膝并拢体位下最少锻炼2次，每次锻炼盆底肌15～30 min。经过一段时间训练后，循序渐进地增加盆底肌锻炼的次数。

④强化盆底肌训练：推荐10～12次接近最大程度的收缩；每次收缩持续、间隔时间分别为6～8 s；锻炼每天重复3～5次，隔日进行。

⑤Waff运动气垫辅助行盆底肌训练（图4-47-6～图4-47-8）。a.仰卧位四肢伸展：仰卧位，屈髋、屈膝90°，双脚抬离接触面，上肢伸直屈肩90°，四肢伸展，双手、双足未着接触面。b.坐姿划船：坐位，双腿伸直，双手交替向左侧、右侧后方伸展，双下肢抬离接触面。c.平衡训练：手膝位，双手打开与肩同宽，双膝、双脚打开与髋部同宽，膝关节在臀部下方，屈髋、屈膝90°，十个手指大大张开，中指指向前方，轴心转向虎口，手肘不超伸，感觉手里握着鸡蛋，十指延展向下压实，想象有人拨动手指不能抬离，避免

把重心只压向掌根，肩膀展开，头顶向前伸展，耳远离颈部，胸腔上提饱满，肚脐微微内收贴向背部，坐骨向后拉长，脚背向下推，大腿内侧向外推，脚趾向后延伸；左上肢、右下肢伸直抬离接触面、与躯干平行，维持2～3 s，再放回手膝位；交替行右上肢、左下肢伸直抬离接触面，与躯干平行，维持2～3 s，再放回手膝位，如此反复进行。d. 卷腹：平卧位，收腹、屈髋、屈膝或双下肢伸直尽量抬离，双下肢远离接触面，再缓慢放回双下肢于接触面，如此反复进行。e. 侧平板支撑训练：右侧卧位，右肘关节屈曲90° 支撑，右下肢、右脚支撑，左上肢肩关节外展180°（上举至头顶），收腹，左下肢伸直抬离接触面，躯干侧向抬离接触面，左上肢、躯干、左下肢呈一条直线，维持2～3 s，躯干及肢体放回原位，如此反复进行。

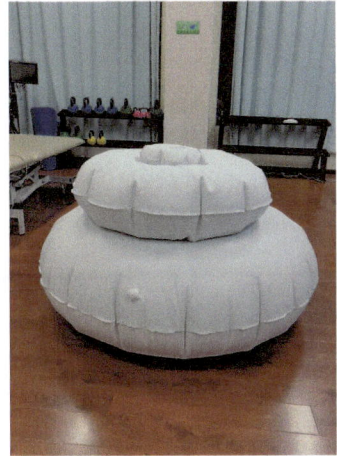

图 10-47-6　大中小号 Waff 垫

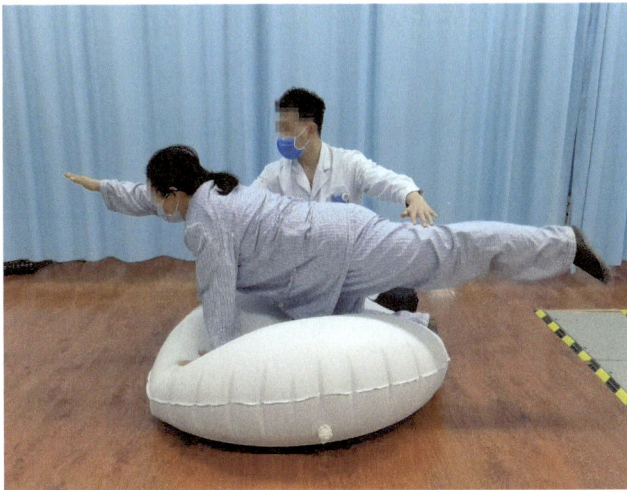

图 10-47-7　Waff 运动气垫上手膝位核心及盆底肌肉训练

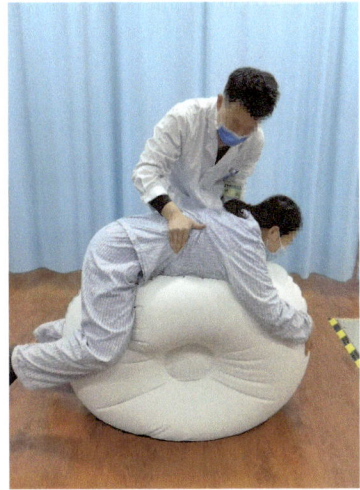

图 10-47-8　大 Waff 垫手膝位进阶躯干控制训练

⑥其他：加强康复训练技能要点的宣教。

治疗及宣教详见视频 10-47-1～视频 10-47-5。

视频 10-47-1
盆底肌训练宣教

视频 10-47-2
盆底肌训练指导

视频 10-47-3
治疗师手法辅助
盆底肌训练①

视频 10-47-4
治疗师手法辅助
盆底肌训练②

视频 10-47-5
盆底肌训练结合
腹式呼吸训练

2）以提高躯干核心力量及控制能力为目的的康复治疗技术　核心肌肉群担负着稳定重心、传导力量等作用，是整体发力的主要环节，对上下肢的活动、用力起着承上启下的枢纽作用。强有力的核心肌肉群，对运动中的身体姿势、运动技能和专项技术动作起着稳定和支持作用。核心肌力增强有助于盆底肌功能训练顺利进行及盆底肌功能、控尿能力恢复。

核心力量训练内容：①不借助任何器械的单人力量练习，此类练习适用于核心力量练习初始阶段，目的在于使患者深刻体会核心肌群的用力和有效地控制身体。②运用器械进行的力量练习，如 Waff 运动气垫、瑞士球、平衡球、平衡板、平衡垫、弹力绳/带、垫上、力量练习器械等。在这种练习方式中，运用最多的是平衡球、平衡板、平衡垫和瑞士球、Waff 运动气垫等这类不固定的器械和自由重量器械。使用这一类型的器械进行力量练习，可以有效地动员躯干部深层肌肉参与运动，并在动作过程中控制躯体始终保持正确的运动姿态，从而摒弃了传统力量练习中借助外力支撑躯体的弊端。

核心力量具体训练方法：①平衡垫辅助核心力量训练。a.平衡垫站立，单足站立于平衡垫或软垫上，保持身体稳定，循序渐进增加难度，可以闭上眼，刺激本体感觉输入，保持身体稳定。b.单腿蹲，单腿站立，屈髋向下蹲，保证支撑脚全脚掌着地；循序渐进增加难度，可以站在平衡垫或软垫上完成下蹲动作。c.平衡垫平衡式，坐在平衡垫或软垫上，以尾骨支撑保持平衡。双手撑在身体后侧，腰腹肌肉收紧，慢慢抬起一条腿，再抬起另外一条腿，双手离开地面，腰背伸直，保持平衡。②平衡球辅助核心力量训练。a.健身球俯卧撑，两手打开放在健身球上，手肘放在球上，循序渐进增加难度，手在肩的下方，注意球上的横纹与手的方向相反，可以增加摩擦力，减少手滑脱的风险，向下落的时候，不要让胸部碰到球。起来的时候，肘关节不必伸直，保持身体从头到脚是一条直线，腹部收紧，背部伸直，不要塌腰。b.双腿置于平衡球上的支撑练习，将两腿并拢置于平衡球上，两手撑地，手臂与身体呈90°；脊柱保持正常位置，与地面平行，控制身体不改变任何夹角，保持均匀呼吸，不要憋气。c.跪球平衡，腹部收紧，用手扶好球，控制身体稳定，跪上球，同时加紧大腿，两手交叉放于胸前，保持平衡。d.平衡球反向划船，双脚放在平衡球上，两腿分开与髋同宽，仰卧躺在平行杠等杆下方，握住杆略宽于肩，腹部收紧，拉动身体向上直到肘关节呈90°，向上时胸部不要碰到杆，整个身体始终保持一条直线，维持1～3 s，肩带下压缩回。③徒手及弹力带辅助核心力量训练：可于瑜伽垫上或平衡垫、瑞士球、Waff运动气垫上进行（图10-47-9～图10-47-15）。a.弹力带卧位四肢伸展，卧位屈髋、屈膝90°，双脚抬离接触面（地面、平衡垫、Waff运动气垫），双手抓握弹力带，上肢伸直屈肩90°，弹力带交叉，双足蹬踩弹力带，四肢伸展，双手、双足未着接触面。b.弹力带辅助坐姿划船：患者取坐位，双手抓握弹力带，弹力带交叉，双足蹬踩弹力带，双腿伸直，双手交替向左侧、右侧后方牵拉弹力带，双下肢抬离地面。c.弹力带辅助手膝位平衡训练：手膝位，双手打开与肩同宽，双膝、双脚打开与髋部同宽，膝关节在臀部下方，屈髋、屈膝90°，十个手指大大张开，中指指向前方，轴心转向虎口，手肘不超伸，感觉手里握着鸡蛋，十指延展向下压实，想象有人拨动手指不能抬离，避免把重心只压向掌根，肩膀展开，头顶向前伸展，耳远离颈部，胸腔上提饱满，肚脐微微内收贴向背部，坐骨向后拉长，脚背向下推，大腿内侧向外推，脚趾向后延伸；双手抓握弹力带末端，弹力带交叉，右脚蹬踩弹力带，左上肢、右下肢伸直抬离接触面、与躯干平行，维持2～3 s，再放回手膝位，交替行左脚蹬踩弹力带，右上肢、左下肢伸直抬

离接触面、与躯干平行，维持2～3s，再放回
手膝位，如此反复进行。d.弹力带辅助反向卷
腹：平卧位，弹力带束缚双脚踝处两圈，双手
抓握弹力带末端，收腹、屈髋、屈膝尽量抬离
双下肢远离接触面，再缓慢放回双下肢于接触
面，如此反复进行。e.弹力带侧平板支撑训练：
右侧卧位，双手抓握弹力带，弹力带交叉，右
脚蹬踩弹力带，左上肢肩关节外展180°（上举
至头顶），收腹、双下肢伸直，右肘关节支撑，
躯干侧向抬离接触面，左上肢、躯干、双下肢
呈一条直线，维持2～3s，躯干及肢体放回原
位，如此反复进行。

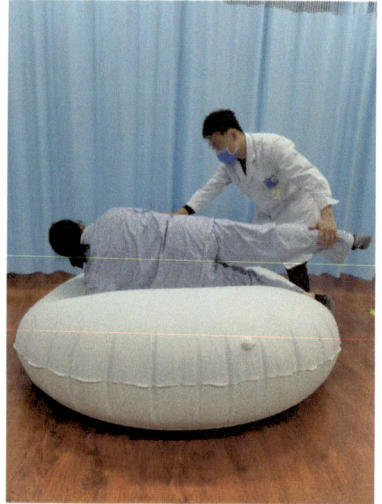

图 10-47-9　大 Waff
垫侧向平板支撑训练

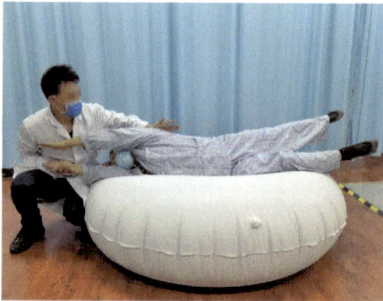

图 10-47-10　大 Waff 垫侧向
平板伸展训练

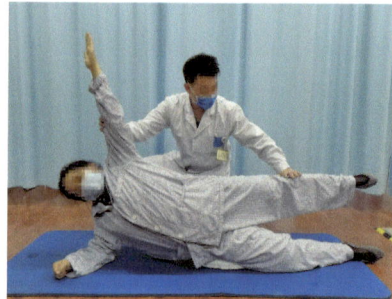

图 10-47-11　瑜伽垫上核心
力量训练

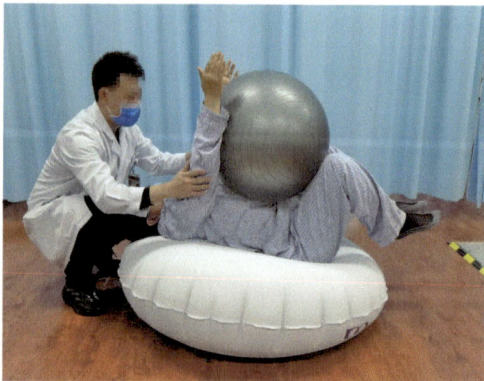

图 10-47-12　Waff 垫上仰卧位屈髋、
屈膝夹球核心力量训练

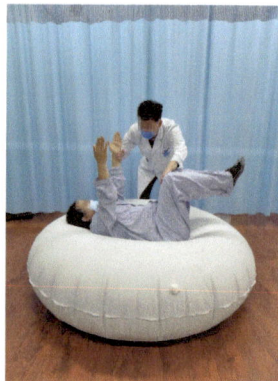

图 10-47-13　Waff 垫
上仰卧位屈髋、屈膝抗
阻核心力量训练

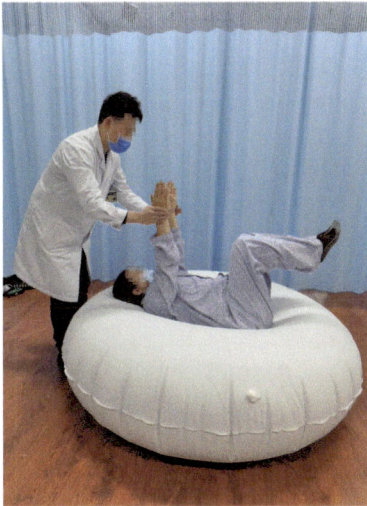

图 10-47-14　Waff 垫上仰卧位
屈髋、屈膝核心控制训练

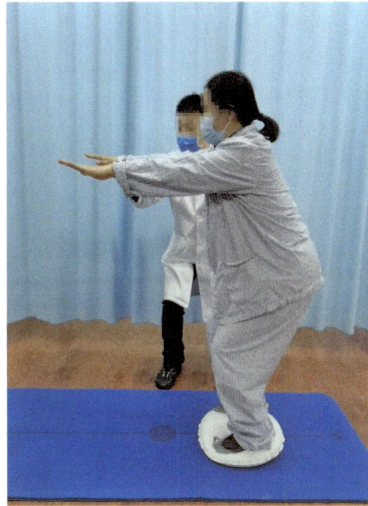

图 10-47-15　小 Waff 垫躯干
控制训练

3）骶髂关节松动训练　应用骶髂关节松动技术改善骶髂关节局部疼痛及感受骨盆运动，更好地适应盆底肌肉功能训练（图 10-47-16～图 10-47-17）。

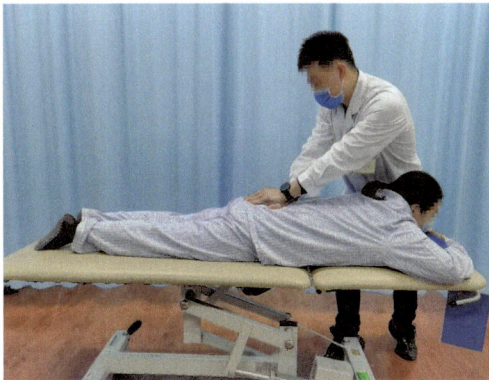

图 10-47-16　骶髂关节松动训练①

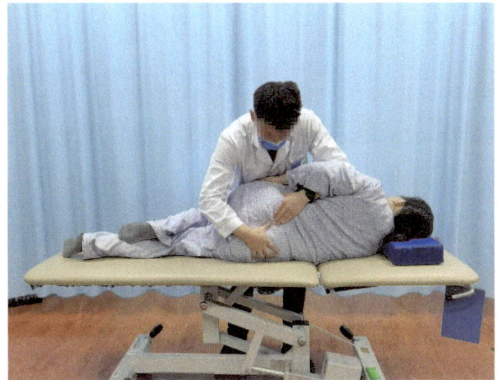

图 10-47-17　骶髂关节松动训练②

（2）生物反馈治疗　生物反馈是借助置于阴道或直肠内的电子生物反馈治疗仪，监视盆底肌肉的肌电活动，并将这些信息转换为视觉和听觉信号反馈给患者，以指导患者进行正确、自主的盆底肌肉训练，并形成条件反射。与单纯盆底肌训练相比，生物反馈更为直观和易于掌握，短期内疗效可优于单纯盆底肌训练，但远期疗效尚不明确（视频 10-47-6～视频 10-47-8）。

视频 10-47-6
生物反馈治疗

视频 10-47-7
生物反馈触发电刺
激处方治疗

视频 10-47-8
kegel 训练

（3）电刺激治疗　是利用置于阴道、直肠内，或可置入袖状线性电极和皮肤表面电极，有规律地对盆底肌肉群或神经进行刺激，增强肛提肌及其他盆底肌肉、尿道周围横纹肌的功能，以提高控尿能力。会阴完全失神经支配者是电刺激治疗的禁忌证，相对禁忌证包括心脏起搏器置入、妊娠、重度盆腔器官脱垂、下尿路感染、萎缩性阴道炎、阴道感染和出血。单独应用电刺激治疗对压力性尿失禁的疗效尚不明确，尚需大样本、长期随访的随机对照研究。其治疗效果与盆底肌功能训练相当，可联合盆底肌功能训练（视频 10-47-9）。与生物反馈和（或）盆底肌训练结合可能获得较好的疗效（视频 10-47-10）。对于不能主动收缩盆底肌的患者可采用生物反馈和盆底电刺激的方法。

视频 10-47-9
电刺激治疗

视频 10-47-10
压力性尿失禁盆底
生物反馈电刺激

（4）磁刺激治疗　利用外部磁场进行刺激，改变盆底肌群的活动，通过反复的活化终端运动神经纤维和运动终板来强化盆底肌肉的强度和耐力，从而达到治疗压力性尿失禁的目的。磁刺激治疗是一种完全非侵入式治疗方式，可以有效改善患者的症状，但应用时间较短，仍需大样本随机对照研究。

（5）传统康复治疗　中医药及针灸治疗。

（6）家属健康宣教　生活方式干预治疗可以改善尿失禁。肥胖、吸烟、体育活动水平和饮食等生活方式因素可能与尿失禁相关。减重、降低咖啡因的摄入、减少液体的过度摄入、用富含纤维的食物治疗便秘、戒烟、治疗肺部疾病及咳嗽、避免剧烈运动、规律定时排尿、改变体位等生活方式干预治疗可以改善尿失禁症状。让患者及长期照顾者了解功能障碍康复重点，鼓励患者积极、主动参与治疗，督促患者完成延续性康复任务；自我训练时注意避免劳累，鼓励患者多参与日常生活活动，在日常生活活动中坚持盆底肌功能训练。

（7）药物治疗　患者自觉无其他伴发疾病，可自行排尿，仅有漏尿情况，拒绝行药物治疗。

3.康复治疗计划调整情况

患者经过4周治疗，尿失禁次数减少，可以参与日常生活活动，咳嗽及跑跳等剧烈运动时仍有尿失禁、漏尿情况。

中期评估：排尿控制欠佳，腹压增加时尿道口有溢尿，国际尿失禁咨询委员会尿失禁问卷表简表评分（ICI-Q-SF）7分；1 h尿垫试验4 g；棉签试验示尿道移动度＜30°，正常；大便正常。交通、交往及工作受限，日常生活基本自理，改良Barthel指数95分。根据患者目前功能障碍，制订下一步康复目标：短期目标，3周内增强盆底肌肌力，减少漏尿次数；长期目标，增加腹压时无漏尿，回归工作。

4.患者转归

中期评定后患者按照康复计划继续康复治疗4周，康复目标基本完成，快步走、轻微咳嗽时无漏尿发生，跳绳24次后出现漏尿。

末期评估：排尿控制欠佳，腹压增加时尿道口有溢尿，国际尿失禁咨询委员会尿失禁问卷表简表评分（ICI-Q-SF）4分；1 h尿垫试验0 g；棉签试验示尿道移动度＜30°，正常；大便正常。交通、交往及工作不受限，日常生活基本自理，改良Barthel指数95分。

五、案例分析

该患者压力性尿失禁诊断明确，临床症状以腹压增加后漏尿为主，分析病因为怀孕顺产致盆底肌群功能障碍，出现腹压增加后漏尿症状。患者存在障碍如下：①排尿障碍（漏尿）；②日常生活基本自理（部分自理，部分受限）；③社会参与能力下降（交通、交往、工作受限）；④阴道前壁脱垂（Ⅰ度）。早期康复训练时不仅要注重盆底肌群功能康复，也要关注核心肌群肌力训练、生活方式干预治疗及疾病宣教等康复方面。康复治疗过程中，注重患者盆底肌群力量训练，核心肌群控制能力训练，生物反馈治疗，增加盆底肌群肌力耐力、躯干稳定性及调节排便反射，以改善排尿控制能力；同时干预生活方式，以减少危险生活因素。采用中医药及中医针灸治疗，电刺激、磁刺激治疗辅助改善盆底肌功能及增强控尿能力。患者阴道前壁脱垂 I 度，可选择非手术治疗，包括盆底肌功能训练，核心力量训练，盆底生物反馈治疗，去除如咳嗽、便秘等增加腹压的因素，脱垂情况较前有所好转。患者同时存在骶髂关节局部疼痛，但髋关节活动度未见异常，骨盆挤压/分离试验未出现疼痛，提示疼痛在局部，程度轻微，结合患者病史及查体，考虑为妊娠、生产使骶髂关节处的韧带松弛所致。同时行骶髂关节松动训练及骨盆运动即盆底肌功能训练、核心力量训练及盆底生物反馈治疗，有助于增强骶髂关节控制，增强肌力，缓解疼痛，治疗有效。患者比较年轻，产前接受孕产知识教育，心理耐受程度可，心理状态基本平稳，给予患者详尽的疾病及健康宣教，结合功能情况及患者主观愿望共同制订康复治疗目标，取得共识，鼓励其积极参与产后盆底功能康复，发挥患者最大主动性，改善压力性尿失禁症状，减少漏尿次数，恢复正常的工作和生活活动。

六、知识延伸

1. 压力性尿失禁康复目标

在我国女性压力性尿失禁的患病率为 18.9%，50～59 岁年龄段压力性尿失禁患病率最高，所以其主要目标是完全干燥、尿失禁减轻，提高生活自理能力和生活质量，减少社会和家庭的负担，恢复一定的家务能力和社会参与能力。

2. 压力性尿失禁康复原则

（1）进行全面康复评定　在医疗专业人员指导下进行康复治疗，首先应进行全面评定，不仅包括全面查体、肢体功能评估、尿失禁专科评估，还包括基础病、并发症的评估，明确患者的障碍种类及程度，如哪些是危险的生活方式引起的，哪些是年龄引起的，哪些是生育、盆腔脏器脱垂、肥胖、家族史等危险因素引起的，哪些是影响患者目前生活状况、康复效果和预后的主要因素，哪些是可逆的和可治疗的，哪些是优先需要处理的，患者存在哪些潜在的风险（如潜在的并发症、病情加重等）。

（2）清楚压力性尿失禁患者病情的复杂性、康复的困难性　总体而言，压力性尿失禁以女性患病率高，各年龄段均有，尤其是老年患者有可能多病及多种障碍共存，有许多预后影响因素：体质差、不能耐受规律的盆底肌功能训练、不能接受盆底生物反馈治疗、易发生并发症、病情易波动、多种疾病及处理之间易相互干扰、恢复慢，甚至有些患者不能重获已丧失的功能和能力，但个体差异很大。所以，在选择康复方案和实施时应非常谨慎。

（3）综合各种因素确定康复目标　应综合考虑患者年龄、身体状况、患者及家属期望、康复评定结果及可利用的医疗和社会资源确定康复目标。给予患者详尽的疾病及健康宣教，使其了解治疗目的和计划，提高依从性，从而坚持盆底肌训练。充分调动患者的主观能动性也是评价康复潜能的一个指标。康复主观能动性低的患者比主观能动性高的患者的康复潜能小。

（4）强调任务导向性锻炼，简化康复程序　由有经验的多学科康复团队实施康复以确保最佳的康复效果。应采取任务导向性锻炼，简化康复程序，活动量遵循"少量多次"的原则，循序渐进，重点进行基本动作训练，尽快恢复控尿能力，提高生活自理能力和生存质量，减轻社会和家庭负担。

（5）强调主动康复、预防性康复、终身康复　在医疗专业人员指导下进行盆底肌训练。盆底肌训练需要患者主动参与、终身坚持锻炼，需要将盆底肌训练融入日常生活中，坚持家庭锻炼，定期至医院评估锻炼效果。初产妇在专业人员监督指导下进行有足够强度的产前盆底肌训练，有助于预防妊娠尿失禁。推荐曾接受器械助产或分娩体重较大婴儿（体重≥4 kg）的女性进行强化盆底肌训练，以预防妊娠尿失禁。不强迫所有的妊娠女性在分娩前进行正规的盆底肌训练疗程，该训练用于预防女性妊娠尿失禁应个体化。

盆底肌训练（PFMT）的随访：至少训练8周，主要随访PFMT治疗后的疗效，包括评估1 h尿垫试验，推荐国际尿失禁咨询委员会尿失禁问卷表简表（ICI-Q-SF），可选尿流动力学检查或盆底肌收缩强度测试。疗效判定：完全干燥为治愈，尿失禁减轻为改善，两者合称有效，尿失禁不减轻甚至加重为无效。

（6）注重康复安全性　女性、老年患者对内外环境变化、康复刺激和压力的耐受性和适应能力下降，易发生安全事件。进行伴发病和危险因素的管理对确保康复效果和患者生存至关重要。

病例 48　筋膜释放技术联合肌内效贴贴扎在足底筋膜炎患者中的应用

足底筋膜炎又称跖腱膜炎，主要为足底筋膜的长期反复微损伤，如长时间行走、跑步，或进行长时间负重类运动，使足底筋膜长时间处于紧张挛缩状态，导致足底肌肉和筋膜劳损，主要症状为足跟或足底靠近足跟处疼痛。

足底往往是问题之源，并沿此通路向上传导，而足底筋膜在筋膜系统中属于筋膜后表线的一部分，因此当足底筋膜出现问题时会对整个筋膜后表线造成影响。足底的受限通常会造成小腿三头肌、腘绳肌紧张、腰椎前凸，以及上段颈椎过伸等异常姿势，严重者甚至会造成整个筋膜系统的不平衡，进而影响运动及感觉功能。因此，对紧张的筋膜系统进行手法的松解及牵伸再联合肌内效贴功能性贴扎会对足底筋膜炎的患者有显著的治疗效果。

一、病史

姓名：何××；性别：女；年龄：47 岁；职业：农民。

（1）主诉　右侧足跟部疼痛半年，长时间负重后疼痛加重。

（2）现病史　患者于半年前无明显诱因出现右侧足跟部酸痛，怀疑因干农活时姿势不当，长时间负重受累引起，未予以重视。此后疼痛间歇性发作，负重后加剧，休息后疼痛可大部分缓解。1 个月前患者足跟疼痛加重，疼痛可传至前足底，因疼痛行走困难。患者自发病以来无头痛、呕吐，无发热、乏力、消瘦、全身关节肿痛，睡眠尚可，饮食及大小便均如常，体重无明显减轻。为求进一步康复收入我院。入院后完善相关检查，同时进行康复功能评定及 PT、水疗、物理因子治疗等全面康复干预。

（3）既往史　平素健康状况良好，无高血压、糖尿病、高脂血症病史，无冠心病、脑血管疾病病史，无哮喘病史，无手术外伤史，无药物过敏史。

（4）家族史及个人史　否认家族性遗传病史。生于原籍，无疫区旅居史，否认放射线及毒物接触史，久居本地。无吸烟、饮酒史。适龄结婚，配偶体检，育有 1 了 1 女。已绝经 1 年有余。

（5）其他　否认重大心理创伤史。居住于平房，家里农活工作量大。

（6）患者康复意愿　减轻足跟疼痛，可独立步行，可继续进行农务工作，日常生活自理。

二、检查评估

1. 体格检查

发育正常，营养良好，BMI 指数为 24 kg/m^2，神志清楚，查体合作。脊柱、四肢无畸形。双下肢大腿后侧及小腿后侧压痛（＋），足跟部有明显锐性压痛（＋＋），跟腱挛缩，皮温稍高，双下肢踝主被动关节活动度均受限，双下肢肌张力不高，双下肢踝周肌力下降。扁平足。

2. 影像学检查

X 线跟骨侧位片显示足底骨刺形成；矢状位 T2 加权磁共振显示足底筋膜呈高信号的液体影（图 11-48-1、图 11-48-2）。

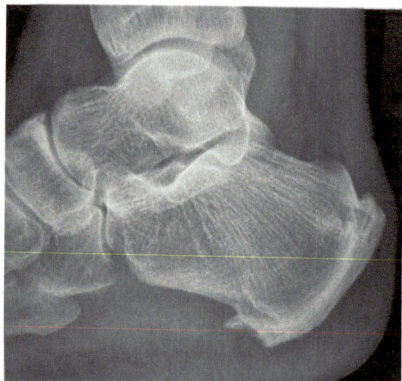

图 11-48-1 影像学检查①　　　图 11-48-2 影像学检查②

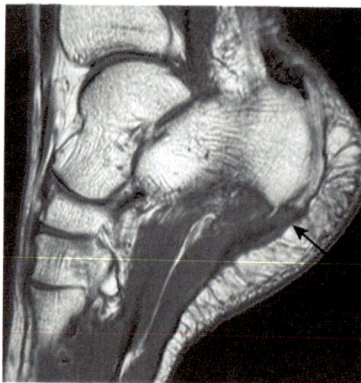

3.康复评估

（1）疼痛评估　负重下足跟部有明显锐性疼痛，VAS 评分 6 分。

（2）ROM 检查　踝背伸主动关节活动度（R/L）：0°～15°/0°～20°，其余关节活动度均正常。

（3）肌力评估　踝背伸肌群肌力（R/L）：3⁺/4 级，踝跖屈肌群肌力（R/L）：4/4 级，其余均正常。

（4）平衡、步态检查　由于患者负重后疼痛较明显，无法准确检查。

（5）日常生活活动能力　FIM 评分 107 分，Barthel 指数评分 90 分。

（6）触诊　足跟部明显压痛，大腿及小腿后侧有明显压痛感及僵硬感。

（7）特殊实验检查　WINDLASS 测试（+），跗管测试（-）。

三、临床与功能诊断

（1）临床诊断　慢性足底筋膜炎。

（2）功能诊断　双下肢肢体运动功能障碍，日常生活活动能力中度功能缺陷，社会参与能力下降。

四、康复治疗方案及转归

1.主要功能障碍归纳

（1）足跟部疼痛，VAS 评分 6 分。

（2）双侧大腿及小腿后侧肌群有明显僵硬感。

（3）右踝关节主被动活动度受限。

（4）足弓塌陷，足旋前。

2. 康复目标

（1）短期目标　2周内缓解足底疼痛，改善双侧肢体运动功能，提高下肢步行能力及平衡能力。

（2）长期目标　恢复独立室外步行能力，日常生活完全自理，能够继续进行长期农务工作。

3. 康复治疗方案

根据患者症状及诊断性治疗结果，予以筋膜松解联合治疗性贴扎。

（1）第1次治疗（2021年11月11日）

1）治疗前　患者主诉右侧足跟部疼痛，负重下尤为明显，VAS评分6分，不能站立及步行。

2）技术选择

①筋膜释放技术（足趾骨跖面→小腿筋膜的松解）：降低足底筋膜的张力，增加足底筋膜及小腿三头肌的柔韧性，促进血液循环，缓解疼痛（图11-48-3、图11-48-4）。

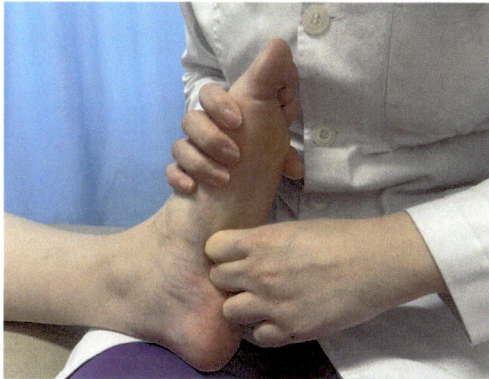

图 11-48-3　筋膜释放技术①　　　　图 11-48-4　筋膜释放技术②

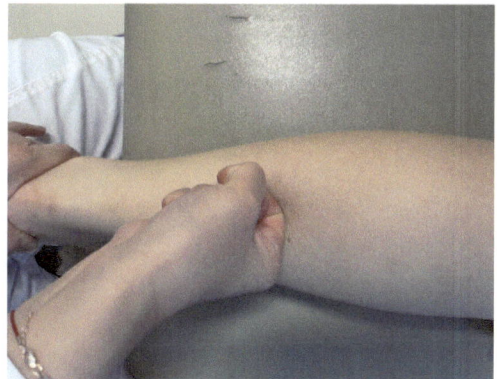

②肌内效贴贴扎：放松小腿三头肌，缓解足跟疼痛（图11-48-5、图11-48-6）。

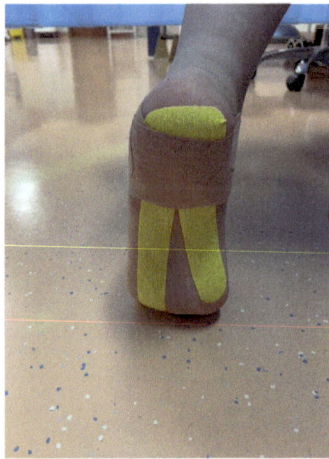

图 11-48-5　肌内效贴贴扎①　图 11-48-6　肌内效贴贴扎②

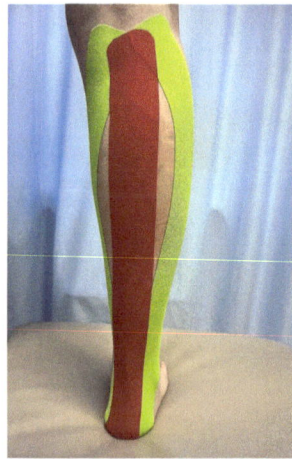

3）治疗后反应　患者主诉踝周僵硬感明显减轻，负重后足跟部疼痛减轻，VAS 评分 6 分→3 分；可在辅助下部分负重。

4）治疗后注意事项　避免过度负重，维持治疗后效果。

（2）第 2 次治疗（2021 年 11 月 12 日）

1）治疗前　患者主诉第 1 次治疗后症状有缓解，但效果维持时间为 3 h 左右，原症状复现。

2）技术选择

①筋膜释放技术（足趾骨跖面→骶结节韧带的松解），降低足底筋膜到小腿及大腿后侧的张力（图 11-48-7）。

②肌内效贴贴扎：放松小腿三头肌，抗足旋前，提拉足弓（图 11-48-8）。

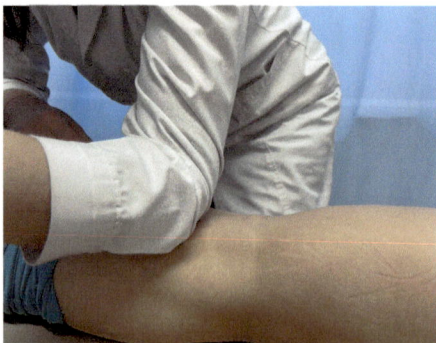

图 11-48-7　筋膜释放技术
（第 2 次治疗）

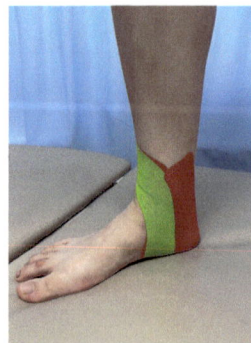

图 11-48-8　肌内效
贴贴扎（第 2 次治疗）

3）治疗后反应 患者可大部分负重，负重后疼痛 VAS 评分 6 分→1 分，患者焦虑情绪得到缓解。

4）治疗后注意事项 避免过度立位负重，尝试在长坐位及踝背伸体位下做右下肢后侧肌群的牵伸，在无痛范围内进行并维持治疗后效果。

（3）第 3 次治疗（2021 年 11 月 13 日）

1）治疗前 患者主诉足跟部疼痛减轻，可部分负重，维持效果的时间延长。

2）技术选择

①筋膜释放技术：足趾骨跖面→胸腰筋膜的松解；强化前表线中小腿前侧间隔的肌群，包括踇长伸肌、趾长伸肌、胫骨前肌（图 11-48-9）；体侧线筋膜松解，第 1 和第 5 跖骨底部→髂胫束的松解放松（图 11-48-10）。

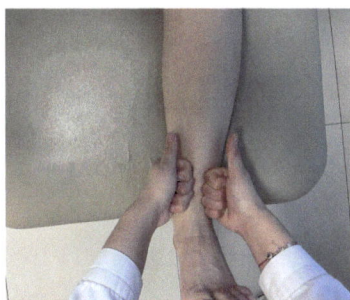

图 11-48-9 强化前表线肌群　　图 11-48-10 体侧线筋膜松解

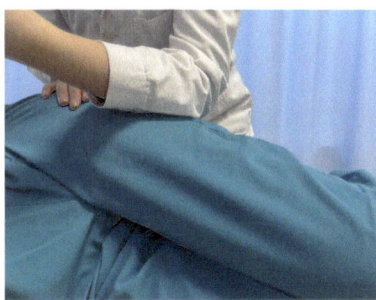

②肌内效贴贴扎，放松小腿三头肌，抗足旋前，提拉足弓（图 11-48-11）。

3）治疗后反应 患者可完全负重，负重时足跟部疼痛 VAS 评分 1 分，可以独自步行。

4）治疗后注意事项 患者可适当独自站立，站立时间不宜过长，仍在长坐位及踝背伸体位下做右下肢后侧肌群的牵伸，在无痛范围内进行并维持治疗后效果。

（4）第 4 次治疗（2021 年 11 月 14 日）

1）治疗前 患者主诉步行时，足跟部及足底内侧

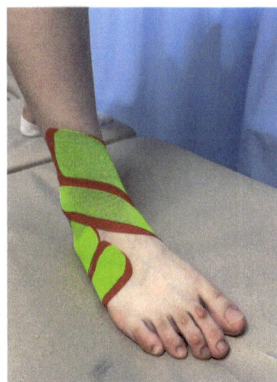

图 11-48-11 肌内效贴贴扎（第 3 次治疗）

稍有不适感。

2）技术选择

①筋膜释放技术：后表线的松解，足趾骨跖面→胸腰筋膜；强化前表线中小腿前侧间隔的肌群（包括跗长伸肌、趾长伸肌、胫骨前肌）及前深线胫骨后肌；体侧线的松解，腓骨长短肌→髂胫束（图 11-48-12、图 11-48-13）。

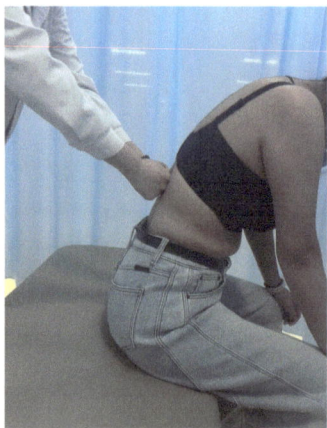

图 11-48-12　后表线松解　　图 11-48-13　体侧线松解

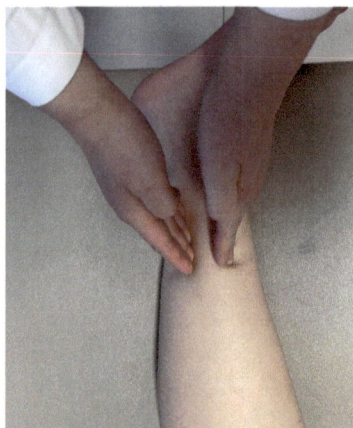

②肌内效贴贴扎：放松小腿三头肌，强化胫前肌，抗足旋前，提拉足弓（图 11-48-14）。

3）治疗后反应　患者无不适主诉，可完全负重行走。

4）治疗后注意事项　维持治疗效果，可渐进性增加行走时间。

4. 转归

患者经过 4 次筋膜释放技术联合肌内效贴功能性贴扎治疗后，足跟部疼痛基本消失，现可独自短距离步行，右踝主被动关节活动度基本正常。下一步治疗计划：继续给予筋膜松解联合肌内效贴贴扎治疗，增加核心躯干稳定性训练和平衡步行能力训练。

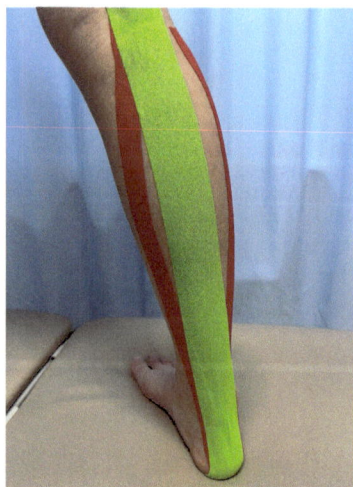

图 11-48-14　肌内效贴
贴扎（第 4 次治疗）

五、案例分析/物理诊疗思路分析

见图 11-48-15。

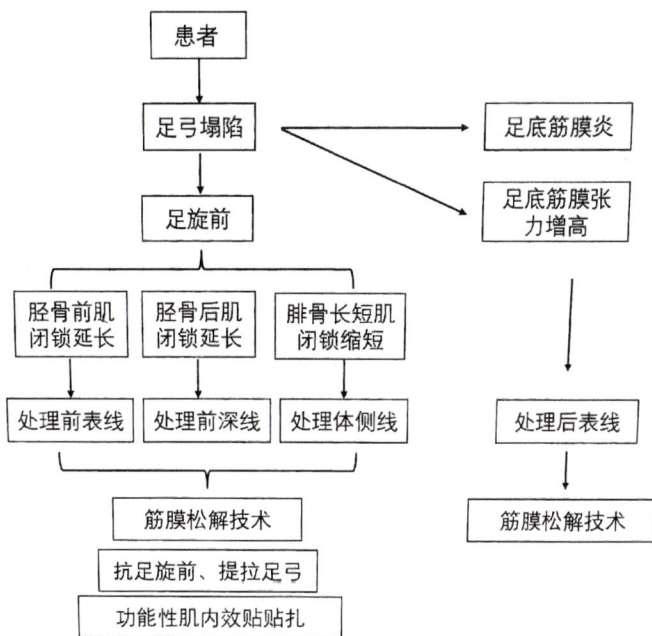

图 11-48-15　诊疗思路分析

六、知识延伸

1. 足底筋膜炎的风险因素

临床人员应将踝关节背屈活动度受限和高体重质量指数作为非运动员、跑步者、负重工作者发生足跟痛/足底筋膜炎的风险因素，尤其是在足底减震不良的情况下。

2. 足底筋膜炎的诊断/分类

国际疾病分类（ICD）中的足底筋膜炎及国际功能、残疾和健康分类（ICF）基于损伤分类中的足跟痛。具体如下：①足底内侧疼痛，在一段时间不活动后重新行走的最初几步最明显，负重时间延长后加重；②近期负重活动增加引发足跟痛；③跖筋膜近端附着处触诊疼痛；④Windlass 测试（+）；⑤跗管测试（－）；⑥主动和被动距小腿关节背屈活动度受限；⑦Foot Posture Index 评分异常；⑧非运动员个体的高身体质量指数。

3.治疗足底筋膜炎的方法证据等级

（1）等级 A　临床人员应使用足底筋膜特定拉伸和腓肠肌/比目鱼肌拉伸，以在短期内缓解足跟痛/足底筋膜炎患者的疼痛。

（2）等级 A　在 VAN DE WATER 和 SPEKSNIJDER 进行的贴扎对足跟痛（筋膜炎）疗效的系统综述中显示，有强证据支持 1 周随访期内贴扎减轻疼痛的作用，对功能障碍的影响不明确，并且证实当贴扎配合拉伸治疗时疗效更优。

病例 49　治疗性贴扎联合动态关节松动术在髌股关节病患者中的应用

膝骨关节炎是骨科常见疾病。该病病程长且患者在病程中始终伴随着功能性活动困难，如爬楼困难、站起困难、步行困难等，降低了患者生活质量，甚至造成功能独立性损伤。髌股关节炎作为膝股关节炎的一部分，当病变仅局限于髌股关节时称为孤立性髌股关节炎，若同时累及其他间室则称为广泛性膝骨关节炎。Mulligan 动态关节松动术（MWM）是现今国内外流行的关节松动手法，通过恢复关节正常解剖位置来缓解关节周围肌肉及韧带等软组织的紧张状态，从而减轻对神经的压迫与刺激，其在改善关节活动范围和减缓疼痛上见效快且安全性高。动态关节贴扎术是在动态关节松动术的理论基础上将功能评估、动态关节矫正与关节肌肉固定技术有效结合的一种特殊贴扎技术。其根据患者实际功能恢复需求，使用硬性贴布或动态弹力贴布贴于关节与肌肉或肌腱上。在操作方法上遵循了动态关节松动术的无痛、即刻见效和疗效持久的原则，达到增强和延续 Mulligan 手法的持续治疗效果。通过这种方式可有助于进一步减轻患处疼痛和增加无痛活动范围。

一、病史

姓名：王××；性别：男；年龄：49 岁；职业：导演、摄影师。

（1）主诉　双膝关节反复疼痛 1 年余。

（2）病残史　患者于半年前出现双膝关节反复疼痛、肿胀，口服药物对症镇痛后可缓解。今年 1 月份出现双膝关节疼痛、肿胀明显，行膝关节穿刺抽取关节积液后症状稍有缓解。现患者跛行，双膝关节肿胀、疼痛。

（3）既往史　有痛风史；腰椎压缩性骨折术后 6 年。

（4）家族史　无明显家族遗传病史可查。

二、检查评估

1. 入院查体

青年男性，生命体征平稳。脊柱、四肢未见明显畸形，右膝关节轻微肿胀。双下肢皮温正常，双膝关节周围压痛（＋），双膝关节活动度受限，双膝关节浮髌试验（－）、抽屉试验（－）、麦氏试验（－）。腰部可见纵向手术瘢痕，愈合好；腰部肌肉萎缩明显，腰椎棘突及椎旁压痛（－）、叩击痛（－）、放射痛（－），大小便功能正常，会阴部深浅感觉正常。双下肢腱反射正常，双膝、踝阵挛（－），双 Babinski 征（－）。髂腰肌肌力（R/L）：4 级 /4 级，股四头肌肌力（R/L）：4⁻级 /4 级，胫前肌肌力（R/L）：4 级 /4 级，足蹞长伸肌肌力（R/L）：4 级 /4 级。双膝关节 ROM（R/L）：0°～100°/0°～110°。

2. 辅助检查

双膝关节 X 线及 MRI 检查：双膝关节退行性骨关节病；髌骨内外侧关节面软骨软化；内外侧半月板损伤（图 11-49-1～图 11-49-3）。

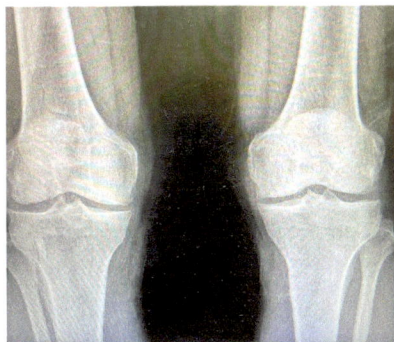

图 11-49-1　双膝关节辅助检查①

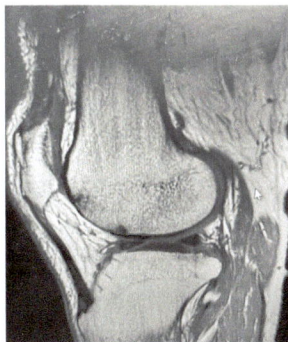

图 11-49-2　双膝关节辅助检查②

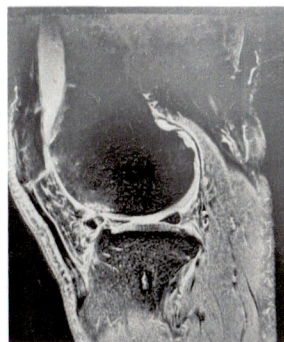

图 11-49-3　双膝关节辅助检查③

3. 康复评估

（1）问诊　见表 11-49-1。

表 11-49-1　问诊

问题	回答
现阶段您的主要问题是什么	双膝关节疼痛，右下肢疼痛更明显，步行时右下肢不能完全负重，跛行步态
做什么动作会缓解症状？什么动作会加重疼痛	卧位、减重、休息后缓解，屈膝及活动后会加重
早晨、白天、晚间症状是否有所变化	早晨会感觉双膝有僵硬感，走路时感觉无力且疼痛明显
双下肢有放射性疼痛吗	没有
走路有问题吗	因负重步行时膝关节疼痛会加剧，不能长时间行走
做过手术吗	腰椎压缩性骨折术
近期是否做过腰部影像学检查	磁共振、X 线片
是否需要服药（镇痛、促进软骨生长药物）	塞来昔布胶囊、盐酸氨基葡萄糖胶囊

（2）体态评估（姿势观察）　见图 11-49-4、图 11-49-5。

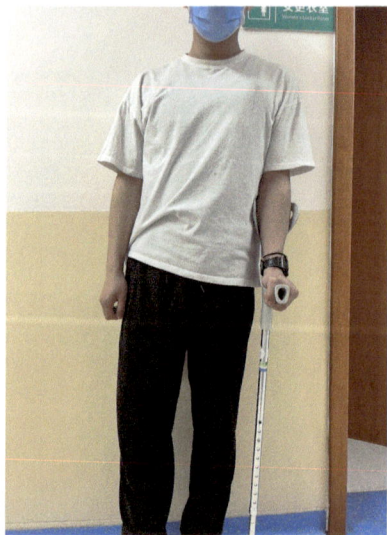

图 11-49-4　体态评估（正面）　　图 11-49-5　体态评估（侧面）

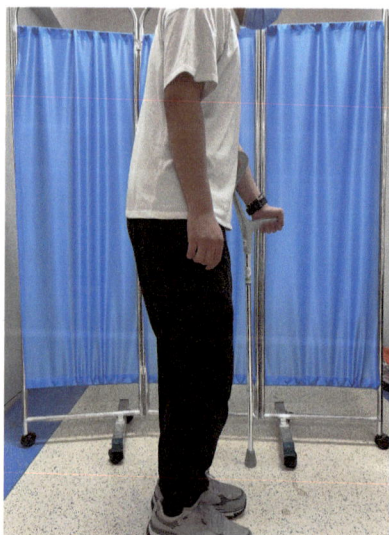

（3）身体功能评定

1）感觉功能

①疼痛评估：见表 11-49-2。

表 11-49-2 疼痛评估

状态	疼痛程度
静息下	无痛，较舒适
晨僵	每天
活动前	VAS 评分 7～8 分
活动后	VAS 评分 4～5 分
步行 20 min	VAS 评分 7～8 分

②膝关节 HSS 评分   左侧 80 分、右侧 44 分，见表 11-49-3。

表 11-49-3 膝关节 HSS 评分量表

1. 疼痛（30 分） HSS 评分：左侧（80）右侧（44）				
任何时候无疼痛	30			
行走时无疼痛	15	休息时无疼痛	15	
行走时轻度疼痛	10	休息时轻度疼痛	10	
行走时中度疼痛	5	休息时中度疼痛	5	
行走时严重疼痛	0	休息时严重疼痛	0	
2. 功能（22 分）				
行走站立无限制	22			
行走 2500～5000 m 和站立半小时以上	10	屋内行走，无须支具	15	
行走 2500～5000 m 和站立可达半小时	10	屋内行走，需要支具	10	
行走少于 500 m	4	能上楼梯	5	
行走时严重疼痛	0	能上楼台梯，但需支具	0	
3. 活动度（18 分）				
8 度 =1 分		最高 18 分		左 1
4. 肌力（10 分）				
优：完全能对抗阻力	10	中：能带动关节活动	4	
良：部分对抗阻力	8	差：不能带动关节活动	0	

续表

5. 屈曲畸形（10分）			6. 稳定性（10分）		
无	10		正常	10	
小于5°	8		轻度不稳 0°～5°	8	
5°～10°	5		中度不稳 5°～15°	5	
大于10°	0		严重不稳大于15°	0	

7. 减分项目					
单手杖	−1	伸直滞缺 5°	−2	每5° 外翻	−1x
单铜杖	−2	伸直滞缺 10°	−3	每5° 内翻	−1x
双铜杖	−3	伸直滞缺 15°	−5		

③本体感觉：双膝关节本体感觉减退（图 11-49-6）。

关节位置觉：被动

姓名：	▉		运动：	**2022/8/17 9:15:28**		方案：	**本体感觉双侧**
编号：	▉		患侧：	**双侧**		运动方式：	**伸/屈**
出生日期：	**1971/7/8**	(yyyy/M/d)	临床医生：			模式：	**本体感觉**
身高：	**178**		转诊：				
体重：	**74.0**		关节：	**膝关节**			
性别：	**男性**		诊断：	**髌骨关节病**			

位置 1
起始位置 90
目标位置 60
动作速度　5

度		右侧 位置	右侧 差值	左侧 位置	左侧 差值	总差值
重复	1	59.2	+0.8	55.6	+4.4	−3.6
重复	2	60.3	+0.3	53.1	+6.9	−6.6
重复	3	58.6	+1.4	52.7	+7.3	−5.9
平均		59.4	0.8	53.8	6.2	−5.4

位置 2
起始位置 90
目标位置 30
动作速度　5

度		右侧 位置	右侧 差值	左侧 位置	左侧 差值	总差值
重复	1	30.7	+0.7	23.6	+6.4	−5.7
重复	2	32.8	+2.8	28.4	+1.6	1.2
重复	3	26.3	+3.7	22.9	+7.1	−3.4
平均		29.9	2.4	25.0	5.0	−2.6

图 11-49-6　本体感觉评估

2）运动功能

①关节活动度：髋内旋 ROM（R/L）0°～30°/0°～35°；膝屈曲 ROM（R/L）0°～100°/0°～110°；其余关节活动度均正常。

②肌力：髂腰肌肌力（R/L）4 级/4 级，股四头肌肌力（R/L）4⁻级/4 级，胫前肌肌力（R/L）4 级/4 级，足踇长伸肌肌力（R/L）4 级/4 级。

③平衡：动态平衡功能差（受膝关节疼痛影响）。

3）步态检查　因右膝关节疼痛明显导致跛行步态，步行速度缓慢。

行足底压力测试，结果见图 11-49-7、图 11-49-8。

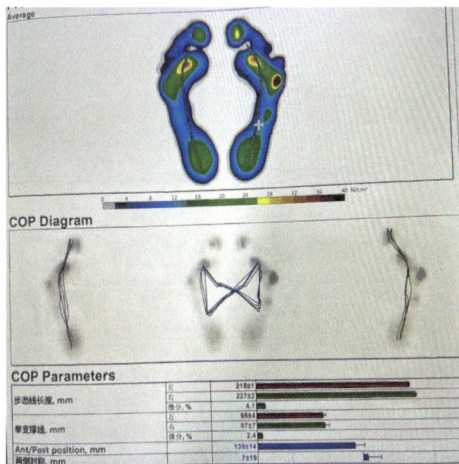

图 11-49-7　足底压力测试①

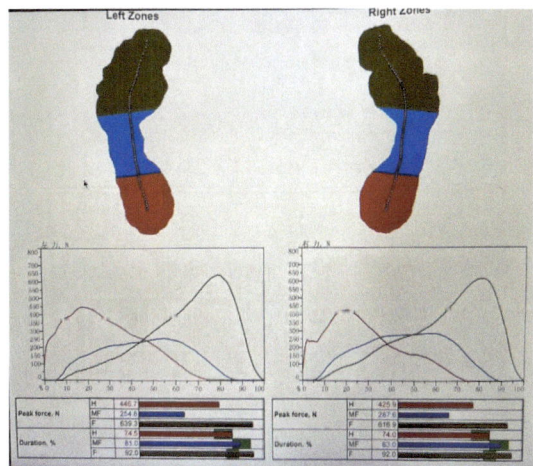

图 11-49-8　足底压力测试②

4）特殊检查　关节浮髌试验（－）、抽屉试验（－）、麦氏试验（－），直腿抬高标准测试（－）；髌骨研磨试验（＋）。

5）触诊　双下肢皮温正常，双膝关节周围压痛明显。

6）日常生活活动能力　除步行、上下楼梯外，日常生活均能自理。

三、临床与功能诊断

（1）临床诊断　膝关节软骨损伤，膝关节痛。

（2）功能诊断　双膝关节疼痛，平衡功能障碍，步行功能障碍，日常生活活动能力下降。

四、康复治疗方案及转归

1. 主要功能障碍归纳

（1）双膝关节疼痛，非负重下屈曲 VAS 评分（R/L）：1 分/1 分；步行时 VAS 评分（R/L）：7 分/2 分；上下楼梯时无法忍受。

（2）双膝关节活动度受限。

（3）平衡及步行功能障碍。

2. 康复目标

（1）缓解双膝关节疼痛。

（2）提高功能性移动能力及 ADL 能力。

3. 康复治疗方案

（1）第 1 次治疗（2021 年 12 月 19 日）

1）治疗前　患者跛行步态，主动屈膝时疼痛，步行时右膝关节疼痛剧烈，右下肢支撑期短，行走困难。

2）技术选择　非负重下外侧向滑动 MWM 及内侧向 MWM 测试，非负重下胫骨内旋 MWM 及胫骨外旋 MWM 测试。

3）治疗后反应　患者在进行非负重下外侧向滑动 MWM 及胫骨内旋 MWM 测试与治疗后，右膝关节主动屈膝时疼痛明显减轻，VAS 评分 7 分→4 分，左膝关节疼痛不明显，双膝关节活动度明显增大。

（2）第 2 次治疗（2021 年 12 月 20 日）

1）治疗前　第 1 次治疗后患者主动屈膝时疼痛缓解，并可维持效果。

2）技术选择　继续非负重下外侧向滑动 MWM 及胫骨内旋 MWM 治疗 3 组，每组重复 6～10 次，配合 MWM 贴扎（胫骨内旋、髌股关节减压，图 11-49-9、图 11-49-10、视频 11-49-1）。

视频 11-49-1
第 2 次治疗

3）治疗后反应　患者主动屈膝时疼痛基本消失，关节活动度基本可达到全范围。

4）家庭作业　不负重行走，保持治疗效果。

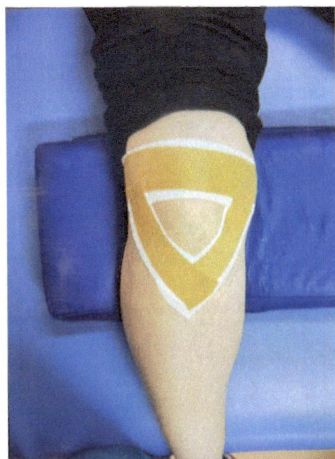

图 11-49-9 关节贴扎①　　图 11-49-10 关节贴扎②

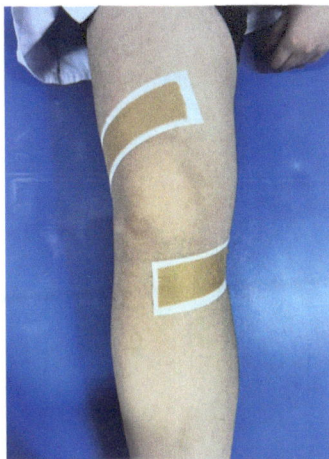

（3）第3～4次治疗（2021年12月21日至12月22日）

1）治疗前　非负重位下膝关节主动屈曲时疼痛基本消失，关节活动范围基本正常。

2）技术选择　负重位下外侧向滑动MWM及胫骨内旋MWM配合贴扎技术治疗，6～10次/组，共3组（视频11-49-2、视频11-49-3）。

3）治疗后反应　患者恢复步行能力，步行时膝关节疼痛VAS评分（R/L）：2分/0分。

4）家庭作业　椅子上自行外侧向滑动MWM及胫骨内旋MWM改善膝关节屈曲及疼痛6～10次/组，共3组（视频11-49-4）。

视频 11-49-2
第3～4次治疗①

视频 11-49-3❶
第3～4次治疗②

视频 11-49-4
第3～4次治疗
家庭作业

---

❶　因患者时间冲突缘故，该视频由他人代拍。

4. 转归

患者经过 2 次非负重下的动态关节松动术治疗之后，仰卧位下主动屈伸膝关节无疼痛，继续 2 次负重下动态关节松动术后，立位下膝关节疼痛明显减轻，在平缓路面走路时疼痛基本消失，步频、步速提高。目前自述右大腿和小腿酸痛不适感，查体可触诊到局部有压痛点，NDS 测试（－），下一步治疗计划拟予负重位下动态关节松动＋软组织筋膜松解治疗。

五、案例分析/物理诊疗思路分析

1. 诊疗分析

见图 11-49-11。

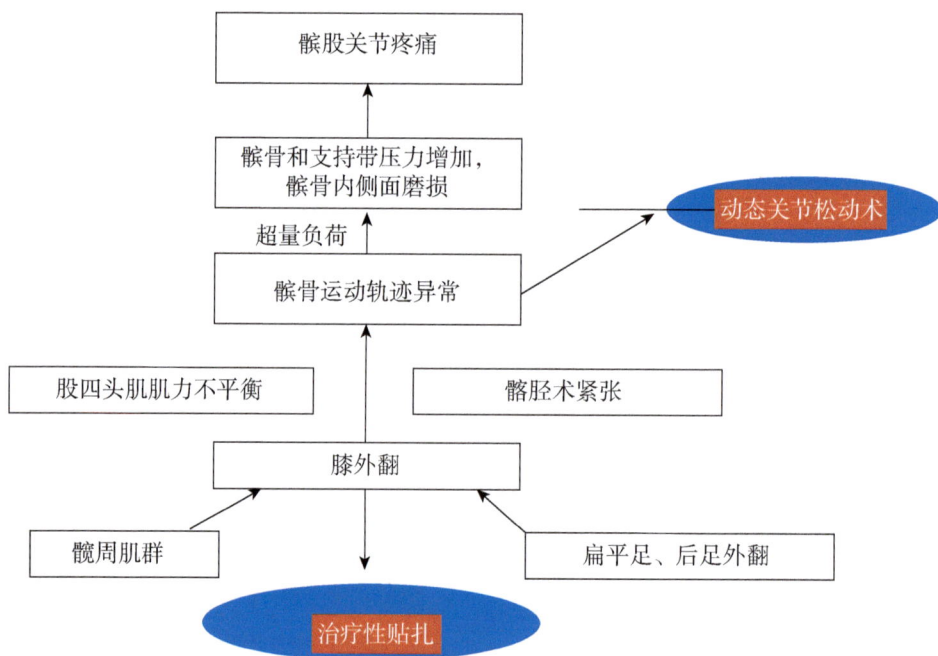

图 11-49-11　诊疗分析

2. 诊断性治疗

通过诊疗分析，为患者进行了动态关节松动术。治疗过程中试图改变髌骨轨迹，改变股骨与胫骨的相对位置关系，患者疼痛立即缓解，症状大部分消失。因此，可选择动态关节松动术作为此患者的治疗方法。

3. 诊疗思路

在仰卧位下膝关节主动屈伸时，对患者膝关节进行持续手动滑行的测试。先测试冠状面滑行，后测试矢状面滑行，再测试旋转。在 MWM 治疗技术中，选择能将疼痛降低到最低水平和改善膝关节运动范围的滑行方向，并在末端范围加压。如果仰卧时选择的方法有效，则以类似的方式在负重位下进行评估与治疗，以确定治疗技术最有效的滑动方向。

六、知识延伸

髌股关节炎和髌股疼痛综合征的区别与联系

髌股疼痛综合征又称髌骨软化症，是一种软骨慢性损伤疾病。髌骨和股骨构成髌骨－股骨关节，通常髌骨－股骨关节对合应该是正常的。髌骨软化症的发生是由髌股关节生物力学关系紊乱所致。髌骨向外过度磨损、软骨脱落及骨质增生会导致关节间隙狭窄，从而引起膝关节疼痛。当长时间站立或下楼、下山时，疼痛加重，通常感觉腿部无力、关节怕冷或膝关节反复肿胀、水肿等。

髌骨软化症和髌股关节炎在严重程度上有区别。髌骨软化症通常为早期的髌股关节炎。若能及时进行治疗可以治愈；如果髌骨软化症持续加重，没有及时进行治疗，有可能会导致关节面损伤加重，软骨也可能脱落。最终导致软骨无法修复，出现病理性病变，从而引起髌股关节炎。

两者只是同一疾病在不同时期的表现，因此在出现髌骨软化症后，应及时进行治疗，避免引起髌股关节炎。

病例 50　经颅磁刺激联合下肢康复机器人在卒中患者中的应用

经颅磁刺激（TMS）是一种安全、无痛、有效的非侵入性治疗手段。其工作原理主要是通过放置在头皮上的线圈产生的磁场作用于大脑，诱发其产生与线圈电流方向相反且平行于脑表面的感应电流，从而达到调节大脑皮质兴奋性的作用。根据线圈产生的脉冲形式，经颅磁刺激可分为单脉冲 TMS（sTMS）、双脉冲 TMS（pTMS）及重复性 TMS（rTMS）三种模式。sTMS 和 pTMS 目前多用于疾病的诊断和皮质兴奋性的研究；而 rTMS 可以在每个刺激周期中发出连续脉冲，是现今公认的适用于临床治疗的刺激形式。目前普遍认可的观点是：根据其刺激频率分为高频（＞1 Hz）和低频（≤1 Hz），高频常用来刺激患侧大脑皮质使之产生兴奋作用，低频常用于刺激健侧皮质起到抑制作用，两种不同的作用可重新调整运动皮质兴奋状态，从而促进运动功能恢复。刺激产生的兴奋性改变还可通过神经结构及边缘网络结构传递到远隔地带，这有助于运动功能的恢复。

下肢康复机器人是一种能使下肢功能障碍患者重新获得行走能力的高端设备。因脑血管意外、脊髓损伤、脑外伤等疾病造成下肢运动功能障碍的患者，在急性期护理过后应当及时转入运动康复的治疗中，尤其是下肢行走康复。下肢行走能力在运动中最容易被激活，在患者情况稍微稳定后，运动治疗介入的时间越早越好。康复机器人的应用，可使患者早期主动参与康复训练，提高训练质量和效率，缩短平均住院日，降低医疗费用。

一、病史

姓名：朱××；性别：男；年龄：70 岁；利手：右利手。

（1）主诉　右侧肢体活动不利伴言语不清 1 月余。

（2）病残史　患者 2022 年 1 月 3 日在家中被人发现右侧肢体活动不利，右侧肢体不能抬举，不能言语，不理解他人说话。行头颅 CT 检查，考虑"脑梗死"，给予阿替普酶溶栓治疗，症状一过性缓解，之后再次加重至右侧肢体活动不利伴言语不能，伴意识模糊，转至 A 医院，急诊行"脑动脉机械碎栓＋大脑中动脉血管成形＋全脑血管造影＋主动脉弓造影＋锁骨下动脉造影术"。术中证实左侧大脑中动脉 M1 段闭塞，取栓术后血管再通。术后给予"替罗非班"抗血小板聚集，术后 24 h 复查头颅 CT 未见出血，给予"阿司匹林＋氯吡格雷抗血小板聚集、阿托伐他汀钙降脂稳定斑块，控制血压、血糖，改善脑循环"等对症治疗，病情逐渐好转并行康复治疗。

（3）既往史　高血压、糖尿病、高脂血症，伴动脉粥样硬化、陈旧性脑梗死、左足外伤；此次发病后外院诊断"左侧大脑中动脉 M1 远端中度狭窄、基底动脉狭窄、右侧颈内动脉终末段中度狭窄、左侧颈外动脉狭窄、双侧颈动脉内－中膜不均增厚伴多发斑块、右侧锁骨下动脉斑块、肝功能异常、肠道菌群失调"；否认新型冠状病毒感染及相关流行病学史。

（4）家族史及个人史　否认家族性遗传病史。生于原籍，无疫区旅居史。

（5）其他　否认重大心理创伤史。职业为会计，发病前住在河北，住平房；发病后在北京，住四楼，有电梯。

（6）患者康复意愿　独立步行，上肢功能有所恢复。

二、检查评估

1. 专科查体

意识清醒，失语，定向力、计算力、记忆力粗测下降，轻度右侧中枢性面瘫，饮水偶呛咳，悬雍垂不偏，双侧咽反射正常。右侧耸肩力弱。伸舌居中，无舌肌震颤和萎缩。双侧腱反射对称引出。未引出吸吮反射、强握反射及掌颌反射。双侧 Hoffmann 征、Rossolimo 征（－）。右侧 Babinski 征（＋），左侧（－）。颈无抵抗，双侧 Kernig 征（－），Brudzinski 征（－）。

2. 影像学检查

头颅 MRI（2022 年 1 月 5 日，外院）：左侧基底节区、侧脑室旁新发脑梗死灶（图 11-50-1、图 11-50-2）。颈动脉超声（2022 年 1 月 5 日，外院）：双侧颈动脉内－中膜不均增厚，伴多发斑块、右侧颈动脉球部轻度狭窄、左侧颈外动脉狭窄、右侧椎动脉全程生理性纤细、右侧锁骨下动脉斑块。TCCD（2022 年 1 月 5 日，外院）：左侧大脑中动脉取栓术后，左侧大脑中动脉狭窄（M1 远段，中度），右侧颈内动脉终末段中度狭窄，右侧椎动脉血流速度降低，基底动脉轻度狭窄。头颈 CTA（2022 年 1 月 6 日，外院）：头颈部动脉硬化，左侧颈内动脉 C6 段重度狭窄，左侧后交通动脉重度狭窄，左侧颈外动脉起始段重度狭窄，基底动脉近段中度狭窄，右侧椎动脉全程纤细；X 线胸片（2022 年 2 月 7 日，外院）：右肺外带结节影，定期观察。

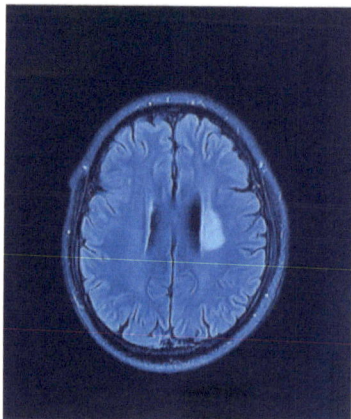

图 11-50-1　头颅 MRI ①　　　图 11-50-2　头颅 MRI ②

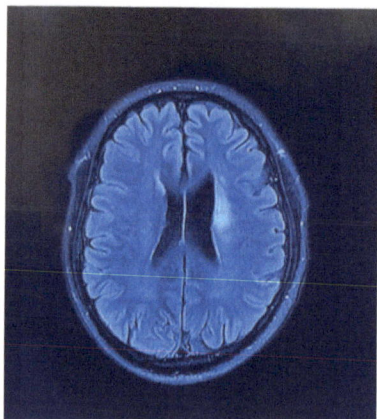

3. 康复评估

老年男性，神志清，情绪稳定，听理解力正常；认知功能评价：MMSE 筛查记忆力、计算力、定向力、注意力等粗测正常；无知觉障碍。口语表达欠流利；右侧中枢性面舌瘫。右利手。右侧上肢肌力 3 级，右上肢肌张力改良 Ashworth 分级 1 级；右侧下肢肌力 3 级，右下肢肌张力改良 Ashworth 分级 1 级。左侧肢体肌力减退、肌张力正常。右侧指鼻试验、跟膝胫试验、快速轮替试验因肌力差欠稳准且速度慢，左侧稳准。右侧运动功能评定：Brunnstrom 分期，右上肢 IV 期，右手 III 期，右下肢 IV 期；Fugl-Meyer 运动功能评定 60 分；坐位平衡 3 级，立位平衡 1 级，Berg 平衡评价量表 13 分，平衡功能差，有较高跌倒风险；Holden 步行能力 1 级，偏瘫步态，需持续性帮助，右侧肢体深、浅感觉及复合感觉减退；ADL 评定：穿衣、进食、转移、行走受限，日常生活部分依赖设施帮助，改良 Barthel 指数 48 分。

三、临床与功能诊断

（1）临床诊断　脑梗死恢复期（左侧基底节区、侧脑室旁）；高血压 3 级（极高危），2 型糖尿病；冠状动脉粥样硬化性心脏病；脑血管狭窄（多发）。

（2）功能诊断（视频 11-50-1）　①右侧肢体运动功能障碍；②言语障碍；③步行功能障碍；④日常生活活动能力中度功能缺陷；⑤社会参与能力下降。

视频 11-50-1
患者初始状态

四、康复治疗方案及转归

1.康复目标

（1）短期目标　2周内改善右侧肢体运动功能，提高下肢步行能力至Holden 2级。

（2）长期目标　可在监护下独立室外步行，日常生活大部分自理。

2.康复治疗计划（2022年2月10日）

（1）经颅磁刺激　通过对左侧大脑进行刺激，提高患侧大脑的兴奋性，促进大脑功能重塑。

使用rTMS，每次10 min、每日1次（图11-50-3～图11-50-5）。

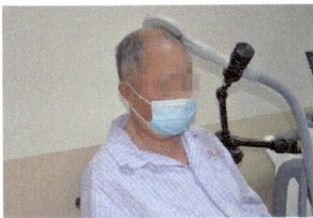

图11-50-3　经颅磁刺激
治疗①

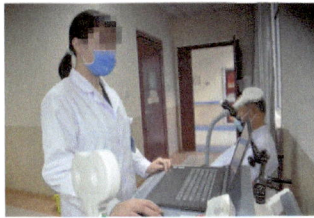

图11-50-4　经颅磁刺激
治疗②

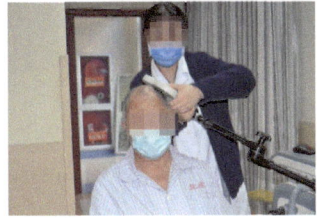

图11-50-5　经颅磁刺激
治疗③

（2）下肢康复机器人训练　促进患者步行功能恢复（图11-50-6）。

第1次机器人辅助步行运动治疗处方如下。

大腿长度：40 cm。小腿长度：48 cm。腰围：M号。身高：175 cm，体重：85 kg。减重：50%体重。速度：1.5 km/h。髋关节角度：45°。膝关节角度：63°。踝关节角度：背

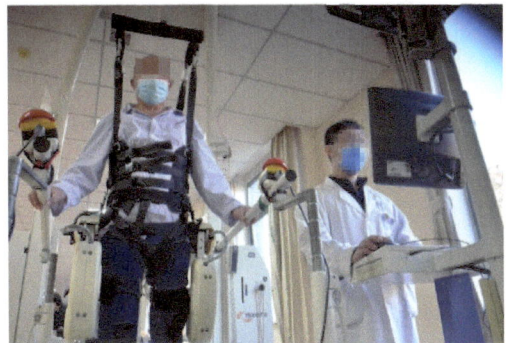

图11-50-6　下肢康复机器人训练

屈10°。患者系数：0.46。引导力：100%。每次30 min，3次/周。

（3）物理因子治疗　神经肌肉电刺激，主要激活胫前肌、股四头肌、臀大肌、肱三头肌。

（4）家属健康宣教　让患者及长期照顾者了解功能障碍康复重点，鼓励患

者积极、主动参与治疗，督促患者完成延续性康复任务；转移、步行过程中注意预防跌倒，自我训练时注意避免劳累，鼓励患者多参与日常生活活动，尤其鼓励使用右手进行日常生活动作训练，以提高自理能力。

3. 康复治疗计划调整情况（2022 年 2 月 24 日）

患者经过 2 周治疗，整体运动功能、步行能力及手功能得到不同程度的提高。右侧肢体运动功能评定：Brunnstrom 分期，右上肢Ⅳ期，手Ⅳ期，下肢Ⅴ期；Fugl-Meyer 运动功能评定 70 分；改良 Ashworth 分级，右肘屈肌张力 1 级，坐位平衡 3 级，立位平衡 2 级；Berg 平衡评价量表 36 分，有一定平衡能力，有跌倒风险；Holden 步行能力 3 级，偏瘫步态，右侧肢体浅感觉减退；ADL 评定，独立进食、行走部分受限，日常生活部分依赖设施帮助，改良 Barthel 指数 65 分。

目前仍存在如下功能障碍：① Holden 步行能力 3 级，偏瘫步态，步行启动速度慢，患侧支撑期短，髋关节外旋，骨盆侧移不充分；摆动期患侧髋屈无力，骨盆上提，髋内收、内旋差，轻度足内翻。②患侧上肢未参与协调步行。③右手精细运动完成较差，参与日常 ADL 少。

根据患者目前功能障碍，制订下一步康复目标为监护下步行 > 100 m，纠正步态，提高上下楼梯能力；改善右手精细运动，提高日常生活自理能力。康复计划调整为以提高手功能及 ADL 能力、矫正步态、提高步行能力为主。

4. 患者转归

中期评定后，患者按照康复计划继续治疗 2 周，康复目标基本完成，右手达辅助手 A。步态及协调性明显改善，Holden 步行能力达到 4 级；可独自完成床椅转移、床坐站转移，可独立完成室外功能性步行，可在监护下上下楼梯，Berg 量表 49 分，跌倒风险较前显著降低（视频 11-50-2）。

视频 11-50-2
患者步行

五、案例分析

本案例中患者为老年男性，神志清，言语欠流利，脑梗死诊断明确，临床症状以偏瘫、肢体运动功能障碍为主，病灶位于左侧基底节、侧脑室，与大脑中动脉分支阻塞有关；患者存在平衡功能障碍、运动功能障碍及运动耐力减低、深浅感觉障碍等。选择经颅磁刺激来改善患者大脑功能，辅助兴奋患侧大脑，促进患者大脑重塑，改善肢体运动和躯体感觉功能。由于患者是老年人，康复目标是主要恢复自理能力，为减少运动负荷，避免意外损伤。该患者期望自己能独立行走，但考虑其年龄较大，下肢协调性及运动速度仍有下降，不能承受大量的步行功能训练，选用下肢康复机器人为患者进行辅助步行训练。在训练中，既提高患者的心肺功能，又可以向患者大脑输入接近于正常步行模式的感觉，促进患者步行节律改善和激活步行中枢模式发生器。经过 2 周的治疗，尽管平衡功能及跌倒风险已经有了明显改善，但仍建议患者在室外步行时使用拐杖，从心理及实际功能层面提高安全性，预防意外情况下的跌倒风险。另外，在康复治疗过程中，特别要注意患者的精神情绪心理问题，重视与患者及长期照顾者的沟通及健康宣教，结合功能情况及患者主观愿望共同制订康复治疗目标，取得共识，使患者及家属在治疗过程中能够充分配合，发挥最大主动性。

六、知识延伸

（1）经颅磁刺激对大脑皮质具有兴奋性调节作用，这被学界普遍认可，也常常被认为是一些卒中后患者产生功能改变的理论基础，但这种调节可以是兴奋性的，也可以是抑制性的，而且根据不同的理论模型（替代模型和半球间抑制模型），其应用方式也会不同。在替代模型下，对非病灶侧大脑半球初级运动区（M1 区）的兴奋性刺激会改善麻痹侧肢体的运动功能；而在半球间抑制模型下，则要对同样的部位施加抑制性刺激才可能出现麻痹侧肢体的运动功能恢复。产生这种现象的原因可能是患者的脑部结构保留度不同。如半球间用于沟通联络的路径保留较为完整时，应用半球间抑制模型可能会取得较好的效果；而当这类结构保留度较低时，则应用替代模型更合适。

（2）TMS 依据可能与问题相对应的功能分区，进行有针对性的刺激，从而达到非作用于外周，而是直接针对病灶的治疗效果。如为了促进上肢手功能恢复，通常选取双侧大脑皮质 M1 区作为治疗靶点进行刺激；为了改善患者的吞咽功能，将其咽部运动皮质作为治疗靶点进行刺激；针对左侧额叶进行的 TMS 可以改善卒中后的抑郁表现。种种研究都在一定程度上表明，TMS 在治疗卒中后遗留问题上有着相当大的潜力。

（3）下肢机器人是集智能反馈系统与减重步态训练于一体的装置。在减重状态下，下肢机器人减轻患者部分身体负重，使患肢能够承受剩余的体重，尽最大限度促使患者发挥肢体残余功能，利用接近正常步态的模式带动患者运动，增强各关节的协调性及稳定性。随着患肢肌力的恢复，患者逐步过渡到负重及抗阻训练模式。下肢机器人还可利用虚拟训练模式为患者提供视觉反馈，不断刺激本体感觉，加速神经功能重塑。同时智能反馈系统可动态反馈患者双膝关节、踝关节、髋关节活动度及站立角度，有助于医务人员及时、有针对性地调整参数。

（4）有研究显示，经颅磁刺激结合下肢康复机器人可改善脑卒中患者的下肢运动功能，改善步态，提高步行功能和转移能力。其可作为一种新型治疗方案参与到脑卒中患者的康复中。

病例 51　肌筋膜释放技术联合悬吊运动训练在颈椎病患者中的应用

肌筋膜放松技术（FRT）是一种治疗骨骼肌疼痛和软组织僵硬的技术，在应用的过程中对结缔组织和筋膜施加温和的压力。筋膜是一种围绕肌肉、血管和神经的结缔组织结构。在健康条件下，筋膜组织是松弛的，呈波浪状，筋膜系统可以提供缓冲支撑，在不产生疼痛的情况下增加人体各部分的运动。受伤、手术、不良姿势或组织炎症会造成肌筋膜受限，使某些敏感结构产生压力和疼痛。

肌筋膜释放技术与一般按摩技术不同，侧重于由肌筋膜组织引起的疼痛。从理论上讲，肌筋膜疼痛不同于其他类型的疼痛，因为它起源于"触发点"，这些触发点与肌筋膜组织内僵硬的锚定区域有关。但是，触发点引起的疼痛通常很难定位。在治疗期间，治疗师定位在轻微施加压力时感觉僵硬和固定的肌筋膜区域，而不是弹性和可移动的区域。这些区域虽然并不总是靠近疼痛的来源，但是会限制肌肉和关节的运动，从而导致广泛的肌肉疼痛。肌筋膜释放技术通过减少这些活跃的触发点来调整可能导致关节疼痛、肌肉疼痛和其他症状的姿势不平衡。

悬吊运动训练（SET）是一种使用特殊的悬吊系统，悬挂单个或多个身体区域进行训练的方法。传统的悬吊训练用来消除重力，以便进行 ROM 或力量训练。随着进一步发展，该系统可用于肌肉骨骼疾病的诊断和治疗，以恢复正常的运动模式。悬吊系统还可用于识别不稳定区域或运动控制缺陷，并提供特定的运动训练。悬吊运动利用各种元素来最大限度地发挥其对运动控制训练的治疗效果，包括绳索水平、振动和位置。进行悬吊运动时，患者身体的单个或多个区域由专门设计的绳索完全支撑，以实现无痛的运动表现或帮助减轻现有的疼痛。绳索的设置允许患者使用自身体重作为训练的阻力，并腾出治疗师的双手进行手动辅助。进行悬吊训练时，治疗师也可以通过手动敲击绳索或使用振动装置将振动施加到选定的身体区域，增加不稳定因素。

一、病史

姓名：李××；性别：女；年龄：41 岁；职业：银行职员。

（1）主诉　间断颈部疼痛 5 年余，加重 1 月余。

（2）病残史　患者 5 年前劳累后感颈痛，疼痛为钝痛，劳累及受凉后加重，休息可缓解。于医院就诊，考虑诊断"颈椎病"。1 个多月前患者因照顾家人劳累后颈部疼痛加重，影响正常活动及休息。颈椎 CT 提示颈椎退行性改变，生理曲度变直。今为求进一步治疗入院我科。患者自患病以来，精神、饮食、睡眠可，大小便正常，体重减轻 3 kg。

（3）既往史　甲状腺滤泡癌病史 3 年，已手术治疗，目前甲状腺功能减退，口服左甲状腺素钠治疗。有颈椎病、湿疹病史。否认高血压、脑血管病病史。

（4）家族史　否认家族遗传病史。

二、检查评估

1. 入院查体

体温 36.2℃，脉搏 70 次/分，呼吸 16 次/分，血压 124/70 mmHg。中年女

性，意识清楚，情绪较稳定，营养一般，反应可，查体尚合作，认知功能粗测正常，言语、吞咽功能粗测正常。双上肢肌力4级，双肩、腕、手ROM正常；腹肌腰背肌肌力3$^+$级，颈腰椎各向ROM粗测部分受限伴疼痛；双下肢肌力4级，双髋踝ROM正常。能够独立完成翻身、坐起、站立、步行，双膝反射可引出，双跟腱反射可引出，双侧髌阵挛、踝阵挛（-）。坐位平衡2级，立位平衡2级；大小便可控，双手为实用手，日常生活基本独立。

2. 辅助检查

颈椎MRI检查：提示C$_{3\sim4}$、C$_{4\sim5}$、C$_{5\sim6}$椎间盘突出，伴椎间盘水平椎管狭窄（图11-51-1）。

3. 康复评估

（1）问诊　见表11-51-1。

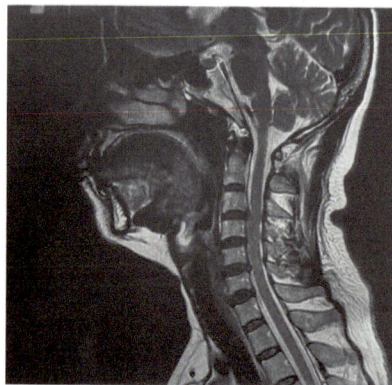

图11-51-1　颈椎MRI

表11-51-1　问诊

问题	回答
现阶段您的主要问题是什么	颈部疼痛多年，近期僵硬、疼痛加重
疼痛有向其他区域放射吗	无放射
做什么动作会加重和缓解症状	平躺休息后症状缓解，办公和劳累后加重
早晨、白天、晚间症状是否有所变化	早上起床症状减轻，白天照顾家人时加重，夜间加重
双上肢、双下肢有无力感吗	没有无力感
是否需要服药	除左甲状腺素钠外，未服用其他药物
是否接受过其他治疗	针灸、推拿有一定疗效，但效果不能维持

（2）客观评估

1）姿势评估

正面观察患者双侧肩关节不等高，右侧略高于左侧（图11-51-2）；背面观察患者双侧肩胛骨前突，头轻度右旋，右侧斜方肌上束较发达（图11-51-3）；侧面观察患者头部前倾、肱骨头轻度前移（图11-51-4、图11-54-5）。

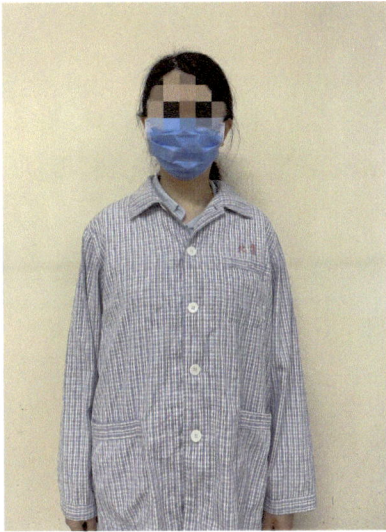

图 11-51-2 正面观

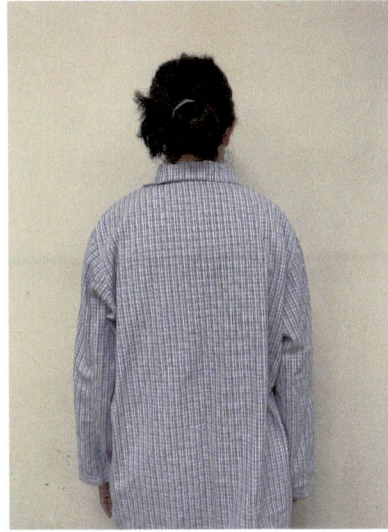

图 11-51-3 背面观

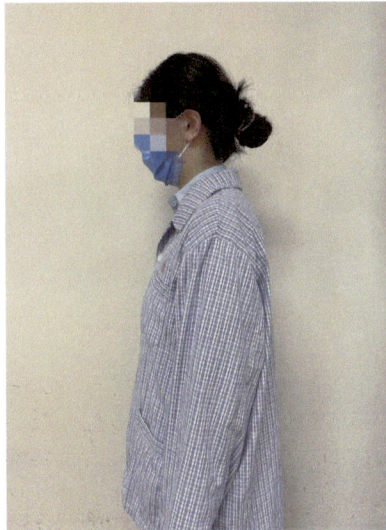

图 11-51-4 左侧面观

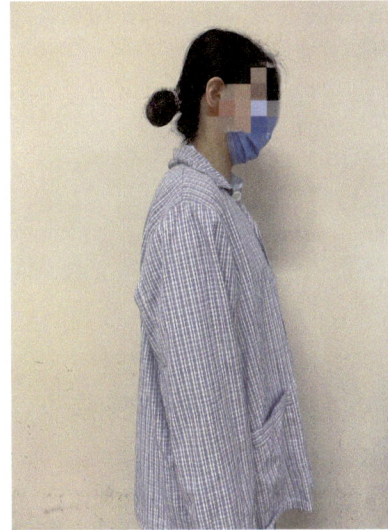

图 11-51-5 右侧面观

2）关节活动度和肌力 颈椎 ROM，屈曲 50°、后伸 45°、侧屈（L/R）30°/40°、旋转（L/R）60°/65°，其余活动度正常；右上肢肌力 4 级。

3）特殊检查 臂丛神经牵拉试验（－），压颈试验（－），Hoffmann 征（－），颈屈肌耐力测试（＋），颅颈屈曲试验（＋）。

4）疼痛　颈部疼痛 VAS 评分 6 分，疼痛性质：钝痛。

5）感觉　深、浅感觉正常。

6）触诊　$C_4 \sim C_6$ 棘突旁压痛无放射痛；$C_4 \sim C_6$ 椎体向右侧旋转，小关节紊乱；颈部肌群僵硬，颈后表线枕骨下肌群、右侧头夹肌、上斜方肌紧张；前表线斜角肌、胸小肌紧张。

7）日常生活活动能力　颈椎功能障碍指数（NDI）评分 34%，疼痛影响睡眠，拎重物受限，日常生活基本自理。

三、临床与功能诊断

（1）临床诊断　①颈型颈椎病；②甲状腺术后；③甲状腺功能减退。

（2）功能诊断　慢性颈痛，颈椎功能障碍。

四、康复治疗方案及转归

1. 主要功能障碍归纳

（1）颈部僵硬疼痛明显，VAS 评分 6 分。

（2）颈部后表线和前表线肌肉紧张、压痛，颈肩背部肌肉张力增加。

（3）颈部动作控制和肌耐力较差。

（4）下颈段小关节紊乱。

2. 康复目标

（1）缓解颈部疼痛症状。

（2）改善姿势及颈椎活动度。

（3）提高颈部深层肌群稳定性和动作控制能力。

（4）提高 ADL 能力。

3. 康复治疗方案

根据患者疼痛性质及评估结果，患者颈椎深层肌群稳定性不足、耐力差，颈椎后部右侧肌肉紧张导致椎体向一侧旋转，后侧枕骨下肌群紧张导致上颈段僵硬。患者头前倾提示颈前表线紧张，采用筋膜释放手法对紧张的肌群进行松解，并结合悬吊训练稳定颈椎的深层肌群。

（1）初期治疗（2022年2月15日至2月18日）

1）治疗前　患者颈部僵硬，颈部明显疼痛。

2）技术选择

①为缓解颈痛和僵硬症状，使用筋膜释放技术进行后表线松解，枕骨下肌为后表线关键点，通过手法打开并分离枕下肌群，调整头后直肌肌肉的张力（图11-51-6）。针对棘突旁压痛、下颈段颈椎右旋的情况，使用筋膜松解技术，处理棘突右侧紧张的肌群：头夹肌、竖脊肌。

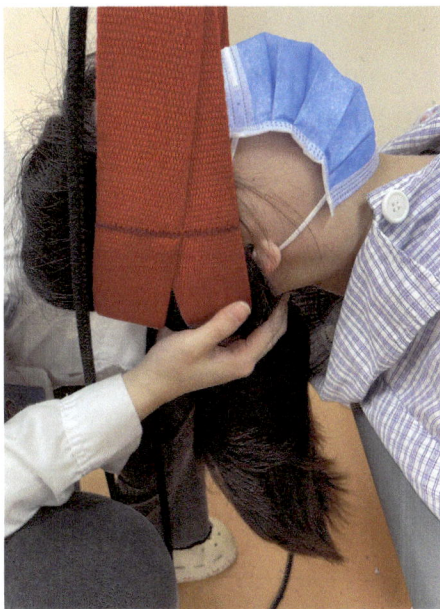

图11-51-6　枕骨下肌筋膜松解

②使用悬吊对颈部深层肌群进行稳定训练：患者仰卧位，头部置于弹性绳上，调整高度，让患者处于舒适的体位；令患者轻收下颌，头部缓慢后伸至中立位时维持颈部稳定，此时要抵抗住弹性绳给予上抬头部的应力，保持6～7 s，做6组（图11-51-7）；俯卧位，训练要领同上。

3）治疗后反应　第一阶段治疗后颈部僵硬缓解，疼痛VAS评分6分→2分，颈椎屈曲活动度50°，颈屈肌耐力测试15 s→20 s。

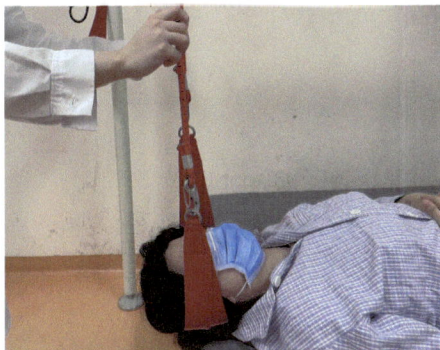

图11-51-7　仰卧位静态后伸训练

4）家庭作业　患者取坐位，颈部自我牵拉，出现颈椎症状时可进行。

（2）中期治疗（2022年2月21日至2月24日）

1）治疗前　患者第一阶段治疗后颈痛缓解VAS评分2分，僵硬程度缓解。

2）技术选择　触诊时斜角肌压痛明显，表明前侧张力过高，通过悬吊将患者头部减重，使用筋膜释技术放松右侧斜角肌、胸锁乳突肌，缓解前表线的紧张状态，使前后张力趋于平衡（图 11-51-8）。

使用弹性绳悬吊进行颈椎的开链训练并进行进阶版颈部深层肌群稳定训练。

①颈椎的开链训练：仰卧位，用非弹性悬吊带固定支撑头部，有控制地进行侧屈动作，每个动作做到最大范围，并且在终末位维持 2 s，每个方向 10 次（图 11-51-9）。

②进阶版颈部深层肌群稳定训练：患者仰卧位，头部置于弹性绳上；令患者轻收下颌，头部缓慢后伸至中立位时维持颈部稳定，同时治疗师通过敲击和晃动绳索增加颈椎不稳定因素，患者抵抗弹性绳给予上抬头部应力的同时，维持颈椎稳定，保持 6～7 s，做 6 组；俯卧位，训练要领同上。

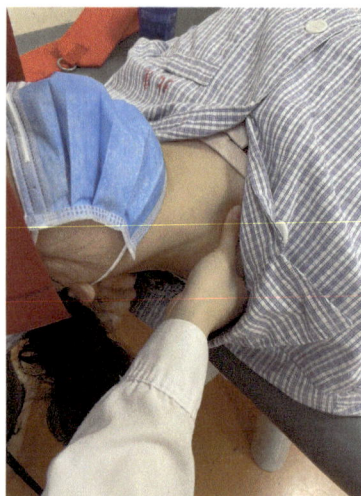

图 11-51-8 斜角肌筋膜松解

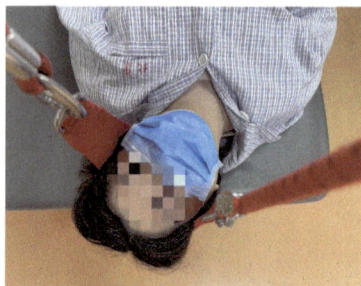

图 11-51-9 仰卧位
颈椎侧屈训练

3）治疗后反应　第二阶段治疗后，患者颈痛症状消失，左侧屈活动度 40°，颈屈肌耐力测试 20 s → 30 s。

4）家庭作业　患者除颈部自我牵拉外，进行靠墙收下颌训练。

（3）末期治疗（2022 年 2 月 28 日至 3 月 3 日）

1）治疗前　颈痛症状基本消失，姿势较前改善，但仍有头前倾和肩胛骨前突趋势。

2）技术选择　先前的治疗使颈部前后表线的张力降低，症状明显缓解。此阶段松解紧张的上斜方肌和胸小肌，加强菱形肌和下斜方肌肌力，进而调整患者姿势（图 11-51-10）。

使用悬吊继续进行进阶版颈部深层肌群稳定训练，同时进行背部肌力增强训练。

①进阶版颈部深层肌群稳定训练：训练要领同中期治疗。

②背部肌力增强训练：仰卧位，悬吊颈带放置于患者枕部，宽带放置于肩背部，另两条悬吊带放于双上肢近端，受试者微收下颌，后缩肩胛骨，使躯干从宽带上抬起 1～2 cm。

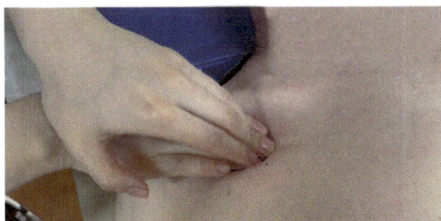
图 11-51-10　胸小肌筋膜松解

3）治疗后反应　治疗后肩痛症状消失，目前患者反馈睡眠明显改善，劳累后无症状加重。

4）家庭作业　靠墙收下颌训练，夹背训练 10 个，共 3 组，每日 3 次。

4. 对患者进行再次评估

（1）关节活动度改善　颈椎 ROM：屈曲 55°、后伸 50°、侧屈（L/R）40°/40°、旋转（L/R）70°/70°。

（2）特殊检查　颈屈肌耐力测试（−），颅颈屈曲试验（−）

（3）触诊　C_4～C_6 棘突旁无压痛；右侧头夹肌、枕骨下肌处张力降低，胸小肌、斜角肌压痛消失。

（4）日常生活活动能力　颈椎功能障碍指数（NDI）评分 8%，较前改善明显，疼痛消失，睡眠改善，日常生活完全独立。

五、案例分析/物理诊疗思路分析

1. 患者颈椎及上肢疼痛麻木症状分析

根据临床 X 线检查、疼痛区域和特点，疼痛性质归类为伤害感受性疼痛。

2. 康复治疗方法选择

针对该患者功能障碍特点予以临床推理（图 11-5-11）。

3. 诊疗思路

根据诊断性治疗结果，制订该患者筋膜松解和悬吊训练的方案，并在治疗过程中不断调整筋膜松解的位置和悬吊训练的侧重点。治疗后患者疼痛消失，临床症状及功能能力明显改善。

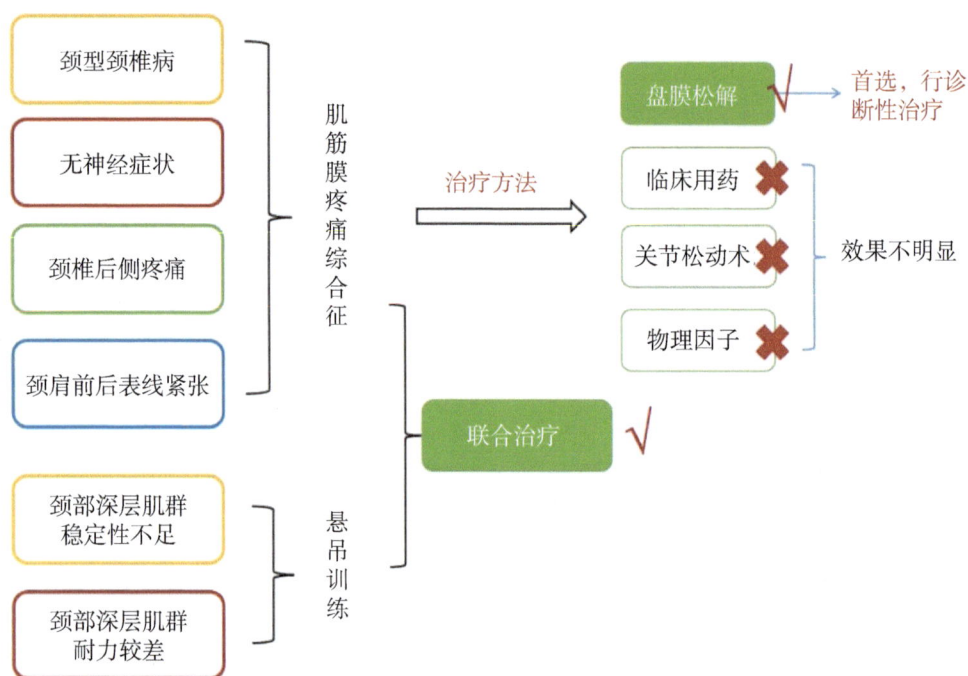

图 11-51-11 临床推理

六、知识延伸

1. 肌筋膜疼痛综合征

肌筋膜疼痛综合征是一种慢性疼痛疾病。在这种情况下，对肌肉敏感点（扳机点）的压力会导致肌肉疼痛，有时还会导致身体看似无关的部位疼痛，称为牵涉痛。这种综合征通常发生在肌肉反复收缩之后，可能是由工作或爱好中的重复运动或不良姿势导致的肌肉紧张引起。颈部肌筋膜疼痛综合征是一种围绕颈部肌肉（筋膜）的结缔组织层变得紧绷或受损的情况，通常表现为颈部肌肉紧绷或疼痛，可能导致活动范围受限；疼痛从颈部蔓延到周围组织，如头部、肩部和上肢。

2. 颈椎功能障碍指数评定（NDI）

该评定具有良好信度及效度。NDI 中文版共 10 个问题，包括颈痛及相关症状（疼痛的强度、头痛、集中注意力和睡眠）和日常生活活动能力（个人护理、提起重物、阅读、工作、驾驶和娱乐）两部分。每个问题最低得分为 0 分，最高得分为 5 分，分数越高表示功能障碍程度越重。颈椎功能受损指数（%）＝［每个项目得分的总和/（受试对象完成的项目数 ×5）］×100%。